高等学校"十四五"医学规划新形态教材

"十二五"普通高等教育本科国家级规划教材

（供临床、基础、口腔、法医、预防、护理、检验、药学、妇幼保健等专业用）

Daxue Shenglixue

大学生理学

OLLEGE PHYSIOLOGY

（第6版）

主　编　裴建明　朱妙章
副主编　戎伟芳　吕心瑞　朱　辉　刘　健
　　　　武美娜　高云芳　龚凤英　曾晓荣

U0391214

中国教育出版传媒集团

高等教育出版社·北京

内容简介

本教材先后入选面向21世纪课程教材,普通高等教育"十五""十一五"国家级规划教材和"十二五"普通高等教育本科国家级规划教材,得到了大家的好评。

本教材系统地介绍生理学的基本理论、基本知识和基本技能,覆盖了生理学内容的基本知识点,具有普遍适用性。在内容顺序安排方面,注意前后的铺垫和衔接,以求生理学知识的循序渐进,并利于逻辑思维的训练。在阐述生理学基本理论的基础上,适当介绍生理学的最新进展,有选择地介绍对学生有启发性的生理学史和与临床有联系的问题。在每章前有中、英文要点,在重点和难点文旁有提示,起到助学和导学作用,对理解重点、难点和图表含义很有帮助。教材配有内容丰富的数字课程,包括思维导图、选择题和思考题、前沿知识的参考资料、神经生理学趣事、部分诺贝尔奖获得者及中外著名生理学家的介绍等。

本教材篇幅合理,其深度和广度适合教与学的原则,适用于高等医药院校和综合大学生命科学学院(系)五年制和八年制学生使用。

图书在版编目(CIP)数据

大学生理学 / 裴建明,朱妙章主编 . ‒‒6 版 . ‒‒ 北京:高等教育出版社,2024.4
  供临床、基础、口腔、法医、预防、护理、检验、药学、妇幼保健等专业用
  ISBN 978‒7‒04‒061994‒2

Ⅰ.①大… Ⅱ.①裴… ②朱… Ⅲ.①人体生理学‒医学院校‒教材 Ⅳ.①R33

中国国家版本馆 CIP 数据核字(2024)第 052434 号

策划编辑 瞿德竑	责任编辑 瞿德竑	封面设计 张 楠	责任印制 高 峰

出版发行	高等教育出版社	网　址	http://www.hep.edu.cn
社　址	北京市西城区德外大街4号		http://www.hep.com.cn
邮政编码	100120	网上订购	http://www.hepmall.com.cn
印　刷	廊坊十环印刷有限公司		http://www.hepmall.com
开　本	850mm×1168mm　1/16		http://www.hepmall.cn
印　张	28.75	版　次	2002 年 3 月第 1 版
字　数	740 千字		2024 年 4 月第 6 版
购书热线	010‒58581118	印　次	2024 年 11 月第 2 次印刷
咨询电话	400‒810‒0598	定　价	66.00元

《大学生理学》（第6版）编者名单

主　编　裴建明　朱妙章

副主编（按姓氏笔画排序）

戎伟芳　吕心瑞　朱　辉　刘　健　武美娜　高云芳　龚凤英　曾晓荣

编　委（按姓氏笔画排序）

马　恒	马宝慧	石瑞丽	朴　花	吕春梅	朱肖星	朱晓燕	朱娟霞	朱敏侠
乔　卉	刘　静	刘亚莉	李　娟	李延海	杨秀红	余路阳	迟素敏	张小郁
张俊芳	张海锋	张淑苗	张富洋	呼海燕	郑丽飞	赵玉峰	姜春玲	郭　媛
郭海涛	盛　慧	盘强文	童　攒	谢冬萍	谢振兴	霍福权	鞠　迪	

助　编　张淑苗

编　者（按姓氏笔画排序）

于　军	于远望	马　青	马　恒	马　静	马宝慧	马新亮	王　强	王一石
王云雅	王立伟	王竹立	王会平	王旭东	王春安	王莎莉	王桂敏	王烈成
王跃民	孔德虎	石瑞丽	龙　钢	付　锋	冯　娜	邢宝仁	戎伟芳	朴　花
吕心瑞	吕春梅	吕顺艳	朱　辉	朱肖星	朱妙章	朱晓燕	朱娟霞	朱萧玲
朱敏侠	朱锦宇	乔　卉	刘　军	刘　玲	刘　健	刘　静	刘长金	刘文冲
刘以训	刘亚莉	刘远谋	刘洪雷	齐瑞芳	闫文利	安书成	祁金顺	孙　刚
孙　益	孙　菲	孙纪元	孙启新	杜友爱	杜俊杰	杜剑青	李　军	李　杨
李　娟	李　雪	李　嘉	李　寰	李红梅	李延海	李金玲	杨永录	杨秀红
肖中举	肖丹秦	肖家思	肖赞英	时静华	何　争	何建平	余路阳	宋　刚
迟素敏	张　衡	张万会	张万琴	张小郁	张玉芹	张庆红	张俊芳	张晓东
张海锋	张海滨	张淑苗	张富洋	陈　迈	陈　晨	陈希瑶	陈宝英	陈定章
陈晓东	武美娜	呼海燕	季乐乐	金宏波	周　旭	周　柯	周　洁	周士胜
郑丽飞	孟　华	赵　超	赵玉峰	赵志青	胡志安	南　瑛	柯道平	段玉斌
姜春玲	姚齐颖	袁　铭	袁文俊	贾　敏	夏　强	顾晓明	倪　江	倪　鑫
徐　明	徐海伟	殷　玥	高　峰	高　瞻	高天明	高云芳	高文元	郭　媛
郭海涛	郭筱楠	黄文华	黄彰海	龚凤英	盛　慧	盘强文	梁尚栋	扈启宽
隋建峰	董明清	韩晓彬	嵇志红	童　攒	曾晓荣	温海霞	谢　安	谢冬萍
谢振兴	裴建明	熊　鹰	熊加祥	樊　荣	潘际刚	潘桂兰	霍福权	鞠　迪

新形态教材·数字课程（基础版）

大学生理学

（第6版）

主编　裴建明　朱妙章

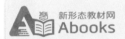

新形态教材网 Abooks

关于我们 | 联系我们　　登录/注册

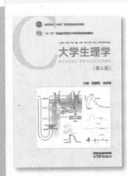

大学生理学（第6版）

裴建明　朱妙章

开始学习　　收藏

　　大学生理学（第6版）数字课程与纸质教材一体化设计，紧密配合。数字课程资源丰富，包括以下内容：①参考资料，在部分重要知识点旁提供相关前沿知识的参考资料，有助于学生拓宽知识面，了解学科前沿动态；②思维导图，各章均提供了内容详尽的思维导图，帮助学生梳理本章知识点；③选择题和思考题，选择题包括A型题和X型题，并提供答案和解题思路；④诺贝尔生理学或医学奖部分获奖者以及著名的中外生理学家的介绍；⑤其他资源，如中英文专业词汇对照、参考文献等。在提升课程教学效果的同时，为学生学习提供思维与探索的空间。

http://abooks.hep.com.cn/61994

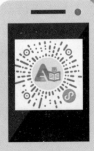

前言

　　《大学生理学》自2002年出版以来，先后被评为"面向21世纪教材""十五""十一五"和"十二五"国家级规划教材。2009年被评为国家级精品教材和"总后院校百部精品教材"。

　　《大学生理学》（第6版）分为纸质教材和数字课程两部分。纸质教材系统地介绍了生理学的基本理论，覆盖了生理学的全部内容。在编写时注意前后内容的铺垫和衔接，遵循由浅入深和系统的认知规律，以求学生学习生理学知识时能循序渐进，有利于其逻辑思维的训练。本教材在每章前有中英文要点，对本章内容起提纲挈领的作用，这在国内本科生教材的编写中乃是首创，不仅便于学生对生理学重要知识点的学习和记忆，而且可有效促使学生对专业英语词汇的学习和掌握。文中的页边空白处有对正文中重要知识点的总结或提示，起自学和导学的作用。数字课程包括思维导图、参考资料、选择题、思考题和参考文献，供学生课后学习使用。值得说明的是，参考资料包含了对生理学研究的最新进展的介绍，其中包括对学生有启发性的比较经典的实验研究和过程、与临床关系密切的药物的发现和案例、中外生理学家的生平和业绩、部分诺贝尔生理学或医学奖的介绍等。回顾这些科学家的科研历程，意在激发青年学子，学习获奖大师们敢于拼搏、勇于创新的科学精神。通过这些课外延伸阅读，可使学生对生理学的过去与未来有一定程度的了解，提高学生对生理学的学习兴趣，对未解决的问题也作了实事求是的介绍，给学生留下分析和思考的空间，有助于培养学生的创新思维能力。

　　参加第6版编写的单位有空军军医大学、河南大学、西安医学院、西安交通大学、陕西中医药大学、山西医科大学、汕头大学、宁波大学、西南医科大学、西藏民族大学、浙江大学、上海交通大学、武汉大学、陕西师范大学、同济大学、包头医学院、首都医科大学、华北理工大学、兰州大学、西北大学、大连医科大学、哈尔滨医科大学、成都医学院、海军军医大学、北京协和医院等。感谢全体编者的努力，圆满地完成了《大学生理学》第6版的编写任务，为教材的撰写做出了贡献。在高等教育出版社的指导下，通过主编、副主编的设计与策划，编委相互磋商和协调，为教材高质量地修订和出版奠定了基础。教授们精心编写与推敲，斟字酌句，力求完善，把生理学教学中积累的宝贵经验融入此次编写中，并将生理学的一些新理论与新概念写入教材。在数字课程中，我们首次制作了每一章的思维导图，以便于学生系统掌握每章的知识点，进一步起到复习和导学的作用。在数字课程中，还加入了可启发学生思考的基础或临床素材，这些都为更新和精细化教材内容提供了有力支撑。为培养高水平的医学生服务是我们的编写宗旨，也期待本教材能够为我国培养更多优秀医学人才做出贡献。

　　修订虽然力求完美，但瑕疵和纰漏在所难免，盼望同道或编者发现疏漏及时告知。我们希望这套教材能与时俱进，为培养高素质和有发展潜能的医生尽职尽力。

裴建明　朱妙章

2024 年 2 月

目 录

第一章

绪　论

促进、加强控制部分的活动称正反馈，它使生理活动不断加强，直至最终完成生理功能。

a steady state. Positive feedback is the process of providing information to the control component in a way that promotes and strengthens it, which causes the physiological activity to continue to strengthen until the physiological function is ultimately performed.

第一节 生理学的研究内容和方法

生理学（physiology）是研究生物机体生命现象的规律和机制的科学，即主要研究呼吸、消化、循环、生殖、泌尿、肌肉运动等一切生命活动的发生原理和活动规律。生理学有许多分支，如人体生理学、动物生理学、植物生理学、细菌生理学等。由于人体生理学主要研究正常人体的各种生命活动，所以也叫做正常人体生理学（简称生理学）；而研究人体各种异常即患病机体的生命活动的科学叫做病理生理学。

人们对生命活动规律的了解是从实验中总结出来的。因此，生理学又是一门实验性科学，一切生理学中的理论均来自实践或实验。

生理学与医学有着极其密切的关系。人类在与疾病的长期斗争中，积累了许多关于人体功能活动的知识，也向生理学提出了许多亟待解决的问题。生理学的每一个进展，都会对医学产生巨大的推动作用。例如，生理学有关生物电研究的成果，使临床的疾病诊断技术发生了巨大的变革；糖尿病发病的机制就是在胰岛内分泌生理研究中阐明的；心肺制备生理实验方法的建立为体外循环技术提供了基础；受体研究的发展为临床疾病的治疗提供了很多有价值的药物靶点。通过医学实践检验生理学理论，并不断以新的内容丰富生理学理论，两者相辅相成，互相促进。因此，生理学是一门重要的医学基础理论科学。此外，如病理生理学、微生物学、药理学等，均需要生理学知识，要学好这些学科，必须先学好生理学。

一、现代生理学的发展

现代生理学发展的主要特征表现为研究生命活动的细胞与分子基础，以及研究整体功能活动的协调发生机制。

20世纪以来，科学技术的飞速发展和各自然学科知识的相互交叉和渗透，为生理学的研究提供了新的理论和技术。分子生物学和计算机等技术在生理学研究中的应用，阐明了生命的物质基础是核酸和蛋白质等生物大分子物质为主构成的复合体系。随着生理学的研究进入细胞、亚细胞和分子水平，人们逐步认识到体内不同的细胞既有共性又有各自的功能特征；细胞膜和各种细胞器的功能协同实现了细胞的功能；在细胞执行其功能的过程中，还受到细胞内、外各种因素的影响，这些因素作用于细胞，通过改变细胞膜上的离子通道活动、离子通道的性状、膜内多种信号转导系统的活动，从而调节细胞的功能与整体的状态相一致。伴随人类基因组测序工作的完成，生命科学进入了后基因组时代（post-genome era）和蛋白质组时代，使得人们能从 DNA 及蛋白质的海量变化中去探索生命活动发生的信息和疾病的发生机制。

目前，生理学的研究由整体水平发展到细胞和分子水平。只有认识了细胞和分子水平变化的全过程，才有可能阐明体内各种生理功能的机制。鉴于此，在 20 世纪的后期，生理学的研究大部分都涉及细胞、亚细胞和分子水平。

人体的生命活动是在神经、内分泌和免疫系统的调节下，以整体功能（unity of function）的形式表现的。因此，在对生命活动进行微观分析研究的同时，必须重视整体功能及调节机制的研究。在 20 世纪末，针对部分生理学工作者仅重视细胞和分子水平的研究而忽视整体功能的研究，有的生理学家担心生理学会被迅速发展的细胞生物学和分子生物学兼并等问题，国内外的一些资深生理学家提出了现代生理学应走兼顾微观的细胞、分子生物学机制和宏观的整体功能研究为特征的整合生理学（integrative physiology）研究的道路，这就为生理学的发展指明了方向。

21 世纪是生命科学的世纪。生理学的研究已进入整体、系统、器官、细胞、亚细胞和分子 6 个层次。这些层次之间，在量和质的规定性方面都有明显的差异，同时又存在着复杂的相互作用和有机统一的内在联系，构成多层次的统一整体。生理学研究的是功能，细胞和分子水平研究的是生命现象的本质，其中也存在功能的问题。因此，上述的 6 个层次都有其自身的功能和活动的规律。整体生理活动规律是各个层次局部规律相互作用的综合。但整体的规律不等于各个局部的简单相加。整合生理学研究的发展将逐步阐明各个层次的特有功能活动及其中的内在规律。

近年来，为了强调分子生物学、细胞生物学水平的研究和整体水平研究之间的联系和结合，国际生理学界又提出了转化生理学（translational physiology）的概念。这个概念的提出，有助于把分子生物学和细胞生物学水平的研究成果运用到整体水平的研究，同时又把整体水平（包括临床医学的研究）发展到细胞和分子水平进行研究。

二、生理学研究的不同水平

研究人体的生理功能时可以从整体、器官和系统、细胞和分子三个水平进行。

（一）整体水平

研究对象是整个机体，包括机体内各器官、系统的相互协调，以及机体与环境之间的相互影响。环境的变化会影响机体的生命活动，机体在变化的环境中维持正常的生命活动。因而，整体水平研究的是机体在不同生理条件下，不同器官、系统之间的相互联系及调节。

（二）器官和系统水平

研究对象是器官和系统。阐明器官和系统在机体中所起的作用，它是怎样进行活动的，它的活动受到哪些因素的控制等。例如，要了解心脏如何射血、血管如何调配血液供给、血液在血管内的流动规律、各种神经－体液因素对心血管活动的调节等，均是在器官和系统水平进行的研究，其研究内容称为器官和系统生理学。

（三）细胞和分子水平

研究对象是细胞和它所含的物质分子，是关于生命现象的细胞和分子机制的研究。细胞是构成人体的最基本的结构和功能单位。因此，整个机体的生命活动或各个器官、系统的功能活动都与其细胞的生理特性分不开。例如，心脏的功能与心肌的生理特性分不开，腺体的功能与腺细胞的生理特性分不开。然而，细胞的生理特性又决定于构成细胞的各种物质，尤其是生物大分子的理化特性。例如，心脏之所以能搏动，是由于心肌细胞中含有特殊的蛋白质，这些蛋白质分子具有一定的结合或排列方式，能够实现有序收缩和舒张。细胞的生理特性又取决于特殊的基因，在不同条件下基因的表达也可发生改变。因此，生理学研究又进一步深入到细胞的亚显微结构和分子水平，探讨生命活动最基本的物理化学变化过程。有关这方面的研究内容称为细胞生理学或分子生理学。

值得注意的是，细胞和分子水平研究多采用离体的方法，所得结果不能完全反映完整机体内的功能。因此，细胞和分子水平的研究始终要与器官、系统乃至整体水平的研究结合起来，才能更全面、更深入、更准确地阐明生命活动的本质。上述三个水平的研究，它们相互间不是孤立的，而是相互联系、相互补充、相互验证的。要阐明某一器官的功能及其机制，必须从细胞和分子、器官和系统以及整体三个水平进行研究。不应该将不同水平的研究截然分割开来，也不能认为分子水平的研究是"高级"的，而整体水平的研究是"低级"的。能够正确反映某一功能活动规律的研究都是有意义的。

三、生理学的研究方法

生理学是一门实验科学，一切生理学中的知识都来自对生命现象的客观观察和实验。所谓观察，主要是指在不损害机体健康的自然生活条件下，实地观察、记录和分析功能活动的客观表现。所谓生理学实验，根据其不同属性可以分成不同类型。根据实验对象的不同可分为人体实验和动物实验。如果能从人体的实验中获得有关人体生命活动的规律，将是最理想的。例如，体外测定正常人群安静时的血压、脉搏和呼吸频率，描记正常人的心电图和脑电图，还可以用计算机体层摄影（CT）、磁共振成像（MRI）等手段来获得正常器官和组织影像及发现病灶。通过以人体为对象的实验或检测，人们获得了大量宝贵的资料。尽管如此，在人体上进行的实验还是有限的，某些研究会给机体带来一定的精神和身体损害，甚至危及生命，因此一般用动物做生理实验。可是，人与动物（尤其是高等动物）虽有许多相似的结构和功能，但将在动物实验中获得的生理知识应用到人体时，必须考虑到人与动物的差别，不能把动物实验结果简单地套用于人体。动物实验有急性实验（acute experiment）和慢性实验（chronic experiment），又可分为在体（in vivo）和离体（in vitro）实验。在体实验是指在完整的动物身上进行的观察或实验。离体实验是将器官或细胞从体内分离出来，在一定条件下进行的实验，它有利于排除整体中无关因素的影响，但在特定条件不一定完全代表它们在整体条件下的活动情况。急性实验是指在较短时间内施加实验因素后观察体内某器官短期内（通常以分钟、小时为单位）功能的变化。它的优点是实验条件比较简单，条件易控制，便于进行直接的观察和分析，但难以模拟自然的生命活动特点。慢性实验是指在较长的一段时间内（通常以天、月为单位）在同一动物身上多次、重复地观察完整机体内某器官功能的变化，一般在清醒状态下进行。慢性实验获得的结果较符合整体的生理功能活动，但实验要求高，所需时间长，影响因素较多，实验结果不容易分析。急性和慢性实验可根据实验要求而定，两者可以相互补充、取长补短。

　　根据实验所观察的水平也可将其分为整体、器官、组织、细胞、亚细胞、分子等水平。近年来在组织、细胞、亚细胞及分子水平上的实验研究取得了较大的进展。例如，可以将细胞膜的成分与细胞的其他成分分离开。因此，可以在游离的细胞膜碎片上研究膜受体与相应结合物（配体）的相互作用，研究配体与受体的亲和性，哪些因素可以影响这种结合，受体上有几个可以与配体相结合的位点等。经过 20 世纪 80 年代以来分子生物学的发展，人们已经可以用分子克隆技术将某种受体的基因克隆出来，从 DNA 的序列及通过体外表达所产生的蛋白质上、从氨基酸的序列上研究受体的特性。因此，通过一系列不同水平的实验研究和相互验证，对机体的生理功能有了更深入的了解。

参考资料 1-1
　诺贝尔奖的由来

第二节　生命的基本特征

一、新陈代谢

　　新陈代谢（metabolism）是生命运动的基本特征之一。新陈代谢是指机体不断地同外环境之间进行物质交换和体内物质与能量转化的过程，包括同化作用（assimilation）和异化作用（dissimilation）。同化作用是指机体从外界摄取营养物质并形成体内的组织和储备能量的过程。在这个过程中，从消化道吸收入血的物质被合成为结构复杂的物质，故又称为合成代谢（anabolism）。合成代谢需要供给能量，是吸能反应。异化作用是指体内的组织成分不断分解释放能量以供机体生命活动的需要，同时将分解的终产物排出体外的过程。在这个过程中，结构复杂的物质被分解成简单的物质，故又称为分解代谢（catabolism）。营养物质在分解中释放所蕴藏的化学能，是放能反应。体内的同化作用和异化作用是同时进行和互相依赖的。同化是异化的物质基础，没有同化就没有异化，但同化本身所需能量又是从异化作用中释放出来的。因此，同化是异化的前提，异化又是同化的必需条件。机体正是通过同化与异化的矛盾统一过程，不断地进行物质和能量的循环和自我更新。

新陈代谢是一切生命活动（细胞功能活动、机体生长发育及繁殖和进化等）发生和发展的基础，其稳定进行的前提是体内各系统的正常功能活动。各系统功能活动在神经和体液的调节下，相互协同地维持新陈代谢的稳定进行：消化系统不断补充代谢中被消耗的营养物质；呼吸和血液循环系统分别供给代谢所需的 O_2 和运输营养物质；血液循环将 CO_2 和其他代谢产物运送至相应的排泄途径以排出体外；排泄系统在重吸收可再利用的营养物质的同时，清除体内的代谢废物和多余的物质以使内环境得以净化；体内物质代谢不断产生能量和热量，以供细胞活动和维持正常体温。新陈代谢的本质是多种酶参与的一系列复杂的生物化学过程，正常体温又使新陈代谢的多种酶处于最佳活性状态。

综上所述，生命是机体以蛋白质为主要功能承担者不断地同外环境进行物质交换和体内各种物质相互联系及作用的过程。尽管在生命世界中，不同种属生物的表现形式具有多样性，但新陈代谢却是一切生物生命活动存在和发展的共同规律。

二、兴奋性

机体生活在一个不断变化着的环境之中。能引起机体发生反应的环境因素变化称为刺激（stimulus）。机体受刺激后所发生的生化代谢和生理功能的变化称为反应（reaction）。机体对刺激发生兴奋的能力称为兴奋性（excitability）。兴奋性是机体生命活动的基本特征之一，表现为兴奋和抑制两种形式（详见第二章）。

兴奋和抑制是体内各种功能活动所表现出的共同规律。在完成具有生物学意义的整体反应的过程中，两者互为前提、对立统一，并可随条件的变化相互发生转化。

总之，在整体内兴奋和抑制是一对矛盾的对立统一体，抑制是兴奋的反面，意味着兴奋的减弱或不易发生兴奋，因此，抑制必须以兴奋为前提。兴奋和抑制都需要新陈代谢的参与，新陈代谢停止的生物体既不能发生兴奋亦无抑制反应，故新陈代谢是机体兴奋性的基础。

三、生殖

人的生命是指从受精卵（zygote）到人体死亡之间人的存在过程。在这个过程中，个体经历了生命的发生、生长和发育、衰老和死亡多个阶段。人体衰老和死亡不可避免。因此，生命是一个单向发展和运动的过程。虽然个体的生命是有限的，但由于个体具有繁衍与自身相似子代的能力，个体生命以具有自身特征的另一个生命体的形式延续下来，故生命现象又是无限的。高等动物和人通过两性活动以产生子代个体，从而使生命得以延续的过程为生殖（reproduction）。

没有生殖就没有生命的发生。生命的发生包括生殖细胞（germ cell）即精子（sperm）和卵子（ovum）的发育成熟、精子在女性生殖道内的运动、排卵和输卵管对卵子的接收、精子与卵子相互作用形成受精卵等过程。受精卵形成标志着新生命的发生。受精卵分裂形成的胚泡（blastocyst）必须植入子宫内膜才能进一步孕育成具有生命活动的个体，即胎儿（fetus），故排卵、受精、胚泡的植入及胚胎的生长发育等都必须相互精确地衔接，否则，独立生命活动的个体不可能诞生。

个体的生长发育是指从受精卵到成人期的整个过程。生长（growth）是指身体各组织器官长大和形态的变化，表现为量变；发育（development）则是指细胞、组织、器官逐渐分化完善和功能成熟（maturation）的过程，是身体的质变。生长和发育紧密相关，生长是发育的物质基础，发育成熟则反映了生长到一定程度的量变。

衰老（aging）是指机体生长发育成熟以后，随年龄增长而发生的组织结构、生理功能和心理行为上的一系列退化过程，是个体生命过程的最后阶段。自然衰老不可避免，这是一种生理过程，也被称为生理性衰老。疾病可加速和促进机体结构和功能的退化过程，属病理性衰老。对多数人而言，衰老通常是两者的综合，是一切生物体不可回避的自然规律。值得指出的是，在生命活动的过程中，一直存在细胞的增殖、分化、衰老和死亡，衰老的细胞不断被体内的免疫细胞吞噬和清除，故细胞的衰老不同于整体的衰老，但细胞衰老是整体衰老的基础。

死亡（death）是一个过程，包括濒死期、临床死亡期和生物学死亡期。目前认为，死亡是机体作为一个整体的功能永久停止，通常以脑死亡（brain death）作为判定死亡的重要标志，而自主性呼吸停止则为脑死亡的首要指标。

四、适应性

机体在内、外环境因素变化时，通过克服环境中的不利因素以避免自身受到伤害，进而保持其生理活动的反应称为适应（adaptation）；机体针对内、外环境变化调整体内各种活动，以适应变化的能力称为适应性（adaptability）。在人类遗传和进化的过程中，体内逐渐发生和发展了完善而精确的适应环境因素变化的机制。

外环境中的气温、气压和湿度等因素经常发生变化并对机体的活动产生影响。由于体内存在高度完善的神经和体液的调节机制，随时对代谢或功能活动进行调整，加之人类还可通过自主活动主动地适应环境，因而使自身与外环境的变化能很好地协调。例如，气温变化很大时，机体通过增加产热和减少散热，或减少产热和增加散热以调节体温；另外，通过增减衣着和活动量，以及创造人工气候环境（如安装使用空调设备）等，使体温始终保持相对的恒定。故人类不仅能依靠生理反应来被动适应环境的变化，还能通过自己的劳动和创造来主动适应其生存和生活的环境。

个体感受器的活动随时监视着外环境的变化，通过精确、快速的神经反射活动，使机体的某些功能活动改变以产生保护性适应机制，如在强光下，瞳孔缩小，减少入眼光线使视网膜得到保护，并使视网膜上形成的物像更为清晰；有害气体刺激呼吸道，导致呼吸暂停和通气减少，避免呼吸道黏膜受损。

此外，体内组织器官和细胞活动能通过自身某些结构和功能的变化以产生保护性适应机制。如静脉回心血量增加，心室舒张末期容积增大，导致心室肌收缩力增强和心搏出量增加；胃内是一个强酸环境，由于有黏液和黏膜屏障及前列腺素等物质的保护作用，可避免胃消化液里的盐酸对胃黏膜的损伤；在膀胱黏膜细胞近游离面的胞质较为浓密，可防止膀胱内尿液对它们的侵蚀；红细胞在通过直径小于自身的毛细血管时能发生形变，此时，可观察到在红细胞的周围有一层血浆，表明红细胞不是被动地挤压，而是具有主动变形的能力；白细胞通过毛细血管壁上的小孔进入组织间进行吞噬活动的过程也是通过主动变形进行的。

第三节　生理功能的调节

一、机体的内环境与稳态

机体所直接接触的外界环境称为外环境（external environment），外环境是在不断变化的。体内细胞直接生存于细胞外液中，而不与外界环境发生接触，由此，细胞外液被称为机体的内环境（internal environment），它主要由组织液和血浆组成。内环境直接为细胞提供必要的物理和化学条件，也是细胞摄取营养物质和排泄代谢产物的地方。

内环境是机体各细胞之间相互联系的场所，也是进行物质交换的媒介。机体从外界摄入的各种营养物质，必须通过细胞外液才能进入细胞，细胞的代谢产物也必须先进入细胞外液，随后入血并经相应途径排出体外。所以，在内、外环境之间不断进行着的物质交换，是机体生命活动得以持续的保证。机体各种活动的目的，则是使机体与其外环境之间保持协调的关系和维持内环境的稳定，进而保证身体处于健康状态。

机体的内环境要保持相对稳定，这是细胞生存的必要条件。然而，内环境理化性质不是绝对静止的，各种物质在不断变换中达到相对平衡状态，即动态平衡状态。这种动态平衡状态称为稳态（homeostasis）。

稳态还包含机体维持内环境稳定的调节因素和调节过程。例如，内环境中 CO_2 含量的升高，机体可通过加强呼吸作用，排出更多的 CO_2 使其含量恢复正常。血压过高或过低，机体都能通过各种调节途径使血压恢复到正常水平。机体的一切调节活动最终的生物学意义在于维持内环境的稳定。因此：

1. 稳态是贯穿于生命科学的、具有普遍意义的一个基本概念，它揭示了生命活动的一个重要规律。稳态是细胞维持正常生理功能的必要条件，也是机体维持正常生命活动的必要条件。稳态的维持是细胞、器官、机体正常生理活动的表现。

2. 体内各个器官、组织的功能活动都受稳态的影响，同时，它们又从某个方面参与稳态的维持。神经、内分泌和免疫系统在稳态维持中起着主导性作用。

3. 稳态是由调节机制所维持的，但它随时间推移会发生变化，稳态的变化是在平稳控制下逐渐发生的。负反馈是稳态得以维持的基本要素。

4. 稳态这一概念已经被应用于泛指体内细胞与分子、器官与系统等各个水平上生理活动保持相对稳定和相互协调的状态。

二、生理功能的调节方式

由于细胞不断进行着新陈代谢，新陈代谢本身不断扰乱内环境的稳态，外环境的强烈变动也可影响内环境的稳态。为此，机体的循环、呼吸、消化、排泄等生理功能必须不断地进行调节，以纠正内环境的过分变动。机体对各种功能的调节方式主要有 3 种，分别为神经调节、体液调节和自身调节。

（一）神经调节

神经系统活动的基本过程是反射。反射是机体在中枢神经系统的参与下对内、外环境的变化发生的规律性反应，是机体神经调节的基本机制。反射弧是反射的结构基础，它包括 5 个基本环节：感受器、传入神经、神经中枢、传出神经和效应器。感受器是专门接受各种刺激的结构，是一种转换器，可把各种形式的刺激统一转化为生物电信号——神经冲动；效应器是产生反应的器官；神经中枢在脑和脊髓中，它能对传入的神经冲动进行加工处理并发出与之对应的神经冲动，经传出神经传至所支配的效应器；传入和传出神经是将神经中枢、感受器和效应器联系起来的通路。

（二）体液调节

体液调节一般是指由机体某一器官或组织分泌某些特殊的化学物质，借助血液循环的运输，到达全身各器官的组织细胞，作用于细胞上相应的受体或进入细胞内，从而调节这一器官组织的活动，这一过程称为内分泌。许多内分泌细胞所分泌的各种激素，就是借助血液循环到全身各处，以调节器官、组织和细胞的活动。例如，胰岛 B 细胞分泌的胰岛素有降低血糖的作用。血糖浓度之所以能保持相对稳定，主要依靠胰岛素的调节。有些激素不经过血液循环的运输，而是通过组织液扩散，作用于邻近的细胞。这种调节可看作是局部性体液调节，也称为旁分泌（paracrine）。除激素外，组织细胞可产生一些化学物质（如组胺、缓激肽、5- 羟色胺等）或代谢产物（如 CO_2、乳酸等），对局部的细胞或器官的活动进行调节，也属于局部性体液调节。

神经调节和体液调节各有其特点：神经调节作用比较迅速而精确，作用部位有局限性，作用时间比较短暂，调节一些快速的生理过程；体液调节则作用比较缓慢、作用弥散，作用时间持久，它主要调节新陈代谢、生长发育、生殖等较为缓慢的生理过程。两者一快一慢、相互配合、密切联系、相辅相成，使生理功能调节更趋于完善。由于有些内分泌腺本身直接或间接地受到神经系统的调节，在这种情况下，体液调节是神经调节的一个传出环节，是反射的延伸。这种情况可称为神经 - 体液调节。例如，肾上腺髓质接受交感神经的支配，当交感神经系统兴奋时，肾上腺髓质分泌肾上腺素和去甲肾上腺素，共同参与机体功能的调节。

（三）自身调节

机体内有些调节既不依赖神经也不依赖体液，而是由该组织细胞本身活动的改变产生的适应性反应，称为自身调节。例如，骨骼肌或心肌的初始长度对收缩力量起调节作用，当初始长度在一定限度内增加时，收缩力量会相应增加，而初始长度缩短时收缩力量就减小。

有时候一个器官在不依赖器官外来的神经或体液调节下，器官自身对刺激发生的适应性反应过程也属于自身调节。

这种调节的特点是调节强度弱、影响范围小、敏感性较低、调节局限于某些器官和组织细胞自身范围内，但对于该器官或组织细胞的生理活动功能的调节也有一定的意义。

三、生理功能的调控机制

运用控制论原理分析人体的调节活动时，发现人体的各种功能调节可以分为 3 类控制系统。

（一）非自动控制系统

非自动控制系统是一个开环系统（open-loop system），其控制部分不受受控部分的影响，即受控部分不能反馈改变控制部分的活动。这种控制系统无自动控制的能力。非自动控制系统的活动在体内不多见。

（二）自动控制系统

自动控制系统是一个闭环系统（closed-loop system），即控制系统具有自动控制的能力。受控部分不断有反馈信息返回给控制部分，也同步改变着它的活动。如果反馈信息的作用与控制信息的作用相反，即降低控制部分的活动，称为负反馈（negative feedback）；如果反馈信息的作用与控制信息的作用相同，即加强控制部分的活动，称为正反馈（positive feedback）。具体例子在以后的器官生理中介绍。

参考资料 1-2
正反馈

自动控制系统分为比较器、控制系统、受控系统 3 个环节。在监测装置的监测下，输出变量的部分信息转变为反馈信息，返回到比较器，构成一个闭合回路。在不同的反馈控制系统中，传递信息的方式也有所不同，可以是机械信号、化学信号或电信号（如神经冲动），但重要的是在这些信号的数量和强度变化中包含着准确而足够的信息。其中参考信息（Si）即输入信息，它与反馈信息（Sf）比较后，得出偏差信息（Se）。三者的关系为：$Se = Si + Sf$。如果是负反馈，则 Sf 为负值；如果是正反馈，则 Sf 为正值。机体功能的负反馈调节较多见，它是机体维持内环境稳态最重要的调节方式。

（三）前馈控制系统

在神经系统的调节控制中，除反馈控制外，还有前馈控制（feed-forward control），控制部分发出信号，指令受控部分的活动，同时又通过另一快捷途径向受控部分发出前馈信号，及时调整受控部分的活动。前馈控制的意义在于预先监测可能出现的干扰，防止干扰扰乱下一步活动；或是超前检测到刺激的动因，及时作出适应性反应使生命活动更为精准。如肌肉要完成某一动作，脑发出神经冲动引起支配的肌肉收缩，同时又通过前馈机制，使这些肌肉的收缩提前受到制约，不致收缩过度，从而使整个动作完成得更准确。

（裴建明　王跃民　安书成　朱妙章　张富洋　张淑苗）

◆ 复习题 ◆

1. 名词解释

适应性　内环境　外环境　稳态　神经 – 体液调节　负反馈

2. 生理学的研究方法有哪些？可从哪些水平进行研究？

3. 说明反馈调节的生理学意义。

4. 人体生理功能的主要调节方式有哪些？各有何特点？

◆ 网上更多 ◆

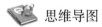 思维导图　 选择题　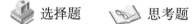 思考题　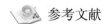 参考文献

第二章

细胞的基本生理过程

◆ 要点 ◆

1. 细胞膜以液态脂双层为基架，其中镶嵌着有不同生理功能的蛋白质分子，两者分别与糖链结合形成糖脂和糖蛋白。

2. 单纯扩散是指小分子脂溶性物质顺浓度差和（或）电位差的转运。非脂溶性物质在特殊蛋白质的帮助下（易化）顺浓度差和（或）电位差的转运叫易化扩散。根据借助的蛋白质不同，易化扩散又分为以载体和通道为中介的两类模式。主动转运是指细胞消耗能量进行逆浓度差和（或）电位差的物质转运。胞吞和胞吐作用是大分子物质或物质团块进出细胞的方式，也为耗能过程。

3. 细胞内高 K⁺ 和膜对 K⁺ 有较高的通透性，使 K⁺ 外流形成外正内负的电位差，称为静息电位。

4. 细胞外的高 Na⁺ 和兴奋时膜对 Na⁺ 通透性的增大，Na⁺ 内流引起膜的除极，形成动作电位（AP）

◆ Outline ◆

1. Cell membrane is composed mainly from a lipid bilayer of phospholipid molecules, with large numbers of protein molecules protruding through the layer. Carbohydrate moieties are attached to some protein or lipid molecules on the outside of the membrane.

2. Simple diffusion is a process of small molecular lipid-soluble substances passing through membrane along concentration or electrical gradient. Facilitated diffusion is the process of water-soluble substances passing through membrane along concentration or electrical gradient with the help of membrane proteins. Those membrane proteins are classified as carrier and ion channels. Diffusion does not consume energy. Active transport is a process for transporting substances in the direction opposite to their natural direction or against concentration or electrical gradient. That process consumes energy. Exocytosis and endocytosis imply the process of transporting large molecules out of or into cells. This process also consumes energy.

3. Because of a high concentration of intracellular K⁺ and a selective permeability of membrane to K⁺, a resting membrane potential is created as a negativity inside the cell membrane close to the equilibrium potential of K⁺ (E_K) calculated by the Nernst potential of K⁺.

4. Because of a high concentration of extracellular Na⁺ and an increased permeability of membrane to Na⁺ during excitation, a depolarizing phase of action potential

的升支。K⁺的外流引起膜复极化（AP的降支）。AP的主要成分是锋电位。

5. AP的产生和传播是全或无式的，以局部电流的形式传导。AP期间Na⁺、K⁺的跨膜转运是通过通道蛋白进行的。Na⁺通道有激活、失活和备用3种状态，由当时的膜电位决定。

6. 衡量组织兴奋性高低的指标是刺激阈值，兴奋的标志是产生AP（锋电位）。

7. 细胞产生AP的同时，其兴奋性发生了有规律的变化，即经历绝对不应期、相对不应期、超常期和低常期后，其兴奋性才恢复正常。它们和AP各时相的对应关系是：锋电位——绝对不应期，后除极——相对不应期和超常期，正后电位——低常期。

8. 细胞间信号传递的方式有3种：①通过分泌化学信号分子进行细胞间相互通讯。②细胞间接触依赖性通讯。③细胞间形成间隙连接实现代谢偶联或电偶联。细胞信号传递的通路随信号的受体存在的部位不同可分为两大类：一是通过细胞内受体介导的信号传递，二是通过细胞膜表面受体介导的信号传递。细胞膜表面受体分属三大家族：离子通道偶联受体、鸟苷三磷酸结合蛋白（G蛋白）偶联受体和酶偶联受体。

9. 离子通道偶联受体（又称递质门控离子通道）本身既有信号结合位点，又是离子通道。G蛋白偶

（AP）is induced by the influx of Na⁺. Repolarizing phase of AP is due to the efflux of K⁺. The major component of an AP is spike potential.

5. Production and propagation of AP follows all-or-none principle. Changes of membrane permeability to Na⁺ and K⁺ during AP occur at the ion channels, which go through active, inactive, and deactive statuses according to the variation of membrane potential.

6. The level of threshold stimulus reflects excitability of the cell and excitation is identified by AP or spike potential.

7. In a cell excited with an AP, the excitability goes through absolute refractory period, relative refractory period, supernormal period, subnormal period, and then back to normal level. The correspondence of those periods with phases of AP is as following: spike potential = absolute refractory period, after-depolarization = relative refractory period and supernormal period, after-hyperpolarization（or positive after potential）= subnormal period.

8. There are three known classes of intracellular signaling forms in the multicellular organisms: ① signaling mediated by secreted molecules; ② contact-dependent signaling mediated by membrane-bound molecules; and ③ the formation of gap junctions between neighboring cells permitting rapid metabolic and electrical communication. Based on the differences in the location of the target-receptors, cellular signaling pathways can be divided into two categories: signaling transduction mediated by cell-surface receptors and signaling transduction mediated by intracellular receptors. The cell-surface receptors can be grouped into three main families: ion channel-linked receptors, guanine nucleotide-binding protein（G-protein）-linked receptors and enzyme-linked receptors.

9. An ion channel-linked receptor, also known as transmitter-gated ion channel, is a membrane protein that functions both as a receptor for a signaling ligand

联受体的信号通路是指配体－受体复合物与靶蛋白（酶或离子通道）的作用要通过与G蛋白的偶联，导致细胞内信使分子浓度或膜对离子通透性的改变，从而将胞外信号跨膜传递到胞内影响细胞的行为。cAMP信号通路和磷脂酰肌醇信号通路是G蛋白偶联受体介导的两条主要信号通路。受体酪氨酸激酶是细胞表面一大类重要酶连受体家族，当配体与受体结合，导致受体二聚化，激活受体的酪氨酸蛋白激酶活性，随即启动多蛋白的级联反应，将胞外信号跨膜转导到胞内。

10. 神经肌肉接头的乙酰胆碱受体是配体门控离子通道的经典代表，乙酰胆碱与终板的烟碱样乙酰胆碱受体结合使通道对阳离子开放，从而产生终板电位。神经肌肉传递的特点是单向性和突触延搁，且对缺氧和药物敏感。

11. 每一条肌纤维由大量的肌原纤维组成。肌原纤维中含有许多肌节，肌节中含有粗肌丝和细肌丝。肌节是肌纤维收缩的基本单位。

12. 当肌细胞兴奋传到T管深处时，T管除极引起终末池释放Ca^{2+}。由于胞质中Ca^{2+}浓度的升高促发了细肌丝向粗肌丝的滑行，引起肌肉缩短。

13. 肌肉收缩时可以发生长度和张力的变化，等张收缩是在恒定张力或负荷下长度缩短，等长收缩

and as an ion channel. G-protein-linked receptors act indirectly to regulate the activity of a separate plasma-membrane-bound target（an enzyme or an ion channel）via activation of G-protein. The activation of the target protein either alters the concentration of one or more intracellular mediators or alters the ion permeability of the plasma membrane, which acts in turn to alter the behavior of the cell. Two of the most widely used signaling pathways by G-protein-linked receptors are cAMP and inositol phospholipid signaling pathways. Receptor tyrosine kinases are an important family of enzyme-linked receptors at the cell surface. Ligand binding usually induces the receptors to dimerize, which activates the kinase activity of the receptor tyrosine kinase. Then a multiprotein signaling complex is activated from which the signal spreads into the cell.

10. The acetylcholine receptors at neuromuscular junction are the best-studied example of a transmitter-gated ion channel. Binding of acetylcholine to this receptor at the end-plate opens the channel to cations, producing a local depolarization called end-plate potential. Neurotransmission at neuromuscular junction displays some special characteristics such as forward conduction, synaptic delay and high sensitivity to hypoxia and drugs.

11. Each muscle fiber contains numerous contractile elements, the myofibers. Each myofiber is composed of numerous sarcomeres. Each sarcomere contains thin filaments and thick filaments. The sarcomere is the basic unit of contraction.

12. The shortening of muscle fiber is the slide of thin filaments into thick ones. The depolarization of transverse tubule causes Ca^{2+} release of the terminal cisternae when the excitation of muscle membrane is propagated down T tubule. The increase of intracellular Ca^{2+} triggers thin filaments to slide into thick filaments, which causes muscle shortening.

13. Muscle length and muscle tension vary during muscle contractions. Isotonic contraction is the shortening of muscle length under constant tension or load, while

指肌肉的长度不变而张力发生变化。肌肉收缩受前负荷和后负荷的影响。前负荷改变肌肉的初长度，影响肌肉的最大张力；后负荷影响肌肉收缩的初速度。因此，后负荷、速度和初长度是影响肌肉收缩效率的三因素。

in isometric contraction muscle length stays constant and tension changes. Muscle contractions are influenced by preload and afterload. Preload changes the initial length of a muscle, which influences the maximal tension. Afterload influences the initial velocity of shortening a muscle. Consequently, afterload, velocity and intial length are three factors of muscle contraction efficiency.

第一节　细胞膜的生理

人体大约由 10 万亿个细胞组成，每一个细胞都是一个有生命的基本单位，可以单独存活。体内的生理、生化反应都依赖于细胞及其释放的因子，为了更好理解体内各系统及器官的功能，必须了解细胞的基本结构和功能。

细胞膜（cell membrane）系外部环境与细胞内容物之间的界面，又称质膜（plasma membrane）。细胞要维持正常的生命活动，不仅细胞内容物不能流失，而且其化学组成、pH 和渗透压都必须保持相对稳定，细胞膜在此起到一个选择性的屏障作用。细胞膜需要完成代谢物的排出和营养物的吸收，主要靠入胞和出胞作用。机体的可兴奋细胞，其细胞膜还有传递信息的功能。细胞膜对离子的选择性通透是形成生物电活动的基础。许多细胞还可释放激素（内分泌细胞）或神经递质，细胞膜还需完成激素或神经递质的释放功能（出胞）。细胞的线粒体和内质网等，也有类似细胞膜的膜性结构，这些亚细胞器内部和胞质之间也存在膜性屏障，由于细胞内部各种细胞器膜与细胞膜的化学成分和结构相类似，因此将质膜和细胞器膜统称为生物膜（biological membrane）。本节主要讨论细胞膜的生理功能。

> 细胞膜的功能有：①屏障功能；②交换功能；③接受刺激，传递信息；④对离子有选择通透性。

一、细胞膜的结构与成分

（一）细胞膜的结构模型

细胞膜在电镜下可见 3 层结构，总厚度为 7.5 ~ 10 nm，其内、外两层各有一层约 2.5 nm 的透明带。细胞膜的化学构成主要为蛋白质（约 55%）、磷脂类（25%）、胆固醇（13%）、其他脂质（如鞘脂类）（4%）和少量糖类（3%）（图 2-1）。细胞膜是细胞普遍存在的基本结构形式。

目前，细胞膜的结构以液态镶嵌模型（fluid mosaic model）为多数学者所接受，其基本内容是：细胞膜是脂双层的液态结构，其中镶嵌有许多具有不同分子结构与功能的蛋白质，包括受体、离子通道及各种酶系统等，部分蛋白质或脂质上亦有糖链的存在（图 2-1）。这些脂质、蛋白质等在生物膜内、外表面分布不平衡，因此膜两侧的功能不同。大多数脂质和蛋白质可以在脂双层内

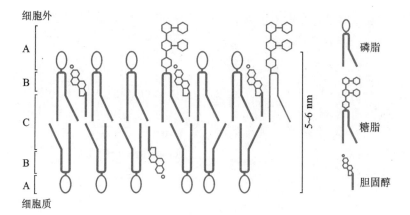

图 2-1 细胞膜的脂双层

A. 极性区；B. 非极性区，此区膜的流动受胆固醇的调节；C. 液体非极性区

自由移动，但在单层结构之间移动速度很慢。

（二）细胞膜的脂质

细胞膜的脂质中以磷脂（phospholipid）类为主，占脂质总量的70%以上；其次是胆固醇（sterol），不超过30%；还有少量属糖脂（glycolipid）分子或鞘脂类脂质（少于10%）。所有膜的脂质都是双嗜性（amphilic）分子。以磷脂为例，它的一端是磷酸和碱基组成的亲水性极性基团，另一端两条脂酸烃链是疏水性非极性基团。当磷脂分子和水相互混合时，由于水分子是极性分子，脂质的亲水基团将与水分子相互吸引，而疏水性基团则受到排斥，于是脂质分子会在水表面形成一层单分子层，其亲水性基团朝向水面而疏水基团朝向空气，整齐排列（图 2-2A）。假设让脂质的两侧与水溶液相接触，如让它浸在水中的塑料薄板上的小孔中时，小孔上会形成一个脂双层，其两侧均有亲水基团朝向水溶液；而疏水性基团则朝向脂双层结构的内部（图 2-2B），并排斥水分子在这两层脂质分子之间存在。这种人工形成的脂双层和细胞膜的基本结构非常相似。人工形成的脂质膜是一种研究细胞膜基本特性的模型，如人工把某种离子通道蛋白嵌入其中，就可以观察离子通道的各种电生理参数；如果在膜两侧施

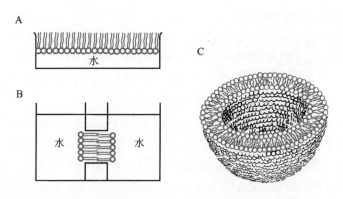

图 2-2 人工形成的脂单层（A）、脂双层（B）和脂质小体（C）

加电压，就可以观察不同电压对离子通道开放或关闭的影响。若将脂质和水分子充分混合，则脂质会形成球形小体（图 2-2C）。

膜上各类脂质的排列还各有特点，如磷脂中的磷脂酰肌醇（phosphatidyl inositol，PI）主要位于细胞膜的内层，它和细胞内的信号转导系统及细胞内钙释放之间有密切的联系。糖脂位于细胞膜的外层，其糖类部分突向膜的外表面，常作为膜上的受体和抗原。胆固醇亦多数分布在膜的外层。脂质的熔点较低，在体温条件下呈液态，因此，细胞膜呈液态而且有流动性。由于脂质分子的紧密排列使其自由能降低，从而可以承受相当大的张力和外形改变而不致破裂。膜的流动性使膜上的受体及信号转导系统分子的构象变化、移动和组合成为可能。

脂质结构的膜对多数水溶性物质（如离子、葡萄糖等）不通透，而脂溶性物质（如氧气、二氧化碳、乙醇等）容易通过细胞膜。

（三）细胞膜的蛋白质

细胞膜上的蛋白质主要是以 α 螺旋或球形结构分散镶嵌在膜的脂双层中，多数蛋白质是糖蛋白，可分为外周（peripheral）和结合（integral）蛋白（图 2-3）。前者附着在膜的表面，而后者的肽链则可一次或反复多次贯穿整个脂双层。所有结合蛋白中都有一个或数个主要由 20~30 个疏水性氨基酸组成的片段。这些氨基酸由于所含基团之间的吸引而形成 α 螺旋，其长度大致相当于膜的厚度，且具疏水性，因而这些 α 螺旋可能就是肽链贯穿膜的部分。膜表面蛋白则和膜的内或外表面相结合，依赖肽链中带电氨基酸或基团与膜两侧的脂质亲水性极性基团相互吸引，使蛋白质分子附着在膜的表面。细胞膜上的纤连蛋白（fibronectin）系大分子纤维性糖蛋白，通过整合素与胞外基质蛋白连接，利于细胞与胞外基质进行物质交换。膜蛋白有不对称性分布现象，如膜上的钠钾 ATP 酶（钠泵）和钙泵，它们切割 ATP 均在膜的胞质面，离子转运型 ATP 酶结合和水解 ATP 的区域也均面向膜的胞质面。

> 液态的脂双层是细胞膜的基本结构，脂溶性物质容易通过，膜上镶嵌的某些蛋白质有协助转运非脂溶性物质的功能。

> 膜蛋白主要以螺旋或球形蛋白质的形式存在，有物质转运、信息传递和识别等多种功能。

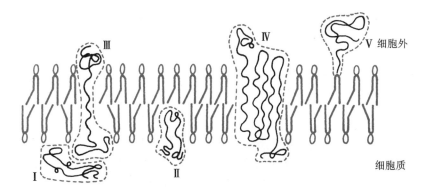

图 2-3　细胞膜的蛋白质

Ⅰ. 外周蛋白；Ⅱ. 部分插入脂双层的蛋白质；Ⅲ. 一次跨膜段的整合素；

Ⅳ. 有五次跨膜段的整合素；Ⅴ. 脂停泊的外周蛋白

（四）细胞膜的糖类

细胞膜所含糖类较少，主要是一些寡糖和多糖链，它们以共价键的形式与膜脂质或蛋白质结合，形成糖脂和糖蛋白（glycoprotein）。糖链大多数裸露在膜的外表一侧。由于这些糖链具有单糖排列顺序和糖结构变异等特异性，因而可作为细胞或结合蛋白特异性的分子标志物或信息载体，有细胞"天线"之称，参与细胞的多种生命活动。例如，有些糖链可以作为抗原决定簇，表示某种免疫信息；有些糖链可作为膜受体的"可识别"部分，能特异地与神经递质、激素或其他化学信号相结合。

二、物质跨细胞膜的转运

被动转运有扩散、渗透、离子通道和载体介导的易化扩散。扩散受膜两侧浓度差及电位差的影响。渗透是水通过细胞膜的主要方式。离子通道和载体介导的易化扩散受蛋白质结构的影响。

细胞膜主要由脂双层构成，理论上只有脂溶性的物质才能通过。但有新陈代谢功能的细胞不断和细胞的周围环境进行着物质交换，包括供能物质、合成细胞新物质的原料、中间或代谢终产物、O_2、CO_2 及 Na^+、K^+、Ca^{2+} 等进出细胞，其中少数能直接通过脂质层进出细胞，大多数物质分子或离子的跨膜转运与膜上的蛋白质有关，至于团块性物质进出细胞则通过胞吞和胞吐作用完成。现将几种常见的跨膜物质转运形式分述如下。

（一）扩散和渗透

1. 扩散（diffusion）　物质跨膜的纯物理性扩散由 Fick 方程定量表达：$ds/dt = K(A)(C_1 - C_2)/X$。$ds/dt$ 是物质跨膜扩散的速率或扩散通量（mol/s），X 为膜的厚度（cm），A 为膜的表面积（cm^2），（$C_1 - C_2$）为膜两侧某物质的浓度差（mol/cm^3），K 为 Boltzmann 常数。

由此可见，决定物质跨膜扩散率的主要因素是该物质的浓度梯度。另外，膜的特点、物质分子的大小、荷电情况和温度等都影响常数 K，从而影响扩散通量。脂溶性物质，如 O_2、CO_2 和甾体（类固醇）类激素等，就较容易通过细胞膜。

2. 渗透（osmosis）　当细胞膜两侧溶液渗透压不同时，水分子便由渗透压低的一侧向渗透压高的一侧移动，称为渗透。这是水通过细胞膜的主要方式。

（二）易化扩散

细胞膜对不溶于脂质的葡萄糖、氨基酸或 Na^+、K^+、Ca^{2+} 等离子借助于膜中蛋白质（载体蛋白或通道蛋白）的帮助，完成顺浓度梯度或顺电位梯度跨膜转运（图 2-4）。

1. 载体介导的易化扩散　细胞膜上有一些载体蛋白，它可以促使被运载的物质（非脂溶性）顺其浓度和（或）电位梯度进行转运，不需耗能，速度为每秒 $10^2 \sim 10^5$ 个分子。被转运的物质与载体上的特异位点结合后，引发载体蛋白的分子构象发生变化，从而使得被转运的物质从膜的一侧转移到另一侧，随后被转运物与载体解离，载体蛋白恢复构象，转运完成。如葡萄糖和氨基酸等顺浓度梯度由细胞外进入细胞内就是易化扩散的例子。载体介导的易化扩散特点是特异性较高，存在竞争性抑制和饱和现象。

2. 离子通道介导的易化扩散　细胞膜上有多种离子通道蛋白，Na^+、K^+、Ca^{2+}、Cl^- 等离子可以经通道跨膜转运，转运速度快，为每秒 $10^6 \sim 10^8$ 个离子。

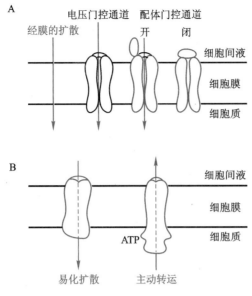

图 2-4　离子及小分子的跨膜转运

A.经膜的缓慢扩散或经电压门控或配体门控通道的快速转运；

B.经载体蛋白的转运，有易化扩散和主动转运

多数离子通道是电压门控（voltage-gated），该通道因膜电位的变化而开启和关闭，故称为电压门控通道，又被称为电压依赖性（voltage-dependent）或电压敏感性（voltage-sensitive）通道，如 Na^+、K^+、Ca^{2+} 通道等。另一类是配体门控（ligand-gated）通道。该通道的开启与关闭受某些特定的化学物质调节。细胞内外特定的物质（称为配体，ligand）与特异性的通道蛋白（称为受体，receptor）结合后引起通道蛋白成分发生构象变化，导致通道闭启。配体可来自胞外，如 N 型乙酰胆碱受体本身就包含 Na^+、K^+ 的通道，当乙酰胆碱与受体结合时，通道开放，Na^+、K^+ 同时跨膜移动，引起膜除极。

细胞内的配体，如 Ca^{2+}、cAMP 或 G 蛋白等，也可从细胞内面调节离子通道的功能，使之开放或关闭。目前，对离子通道开放和关闭的调节机制还不完全清楚，但一般认为是通道蛋白的三维结构在电压改变或配体附着时发生改变，引起通道开放或关闭。离子通道开放时，其扩散率主要取决于离子浓度差、电位差及离子本身所带电荷的状况。多数离子通道有选择性，且本身的开放、关闭特性亦不一样。离子通道的分类见表 2-1。

（三）主动转运

主动转运是指细胞通过耗能过程，逆电化学梯度所进行的物质跨膜转运。主动转运能将物质由膜的低浓度一侧转运到高浓度一侧。转运所需能量多数由 ATP 水解提供。负责主动转运的载体蛋白亦多是 ATP 酶，在水解 ATP 供应能量的条件下，将物质分子或离子向膜的另一侧转运，从而使膜的一侧浓度较高，而另一侧浓度较低。

在细胞膜主动转运中，现在研究最充分的是钠钾 ATP 酶（sodium-potassium ATPase，Na^+,K^+-ATPase，Na^+-K^+-ATP 酶），又称钠泵（sodium pump）

主动转运是逆浓度差和电位差的物质转运，由水解 ATP 供能，通过蛋白质构象改变来完成。钠泵是主动转运的典型代表，其本质是 Na^+-K^+ 依赖式 ATP 酶。

表 2-1 神经细胞膜上离子通道简介

通道类型	特 征
Na^+	除极使之开放，失活很快，主要参与动作电位除极相，可被河鲀毒素（TTX）阻断
Ca^{2+}（T 型）	除极使之开放，失活较快。在部分细胞中参与动作电位，可被 Ni^{2+} 阻断
Ca^{2+}（L 型）	除极使之开放，开放、失活均较慢。可被硝苯地平阻断
Ca^{2+}（非 T 非 L 型或 N 型）	除极使之开放，开放、失活速度介于 T 型和 L 型之间，可被芋螺毒素（conotoxin）阻断
K^+（延迟整流型，I_K）	除极使之缓慢开放，失活较慢，可被四乙胺（TEA）阻断
K^+（内向整流型，I_{KIR}）	超极化使之开放，参与静息电位，可被 Ba^{2+} 阻断
K^+（短暂型或 A 型）	除极使之开放，失活很快，可被 4-氨基吡啶（4-AP）阻断
K^+（M 型）	除极使之缓慢开放，可被毒蕈碱样药物阻断
Cl^-	超极化使之开放，可被 mebicyphat 或 etbicyphat 阻断
H^+	除极使之开放，对 pH 敏感

或钠钾泵（sodium-potassium pump）。细胞内、外液中的 Na^+ 和 K^+ 浓度有很大的不同。这种不均衡分布是形成细胞膜电位和动作电位的基础。实验测得，蛙骨骼肌细胞内液的 K^+ 浓度为细胞外液的 35 倍，而细胞外液的 Na^+ 浓度约为细胞内液的 12 倍。形成和维持这种浓度差依赖于膜上钠泵的工作。在细胞内 ATP 供应不足时，细胞内外 Na^+、K^+ 的浓度差就减小；细胞代谢正常时，离子浓度差又可恢复。

参考资料 2-1
钠泵研究进展

钠泵是一种镶嵌于膜上的载体蛋白，具有 ATP 酶的活性，能分解 ATP 释放能量，并利用此能量进行 Na^+、K^+ 的主动转运。钠泵上有 2 个 K^+ 的结合位点和 3 个 Na^+ 的结合位点。当细胞外 K^+ 和细胞内 Na^+ 浓度升高时，可与这两种离子的特定结合位点结合，激活 ATP 酶，使蛋白质的三维构象发生改变，将细胞内的 Na^+ 移出至细胞外，同时把细胞外的 K^+ 移入细胞内。当 ATP 的水解产物 ADP 从 ATP 酶上解离时，钠泵蛋白又恢复到初始状态，可以开始再一次的主动转运。由于结合位点不同，水解 1 分子的 ATP 可以把 2 个 K^+ 移入细胞内，而同时把 3 个 Na^+ 移出细胞。强心苷（如毒毛花苷 G，ouabain）可抑制 ATP 酶的活性而使该泵的活性降低。钠泵由 2 个 α 亚基和 2 个 β 亚基构成（图 2-5），α 亚基的相对分子质量约为 95×10^3，而 β 亚基较小，相对分子质量约为 40×10^3。α 亚基含有离子、ATP 及毒毛花苷 G 的结合位点，有 ATP 酶活性；β 亚基则为糖蛋白，可能与钠泵的三维构象有关。若解离 β 亚基则钠泵失活。ATP 酶位于 α 亚基的胞内面，而毒毛花苷 G 结合位点则在 α 亚基的细胞膜外侧面。研究提示，Na^+ 和钠泵的结合与钠泵磷酸化有关，而 K^+ 与钠泵的结合与钠泵的去磷酸化有关。细胞内 Na^+ 与其位点结合，激活 ATP 酶并水解 ATP 而使钠泵磷酸化，进而发生构象改变，把 3 个 Na^+ 移至细胞外。此移

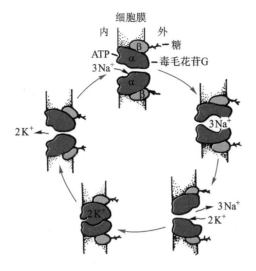

图2-5 Na⁺-K⁺-ATP 酶

钠泵分子包括 2 个 α 亚基及 2 个 β 亚基，每个 α 亚基有 1 个细胞内的酶解 ATP 位点和 1 个可与强心苷（如毒毛花苷 G）相结合的细胞外结合位点。Na⁺-K⁺-ATP 酶有 3 个 Na⁺ 结合位点和 2 个 K⁺ 结合位点。Na⁺-K⁺-ATP 酶在一定条件下可以有构象变化，这可能与其离子转运功能有关

动又使钠泵靠细胞膜外侧的 K⁺ 结合位点暴露，2 个 K⁺ 与之结合并使其去磷酸化，从而构象恢复，把 2 个 K⁺ 移至细胞内。这里 Na⁺ 和 K⁺ 的移动并不平衡，每水解 1 个 ATP 便多 1 个 Na⁺ 被送至细胞外，这是一个电荷增加的过程，又称生电性钠泵。

钠泵最重要的意义是维持细胞内高 K⁺ 和细胞外高 Na⁺ 的不均衡分布，这是可兴奋细胞产生兴奋的基础。钠泵广泛存在于身体各种细胞的细胞膜，其活动所需的能量占人体代谢产能的 20%～30%，表明钠泵在生命活动中的重要性。

除钠泵外，还有钙泵、碘泵（甲状腺细胞摄取碘）和氢泵等，能量都是直接由 ATP 释放高能磷酸键供给，它们和钠泵一样都属于原发性主动转运。

继发性主动转运主要存在于肾小管和肠黏膜上皮细胞，在整体肾小管和肠黏膜上皮细胞的管腔侧，Na⁺ 顺浓度差进入细胞的同时，伴有葡萄糖、氨基酸等物质被转运入细胞内，由于这些上皮细胞的基底外侧膜，即靠毛细血管和相邻上皮细胞侧的膜上有钠泵存在，能将细胞内 Na⁺ 泵至组织间液，因而能造成上皮细胞内 Na⁺ 浓度经常低于肾小管液或肠腔液 Na⁺ 浓度，于是 Na⁺ 不断由肾小管液或肠腔液顺浓度差进入细胞，由此释放的势能用于葡萄糖或氨基酸逆浓度差主动进入细胞。它们主动转运所需的能量不是直接来自 ATP 的分解，而是来自管腔侧膜外 Na⁺ 的高势能，造成这种高势能的 Na⁺ 需要消耗 ATP。因此，葡萄糖或氨基酸主动转运的能量间接来自 ATP，这种转运类型称为继发性主动转运或联合转运（图 2-6）。其实，继发性主动转运就是载体介导的易化扩散与原发性主动转运相偶联的主动转运系统。每一种联合转运都与膜中的载体蛋白有关，在不同的情况下，被转运的物质分子，有的与 Na⁺ 转运方向相同，有的两者转运方向相反。

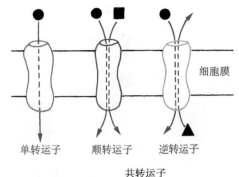

图 2-6 葡萄糖和氨基酸的继发性主动转运

葡萄糖和氨基酸(实心圆)与其同向转运物(方块)和逆向转运物(三角)

分别经转运蛋白顺转运子和逆转运子的继发性主动转运

(四)胞吞和胞吐作用

对于许多大分子物质或大分子物质的集合体,细胞还可通过胞吞(endocytosis)和胞吐(exocytosis)作用来完成跨膜转运(图2-7)。

1. **胞吞作用** 细胞外的某些物质可经胞吞作用进入细胞,如吞噬细胞吞噬周围的细菌或异物,先经细胞膜辨认、接触、内陷,再通过膜的断裂和融合,异物和包裹异物的那一部分膜就被吞入细胞内。如异物为液体状态称为胞饮作用(pinocytosis),如异物为固体则称为吞噬作用(phagocytosis)。有些物质的转运与膜表面的特殊受体蛋白相互作用而完成胞吞作用,称为受体介导式胞吞。通过这种方式进入细胞的有细菌毒素、血浆中的低密度脂蛋白颗粒、生

胞吞作用:细胞外的某些大分子物质或物质团块,通过膜的结构和功能变化进入细胞内的过程。

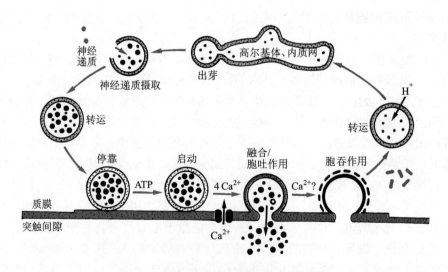

图 2-7 突触前神经末梢的胞吞和胞吐作用

参考资料 2-2

胞吐和胞吞研究进展

整个胞吐和胞吞过程是有多种蛋白质、Ca^{2+}等离子和ATP参与的突触前神经末梢的小突触囊泡循环。囊泡从早期内体上萌发,然后充满了神经递质(摄入)。然后它们移动到质膜上,与之对接。当一个动作电位到达终点时,Ca^{2+}的流入触发了颗粒内容物的融合和外渗到突触裂隙中。然后,囊壁被包裹并被内吞作用吸收。在细胞质中,它与早期内体融合,循环重复

长调节激素、胰岛素和抗体等。由于胞吞使膜表面被吞入细胞内，当受体和激素结合而吞入该片膜后，膜表面受体数量减少，这是受体（尤其是肽类激素的受体）在受到反复刺激时失敏（desensitization）的可能机制之一。

2. 胞吐作用　胞吐作用是细胞分泌的一种机制，是指细胞把内容物倾泻出细胞的过程。细胞的分泌物，如激素或神经递质等，大多在内质网合成，在向高尔基体转运过程中，被膜性结构包裹成为分泌囊泡，贮存在细胞质中。部分囊泡被转运到细胞膜附近。当细胞分泌时，囊泡向细胞膜内表面移动，并与之融合，分泌囊泡上有融合蛋白，囊泡经过融合蛋白与质膜融合而后破裂，向细胞外卝口，将其内容物排出，分泌物排出细胞外。分泌过程是由跨膜电变化或特殊化学信号导致 Ca^{2+} 内流而诱发和控制的，并与细胞内游离 Ca^{2+} 水平密切相关。内分泌细胞的胞吐作用又称为激素的释放，而神经元末梢内化学物质的胞吐作用则称为神经递质释放。参与胞吐作用的胞内蛋白质有很多种，总称为"突触蛋白"（synapsin）。整个胞吐作用包括转运、停靠、启动、融合与排放。

胞吐作用：指细胞把某些大分子物质或物质团块通过膜的结构和功能变化排出细胞外的过程。

（马恒　袁文俊　高天明　陈迈　杜剑青　王强
陈晨　邢宝仁　张淑苗　王一石）

第二节　生物电现象和兴奋性

神经、肌肉、内分泌等细胞称为可兴奋（excitable）细胞。细胞膜两侧的电位差可随细胞活动产生变化。兴奋（excitation）是指可兴奋细胞在阈上刺激下产生的一种可传播的电位变化，称动作电位（action potential，AP）。组织或细胞产生兴奋的能力称为兴奋性（excitability）。AP 可沿神经及肌细胞传播，完成信号的快速传导或传递。肌肉的收缩和腺体的分泌，都是由动作电位触发和引起的。因此，AP 是可兴奋细胞产生兴奋时共有的特征性表现。所以研究细胞的兴奋就需要研究细胞膜的电活动，即生物电现象（bioelectric phenomenon）。细胞膜上的离子跨膜移动是产生电活动的基础。临床上诊断疾病时应用的心电图、脑电图和肌电图等是细胞生物电总和的结果。

一、静息电位和动作电位

（一）静息电位

1. 概述　细胞在静息状态下，由于细胞内外 K^+ 浓度的差别和细胞膜对 K^+ 有较高的通透性（比 Na^+ 通透性高出 50~100 倍），K^+ 外流形成了膜内侧的电位较膜外侧为负，细胞膜内外两侧的电位差称跨膜静息电位，简称静息电位（resting potential，RP）（图 2-8），也称膜电位（membrane potential）。从膜两侧电荷分布状态（内负外正）看，此时膜处于极化状态。如果将测量电极插入细胞内而参照电极置于细胞外液中，细胞内相对于细胞外呈负电位。

极化：静息时膜内为负，膜外为正的状态。静息电位：静息时存在于细胞膜两侧的内负外正的电位差。

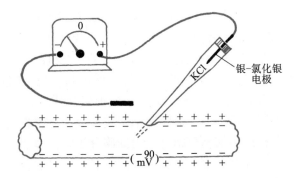

图 2-8 用细胞内玻璃微电极记录的神经纤维的静息电位

细胞内高 K^+ 和静息状态下膜对 K^+ 有通透性，造成 K^+ 外流是静息电位形成的主要机制。

2. Na^+、K^+ 和 Cl^- 等离子在神经、肌肉细胞内、外的分布 在正离子方面，在细胞内的 K^+ 浓度高，细胞外的 Na^+ 浓度高。在负离子中，细胞内的负离子主要是氨基酸和蛋白质等有机大分子。细胞膜对离子的通透性有选择性，在静息情况下，细胞膜对蛋白质等有机负离子基本上是不通透的，对 K^+ 的通透性较大，对 Cl^- 和 Na^+ 的通透性较小（表 2-2）。

表 2-2 哺乳类动物骨骼肌细胞胞内和胞外主要离子的浓度 单位：mmol/L

离子	细胞内	细胞外	浓度比值（内 / 外）
K^+	150	4.3	34.884
Na^+	12	145	0.082 8
Cl^-	4	120	0.033 3
Ca^{2+}	10^{-4}	1.0	0.000 1

3. K^+ 在建立静息电位中的作用 静息电位形成的原因有二：一是细胞膜内、外离子的分布不均匀，尤其是 K^+。哺乳类动物肌肉细胞中钾浓度约为 150 mmol/L，而细胞外约为 4.3 mmol/L。二是细胞膜对 K^+ 有选择通透性，而对其他离子的通透性很低。因此，K^+ 可以扩散到细胞外，扩散出细胞外的 K^+ 建立起膜外侧的电位差，此电位差阻碍 K^+ 的外流，而 K^+ 的浓度差则促使 K^+ 外流。如前者的力量小于后者，则 K^+ 继续外流；如大于后者，则驱使 K^+ 内流；如两者的力量相等，则 K^+ 的净流动等于零，膜电位便维持在一稳定的数值，此时的膜电位就是 K^+ 的平衡电位（E_K）。在 37℃时，K^+ 的平衡电位可根据物理化学中的 Nernst 公式计算。

$$E_K = 61 \lg \frac{[X]_o}{[X]_i} \ (\text{mV})$$

式中 E_K 为平衡电位，$[X]_o$、$[X]_i$ 分别代表细胞外、内液该种离子浓度。

当膜仅对 K^+ 通透时，K^+ 的平衡电位大约为 -94 mV。如果改变细胞内外的 K^+ 浓度差，则静息电位就出现变化。多数细胞静息电位实际值（-90 ~ -70 mV）略低于 K^+ 的平衡电位。如上所述，静息电位主要是由膜对 K^+ 的选择性通透而形成的，所以静息电位值比较接近于 K^+ 的平衡电位（-94 mV）。

由于对其他离子，如 Na^+ 和 Cl^- 仍有一定的低通透性，所以实际的静息电位是 Na^+、K^+ 和 Cl^- 形成的电位总和。另外，钠泵不断地把细胞内的 Na^+ 移向细胞外，而把细胞外的 K^+ 移入细胞内。每活动一次把 3 个 Na^+ 移向细胞外，而把 2 个 K^+ 移入细胞内，这也参与细胞内负电位的形成，所以钠泵也称为生电钠泵。当细胞内 ATP 供能不足时，钠泵的活动减弱，细胞内的 K^+ 会减少，细胞外 K^+ 浓度增大，细胞膜内外的 K^+ 浓度差就减小，导致静息电位变小。

由此可以看出，静息电位取决于：①离子的极性。②细胞膜对这些离子的通透性。③细胞膜内外的离子浓度差。Na^+ 的平衡电位约在 +60 mV，而 Cl^- 的平衡电位大约在 –40 mV。由于在静息状况下膜对 K^+ 的通透性较大，因此静息电位的值比较接近 K^+ 的平衡电位。

（二）动作电位

1. 概述　给予可兴奋细胞一次有效刺激，就可记录出一次电位变化，即为动作电位（图 2-9）。动作电位是细胞膜的迅速除极和超射（overshoot），即细胞内电位变正。这主要是因为正离子（主要是 Na^+）迅速通过离子通道流入细胞内，细胞内正离子浓度升高，使膜除极（depolarization，曾称去极化），并进而出现电位反转，膜内电位由 –90 mV 变为 +30 mV，由原来的内负外正变为内正外负。经过短暂的超射，细胞膜很快又恢复到原来的膜内负电位的极化状态，这一过程称为复极化（repolarization）。动作电位的幅度为静息电位加上超射部分，一般为 90～130 mV（图 2-9）。

2. 动作电位的发生机制　细胞外 Na^+ 浓度约为 145 mmol/L，而细胞内 Na^+

> 除极：以静息电位为准，膜内负电位减少的过程，即极化状态减弱。
>
> 复极化：细胞发生除极后，又向安静时极化状态恢复的过程。
>
> 超射：AP升支中，超过零电位线以上的部分。
>
> 超极化：膜内负电位增大的状态。

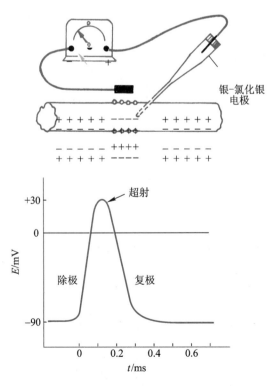

图 2-9　用细胞内玻璃微电极记录的神经纤维的动作电位

动作电位的除极由 Na⁺ 通道开放，Na⁺ 内流形成；复极化是由于 K⁺ 通道的通透性增大，K⁺ 外流形成。

浓度则为 12 mmol/L，当细胞膜对 Na⁺ 的通透性突然增大时，Na⁺ 迅速内流。Na⁺ 离子通道蛋白由 4 个亚单位构成，每个亚单位由 1 个 α 亚基及 2 个小分子的 β 亚基组成，当 4 个亚单位环绕结合在一起时，中间形成了对 Na⁺ 通透的通道。该通道可被一些毒素［如河鲀毒素（TTX）］所阻断。另外，该离子通道亦受电压的调节，在静息电位时（-90 ~ -70 mV），该通道呈关闭状态，当膜除极到达阈电位时（-70 ~ -50 mV），许多 Na⁺ 通道开放，引起快速的除极和超射（+30 mV），此时 Na⁺ 通道迅速失活，Na⁺ 的通透性迅速降低。动作电位的复极化是 K⁺ 外流形成的。K⁺ 通道也是电压依赖性的，这些 K⁺ 通道和维持静息电位的 K⁺ 通道不同，当膜电位除极到 -20 mV 时，该通道才开放。此 K⁺ 离子通道开放后失活很慢，其开放的速度亦较慢，所以 Na⁺ 通道开放形成动作电位除极相时，该 K⁺ 通道尚未完全开放；当 Na⁺ 通道失活时，这些 K⁺ 通道完全开放了，且失活缓慢，外向的 K⁺ 电流使膜电位复极化到静息电位水平（图 2-10），此时若再有有效刺激则可引发一个新的动作电位。Ca²⁺ 通道的功能近似于 Na⁺ 通道，主要参与除极过程，但 Ca²⁺ 电流产生和失活较慢，所以当 Ca²⁺ 为主要内向离子流时，动作电位的时程会延长。

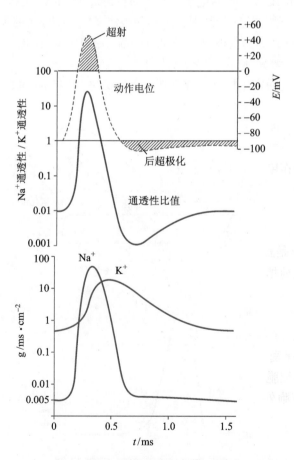

图 2-10　动作电位过程中 Na⁺、K⁺ 通透性的变化

Na⁺ 通透性在动作电位早期增加数千倍

K⁺ 通透性在动作电位晚期和后超极化期增加约 30 倍

在一次动作电位中，有 Na^+ 流入细胞内和 K^+ 流出到细胞外。但流入细胞内的 Na^+ 和流出细胞外的 K^+ 与本来存在的细胞外高 Na^+ 和细胞内高 K^+ 的总量相比，其量是很小的。然而反复发生动作电位时离子浓度差仍会有变化，这就需要钠泵的活动来把流入细胞内的 Na^+ 排出，把流出细胞的 K^+ 泵回细胞内，由于是逆浓度差的主动转运，需要消耗能量。也正是由于钠泵的工作才能建立起细胞内高 K^+、低 Na^+ 的离子分布和静息电位。同时膜上亦有钙泵的存在来降低膜内面游离 Ca^{2+} 的浓度。

3. 动作电位的特点　不同细胞的动作电位有不同的形态，但是所有动作电位都具有以下特点：①动作电位的产生具有"全或无"的特性。动作电位一旦出现，其幅度即达到最大，继续增大刺激强度，动作电位的幅度也不会继续增大。动作电位的这一个特性被称为"全或无"（all or none）的特性。②动作电位在同一细胞上的传播是不衰减的。动作电位产生后，该电位变化并不局限于受刺激的局部，而是可以沿着质膜迅速向周围传播，直至整个细胞膜都依次产生一次动作电位。在此过程中，动作电位在同一细胞上的传播是不发生衰减的，即动作电位的可传播性。③连续产生的动作电位不会发生融合。当连续刺激使神经干产生多个动作电位时，每两个相邻的动作电位之间总有一定的间隔，表现为一个个分离的脉冲式发放。连续产生的临近动作电位不会发生叠加。

（三）阈刺激和阈电位

1. 阈刺激是引发动作电位的有效刺激　动作电位的产生是细胞受到有效的物理和化学刺激的结果。所谓有效刺激，指的就是能够使细胞产生动作电位的阈刺激（threshold stimulus）或阈上刺激。在实际测量中，常采用强度指标，即刺激的持续时间和强度对时间的变化率固定的前提下，通过测定能使细胞或组织发生动作电位的最小刺激强度，即阈强度（threshold intensity）或阈值（threshold value）。阈值与细胞兴奋性呈反向关系，阈值越大兴奋性越低。相当于阈强度的刺激被称为阈刺激，大于或小于阈强度的刺激分别称为阈上刺激和阈下刺激。

2. 阈电位是触发动作电位的膜电位临界值　如果用电刺激使细胞除极，引起膜内正电荷增加。当细胞膜除极达到能够触发动作电位时的膜电位临界值，称为阈电位（threshold potential）。该电位是大量 Na^+ 通道开放所需的电位，此时 Na^+ 通道开放的数量和由此引起的 Na^+ 内流足以对抗 K^+ 外流的影响，使 Na^+ 内流引起的膜除极与膜的 Na^+ 电导之间出现正反馈，从而使细胞膜迅速除极达到 Na^+ 平衡电位水平。

还有一些细胞尤其是内分泌细胞和肌肉细胞，Ca^{2+} 电流亦参与动作电位。由于 Ca^{2+} 在细胞外浓度远远高于细胞内，其内流亦参与除极的过程。Ca^{2+} 的内流除参与电活动外，还和激素分泌、心肌收缩等功能相关。

并非任何刺激都能触发细胞产生动作电位，某些情况下，引起带负电荷的 Cl^- 内流，此时引起的膜电位为超极化，细胞表现为抑制而不是兴奋。

（四）膜片钳技术

膜片钳（patch-clamp）技术是 20 世纪 70 年代末、80 年代初发展起来的一种研究离子通道的技术。与传统微电极记录的不同之处是，膜片钳记录使用一个相对较大开口（直径约 1 μm）的玻璃微电极，由于电极尖端的玻璃很光滑（一般使用热抛光），当与细胞膜紧密接触时（一般使用负压把细胞膜吸到电极上），玻璃微电极和细胞膜外表面层形成极大电阻的封接（超过千兆欧姆级）。在此条件下，微电极尖端上所覆盖的膜上的离子通道电流就可以被清楚地记录下来。如果这片膜上只有单个离子通道，便可以测到该通道开放或关闭的电流值。此时的记录状态称为胞上记录状态。在合适条件下，还可拉动电极把这片膜从细胞上取下来，由于膜内面对着电极尖端的外面，故称为内面向外（inside-out）状态。这种状态下，可以依据不同的实验计划来改变细胞膜内面和外面的离子成分。若在胞上记录状态下把电极尖端的膜吸破则形成了整个细胞在电极尖端，而电极内和细胞内相通，这称为全细胞（whole-cell）记录。电极内溶液将把细胞内液置换掉，从而也可根据实验要求严格控制细胞内、外液的成分。此时记录的是通过整个细胞膜的电流而非单个通道的电流。另外，也可利用全细胞记录状态向细胞内引入各种实验需要而细胞膜对其不通透的药物。

膜片钳方法至今已成为一种广泛采用的重要的电生理实验手段，使我们能够对膜上各种各样的离子通道进行研究，对离子通道的特性有更多的了解。另外，膜片钳更多的应用有待开发，如利用电容测定的方法来了解细胞的分泌状态，利用抗生素［如制霉菌素（nystatin）］等来形成全细胞记录状态，而保持细胞内大分子的信号转导系统的完整性等。

二、动作电位时相和细胞的兴奋性

（一）锋电位和后电位

锋电位：AP 中快速除极和复极化的部分，其变化幅度很大。

动作电位的除极和复极过程的前半部分进行极为迅速，且变化幅度很大，记录出的尖波称锋电位（spike potential），动作电位或锋电位的产生是细胞兴奋的标志。在锋电位下降支后，膜电位有缓慢而微小的变化称为后电位。在膜的电位向静息电位恢复的过程中，膜仍处于轻度除极状态，称为后除极（after-depolarization），持续 5～30 ms，此时复极化尚不完全。此后，膜电位又进入一个轻度超极化状态，称为后超极化（after-hyperpolarization），此时膜电位大于静息电位（图 2-11），持续的时间比后除极更长。后除极可能是因为电压依赖性 K^+ 通道关闭，较大的 K^+ 外流停止，使复极化过程减缓，而非电压依赖性的 K^+ 通道仍然开放，虽缓慢但持续地使电位下降至后超极化状态。直到最终恢复到兴奋前水平的 K^+ 通透性，才使膜电位完全恢复到静息电位水平。在高频电刺激后，后超极化的持续时间延长，这时钠泵产生的外向电流也参与了后超极化的形成。

后电位：锋电位后，膜电位缓慢地变化，又分为后除极和后超极化。

（二）兴奋性变化和动作电位

在刺激引起兴奋后，兴奋性发生了规律性变化，经历了绝对不应期、相对不应期、超常期和低常期以后兴奋性才恢复正常。

可兴奋细胞的兴奋性随细胞内、外环境的变化而改变。在细胞发生动作电位的过程中，由于膜上离子通道状态的改变，细胞的兴奋性亦发生规律性的变化，依次出现下述时相的变化。兴奋性变化的时相与动作电位时相的对应关系见图 2-11。

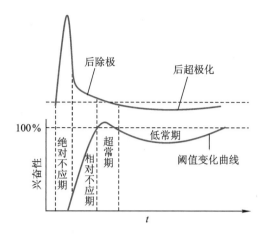

图 2-11　动作电位时相与兴奋性周期的对应关系

静息时的兴奋性为 100%；在锋电位时，兴奋性为零，即绝对不应期；
在后除极的前期为相对不应期，后期为超常期，在后超极化时为低常期

1. 绝对不应期（absolute refractory period，ARP）　细胞在产生兴奋（锋电位）的一段短暂的时间内，兴奋部位对继之而来的刺激，无论刺激多强，都不再发生兴奋，称为绝对不应期，相当于锋电位的持续时间。从离子通道状态来看，这一时间为内向电流通道（Na^+ 或 Ca^{2+} 通道）处于开放后暂时的失活状态。在膜电位复极化至 -40 mV 水平的时期内，Na^+ 通道无法再被打开，也就不可能发生 Na^+ 的进一步内流，所以是绝对不应期。ARP 的存在有重要的生理意义，细胞在受到连续刺激时，不可能连续发生兴奋，落入 ARP 的刺激是无效的。组织能发生兴奋的最大频率是 ARP 的倒数，如蛙的有髓神经纤维的 ARP 为 2 ms（即 0.002 s），因此，其每秒能产生的 AP 数不可能超过 500 次。

2. 相对不应期（relative refractory period，RRP）　此期细胞的兴奋性逐渐恢复，但仍低于正常，必须用阈上刺激才能引起反应，这一时相称为相对不应期，相当于后除极的前期。从离子通道状态来看，Na^+ 或 Ca^{2+} 通道处于部分复活、部分失活状态，因此要引起兴奋就需要更强的刺激。

3. 超常期（supranormal period，SNP）　此期细胞的兴奋性稍高于正常，用略低于阈值的刺激即可引起兴奋。在此期内，Na^+ 通道从失活状态基本上恢复到可被激活的静息状态，由于处于轻度除极状态，距阈电位较近，相当于后除极的后期，易于达到阈电位的水平，故用较小的阈下刺激就可以引起兴奋。

4. 低常期（subnormal period，SP）　此期细胞的兴奋性低于正常。由于处于后超极化状态，在此期，虽然膜上的 Na^+ 通道已经恢复正常，但膜电位距阈电位较远，需要较大的刺激强度才能引起兴奋。

兴奋性变化的机制主要与 Na^+（Ca^{2+}）通道激活、失活和复活有关。另外，膜电位距阈电位水平的差距也是兴奋性变化的原因之一。

三、电刺激引起细胞兴奋的过程和条件

刺激泛指引起细胞发生反应的环境变化，如电、温度、机械和化学等不同种类的刺激。因电刺激的强度、波形和持续时间容易控制，可重复使用，不易

参考资料 2-3
兴奋性及其衡量
指标

局部电位：指
细胞受阈下刺激时，
细胞膜产生局部除
极，而不能向远处
扩布的电位变化，
即未达阈电位的电
位变化。

引起组织损伤，是普遍使用的刺激。任何刺激要引起兴奋，必须在刺激强度、刺激作用的时间及刺激强度的变化率三方面达到某一最小值。

（一）刺激强度

要引起组织兴奋，刺激应有一定强度，这个能引起兴奋的最小刺激强度称为阈强度，即刚能引起动作电位的刺激强度。比阈值大的刺激称为阈上刺激（suprathreshold stimulus），比阈值小的刺激称为阈下刺激（subthreshold stimulus）。刺激在局部引起轻度的除极或超极化，这种引起膜电位的局部变化称为局部电位或局部反应，这种局部电位不能向远处传播。实验条件下可由电极注入电流引起，或在体内由神经递质通过受体及信息分子调节通道的开、关而引起。除极达到或超过阈电位时，膜上电压依赖性离子通道（尤其是 Na^+ 通道）开放，膜的除极又增加 Na^+ 的通透性，使更多的 Na^+ 通道开放和 Na^+ 内流，如此反复，形成一个正反馈过程，产生再生性 Na^+ 内流，从而产生动作电位。

局部反应可以总和。局部反应时若发生除极，常使局部的兴奋性增高，局部电位可叠加（总和），当局部电位总和达到阈电位时便可引发动作电位。例如，在中枢神经系统中，兴奋性突触后电位即为局部反应的除极过程，使该部分神经的兴奋性增高，当相继刺激到达时，就容易产生动作电位（兴奋）。

（二）刺激强度的变化率

发生动作电位不但要求刺激达到一定的强度，而且要求刺激强度的变化率足够大。所谓强度变化率就是单位时间内电流强度的变化率（dI/dt），Na^+ 电流是一个正反馈过程。电压门控的 Na^+ 通道激活和失活都很快。当膜电位除极缓慢时，Na^+ 通道开放的同时亦部分失活，激活开放的 Na^+ 通道就不能使膜快速除极产生动作电位。由于变化速率太慢，即使刺激强度很大，也不能引起动作电位。这一现象称为膜的适应（accommodation of the membrane）。

（三）刺激作用的时间

虽然刺激强度变化率很重要，刺激仍需要一定的时间，这主要是因为膜电容特性而造成的。当电流依电压方向产生时，膜电容会使其产生的除极有一滞后。如向细胞内注入矩形除极电流时，产生的电位变化则需一段时间（<0.2 ms）达到预定值。如刺激时间太短，则不会引发兴奋。在应用高频电脉冲（如 10 000 Hz 以上）时，由于每一次刺激的时间过短，不会使神经细胞兴奋，但可使局部温度升高而达到治疗作用（热疗）。

四、神经纤维动作电位的细胞外记录

动物的在体实验，有时不是用微电极插入细胞内记录，而是用较粗的电极在神经干表面记录，即细胞外记录。由于记录的方法不同，可以记录出两种形式的动作电位。

（一）双相动作电位

静息状态时，膜外带正电；发生动作电位时，膜外带负电。神经干上若放置一对记录电极，静息时两电极下的电位相等，均为正电位，两电极之间没有电位差。当动作电位到达其中之一（电极 M）时，则 M 负而 N 正，两电极间出现电位差。在电流表上指针向左偏，记录曲线向上（图 2-12A）。动作电位向前传播到 N，而 M 的兴奋尚未过去时，M 和 N 两点的电位均为负，电位相等因而电流表指针又恢复到零位，记录曲线也复原（图 2-12B）。待动作电位传到 N 时，则 M 正而 N 负，又出现电位差，但和第一次电位差方向相反，指针向右偏，曲线向下（图 2-12C）。当兴奋离开 N 点后，M、N 两点又同处于复极化状态，M、N 两点电位相同，电流表指针恢复零位，记录曲线也回到零位。所以记录出的动作电位呈双相变化，称双相动作电位（diphasic action potential），表示动作电位经过 M、N 两点时电位差的变化（图 2-12）。

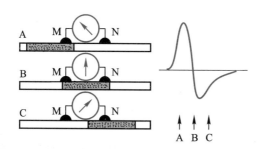

图 2-12 双相动作电位的引导（细胞外记录）

左方：点区表示兴奋区。兴奋自左向右进行，经历 A、B、C 三个阶段。

M、N 为引导电极，图上电流表指针指示电流方向。

右方：记录出来的双向动作电位，箭头指示相应于 A、B、C 传导阶段

（二）单相动作电位

如上述双相动作电位记录方法，在实验前用麻醉药（如普鲁卡因）阻断神经干 A 和 B 点的传导，使神经干 A 点受刺激时产生的兴奋不能传到 B 点，则 B 点不会产生兴奋，而从细胞外记录的 AP 只出现向上的波，即为单相动作电位（monophasic action potential）。

（三）混合神经干的复合动作电位

一条神经干有许多功能和粗细不同的神经纤维，每一类神经纤维的动作电位传导速度不同。在距离刺激部位（或动作电位产生部位）较远处，记录混合神经干的动作电位即可获得一复合动作电位。依时间先后次序，首先出现的是传导速度最快的神经纤维的动作电位，随后是传导速度较慢的神经纤维的动作电位。所以复合动作电位是传导速度不同的神经纤维上动作电位波形的总和。

五、兴奋在神经纤维上的传导

（一）神经纤维传导的一般特性

1. 绝缘性 沿一条神经纤维传导的动作电位，并不能传到同一神经干内邻近的另一条纤维。这是因为局部电流主要在一条纤维上形成回路，所以在一条神经干中，由感觉神经纤维把外周的信息传入中枢，而运动神经纤维把运动信号传向外周，其神经冲动之间互相不会发生交叉传导，但有时由于距离很近，一根纤维的活动可能影响其邻近纤维的兴奋性。

2. 双向传导 在正常人体或动物体内，神经兴奋的传导是按自然的次序

由一处产生，沿一个方向传到另一处去。如感觉神经的冲动是向中枢方向传导的，运动神经的冲动是向效应器的方向传导的。因此，神经冲动在体内的传导是单方向的。但若在实验中用电刺激神经干的某一处，则刺激产生的动作电位可向神经干的两侧传导。这说明神经纤维本身对动作电位的传导是双向性的。

3. 不衰减性 冲动沿神经传导时，动作电位幅度不变，传导速度不因距离增加而减小，因为动作电位是全或无的。不衰减传导对于保证兴奋的长距离传导有重要的意义。

4. 不融合性 动作电位产生后，需经过一段绝对不应期后，才能发生第二次动作电位，所以兴奋是不能融合的。无论刺激频率多大，动作电位之间总是有一定的间隔。所以，一个动作电位可称为一次神经冲动（impulse）。神经细胞的不应期长短决定了它产生或传导冲动的频率。

5. 相对不疲劳性 在适宜的条件下（主要是温度、pH 和供氧），神经纤维即使连续接受刺激，仍能长期工作。如用电连续刺激一条神经干达 9 ~ 12 h 之久，神经冲动仍可产生和传导。

（二）神经纤维传导的机制

当某一膜区发生动作电位后，通常可传导到与之邻近的膜区，从而使动作电位得到传导。兴奋时细胞外的 Na^+ 流入细胞内引起除极和超射，而邻近未兴奋膜区膜外侧为正，膜内侧仍为负电位，这样兴奋部位与未兴奋部位之间便发生一局部电流（local current）流动（图 2-13A）。这一局部电流在细胞内的方向是由兴奋区流向未兴奋区，使未兴奋区的膜发生除极，当达到阈电位时即产生动作电位。依此类推，动作电位可以沿膜一处一处地向远处传开。

神经纤维按结构可分为有髓（myelinated）神经纤维和无髓（unmyelinated）神经纤维。有髓神经纤维的传导速度快于同直径的无髓神经纤维。无髓神经纤维的神经冲动，是由兴奋点向近邻未兴奋区传导的，其传导只能一步步来完成。有髓神经纤维的髓鞘是由施万细胞（Schwann cell，又称神经膜细胞）重复折叠而成，髓鞘的阻抗很大，局部电流或刺激很难通过髓鞘而使细

动作电位以局部电流的方式传导，有髓神经纤维动作电位以跳跃方式传导，因此，比无髓神经纤维传导快。

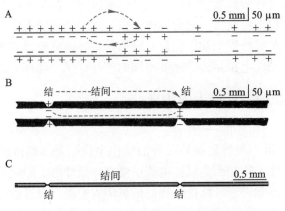

图 2-13 神经冲动的传导机制

A. 无髓神经纤维的传导；B. 有髓神经纤维的传导；

C. 按比例绘制的有髓神经纤维。虚线箭头表示局部电流方向

胞兴奋。但是在施万细胞构成的髓鞘之间有连接的空隙，称为郎飞结（node of Ranvier，又称神经纤维结），该处阻抗较小而电流易于通过，易于发生兴奋。所以在有髓神经纤维中，局部电流是由一个郎飞结跳跃到邻近的一个郎飞结上（图 2-13B），而不需要在有髓鞘的部位发生短距离的缓慢局部传导，这种郎飞结之间的传导称为跳跃式传导（saltatory conduction）。这就解释了有髓神经纤维传导速度快于无髓神经纤维的原因。

　　髓鞘是由施万细胞膜先形成筒状环绕在神经纤维上，随后施万细胞本身环绕纤维多次，从而形成一个多层的脂质鞘（又称鞘磷脂，sphingomyelin）（图 2-14A）。这使该处膜电阻增大约 5 000 倍，而使膜电容下降（由于膜内和鞘外电荷间距离增大）50 倍。而在施万细胞之间的郎飞结有 2～3 μm，离子可以较容易地通过细胞膜。当动作电位产生后，"局部"电流就在郎飞结之间进行，有髓鞘覆盖的部位没有电流的流动。从生理学上看，这种跳跃式传导是很重要的：一是传导速度增大 5～50 倍。二是由于只在结间产生局部电流，大大减少了离子的流动，也就减少了能量消耗，因为细胞维持 K^+ 和 Na^+ 的浓度差需要消耗 ATP。三是由于膜电容量减小，复极的速度大大加快，使整个动作电位的时程缩短，这时，K^+ 通道未被完全开放，因而 K^+ 的外流减少，而且冲动则几乎完全依赖于电压门控的 Na^+ 通道。由于 Na^+ 通道开放和失活很快，从而使高频神经冲动的传导得以进行。无髓神经纤维也依靠施万细胞来阻断纤维之

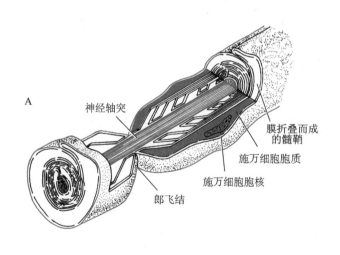

A　神经轴突　　膜折叠而成的髓鞘　　施万细胞胞质　　施万细胞胞核　　郎飞结

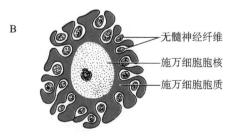

B　无髓神经纤维　　施万细胞胞核　　施万细胞胞质

图 2-14　施万细胞与神经纤维的关系

A. 施万细胞反复折叠，在大的轴突纤维上形成髓鞘而构成有髓神经纤维；

B. 施万细胞的膜和胞质部分包裹神经纤维而构成无髓神经纤维

间的交互传导（图 2-14B），但由于没有髓鞘，其本身传导只通过局部传导来
完成。

（吕心瑞 谢振兴 刘健 郭媛 王强

于军 马青 杜剑青 高天明）

第三节 细胞间信号传递与转导

高等生物由种类多样、数量巨大的细胞组成，一个成年人的细胞总数估计
有 40 万亿~50 万亿之多。为了维持正常生理功能，如此众多的细胞必须协调
一致地活动，这需要细胞彼此间进行有效的信号传递和转导。

细胞间信号传递是指细胞发出的信息传递到其他细胞产生反应的过程。细
胞以三种方式进行信号传递：①细胞分泌化学信号分子作用于其受体，这是多
细胞生物最普遍采用的通讯方式，以其作用方式可分为：内分泌（图 2-15A）、
旁分泌（图 2-15B）、自分泌（图 2-15C）及突触或神经分泌（图 2-15D）；
②相邻细胞直接接触，并通过细胞膜上的分子蛋白与相接触的靶细胞质膜上
的受体相结合，影响彼此的功能，这也称为细胞间接触依赖性通讯（contact-
dependent signaling）（图 2-15E）；③相邻细胞间紧密接触形成缝隙连接，通过

> 细胞主要通过
三种方式进行信号
传递：①分泌化学
信号分子激活相应
受体；②相邻细胞
的细胞膜直接接触；
③相邻细胞形成缝
隙连接。

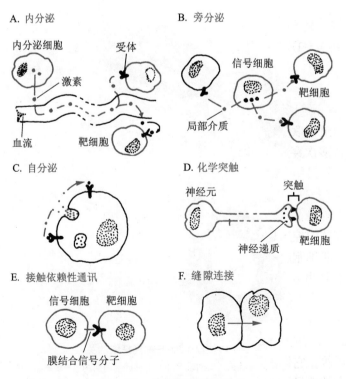

图 2-15 细胞间的通讯方式

缝隙连接的孔道相互沟通，实现小分子物质交换，达到代谢偶联或电偶联效应（图 2-15F）。

一、细胞的信号分子与受体

细胞释放的信号分子根据其溶解特性可分为：①亲脂性信号分子，主要代表是甾体类激素和甲状腺激素，可穿过由脂质构成的细胞质膜进入细胞，与细胞质或细胞核中的受体结合形成激素 – 受体复合物，进而调节基因表达（详见第十一章）；②亲水性信号分子，包括神经递质、生长因子、局部化学递质和大多数激素，它们不能穿过靶细胞质膜的脂双层，只能与靶细胞质膜表面受体结合，改变细胞内第二信使的产生，进而调节蛋白激酶或蛋白磷酸酶的活性，引起靶细胞的生物效应变化。

> 细胞信号分子分为亲脂性和亲水性两类，分别作用于细胞内受体和细胞表面受体。

受体（receptor）是能够识别和选择性结合某种配体（ligand）的大分子，细胞释放的化学信号分子即是相应受体的配体。当受体与其配体结合后，通过信号转导（signal transduction）机制将胞外信号转换为胞内化学或物理信号，以启动一系列生化反应过程，最终产生一定的生物学效应。受体多为糖蛋白，一般至少包括两个功能区域，即与配体结合的区域和产生效应的区域，分别具有结合特异性和效应特异性。根据受体在靶细胞上存在的部位，可将其分为细胞内受体（intracellular receptor）和细胞表面受体（cell-surface receptor）。前者可被进入胞内的亲脂性信号分子激活，后者则被胞外亲水性信号分子所激活。这两种受体通过不同的机制激活细胞内信号转导通路。

二、细胞表面受体介导的跨膜信号转导

根据信号转导机制和受体蛋白类型的不同，细胞表面受体可分成三大类（图 2-16）：①离子通道偶联受体（ion channel-linked receptor），②鸟苷酸结合蛋白（G 蛋白）偶联受体（guanine nucleotide-binding-protein-coupled receptor），③酶偶联受体（enzyme-linked receptor）。

> 细胞表面受体分为离子通道偶联受体、G 蛋白偶联受体及酶偶联受体。

（一）离子通道偶联受体

离子通道偶联受体同时具有受体和离子通道功能，多由若干亚单位组成，这些亚单位多次穿膜，围绕形成一个穿膜"孔道"。这样，这些亚单位既可结合信号分子信号结合位点，又可通透离子。当信号分子与受体结合后，离子通道蛋白发生构象变化，使孔道开放，阳离子或阴离子通过这种孔道进入细胞。此种受体的跨膜信号转导无需中间步骤，路径简单，速度快。离子通道偶联受体也称为配体门控通道，主要存在于神经细胞或其他可兴奋细胞上，负责突触信号传递。肌细胞膜表面 N 型乙酰胆碱（ACh）受体通道是典型的离子通道偶联受体。它是由 α、β、γ、δ 4 种亚基组成的五聚体，每个亚基都由 4 个跨膜区段组成，共同形成一个离子通道。乙酰胆碱的结合位点在 α 亚基的细胞膜外侧（图 2-17），乙酰胆碱与其结合即可引起通道的开放。

> 离子通道偶联受体本身既有信号结合位点，又是离子通道。

目前已知的离子通道型受体主要有甘氨酸受体、γ- 氨基丁酸 A 型受体、谷氨酸受体等，它们都是由数目和种类各异的亚单位组成的通道，对不同的离子具有一定的选择性，产生不同的离子电流，从而产生不同的细胞反应。

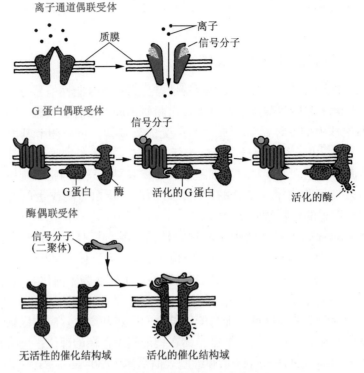

图 2-16 三种类型的细胞表面受体

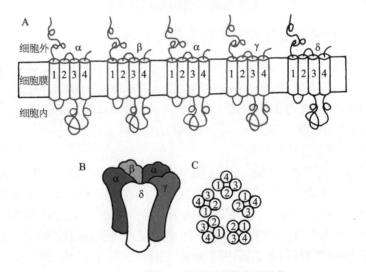

图 2-17 N 型 ACh 受体通道的分子结构

（二）G 蛋白偶联受体

G 蛋白偶联受体（G protein-coupled receptors，GPCR）也称促代谢型受体，是一大类膜蛋白受体的统称，包括肾上腺素 α 和 β 受体、M 型 ACh 受体、5-羟色胺受体、嗅觉受体、视紫红质及多数肽类激素的受体等，总数多达 1 000 种左右。这类受体的共同点是具有 7 个跨膜结构，其外侧区具有配体结合区域，其内侧区具有 G 蛋白（鸟苷酸结合蛋白）结合位点。配体与 G 蛋白偶联受体结合后，首先激活 G 蛋白，然后再引起细胞内第二信使的变化，第二信使进而激活下游分子，产生相应的细胞功能变化。G 蛋白位于质膜的胞质一侧，由 α、β、γ 亚基组成，β、γ 二聚体通过共价结合锚于膜上起稳定 α 亚基的作用，α 亚基具有 GTP 酶活性。G 蛋白在信号转导中起着分子开关的作用。当 G 蛋白 α 亚基与 GDP 结合时，G 蛋白处于关闭态；当胞外配体与受体结合形成复合物时，受体胞内结构域与 G 蛋白 α 亚基结合，并促使 GDP 从 α 亚基分离，GTP 与 α 亚基结合，G 蛋白即处于开启状态，从而转导信号。具体激活的信号转导通路取决于 α 亚基的种类。

G 蛋白偶联受体通过 G 蛋白引发细胞内蛋白质活性变化，改变第二信使水平，产生相应效应，实现细胞外信号转导。

G 蛋白偶联受体可激活多条细胞内信号转导通路，其中最为熟知的是以下两种信号通路：cAMP 信号通路和磷脂酰肌醇信号通路。

G 蛋白偶联受体所介导的细胞内信号转导通路主要包括：cAMP 信号通路和磷脂酰肌醇信号通路。

1. cAMP 信号通路　细胞外信号分子与相应 G 蛋白偶联受体结合，导致细胞内第二信使 cAMP 水平变化而引起细胞反应的信号通路。这一信号通路的效应酶是腺苷酸环化酶（adenylyl cyclase，AC），G 蛋白偶联受体通过 G 蛋白调控 AC 活性而调节细胞内 cAMP 水平，进而控制信号转导。cAMP 在执行信号转导后可被磷酸二酯酶降解清除。

参与 cAMP 信号通路的 G 蛋白有 Gs 和 Gi 两类，分别与兴奋型激素受体（Rs）和抑制型激素受体（Ri）相偶联。目前已发现有几十种 Rs，尽管彼此有所差异，但都能与 Gs 相互作用激活 AC，升高细胞内的 cAMP 水平。同样，也已鉴定有几十种不同的 Ri，它们都能与 Gi 相互作用抑制 AC 活性，降低细胞内的 cAMP 水平。Gs 偶联 Rs 并激活 AC，Gi 偶联 Ri 抑制 AC。AC 是 Gs 和 Gi 的作用靶点，Gs 和 Gi 可分别激活和抑制 AC 活性。

cAMP 信号通路：激素→ G 蛋白偶联受体→ G 蛋白→腺苷酸环化酶→ cAMP → cAMP 依赖的蛋白激酶 A →功能蛋白活性变化或基因转录变化→细胞固有生物效应。

当细胞未受到激素等胞外信号刺激时，Gs 处于非活化态，Gs 蛋白为异三聚体，α 亚基与 GDP 结合，此时 AC 没有活性；当配体与 Rs 受体结合后，导致受体构象改变，暴露出与 Gs 结合的位点，Gs 与受体结合后，α 亚基构象改变，解离 GDP 而结合 GTP 使其活化，此时三聚体 Gs 蛋白解离出 α 亚基和 βγ 亚基复合物，并暴露出 α 亚基与 AC 的结合位点；结合 GTP 的 α 亚基与 AC 结合，使之活化，并将 ATP 转化为 cAMP。随着 GTP 的水解，α 亚基恢复原来的构象并导致 AC 解离，终止 AC 的活性作用。α 亚基与 β、γ 亚基重新结合，使细胞恢复到静止状态（图 2-18）。

以往认为，α 亚基在信号转导中起主要作用，而 βγ 亚基复合物并不直接调节效应器活性，仅对 α 亚基功能起调节和终止作用。近来研究发现，βγ 亚基复合物作为一个功能单位也可以参与到信号转导之中。活化的 βγ 亚基复合物除调节 AC、磷脂酶 C、离子通道及 G 蛋白偶联受体激酶外，还可以激活 Ras（相对分子质量为 21×10^3 的小 G 蛋白）、MAPK（丝裂原激活的蛋白激酶），参与对各种生长因子激活的酪氨酸激酶信号转导系统的调节。此外，βγ 亚基复合物也能与膜上的效应酶结合，对结合 GTP 的 α 亚基起协同或拮抗作用。

Gi 对 AC 的抑制作用可通过两个途径：当 Gi 与 GTP 结合时，Gi 的 α 亚基与 βγ 亚基复合物解离后，一是通过 α 亚基与 AC 结合，直接抑制酶的活性；二是通过 βγ 亚基复合物与游离的 Gs 亚基结合，阻断 Gs 的 α 亚基对 AC

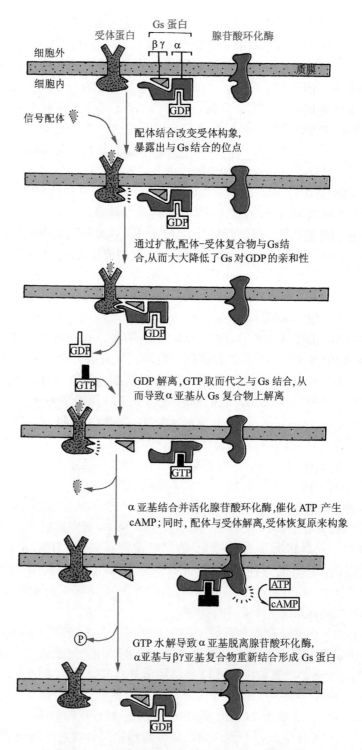

图 2-18 Gs 偶联受体激活腺苷酸环化酶的模型

的活化。

    cAMP 信号通路的主要效应是激活靶酶和开启基因表达,这主要是通过蛋白激酶 A 完成的。cAMP 特异地活化 cAMP 依赖的蛋白激酶 A(cAMP-dependent protein kinase A，PKA），活化的 PKA 可使细胞内某些蛋白质的丝氨酸或苏氨酸残基磷酸化，改变这些底物蛋白质的活性。这些底物蛋白质包括酶、离子通道等。在不同的细胞中，PKA 的底物蛋白质并不相同，从而表现出不同的效应。例如，肾上腺素在肝细胞激活 cAMP 信号通路后促进肝糖原分解，在心肌细胞则使钙通道磷酸化，增强心肌收缩。除了激活 PKA，cAMP 还可通过 cAMP 激活的交换蛋白（exchange protein activated by cAMP，EPAC）激活 Ras 相关蛋白 Rap 介导的通路，调节细胞功能。

2. 磷脂酰肌醇信号通路　胞外信号分子与细胞表面 G 蛋白偶联受体结合，通过 G 蛋白激活质膜上的磷脂酶 C（PLC），将质膜上的 4,5- 二磷酸磷脂酰肌醇（PIP_2）水解成 1,4,5- 肌醇三磷酸（IP_3）和二酰甘油（DG）这两个第二信使分子，使胞外信号转换为胞内信号。IP_3 可在胞质中扩散至内质网，激活 IP_3 受体，IP_3 受体作为配体门控的钙通道，引起内质网中 Ca^{2+} 释放，升高胞质中 Ca^{2+} 浓度，从而启动 Ca^{2+} 信号系统；DG 结合于质膜上，可活化与质膜结合的 PKC，活化的 PKC 进一步使底物蛋白质磷酸化，并可活化 Na^+/H^+ 交换引起细胞内 pH 升高。以磷脂酰肌醇代谢为基础的信号通路的最大特点是胞外信号被膜受体接受后，同时产生两个胞内信使，分别激动两个信号传递途径，即 IP_3/Ca^{2+} 和 DG/PKC 途径（图 2-19），实现细胞对外界信号的应答，因此这一信号系统又被称为"双信使系统"（double messenger system）。在双信使系统中，Ca^{2+} 的作用占有极其重要的位置，它不但可以作为胞内第二信使参与广泛的生理过程，活化各种 Ca^{2+} 结合蛋白引起细胞反应，而且在双信使系统本身功能的调节方面也非常重要。

在未受到刺激的细胞中，PKC 以非活性形式分布于细胞质中，当细胞接受外界信号时，PIP_2 水解，质膜上 DG 瞬间积累，细胞质中 PKC 转位到质膜内表面，被 DG 活化，进而使不同类型的细胞中的不同底物蛋白质的丝氨酸和苏氨酸残基磷酸化。PKC 有多种亚型，各自的激活条件、组织分布及底物特性均有所不同，PKC 激活后使底物磷酸化，可产生广泛的生物学效应，参与众多生理过程，既涉及许多细胞"短期生理效应"，如细胞分泌、肌肉收缩等，

磷脂酰肌醇信号通路：激素→G 蛋白偶联受体→G 蛋白→磷脂酶 C →IP_3 和 DG →激动 IP_3/Ca^{2+} 和 DG/PKC 途径→激活靶酶和开启基因表达。

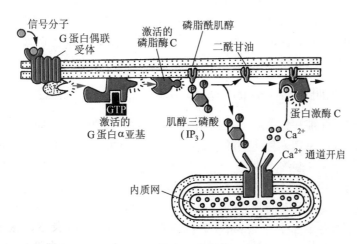

图 2-19　磷脂酰肌醇信号通路

又涉及细胞增殖、分化等"长期生理效应"。

（三）酶偶联受体

酶偶联受体是本身具有酶活性或与酶相结合的膜受体。该类受体都是跨膜蛋白，胞外部分与配体结合，胞内段具有酶活性，可在配体结合后被激活。这类受体的主要类型有受体酪氨酸激酶、受体丝氨酸／苏氨酸激酶、受体酪氨酸磷酸酯酶、受体鸟苷酸环化酶和酪氨酸蛋白激酶联系的受体等。

受体酪氨酸激酶（receptor tyrosine kinases，RTK）又称酪氨酸蛋白激酶受体，是细胞表面一大类重要的受体家族，包括 6 个亚族。它们的胞外配体是可溶性的或与膜结合的多肽／蛋白质类激素，包括胰岛素样生长因子、表皮生长因子、血小板源性生长因子等多种生长因子。相较于 G 蛋白偶联受体，RTK 介导的信号转导产生效应较慢，但是由 RTK 介导的信号通路具有广泛的功能，包括调节细胞的增殖与分化、促进细胞存活，以及细胞代谢过程中的调节与校正作用。

当配体与受体结合后，受体的酪氨酸蛋白激酶被激活，磷酸化的酪氨酸残基可被含有 SH2 结构域的胞内信号蛋白所识别并与之结合，由此启动信号转导，随即引起一系列磷酸化级联反应，终致细胞生理和（或）基因表达的改变。这条信号通路的特点是不需要信号偶联蛋白（G 蛋白），也没有第二信使的产生和细胞质中蛋白激酶的激活，而是通过受体本身的酪氨酸蛋白激酶的激活来完成信号跨膜转导的。

（四）整合素介导的信号转导

整合素是细胞表面的跨膜蛋白，由 α 和 β 两个亚基组成异二聚体，其胞外段具有多种胞外基质组分的结合位点，包括纤连蛋白、胶原和蛋白聚糖。整合素的细胞外结构域与胞外配体（如纤连蛋白）相互作用可产生多种胞内信号，如 Ca^{2+} 释放进入胞质、肌醇第二信使的合成、胞内蛋白质酪氨酸残基的磷酸化等。这些信号参与细胞生长、迁移、分化乃至生存。

整合素与胞内肌动蛋白相互作用，将细胞与细胞外基质进行连接，形成黏着斑。黏着斑是相当复杂的大分子复合体，黏着斑的装配也是受信号控制的装配，通过肌动蛋白纤维和多种肌动蛋白的结合蛋白而完成。黏着斑具有两方面的功能：一是机械结构功能，二是信号传递功能，通过酪氨酸激酶和黏着斑激酶（focal adhesion kinase，FAK）实现信号传递功能，在细胞伸展、黏附、迁移和免疫应答中起着重要作用。

三、神经肌肉接头处的兴奋传递

运动神经纤维和骨骼肌细胞膜形成的突触性连接叫做神经肌肉接头。神经肌肉接头信号传递是一种典型的细胞间信号传递过程。运动神经纤维的末梢失去髓鞘，并分为许多终末小支，伸入肌纤维膜的凹陷中。神经终末的膜构成接头前膜，与之相对的肌纤维膜为接头后膜，又称为运动终板（motor endplate）或终板膜。接头前膜和后膜之间是 20～50 nm 宽的接头间隙。神经终末的轴质富含线粒体和许多直径为 50 nm 左右的囊泡，每个囊泡包含一定量的乙酰胆碱（ACh）。接头后膜是特化的肌纤维膜，这部分肌膜较厚，且有很多皱折，以增

酶偶联受体是指当胞外配体与受体结合时即激活受体胞内段的酶活性，从而实现胞外信号的跨膜传递。

大面积，其具有的离子通道等蛋白质与一般的肌纤维膜不同，表现出独特的电生理学特性。

　　一种化学物质——箭毒可以阻断刺激神经所引起的肌肉收缩，但不能阻止直接刺激肌肉所致的收缩，因此，早在一个多世纪以前，就有人推测神经肌肉接头处的兴奋传递是化学传递。如今根据多方面的证据，神经肌肉接头处的化学传递是确定无疑的，传递过程的主要环节见图 2-20。

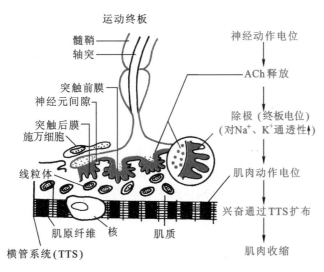

图 2-20　神经肌肉接头处的兴奋传递过程

（一）ACh 是神经肌肉接头传递的递质

　　以下多方面的实验结果证实，ACh 是神经肌肉接头传递的递质。

　　1. 刺激支配骨骼肌的运动神经，并用生理盐水灌流骨骼肌，灌流液中有 ACh 出现。灌流液中必须预先加入抑制乙酰胆碱酯酶（AChE）的药物，如毒扁豆碱（physostigmine），否则很难收集到 ACh，这是因为如不抑制 AChE，ACh 释出后很快被破坏了。还有，用箭毒麻痹的肌肉，刺激其运动神经，肌肉虽然不收缩，但灌流液中仍有 ACh 出现。

　　2. 向靠近肌肉的小动脉中注入 ACh，可引起该肌肉收缩。在此基础上更有研究人员用微电泳技术，通过电流的推动，把带正电的 ACh 透入到运动终板区，再记录终板区的电位变化，发现微电泳 ACh 可以引起终板电位，这说明 ACh 能够作用于终板，并引起终板电变化。

（二）ACh 的释放及分解

　　除了前述证据外，ACh 如果是神经肌肉接头传递的递质，它还必须满足另外两个基本条件：①运动神经元必须可以合成并保存 ACh，在神经冲动到来时，可以迅速释放 ACh；②释放的 ACh 必须在其作用部位于 1～2 ms 内迅速清除。这是因为神经肌肉接头每秒最多可以传递 500 次左右，ACh 的破坏速率也必须与传递时程相适应。

　　神经肌肉接头被证实确可满足这两个条件。现已确认合成 ACh 的运动神经元（称为胆碱能神经元）含有一种胆碱乙酰化酶，它可以促进胆碱的乙酰

乙酰胆碱是神经肌肉接头处兴奋传递的递质。

化。另一方面接头后区存在 AChE，它足以使所释放出来的 ACh 在极短的时间内水解失活。

ACh 合成后，储存于神经末梢的囊泡中。当神经冲动沿神经膜到达末梢时，这种囊泡便会向神经末梢的膜靠近并与其融合在一起，然后通过胞吐过程，把小泡内的 ACh 释放入接头间隙。

ACh 以胞吐方式释放，所以它所释放的最小单位是一个囊泡的全部含量，这种释放称为量子释放（quantum release）。当神经冲动到来时，单个运动神经末梢可释放 100~200 个突触小泡中约有 2×10^6 个 ACh 分子。Ca^{2+} 在胞吐作用中起重要作用，当神经冲动到来时，细胞膜的电压依赖性 Ca^{2+} 通道被激活，Ca^{2+} 进入神经末梢内，Ca^{2+} 浓度升高引起囊泡与接头前膜融合和胞吐过程。

（三）ACh 受体

ACh 受体分为毒蕈碱样和烟碱样 ACh 受体两类。

ACh 受体可分为两类：一类是毒蕈碱样（muscarinic）ACh 受体（mAChR），阿托品是其阻断剂，这类受体主要分布于副交感神经节后纤维所支配的效应器；另一类是烟碱样（nicotinic）ACh 受体（nAChR），分布于自主神经节细胞的突触后膜及运动终板。虽然两个部位的 nAChR 均可被箭毒或 α 银环蛇毒所阻断，但是两者不完全等同，因它们对药物的反应不同，运动终板上的 nAChR 可被十烃季铵（C_{10}）阻断，而神经节上的 nAChR 可被六烃季铵（C_6）阻断，说明 nAChR 也存在亚型。

哺乳动物胎儿肌肉 nAChR 的相对分子质量约 250×10^3，由 5 个亚基（2α、β、γ、δ）组成，成年动物的 nAChR 含 ε 亚基而不含 δ 亚基。每个亚基均为跨膜蛋白，它们围起来，其中心即组成离子（Na^+/K^+）通道。α 亚基为与 ACh 结合的部位，当 2 个 ACh 分子与 nAChR 结合时引起受体通道蛋白的构型变化，使通道开放。

（四）终板电位

EPP 是局部电位，因终板膜对 Na^+、K^+ 的通透性同时增大产生。

神经冲动所引起的终板膜的除极性电位变化称为终板电位（endplate potential，EPP）。EPP 不同于一般肌膜的动作电位，它是一种局部电位。EPP 以电紧张的方式影响邻近肌膜，当其强度达到肌膜的阈值后，便引起肌膜发生动作电位，这一动作电位才可以沿肌纤维传导。图 2-21 显示 EPP 与肌膜动作电位的关系。图 2-21A 为刺激运动神经纤维时，在肌纤维靠终板处记录到的动作电位，可见在动作电位之前有一上升较慢的小坡，此即 EPP。图 2-21B 是在距终板 2 mm 处引导出的电位，这里只记录到肌纤维动作电位，而不见 EPP，这充分说明 EPP 是一局部电位。

EPP 的离子机制也与动作电位不同。EPP 发生是终板膜对 Na^+、K^+ 的通透

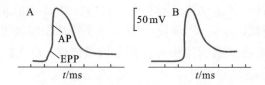

图 2-21 终板电位为局部电位的证明
刺激蛙肌运动神经所引起的蛙肌的终板电位（EPP）和动作电位（AP）（细胞内微电极记录）

性同时增大，因而无超射现象。EPP 也不是"全或无"式的，而是可以总和的，其幅度可随神经末梢释放的 ACh 量的增加而增大。

（五）神经肌肉接头兴奋传递特点及影响因素

上述神经肌肉接头的结构和传递机制决定了兴奋通过神经肌肉接头的传递不同于在神经纤维上的传导。①它的传递是单方向的，即由运动神经到肌肉，而肌纤维的兴奋不能逆行传递给运动神经。②兴奋通过神经肌肉接头传递时有延搁，在蛙的腓肠肌约延搁 2 ms，在猫的腓肠肌约延搁 0.8 ms。③易受缺氧、药物的影响。④具有 1∶1 传递的特征，即神经的一次兴奋冲动引起所支配的肌肉兴奋收缩一次。

神经－肌肉传递呈现单向性、突触延搁，且对缺氧和药物敏感，以及具有 1∶1 传递的特征。

许多物质可以通过多种方式影响神经肌肉接头处的兴奋传递，或阻滞，或增强传递。

1. Ca^{2+}　Ca^{2+} 是胞吐的刺激物，在一定离子浓度范围内，ACh 的释放随着 Ca^{2+} 浓度的增高而增多。Mg^{2+} 可对抗 Ca^{2+} 的作用，使 ACh 的释放减少。

2. 箭毒　箭毒能与终板膜上的 ACh 受体结合，形成无活性的 α- 箭毒复合物，阻断 ACh 受体与 ACh 的结合。因为箭毒和 ACh 争夺受体，所以箭毒引起的阻滞为竞争性阻滞，又称为非除极性阻滞。它的阻滞作用可用抗胆碱酯酶药（如毒扁豆碱）来缓解。现有多种箭毒类制剂，如筒箭毒碱、戈拉碘铵、泮库溴铵和维库溴铵等，具有肌松作用和神经节阻滞作用，可作为麻醉辅助药，在外科手术中应用较多。

重症肌无力患者某些横纹肌非常容易疲劳，并出现暂时瘫痪。重症肌无力神经肌肉接头传递障碍的原因，可能是由于终板膜上 ACh 受体比正常显著减少。抗胆碱酯酶药能迅速改善患者的肌力。

3. 抗胆碱酯酶药　毒扁豆碱、新斯的明等可与 AChE 相结合，使之失去作用而不能分解 ACh。经毒扁豆碱处理后的神经肌肉组织，由于神经肌肉接头处 AChE 受抑制，轴突末梢释放的 ACh 不能迅速被分解。一连串单个电刺激作用于神经，可引起肌肉的挛缩（增强作用）；但连续刺激神经，则释放的 ACh 将积聚起来，使终板膜持续处于除极状态，最后反而造成兴奋传递的阻滞，这种阻滞称为除极性阻滞（depolarization block）。

有机磷农药（如美曲膦酯、敌敌畏等）及一些神经毒剂能抑制 AChE 的活性，可产生传递阻滞作用。碘解磷定能使受抑制的 AChE 恢复活力，所以是解救有机磷农药中毒的有效药物之一。

四、电突触传递

最早发现，在无脊椎动物的巨神经轴突与其效应器之间存在电突触。后来发现哺乳动物脑内某些部位的神经元之间也有电突触，但分布不够广泛。电突触在心肌、肝、平滑肌细胞之间则分布比较广泛。

形态学和生理学实验均证实，所谓电突触或低电阻通道，就是细胞间的缝隙连接（gap junction），在此处，相邻两细胞相互靠近，相隔仅 4 nm 左右。每一侧膜上都整齐地排列着多个由 6 个蛋白亚单位围绕成的连接子（connexon），连接子的中心是一个直径约 2 nm 的亲水性孔道，相邻细胞质膜

缝隙连接使细胞质相互沟通，通过交换小分子来实现代谢偶联或电偶联。

上的两个连接子对接便形成一个缝隙连接单位。组成连接子的蛋白名为连接蛋白（connexin），目前已从不同动物及不同组织中分离出 20 多种连接蛋白，它们属于同一类蛋白质家族，其相对分子质量为 26 000 ~ 60 000。蛋白质和孔道都贯穿各自细胞膜的脂双层，而且两个相邻细胞相应点又正好相对接。这样，两个细胞的胞质内含物中的小分子（其相对分子质量低于 1 000 或直径小于 1 nm），包括电解质、氨基酸、核苷酸等，可以通过此亲水孔道。例如，实验中给一个细胞注射荧光染料，可在相邻的另一个细胞中出现。不仅如此，一个细胞的电位变化也可经此孔道（因其电阻低）传到邻近细胞。这种联系的功能意义在于，一群相邻近的细胞可进行同步性活动。近来发现，电突触还可受细胞内某些理化因素的影响，如细胞内 Ca^{2+} 浓度上升或 pH 下降，可迅速关闭电突触传递，说明此种信息传递是受调制的。

（赵玉峰　刘健　高天明　李雪　孙纪元　杜剑青
王强　袁文俊　陈晨　张淑苗）

第四节　骨骼肌的收缩

一、骨骼肌细胞的微细结构

（一）肌原纤维与肌节

肌节是肌细胞收缩和舒张的基本功能单位。

一块骨骼肌由许多大小不等的肌束组成，每一肌束又由大量的肌纤维（muscle fiber）构成，每一条肌纤维就是一个肌细胞。成人的肌纤维呈圆柱形，直径约 60 μm，长可达数毫米乃至数厘米。肌纤维由大量并列的肌原纤维（myofibril）组成。光学显微镜下可见肌原纤维沿长轴呈现有规则的明暗交替的横纹，分别称之为明带（light band，I 带）和暗带（dark band，A 带）。暗带的中央有相对较亮的一段区域，称之为 H 带（H band）或 H 区（H zone）。H 带的正中央可见一条横向的暗线，叫做 M 线（M line）。明带的中央也有一条横向的暗线，称之为 Z 线（Z line）或 Z 盘（Z disc）。两条相邻的 Z 线之间的结构称为肌节（sarcomere，或肌小节）（图 2-22）。它是肌纤维收缩和舒张的基本功能单位。

（二）肌丝的分子组成

肌原纤维由粗肌丝和细肌丝构成。粗肌丝由肌球蛋白组成。细肌丝含 3 种蛋白质：肌动蛋白、原肌球蛋白和肌钙蛋白。

肌原纤维由粗肌丝和细肌丝构成，因为粗、细肌丝在肌节中的规律排列，才出现了明带和暗带交替的横纹。粗肌丝的直径约为 10 nm，长约 1.6 μm，具有横向伸出并有桥臂相连的突起，称为横桥（cross-bridge；或头部，head）。粗肌丝只存在于暗带，暗带的长度即为粗肌丝的长度。细肌丝的直径为 5 ~ 8 nm，由 Z 线向两侧平行伸出，每侧长约 1.0 μm。细肌丝从明带伸入暗带一定距离，直达 H 带的边缘为止，所以暗带中有一部分是粗肌丝和细肌丝相重叠，暗带中间的 H 带实际上就是不含细肌丝的区域。

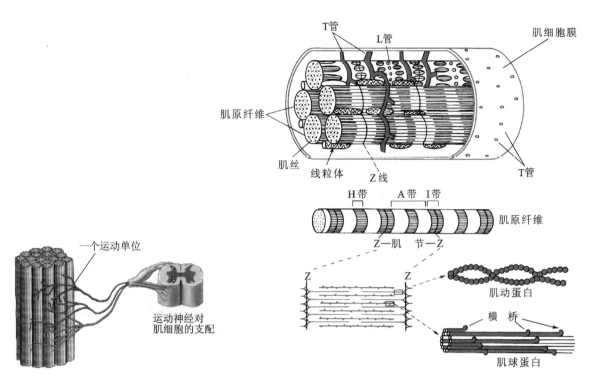

图 2-22　骨骼肌细胞的肌原纤维和肌管系统

粗肌丝由肌球蛋白或称肌凝蛋白（myosin）组成，一条粗肌丝含 200～300 个肌球蛋白分子。每个肌球蛋白分子长约 150 nm，形状类似拐杖，包括一个杆部和两个球形头部（横桥）。每个肌球蛋白由 6 条肽链构成，包括 2 条缠绕在一起的重链、2 条碱性轻链和 2 条调节轻链。杆长 130 nm，直径 2 nm；横桥长 20 nm，直径 4 nm，是肌球蛋白分子的生物学活性部位。横桥具有 ATP 酶活性，并能与肌动蛋白可逆性结合。各肌球蛋白分子的杆尾朝向 M 线平行聚合在一起，且都以尾端朝向暗带中央的 M 线排列，构成粗肌丝的主干。

细肌丝由 3 种蛋白质组成：①肌动蛋白或称为肌纤蛋白（actin），占细肌丝的 70%～80%。肌动蛋白单体是直径为 5.5 nm 的球形分子，称为 G 肌动蛋白（globular actin，或球状肌动蛋白），相对分子质量约 42×10^3。许多 G 肌动蛋白像串珠样聚合成链状，称为 F 肌动蛋白（filamentous actin，或丝状肌动蛋白），相对分子质量约 4×10^6。两条 F 肌动蛋白链扭在一起形成双螺旋链，构成细肌丝的主干，其螺旋上的峰间距约 36 nm。肌动蛋白分子上有多个能与粗肌丝横断结合的位点。②原肌球蛋白或称为原肌凝蛋白（tropomyosin），相对分子质量 68×10^3，长 40 nm，也是双螺旋链，位于 F 肌动蛋白双螺旋链的沟壁上。当肌肉处于舒张状态时，原肌球蛋白所处位置恰好能掩盖肌动蛋白分子上的横桥结合位点。③肌钙蛋白（troponin，Tn），是由肌钙蛋白 I（troponin I，TnI）、T（troponin T，TnT）和 C（troponin C，TnC）三个亚单位构成的复合体，其中 TnI 与肌动蛋白有很强的亲和力，TnT 与原肌球蛋白的亲和力很强。肌肉舒张时，TnI 和 TnT 分别与肌动蛋白和原肌球蛋白紧密相连，将原肌球蛋白保持在遮盖肌动蛋白上横桥结合位点的位置。TnC 是 Ca^{2+} 结合亚单位，

肌球蛋白的头部称为横桥，其功能特性是：①有与肌动蛋白结合的位点，可与肌动蛋白可逆结合；②具有 ATP 酶活性。

每个 TnC 可结合 4 个 Ca^{2+}。肌钙蛋白以一定的间隔（36.5 nm）结合于原肌球蛋白上。胞质中 Ca^{2+} 浓度升高时，Ca^{2+} 与 TnC 结合而导致肌钙蛋白发生构象变化，引起原肌球蛋白移位、暴露结合位点，从而触发肌肉收缩。细肌丝的结构及各种蛋白质的形状和位置关系见图 2-23。

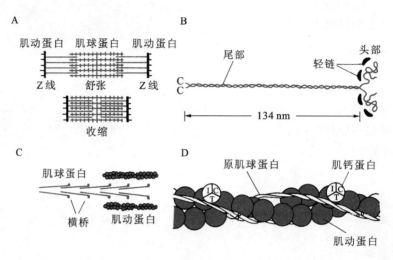

图 2-23　肌球蛋白与肌动蛋白

A. 舒张状态下粗肌丝、细肌丝在肌节内的排列及在收缩状态下肌动蛋白向肌球蛋白 M 线方向的滑行；

B. 肌球蛋白分子由 2 条相互缠绕的重链及 4 条轻链组成，轻链与重链的一部分组成头部，即横桥；

C. 肌球蛋白与肌动蛋白之间的关系，横桥的位置；

D. 肌动蛋白、原肌球蛋白和肌钙蛋白三者间的相互关系

（三）肌管系统

肌管系统分横管和纵管，每一横管和来自两侧的纵管终池构成三联体结构。

肌管系统指包绕在每一条肌原纤维周围的膜性囊管状结构，由来源和功能都不相同的两组独立的管道系统组成。一组肌管的走行方向和肌原纤维相垂直，称为横管（transverse tubule）或 T 管（T tubule），是由肌细胞的表面膜向内凹入而形成。横管穿行在肌原纤维之间，在 Z 线水平（有些动物是在暗带和明带衔接处）形成环绕肌原纤维的管道，并相互连通，其管腔通过肌膜凹入小孔与细胞外液相通。将示踪标志物加入细胞的浸浴液中，这些物质可以很快在每一条环绕肌节的横管系统中出现，但不能进入细胞质和肌质网。肌原纤维周围还有另一组肌管系统，其走行方向和肌原纤维相平行，称为纵管（longitudinal tubule）或 L 管（L tubule），又称肌质网（sarcoplasmic reticulum，SR）。纵管系统或肌质网主要包绕每个肌节的中间部分（即暗带部分），形成相互沟通的纵向管道，称为纵向肌质网（longitudinal SR，LSR），其膜上有钙泵，可逆浓度梯度将胞质中的 Ca^{2+} 转运至 SR 内；SR 在接近肌节两端的横管时管腔出现膨大，称为终池（terminal cisterna）或连接肌质网（junctional SR，JSR），它使纵管以较大的面积和横管相靠近。在骨骼肌，JSR 内的 Ca^{2+} 浓度比胞质中高近万倍。每一横管和来自其两侧的纵管终池，构成三联体（triad）结构（图 2-22）。目前普遍认为，横管系统的作用是将肌细胞兴奋时出现在细胞膜上的电变化沿横管膜传入细胞内部；纵管系统的作用主要是终池通过其对

Ca²⁺ 的贮存、释放和再积聚，触发肌节的收缩和舒张；而三联体则是把肌细胞膜的电变化和细胞内的收缩过程偶联起来的关键结构。

二、肌细胞收缩的原理

（一）肌丝滑行理论的形态学证据

肌节是肌纤维收缩和舒张的基本功能单位。在肌纤维收缩时可见：①相邻 Z 线靠近，肌节缩短；②暗带长度不变，即粗肌丝的长度不变；③从 Z 线到 H 带边缘的距离不变，即细肌丝的长度不变；④明带缩窄；⑤H 带变窄。由此可以推知，肌纤维收缩时不是粗肌丝或细肌丝缩短所致，而是肌节两侧的细肌丝向暗带伸入，亦即两侧的细肌丝向肌节的中央 M 线滑行，导致肌节缩短、肌纤维缩短；肌纤维舒张时则发生相反的变化。依据以上的观察结果，Huxley 等人在 20 世纪 50 年代初期提出了肌丝滑行理论，以揭示骨骼肌收缩的分子机制。肌丝滑行理论是指肌纤维收缩和舒张是由粗肌丝和细肌丝在肌节内发生相互滑行所致。

（二）收缩与舒张机制

肌肉在静息时，肌钙蛋白复合体的三个亚单位相互间的连接较松散，当肌肉兴奋而致胞质内的 Ca²⁺ 浓度升高时，Ca²⁺ 和肌钙蛋白亚单位 TnC 结合，后者的构象发生改变，肌钙蛋白复合体的三个亚单位的结合力增强，减弱了 TnI 和肌动蛋白的结合力，原肌球蛋白得以向 F 肌动蛋白双螺旋的沟底移位，暴露出肌动蛋白与肌球蛋白的结合位点，肌球蛋白的头部（即横桥）便和肌动蛋白结合。横桥构象改变使其头部向桥臂方向扭动 45°，拖动细肌丝向肌节中央的 M 线滑行，肌节长度缩短，肌纤维缩短（图 2-24）。肌球蛋白和肌动蛋白结合后，横桥的 ATP 酶被激活，分解 ATP，释放出能量，供肌肉做功使用。可见上述过程中，肌钙蛋白和原肌球蛋白在胞质 Ca²⁺ 浓度升高的激发下对肌肉收缩的发动起调控作用，而真正参与收缩的蛋白质是肌球蛋白和肌动蛋白。所以，肌球蛋白和肌动蛋白又被称为收缩蛋白，而原肌球蛋白和肌钙蛋白又被称为调节蛋白。

当肌肉的长度固定或负荷过大时，肌球蛋白的横桥不能拖动细肌丝滑行而使肌纤维缩短，但会使具有弹性的桥臂伸长，借其弹性回缩产生张力，但是没

横纹肌的收缩机制可以用肌丝滑行理论解释，即肌节的缩短是由粗肌丝和细肌丝在肌节内发生相互滑行所致。粗、细肌丝之间的相互滑行是通过横桥周期完成的。

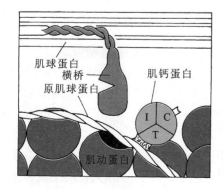
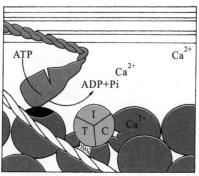

图 2-24　Ca²⁺ 启动肌肉收缩与肌丝滑行机制

有肌丝滑行。肌肉收缩产生的张力由每一瞬间与肌动蛋白集合的横桥数决定。因激活的横桥数目及桥臂伸长的状态不同，肌肉的张力不同。肌肉在静息时，胞质中的 Ca^{2+} 浓度不到 10^{-7} mol/L；当其升高到 10^{-5} mol/L 时，即可引起肌肉收缩。在肌肉收缩时，由于 Ca^{2+} 的利用和肌质网钙泵对 Ca^{2+} 的回摄，使胞质中的 Ca^{2+} 浓度降低，于是 Ca^{2+} 与 TnC 解离，肌钙蛋白复合体恢复构象，原肌球蛋白也复位，横桥和肌动蛋白脱离，肌肉舒张。由此可见，Ca^{2+} 不仅对肌肉收缩起触发作用，还对肌肉舒张起关键作用。

在肌肉发生一次收缩和舒张的全过程中，肌球蛋白的横桥激活、与肌动蛋白结合、摆动、获能解离、复位及再结合的周期性活动，称为横桥周期（cross-bridge cycling）。一个横桥周期历时 20～200 ms，肌肉收缩的速度取决于横桥周期的长度。其具体步骤是：①肌肉舒张时，横桥结合并分解 ATP，所获能量使横桥变构竖起呈高势能状态，并对细肌丝上的肌动蛋白呈高亲和力，但不能结合，因原肌球蛋白掩盖着肌动蛋白的结合位点。②兴奋沿横管膜传入三联体，触发肌质网释放 Ca^{2+}，胞质 Ca^{2+} 浓度升高，Ca^{2+} 与肌钙蛋白的 TnC 亚单位结合，引起 TnI、TnT 及原肌球蛋白移位，暴露结合位点，肌球蛋白横桥与肌动蛋白结合。③横桥脱磷酸化，耗能变构，拖动细肌丝向 M 线方向滑动，使肌节缩短，或拉长桥臂使肌张力增加；横桥储存的势能转变为克服负荷的张力和（或）肌节长度的缩短，同时与横桥结合的 ADP 和无机磷酸被解离。④肌质网膜钙泵被激活转运 Ca^{2+} 至 SR，极小部分 Ca^{2+} 被肌膜钙泵转运至胞外，胞质 Ca^{2+} 浓度降低，Ca^{2+} 与肌钙蛋白 TnC 解离；横桥结合 ATP 获能并与肌动蛋白解离，细肌丝反向滑行，肌肉舒张（返回步骤①）（图 2-25）。

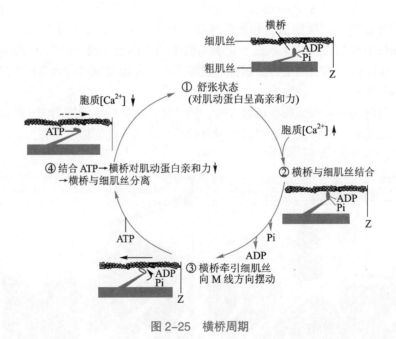

图 2-25 横桥周期

（三）兴奋收缩偶联

正常情况下，肌肉的收缩总是由于肌肉受到神经递质的作用发生兴奋而引起的。已知兴奋是细胞膜上的电变化（动作电位），而收缩是肌纤维内部肌丝滑行的机械性变化。在以肌膜电变化为特征的兴奋和以肌丝滑动为特征的机械收缩之间起衔接作用的中介过程称为兴奋收缩偶联（excitation-contraction coupling）（表 2-3）。

兴奋是发生在肌膜上的电变化，收缩是肌纤维内部肌丝滑行的机械性变化。两者间的中介环节是兴奋收缩偶联。

表 2-3　运动神经元兴奋引起骨骼肌收缩的顺序性变化

顺序性变化	变化特征
兴奋传递步骤	（1）运动神经元末梢传来动作电位，电压门控钙通道开放，Ca^{2+} 内流 （2）递质囊泡以胞吐方式释放乙酰胆碱（ACh）到运动终板，并与终板膜上的 N_2 型 ACh 受体阳离子通道结合 （3）终板膜对 Na^+、K^+ 的通透性增高，主要是 Na^+ 内流 （4）终板膜除极，产生终板电位 （5）终板电位扩布并达到邻近肌膜阈电位，引起肌细胞爆发动作电位
兴奋收缩偶联步骤	（1）肌膜除极的电变化沿 T 管膜向细胞内扩布到三联体结构 （2）T 管膜上的 L 型钙通道激活而变构，使 JSR 终池膜上的钙释放通道激活开放（含 1 型兰尼碱受体，或称为雷诺丁受体，RyR1），终池释放 Ca^{2+}，胞质 Ca^{2+} 浓度升高 （3）Ca^{2+} 与肌钙蛋白的 TnC 结合，TnI 与肌钙蛋白的结合力下降 （4）原肌球蛋白变构移位，暴露出肌动蛋白与横桥的结合位点
收缩步骤	（1）横桥在高势能状态下与肌动蛋白结合 （2）横桥经耗能而摆动并拖动细肌丝向肌节中央的 M 线方向滑行 （3）肌节缩短，肌纤维或肌肉缩短（如肌肉长度固定或负荷过大，则不发生滑行而产生张力）
舒张步骤	（1）Ca^{2+} 被 JSR 膜钙泵转运回肌质网，胞质 Ca^{2+} 浓度降低 （2）Ca^{2+} 从 TnC 位点脱离，肌钙蛋白构象恢复，原肌球蛋白复位 （3）肌球蛋白横桥结合 ATP 获能，并与肌动蛋白分离 （4）肌动蛋白向 Z 线方向滑行、复位，肌节恢复静息长度，肌肉舒张

1. 兴奋收缩偶联的结构基础——肌管系统　即 T 管和 L 管及其终池所构成的管道系统。三联体结构是骨骼肌肌细胞兴奋收缩偶联的关键结构。

2. 兴奋收缩偶联的机制　由肌膜兴奋到肌纤维收缩至少经过下述几个步骤：

（1）肌膜的兴奋通过 T 管膜传向肌细胞内　T 管系统对兴奋的传播是兴奋收缩偶联中的首要环节。早期以蛙为研究对象的实验发现，用含有甘油的高渗任氏液浸泡肌肉一段时间（此种处理可以选择性地破坏 T 管膜的结构），再把肌肉放回普通任氏液中，这时对肌肉施加刺激，肌细胞膜上仍可记录到动作电位，但肌肉不再收缩。近年来还证明，T 管膜的特性与肌细胞表面膜基本相同（仍可能存在些微差异），它是后者向细胞内的延续，可以产生以 Na^+ 内流为基础的动作电位。当肌细胞膜因刺激而出现动作电位时，电变化可以沿 T 管膜

终池释放 Ca^{2+}，与 TnC 亚单位结合，导致肌钙蛋白的构象改变，使原肌球蛋白移位，横桥与肌动蛋白结合，启动肌肉收缩。

一直扩布到细胞内部，深入三联体和肌节近旁。

（2）T管膜的电变化引起终末池释放 Ca^{2+}　肌肉安静时胞质中的 Ca^{2+} 浓度低于 10^{-7} mol/L，肌质网内 Ca^{2+} 浓度在肌肉受到刺激后 $1\sim5$ ms 内开始上升，达到最高峰的时间稍早于肌肉收缩强度的最高峰。其机制为：当肌细胞膜上的动作电位沿 T 管传至肌细胞内部时，可以激活 T 管膜和电压门控的 L 型钙通道，通过通道构象变化触发钙释放机制。胞质 Ca^{2+} 浓度可突然升高 100 倍左右，达到 10^{-5} mol/L 的水平，这些大量的 Ca^{2+} 来自肌质网。用放射性 ^{45}Ca 自显影等方法证明：安静时肌肉内的 Ca^{2+} 向暗带区移动，细胞内的 Ca^{2+} 有 90% 以上贮存在终池。实验中用电刺激分离出来的终池或加入咖啡因，均可促使终池释放 Ca^{2+}，但在"在体"情况下 T 管膜的电变化是以何种方式通过三联体而引发终池释放 Ca^{2+} 的？有人认为，当 T 管膜除极时，膜上电压门控 L 型钙通道蛋白发生构象变化，这一变化信息直接传递给纵管终池，即 JSR 膜上的 1 型兰尼碱受体（ryanodine receptor 1，RyR1，一种 Ca^{2+} 通道蛋白），引起 Ca^{2+} 通道开放（电镜下，三联体处的终池与 T 管之间由一种"足蛋白"连接，即可能使 L 型钙通道与 RyR1 对接），Ca^{2+} 顺着浓度梯度向胞质扩散，这一过程称为电-机械偶联；Ca^{2+} 到达粗、细肌丝交错区，与肌钙蛋白钙结合亚基 TnC 结合，触发肌丝滑行。

（3）肌质网对 Ca^{2+} 的回摄　Ca^{2+} 浓度下降与肌肉舒张的时间一致。在肌肉舒张时，Ca^{2+} 是怎样回摄到肌质网中去的呢？目前认为是通过两种结构实现的，即钙泵和 Na^+-Ca^{2+} 交换体。在骨骼肌中，胞质内的 Ca^{2+} 几乎全部经激活的钙泵而被回摄入肌质网；而在心肌，胞质内的 Ca^{2+} 大部分经钙泵回摄，有 10%~20% 的 Ca^{2+} 经 Na^+-Ca^{2+} 交换体回摄。钙泵（calcium pump）是在肌质网膜结构中存在的一种特殊的离子转运蛋白质，是一种 Ca^{2+}-ATP 酶，占肌质网蛋白质总量的 60%。在 Ca^{2+} 和 Mg^{2+} 存在的情况下，钙泵可分解 ATP 获得能量，逆浓度差把 Ca^{2+} 由胞质运回到肌质网，使胞质中的 Ca^{2+} 浓度降低，使和肌钙蛋白结合的 Ca^{2+} 解离，于是肌动蛋白和肌球蛋白横桥的相互作用被抑制，肌肉舒张。

三、骨骼肌收缩的外部表现

（一）等长收缩与等张收缩

肌肉收缩时可以表现出长度的缩短和（或）张力的增加。如果肌肉的一端是固定的，另一端不固定，所加负荷小于肌肉的最大张力，则肌肉在收缩过程中张力不再变化，这种收缩形式称为等张收缩（isotonic contraction）。如果肌肉的两端都被固定，使肌肉在收缩时其长度不能发生变化，只发生张力增加，这种收缩称为等长收缩（isometric contraction）。在体内这两种收缩形式都有，最常见的是先等长收缩增加肌肉张力，当张力足以克服阻力时，发生等张收缩使肌肉缩短。

由上述现象可知，肌肉收缩时表现为何种形式，以及长度、张力变化的速度和幅度等机械力学特征如何，取决于肌肉所承受的负荷及肌肉本身的性能（收缩能力）。除此之外，肌肉的收缩表现还与肌肉所接受的刺激频率有关，这

肌肉发生等长或等张收缩，与肌肉所承受的负荷有关。

可以通过离体骨骼肌的实验加以证明。

（二）单收缩与强直收缩

1. 单收缩　在实验条件下，可同时对肌肉的电与机械活动进行记录和观察。当用适宜强度的单个方波电刺激（单刺激）离体肌肉时，肌肉先产生一次动作电位，紧接着产生一次短暂的收缩与舒张，称为单收缩（single twitch）。单收缩可分为 3 个时期：①潜伏期，是指从给予刺激到肌肉开始发生张力增加或肌纤维缩短变化之间的时期；②收缩期，是指从收缩开始到收缩效应达到最高点的时期；③舒张期，是指从收缩效应最高点回复到原来静息水平的时期。刺激引起肌肉的电变化先于收缩出现，这显然是由于电变化（即兴奋）产生之后，通过向肌细胞内的传播及兴奋收缩偶联过程，最后引起机械变化，即收缩过程。整个单收缩的时程可因肌肉不同而异，如眼外肌的单收缩历时不超过10 ms，而腓肠肌可长达 100 ms。

2. 强直收缩　如果给肌肉适宜强度的连续电脉冲刺激，肌肉的收缩表现将随刺激频率的高低而不同（图 2–26）。刺激频率较低时，肌肉会发生一连串互不相连的单收缩。这是因为每个新刺激到来时，前一次刺激引起的肌肉收缩和舒张已经结束，于是每个刺激都引起一次独立的单收缩。刺激频率增加到一定程度时，所描记的肌肉收缩曲线呈现锯齿形，称为不完全强直收缩（incomplete tetanus）。其特征是每次新的收缩都发生在前次收缩的舒张期中。这是因为在此刺激频率下，后来的每个刺激都可能在前一次收缩的收缩期结束之后。当刺激频率增加到一定的较高程度时，肌肉收缩曲线的"锯齿"完全消失，即看不到舒张期的痕迹，变成一条光滑的直线，此时的肌肉收缩称为完全强直收缩（complete tetanus）。分析可知，完全强直收缩的形成是由于连续刺激时后来的每个刺激总是落在前一次收缩的收缩期结束之前，造成相继发生的肌肉收缩在前一次收缩的收缩期结束之前或其顶点开始，于是各次收缩的张力或长度变化发生融合而叠加起来。

正常体内由运动神经元发出的兴奋冲动都是具有一定频率的串脉冲。所以体内骨骼肌的收缩几乎都是完全强直收缩（简称强直收缩），只不过强直收缩的时间可长可短。不同肌肉的单收缩持续时间不同，因而能引起强直收缩所需

高频率的连续刺激引起肌肉发生强直收缩。此时肌肉收缩的张力或幅度比单收缩高。

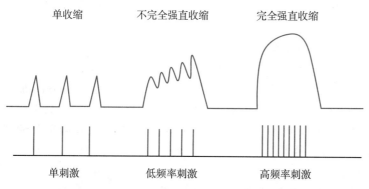

图 2-26　不同频率的连续刺激所引起的肌肉收缩形式
上方曲线是不同的肌肉收缩形式，下方短线是单个电刺激；从左到右
刺激频率依次增加，机械收缩出现逐渐融合，表现为不完全和完全强直收缩

的最低临界刺激频率也不同。例如，眼球内直肌需要每秒 350 次的高频刺激才能产生强直收缩，而收缩缓慢的比目鱼肌只需每秒 30 次的频率就够了。

肌肉发生不完全或完全强直收缩时，所描记的收缩曲线虽然融合，但肌肉动作电位却始终是分离的。这是因为肌肉的动作电位只持续 1～2 ms，后续的每个刺激往往都落在了前一个动作电位之后；即使刺激频率加快到后一次刺激落入前一次刺激所引起的动作电位持续期间，但由于绝对不应期的存在，这次新刺激仍将无效，既不能引起新的动作电位，也不引起新的收缩，因此肌肉动作电位是不可能出现叠加或总和现象的。

肌肉的收缩反应可以融合，但动作电位不能融合。

四、影响肌肉收缩效能的因素

肌肉收缩效能是指肌肉收缩时产生的张力大小、缩短程度，以及产生张力或缩短的速度。影响肌肉收缩效能的因素主要是前负荷、后负荷和肌肉收缩能力。此外，针对刺激或为了配合整体功能的需要，骨骼肌的收缩效能还与运动单位的大小及数量有关。

影响肌肉收缩效能的 3 个要素：前负荷、后负荷、肌肉收缩能力。

（一）肌肉的负荷对肌肉收缩效能的影响

在体内或实验条件下，肌肉可能遇到两种负荷：一种是在肌肉收缩之前就加在肌肉上的负荷，称为前负荷（preload），它使肌肉在收缩之前就处于某种伸长状态，即使其具有一定的初长度（initial length）；另一种负荷叫做后负荷（afterload），是肌肉在收缩开始后才遇到的负荷或阻力，它不增加肌肉收缩前的初长度，但能阻碍肌肉收缩时肌纤维的缩短，增加肌肉收缩的张力。图 2-27 是在实验室条件下分析前、后负荷如何影响骨骼肌收缩形式和做功的一种装置。图中 L 为杠杆，F 处为支点。杠杆右端可以加挂不同质量的砝码，作为负荷之用。杠杆左端下缚肌肉，肌肉另一端牵拉一个张力传感器 T，T 在肌肉收缩时不能移动，但可以把肌肉产生的张力转变成相应的电信号，并传入记录仪加以记录。砝码的下方有一可以调节高度的托盘。当它与砝码接触时，就限制了肌肉被进一步拉长。如果在肌肉静止时，给杠杆右端挂上一定重量的砝码，肌肉会稍稍被拉长一些，此时肌肉长度即为初长度，此时的负荷即为前负荷。如果刺激肌肉，则肌肉的张力不会有变化，其张力等于前负荷的重量，但肌肉将缩短，其缩短的程度可由右端杠杆臂上翘的距离表现出来。调节托盘的高度，使其恰好接触砝码底部，即可在保持肌肉的初长度不变的前提下增加更多砝码。如果在此情况下再刺激肌肉，则肌肉的张力必先增大，当它增大到足以克服增加部分的砝码重量时，肌肉才会缩短。由此可见，后增加的这部分砝码的作用在于影响肌肉收缩时的张力和阻碍肌纤维的缩短，这个负荷即为后负荷。

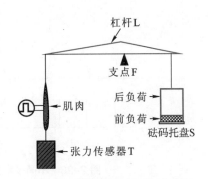

图 2-27 观察前、后负荷对骨骼肌收缩影响的实验装置

前负荷决定肌肉的初长度，影响肌肉收缩的总张力。

1. 前负荷或肌肉初长度对肌肉收缩效能的影响——长度 - 张力关系　不同的前负荷可以用不同的肌肉初长度表示，肌肉收缩的效果则以肌肉收缩时所能产生的主动张力为指标，它等于总张力减去被动张力（被动张力指的是因肌肉受到牵拉而弹性回位的张力）。从图 2-28 可以看出，在一定范围内，当肌肉的初长度随前负荷增大时，肌肉的主动张力也随之增大；但当达到某一张力值后，再增大肌肉初长度，主动张力反而减小。在这个临界值时肌肉所处的长度称为最适初长度（optimal initial length），所承受的前负荷相当于最适前负荷。骨骼肌在体内所处的自然长度，大致相当于它们的最适初长度，这样有利于产生最大的收缩张力。

被动张力取决于前负荷及肌肉本身的弹性。当肌肉的初长度超过最适初长度后，被动张力迅速增大，而主动张力反而迅速减小。

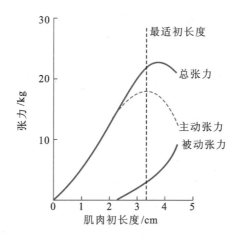

图 2-28　不同前负荷或肌肉初长度对肌肉收缩张力的影响

最适初长度之所以能使肌肉产生最佳的收缩效果，可从肌节的结构和收缩机制得以解释。观察表明，在最适前负荷条件下，肌节的长度大致上可保持于 $2.0 \sim 2.2 \ \mu m$。在此长度时，肌节中暗带两侧的细肌丝深入粗肌丝的距离最为适宜，亦即能与肌动蛋白结合的有效横桥数目最多，故肌肉收缩的效果最佳。如短于此长度，则细肌丝过多地深入暗带，H 带会明显缩短，横桥摆动的距离受到限制，从而使肌肉的收缩张力减小。若大于此长度，则细肌丝深入粗肌丝的距离减小，乃至被拉出与粗肌丝的接触区，H 带会明显加宽，与肌动蛋白结合的有效横桥数目减少，收缩张力减小，甚至横桥不能与肌动蛋白结合而使肌肉失去收缩能力（图 2-29）。

2. 后负荷对肌肉收缩效能的影响——张力 - 速度关系　在实验中如果固定前负荷于一定数值，然后观察不同后负荷对骨骼肌收缩张力及缩短长度的影响，可以得到如图 2-30 的结果。当肌肉在有后负荷的条件下进行收缩时，开始时由于后负荷的阻力而无法缩短，但张力在增加；当张力增加到刚刚等于后负荷的重量或刚能克服其阻力时，肌肉即开始缩短，负荷也被拉动一定的距离；肌肉一旦缩短，张力就不再增加（此时肌肉的实际张力应等于前、后负荷之和），直到缩短幅度达到最大值。当肌肉舒张时则出现与上述相反的变化过程。由此可见，肌肉在后负荷条件下收缩，总是张力变化在前，缩短在后；后

后负荷影响肌肉收缩的张力、初速度、缩短距离及做功。

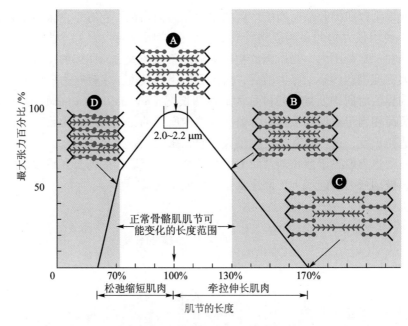

图 2-29　肌节的长度－张力关系

A. 肌节的长度为最适初长度，肌节中粗肌丝与细肌丝重叠程度最好，即全部横桥能与肌动蛋白结合；B. 肌节的长度超出最适初长度，粗肌丝的部分横桥不能与细肌丝结合；C. 粗肌丝的全部横桥都不能与细肌丝结合；D. 粗肌丝的横桥与细肌丝过多重合，滑行距离缩短，以至不能滑行

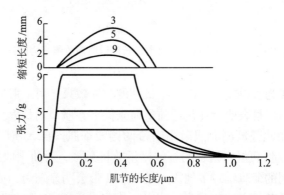

图 2-30　不同后负荷对肌肉单收缩所产生的张力和缩短程度的影响

上方为长度变化曲线，下方为张力变化曲线。注意两种收缩在时间上的对应关系。上方曲线中曲线的最大高度表示肌肉的最大缩短长度，缩短的瞬时速度可由曲线上任一点切线的斜率标出。上方曲线上的数字表示后负荷的克数，此数字对应并等于下方曲线纵坐标上的张力（g）数

　　负荷越大则肌肉在缩短前必须产生的张力也越大，肌肉缩短出现得越晚，缩短的速度也越慢，缩短的距离也越短。

　　如果把同一肌肉在不同后负荷条件下所产生的张力和它缩短时的初速度（即缩短曲线开始时的斜率）做成坐标曲线，则可以得到张力－速度关系曲线（图 2-31）。该曲线说明：在一定范围的后负荷条件下，肌肉所能产生的张力和它缩短时的初速度呈反比关系。①当后负荷为零时，从理论上讲肌肉的收缩张力应为零，收缩速度应达到最大，称为最大速度（V_{max}），此时肌肉表现为

等张收缩。但实际上在达到 V_{max} 时，肌肉的收缩张力不可能绝对等于零。②随着后负荷逐渐增大，收缩速度逐渐下降，肌肉表现为先等长收缩后等张收缩。③当后负荷增加到某一数值时，肌肉收缩速度为零，但产生的张力达到其最大限度，称为最大张力（P_0），此时肌肉表现为等长收缩。

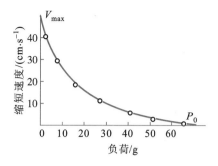

图 2-31　骨骼肌收缩的张力 – 速度关系

在 P_0 与 V_{max} 之间，肌肉收缩的速度与张力成反比关系。

根据机械功的定义（功 = 力 × 距离）可以看出，在张力 – 速度曲线的 P_0 和 V_{max} 两点及其以外，肌肉均不做功。在 P_0 和 V_{max} 两点之间，肌肉在不同后负荷时，其做功的大小是不同的。在后负荷过大或接近 P_0 时，肌肉的张力虽大，但缩短距离过小，不利于做功。相反，如后负荷太小或接近 V_{max} 时，肌肉缩短的距离及速度虽大，但张力过小，亦不利于做功。因此，只有肌肉在中等程度的后负荷情况下收缩，所完成的机械功或做功的效率最大。

适宜的后负荷使肌肉做功的效率最大。

在整体情况下，一些与维持身体姿势和对抗重力有关的肌肉，如比目鱼肌、颈后部及背部的肌肉等，收缩时以产生张力为主，而长度几乎不变，即以等长收缩为主；但与肢体屈、伸等运动有关的肌肉，则以等张收缩为主。由此看来，两者对于机体的正常功能活动都具有重要的生理意义，而不可以仅用单纯的机械功来评价。

（二）肌肉收缩性对肌肉收缩效能的影响

肌肉的收缩性（contractility）是指与前、后负荷无关而能决定肌肉收缩效能的肌肉内在特性。显然，肌肉收缩性与肌肉收缩效能成正相关。肌肉收缩性增强时，反映为长度 – 张力曲线和张力 – 速度曲线均向右上方移动，反之，会向左下方移动。肌肉收缩性是由肌肉内众多因素质与量的总和所决定的，包括钙通道的活性、肌质网释放 Ca^{2+} 和钙泵回摄 Ca^{2+} 的速度、肌钙蛋白对 Ca^{2+} 的敏感性、肌球蛋白横桥 ATP 酶的活性及肌细胞或肌丝生化代谢反应的速度和能量转换利用的效率等。许多内源性物质、神经、体液、药物或病理因素，甚至许多环境因素（如温度、重力、气压等）都可通过上述途径调节或影响肌肉的收缩性，从而影响肌肉的收缩效能。

（三）运动单位的大小及数量对肌肉收缩效能的影响

一个运动神经元的末梢分支及其所支配的全部肌纤维构成一个运动单位（motor unit）。运动单位的大小取决于运动神经元轴突末梢分支的多少，一块骨骼肌中含有多个大小不等的运动单位，小运动单位的神经元的兴奋性较高，在刺激或负荷较小、或运动中枢的活动较弱时首先兴奋并发动收缩，此时肌肉收缩的力量最小；随着刺激或负荷加大、或运动中枢的活动加强，发生兴奋与收缩的运动单位越来越大，数量越来越多，肌肉收缩的力量也越来越大；当一块肌肉中的所有运动单位都参与收缩时，肌肉收缩的力量（张力）达到最大。可见参与收缩的运动单位的大小和数量多少与肌肉收缩的效能（肌张力）成正相关。前面所提到的强直收缩也是一种通过提高骨骼肌收缩频率而产生收缩叠加效应的方式。在等长收缩条件下，完全强直收缩所产生的张力可达单收缩张力的 3～4 倍。所以，在整体生理情况下，骨骼肌的收缩几乎都以完全强直收缩的形式进行，有利于完成各种躯体运动和对外界物体做功。

（刘健　郭媛　赵玉峰　杜剑青　朱锦宇

高天明　王强　袁文俊　张淑苗）

◆ 复习题 ◆

1. 名词解释

液态镶嵌模型　单纯扩散　易化扩散　主动转运　钠泵　胞吐　胞吞　极化　除极　复极化　超极化　兴奋　兴奋性　刺激　阈（阈强度）　静息电位　动作电位　阈电位　局部兴奋　绝对不应期　超常期　兴奋收缩偶联　横桥周期　等张收缩　等长收缩　终板电位　量子式释放

2. 细胞膜物质转运有哪些方式？简述钠泵对 Na^+、K^+ 转运的机制及意义。

3. 神经细胞静息电位的产生机制是什么？如何证明？

4. 细胞的动作电位是怎样产生的？如何证明？

5. 细胞发生兴奋过程中，如何证明有兴奋性的变化？为什么会发生这些变化？

6. 兴奋在神经纤维上是如何传导的？影响传导速度的因素有哪些？

7. 试比较局部电位和动作电位的不同。

8. 细胞间通讯有哪些方式？各种方式之间有何不同？

9. 通过细胞表面受体介导的跨膜信号转导有哪几种方式？各种方式之间有何异同？

10. 试述细胞信号转导的基本特征。

11. 比较 G 蛋白偶联受体介导的信号通路之间的异同。

12. 试述神经肌肉接头兴奋传递的过程及其特点，并分析其影响因素。

13. 何谓肌节？肌节中有哪些成分？

14. 何谓兴奋收缩偶联？其结构基础是什么？Ca^{2+} 在其中发挥什么作用？

15. 肌细胞的收缩是怎样发生的？

16. 何谓单收缩和强直收缩？

17. 前负荷和后负荷各对肌肉收缩有何影响？

18. 试述继发性主动转运和原发性主动转运的异同点。

19. 试述单纯扩散、易化扩散和主动转运的异同点。

◆ 网上更多 ◆

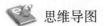 思维导图　 选择题　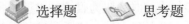 思考题　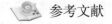 参考文献

第三章

神 经 生 理

◆ 要点 ◆

1. 神经系统主要由神经细胞（又称神经元）和神经胶质细胞两大类细胞组成。神经元的主要功能是传递和处理神经信息。神经胶质细胞不能产生动作电位，它主要发挥支架、绝缘、屏障和营养等作用。

2. 突触是神经元之间联系的基本方式。化学性突触传递是神经系统内信息传递的主要方式，是一种以释放化学递质为中介的突触传递，是一种"电 - 化学 - 电"的变化过程。其标志是突触前神经末梢释放兴奋性或抑制性递质引起突触后膜产生兴奋性突触后电位（EPSP）或抑制性突触后电位（IPSP）。EPSP 是突触前神经末梢释放的兴奋性神经递质，与突触后膜的相应受体结合，使突触后膜对 Na^+ 和 K^+ 的通透性增加（$P_{Na^+} > P_{K^+}$）而产生的除极。IPSP 是突触前神经末梢释放的抑制性神经递质与突触后膜的相应受体结合，使突触后膜对 Cl^- 的通透性增加而产生超极化。

◆ Outline ◆

1. The nervous system has two classes of cells: nerve cells (also named neurons) and glial cells. Neurons are the main signaling units of the nervous system. Glial cells are supportive cells. Some glial cells can produce the myelin used to insulate nerve cells and other glial cells can nourish nerve cells.

2. Synapses are the primary pathways for information communication between neurons. Of those, the chemical synapses predominate in signal transmission in nervous system. At a chemical synapse, an electrical change on a postsynaptic element is produced by a chemical transmitter from presynaptic endings triggered by an electrical change, i.e., an "electrical-chemical-electrical" change occurs. The excitatory or inhibitory transmitter released from the presynaptic membrane induces excitatory postsynaptic potentials (EPSP) or inhibitory postsynaptic potentials (IPSP) on the postsynaptic membrane respectively. When the excitatory neurotransmitter released from the presynaptic membrane binds its corresponding receptor on the postsynaptic membrane, the permeability of Na^+ and K^+ is increased ($P_{Na^+} > P_{K^+}$), which causes the depolarization of postsynaptic membrane, and this is called EPSP. However, if the neurotransmitter released from the presynaptic membrane is inhibitory and binds its corresponding receptor, the permeability of Cl^- is increased, which causes the hyperpolarization of postsynaptic membrane, and this is called IPSP.

3. 递质是由神经末梢释放并作用于效应细胞的传递物质，可分为中枢神经递质和外周神经递质两类。递质必须与受体结合才能发挥作用，受体不仅存在于突触后膜，也存在于突触前膜。

4. 中枢神经系统调节机体活动的基本方式是反射，兴奋后反射信息在中枢部分的扩布有时间特征和空间特征。

5. 抑制是兴奋的反面，两者的相互协调、相互制约是神经系统正常活动的基础。中枢抑制包括突触后抑制和突触前抑制。前者包括交互抑制和回返性抑制，抑制的原因发生在突触后。突触前抑制是指在轴突 – 轴突的突触中，由于一个轴突的活动导致另一个轴突末梢释放的递质量减少，从而导致该轴突所支配的突触后神经元所产生的 EPSP 减小，表现为抑制，抑制的原因发生在突触前神经末梢。

6. 感觉信息传入包括特异传入和非特异传入两种系统。特异性投射系统的功能是引起特定的感觉并激发大脑皮质产生传出神经冲动；非特异性投射系统的功能是维持大脑皮质的兴奋性，但不引起特定感觉。而特异性投射系统功能的实现必须依赖非特异性投射系统的活动。

7. 有神经支配的骨骼肌受到外力牵拉使其伸长时，能引起受牵拉的肌肉（梭外肌）收缩的反射称为牵张反射。牵张反射包括位相性牵张反射（腱反射）和紧张性牵张反射（肌紧张）两种类型。位相性牵张反射是快速牵拉肌肉时发生的牵

3. Neurotransmitters are released from the nerve terminals and act on effector cells, and are classified as the central neurotransmitters and peripheral neurotransmitters. The neurotransmitters can not exert their effects without receptor binding. And the receptors exist not only on the postsynaptic membrane, but also on the presynaptic membrane.

4. The reflex is the elementary manner of activity of central nervous system. The conduction of excitation in the reflex center is of temporal characteristic and spatial characteristic.

5. The normal function of the nervous system is based on regulation and inhibition of excitation. Central inhibition consists of postsynaptic inhibition (hyperpolarization of the postsynaptic membrane) and presynaptic inhibition (inhibition of neurotransmitter from the presynaptic terminal). Postsynaptic inhibition includes reciprocal inhibition and recurrent inhibition. Presynaptic inhibition happens when the action of excitatory interneurons causes the decreased release of neurotransmitters from presynaptic terminals and the decrease of EPSP, which exhibits inhibition. The inhibition is produced on the presynaptic terminals.

6. The afferent pathways of sensation involve the specific and nonspecific projection systems. The specific projection system is in charge of the production of specific sense and arousing output of nerve impulse of the cortex, while the function of nonspecific projection system is to maintain and change the excitation state of the cortex and it cannot produce specific sense. However, the function of the specific projection system depends on the action of the nonspecific projection system.

7. The stretch reflex is the contraction of an innervated skeletal muscle in response to being stretched. It has two components: the phasic stretch reflex (tendon reflex) and the tonic stretch reflex (muscle tonus). The phasic stretch reflex is elicited by sudden stretch of the muscle and tendon. The tonic stretch results from a slower stretch of the muscle. The tonic stretch is important in the

张反射；肌紧张是指缓慢持续牵拉肌肉时发生的牵张反射，表现为受牵拉的肌肉发生紧张性收缩。肌紧张的意义是维持身体的姿势。高级中枢通过易化系统和抑制系统调节肌紧张。

8. 大脑皮质对运动的调节是通过锥体系和锥体外系实现的。锥体系是指由皮质发出经延髓锥体到对侧脊髓前角的皮质脊髓束及到达脑运动神经核的皮质脑干束，管理远端关节的活动，调节精细动作。锥体外系是指除锥体系以外的一切管理运动的下行传导束，主要是协调近端关节的活动，调节肌紧张及协调随意运动。小脑和基底核在调节运动中有重要的作用。

9. 内脏活动受交感与副交感神经系统的双重控制，两者既对立又统一，相互配合，共同协调内脏活动。低位脑干和脊髓对内脏活动有一定的调节作用，下丘脑是调节内脏活动的较高级中枢，边缘系统是调节内脏活动的高级中枢。

10. 学习通常分为非联合型学习和联合型学习两类。记忆按保留时间的长短可分为短期记忆和长期记忆。按储存和回忆方式又可分为陈述性记忆和非陈述性记忆两类。陈述性记忆短期储存于海马，长期储存于大脑皮质联络区；非陈述性记忆储存部位是纹状体、小脑和运动皮质等脑区。

11. 脑电图是通过头皮引导出

maintenance of posture. The tone of muscles is regulated by the central nervous system through the facilitation and inhibition systems.

8. The cerebral cortex controls body movement by the pyramidal system and extrapyramidal system. The pyramidal system includes the corticospinal tracts which originate from the cortex and project to pyramids of medulla oblongata and terminate in the ventral horns of contralateral spinal cord and the corticobrain axis tract which comes from the cortex and terminates in the motor nuclei of the brain. The function of pyramidal system is to regulate the movements of distant joints and to control subtle movements. The extrapyramidal system includes all of the remaining motor pathways, and its main function is to harmonize the movements of near end joints and adjust muscle tone and voluntary movements. Cerebellum and basal ganglia play important roles in movement regulation.

9. The autonomic nervous system is responsible for visceral behavior. The autonomic nervous system is composed of the sympathetic and parasympathetic systems. These two systems sometimes act reciprocally and sometimes synergistically to regulate visceral function. The lower brain stem and spinal cord regulate the autonomic nervous system to some extent, but primarily the hypothalamus and limbic system are the higher centers of visceral control.

10. Learning has two forms: nonassociative learning and associative learning. Memory can be classified as short term memory and long term memory on the basis of how long the information is stored. It can also be classified as implicit and explicit memory on the basis of how the information is stored and recalled. Short term explicit memory is stored in the hippocampus; long term explicit memory is stored in the neocortex. Certain forms of implicit memory including motor skill seems to involve the striatum, cerebellum and motor cortex.

11. The electroencephalogram（EEG）is the

来的皮质自发电活动的波形。皮质诱发电位是外来刺激引起，并在自发脑电的背景条件下发生的。

spontaneous electrical activity of the cortex recorded from the surface of the scalp. Cortical evoked potentials are stimulus-triggered changes in EEG above baseline spontaneous cortical activity.

12. 睡眠觉醒实际上是3种状态（包含觉醒、NREM 睡眠、REM 睡眠）周期性变化的过程。中枢神经系统分别存在独立的觉醒、NREM 睡眠和 REM 睡眠发生系统。睡眠觉醒周期的转换则受睡眠稳态过程（S 过程）和生物钟（C 过程）的调节。

12. Sleep and wake have a circadian periodicity of about 24 hours, sleep is organized in cycles of non-REM and REM stages. There are different neural systems used to promote arousal and sleep. The change of sleep-wake cycle is regulated by sleep homeostasis and biological clock.

参考资料 3-1
神经生理学趣事

神经系统包括中枢神经系统（central nervous system）和周围神经系统。神经系统对机体功能调节起主导作用。人体各器官、系统的活动都不是孤立的，它们之间互相联系、互相协同或制约，执行这种协调功能的主要是神经系统。另外，机体所处的内、外环境是不断变化的，神经系统能对内、外环境变化做出迅速而准确的反应，维持整体生命活动正常进行。本章重点介绍中枢神经系统生理功能。

第一节 神经元与神经胶质细胞

神经系统主要由神经细胞（nerve cell）和神经胶质细胞（glial cell）两大类细胞组成。神经细胞又称神经元（neuron），是神经系统基本的结构和功能单位。神经胶质细胞简称胶质细胞（glia），其数量巨大，功能复杂多样。

一、神经元

（一）神经元的一般结构与功能

人类中枢神经系统内约含有 10^{11} 个神经元。典型神经元由胞体和突起两部分组成。突起分为树突（dendrite）和轴突（axon）。神经元树突分支多而短，轴突一般只有一个且较长。轴突和感觉神经元的长树突统称为轴索，轴索及其外面包被的髓鞘或神经膜构成神经纤维（nerve fiber）。

神经元的主要功能是接受、整合和传递信息。

神经元的主要功能是接受、整合和传递信息。机体内、外环境变化通过感受器换能后在神经元上形成神经冲动（nerve impulse），神经冲动（亦称兴奋，一般指动作电位）在神经元构成的神经网络中传递和处理后作用于靶组织，发挥对机体功能活动的调节作用。有些神经元除能传出神经冲动外，还能分泌激素，将神经信号转变为体液信号。

（二）神经纤维的兴奋传导及特征

周围神经纤维根据其兴奋传导速度的差异常被分为 A、B、C 三类，其中 A 类纤维又分为 α、β、γ、δ 四个亚类。根据纤维的直径和来源的不同又可分为 Ⅰ（包括 Ⅰa 和 Ⅰb）、Ⅱ、Ⅲ、Ⅳ 四类。前一种分类法多用于传出纤维，后一种分类法则常用于传入纤维（表 3-1）。

表 3-1　神经纤维的分类

纤维分类	功能层次	纤维直径 / μm	传导速度 / (m/s)	相当于传入纤维的类型
A（有髓鞘）				
α	本体感觉、躯体运动	13 ~ 22	70 ~ 120	Ⅰa、Ⅰb
β	触压觉	8 ~ 13	30 ~ 70	Ⅱ
γ	支配梭内肌	4 ~ 8	15 ~ 30	
δ	痛觉、温度觉、触压觉	1 ~ 4	12 ~ 30	Ⅲ
B（有髓鞘）	自主神经节前纤维	1 ~ 3	3 ~ 15	
C（无髓鞘）				
后根	痛觉、温度觉、触压觉	0.4 ~ 1.2	0.6 ~ 2.0	Ⅳ
交感	交感节后纤维	0.3 ~ 1.3	0.7 ~ 2.3	

神经纤维的主要功能是传导兴奋。神经纤维传导兴奋的速度与神经纤维直径的大小、髓鞘的有无及厚薄、温度的高低等因素有关。神经纤维直径越大，传导速度越快。神经纤维直径（包括轴索和髓鞘在一起的总直径）与传导速度之间的关系大致为：传导速度（m/s）≈6×直径（μm）。有髓神经纤维传导速度比无髓神经纤维快。在一定范围内，局部温度愈高，传导速度愈快。

神经纤维传导兴奋的特征包括：①双向性。刺激神经纤维上任何一点产生的兴奋可同时向纤维两端传导。②不衰减性。在神经纤维上传导的动作电位，不会因神经纤维长，电阻变大，而改变其形状和大小。③不交叉传导性（绝缘性）。一根神经干内的多条纤维同时传导兴奋时，彼此基本上互不干扰，其主要原因是细胞外液对电流的短路作用，使局部电流主要在单一神经纤维上构成回路。另外，髓鞘亦发挥了重要的绝缘作用。④相对不疲劳性。神经纤维在连续被电刺激数小时至十几小时的情况下，仍能保持其传导兴奋的能力，不易发生疲劳。神经纤维传导的这一特点是与突触传递比较而言的。突触传递因神经递质耗竭，较易发生疲劳。⑤不融合性。动作电位产生后，须经过一段绝对不应期后，才能发生第二次动作电位，所以兴奋是不能融合的。无论刺激频率多大，动作电位之间总是有一定的间隔。所以，一个动作电位可称为一次神经冲动，神经细胞的不应期长短决定了它产生或传导冲动的频率。

（三）神经纤维的轴质运输

借助神经纤维内轴质流动在胞体与轴突末梢之间运输物质的过程称为轴质运输（axoplasmic transport）。

轴质运输可分为自胞体向轴突末梢的顺向轴质运输和自末梢到胞体的逆向轴质运输两类，前者又可分为快速（300~400 mm/d）和慢速（1~12 mm/d）轴质运输。快速轴质运输的物质主要是具有膜结构的细胞器，如线粒体、递质囊泡和分泌颗粒等。这种运输与一种类似于肌凝蛋白的驱动蛋白（kinesin）活动有关。慢速轴质运输的物质则是与细胞骨架有关的微管蛋白和神经微丝蛋白等。逆向轴质运输是指由动力蛋白（dynein）将一些物质从轴突末梢向胞体方向运输，运输速度约为 205 mm/d。逆向轴质运输的物质主要包括某些可被轴突末梢摄取的物质，如神经生长因子、狂犬病病毒、破伤风毒素等。利用逆向轴质运输机制，神经科学实验中常用辣根过氧化物酶进行逆向追踪，确认神经纤维的走向和纤维联系。

轴质运输是一个耗能的过程，在缺氧的条件下，快速轴质运输减慢甚至终止。

（四）神经的营养性作用

神经对所支配的组织，除能通过末梢释放神经递质快速调节其功能活动外，还可通过神经末梢经常性释放某些营养因子，持续调节所支配组织的代谢活动，缓慢而持久地影响其结构和功能，称为神经的营养性作用（trophic action）。神经的营养性作用可通过切断神经实验证明。如切断运动神经后，该神经所支配的肌肉逐渐萎缩。脊髓灰质炎患者的脊髓前角运动神经元出现病变，其支配的肌肉丧失运动功能的同时，亦会因缺少神经营养性作用发生萎缩。

神经的营养性作用与神经冲动无关。如持续用局部麻醉药阻断神经冲动的传导，并不能使所支配的肌肉发生代谢变化。

二、神经胶质细胞

哺乳类动物神经系统神经胶质细胞的数量可达（1~5）×10¹² 个，为神经元的 10~50 倍。神经胶质细胞广泛分布于周围和中枢神经系统。周围神经系统的胶质细胞主要是包绕周围神经的施万细胞和神经节中的卫星细胞。中枢神经系统的胶质细胞主要有星形胶质细胞、少突胶质细胞、小胶质细胞、室管膜细胞和脉络丛上皮细胞。

（一）神经胶质细胞的结构和功能特征

神经胶质细胞也有突起，但无树突和轴突之分；细胞之间普遍存在缝隙连接，但不形成化学性突触；细胞膜内、外存在电位差，但不能产生动作电位。胶质细胞能产生多种神经活性物质，如神经递质、血管紧张素原及多种神经营养因子；胶质细胞膜上还存在多种神经递质受体。此外，胶质细胞终身具有分裂增殖能力。

（二）神经胶质细胞的生理功能

传统的观念认为，神经胶质细胞只是神经组织的间质成分，现在大量的研究证明，神经胶质细胞具有多方面的重要功能。

1. 支持、绝缘和屏障作用　大量星形胶质细胞以其长突起在脑和脊髓内交织成网格而构成支持神经元的支架，对神经元起支持作用。少突胶质细胞和施万细胞可形成神经纤维髓鞘，起一定的绝缘作用。另外，星形胶质细胞的血

管周足参与构成血 – 脑屏障。

2. 对神经元的营养性作用　星形胶质细胞通过血管周足和突起连接毛细血管与神经元，对神经元起运输营养物质和排除代谢产物的作用。另一方面，星形胶质细胞还能产生大量神经营养因子，以维持神经元的结构和功能。

3. 调节细胞外的 K^+ 浓度　星形胶质细胞在神经元周围微环境的调节中具有 "K^+ 库" 作用。当神经元兴奋，胞外间隙 K^+ 增加时，星形胶质细胞膜上的钠泵活动可将细胞外过多的 K^+ 泵入胞内，并通过缝隙连接将其分散到其他神经胶质细胞，以维持细胞外适宜的 K^+ 浓度，保证神经元电活动的正常进行。

4. 参与某些神经递质的代谢，影响神经元信息传递　星形胶质细胞能摄取神经元释放的谷氨酸和 γ– 氨基丁酸，将其转变为谷氨酰胺再转运到神经元内，从而消除氨基酸递质对神经元的持续作用，同时也为神经元合成氨基酸类递质提供前体物质。

5. 免疫应答作用　星形胶质细胞可作为中枢的抗原呈递细胞，其细胞膜上存在特异性的主要组织相容性复合体 Ⅱ 类蛋白质分子，能与处理过的外来抗原结合，将其呈递给 T 淋巴细胞。

6. 神经发育和再生作用　在神经系统发育早期，星形胶质细胞具有引导神经元迁移到达目的地的作用。脑和脊髓受伤时，星形胶质细胞则能依靠增生来充填缺损（但过度增生则可能形成脑瘤）。少突胶质细胞髓鞘中则存在抑制神经生长的物质，如 Nogo–A、髓磷脂相关糖蛋白和少突胶质细胞髓磷脂糖蛋白等，干扰这些抑制物质的产生可促进神经再生。

（鞠迪　武美娜　黄文华　祁金顺　扈启宽　于远望

胡志安　熊鹰　隋建峰　王莎莉）

第二节　中枢神经系统活动的基本规律

神经系统最基本的活动方式是反射，反射活动发生时最重要的一个过程就是突触传递。中枢的兴奋和抑制都是在突触处通过神经递质和相应受体的相互作用实现的。

一、突触

突触（synapse）是神经元之间紧密接触并进行信息传递的部位，这一名词由 Sherrington 首先于 1897 年提出。通过突触联系，一个神经元可以对另一个神经元产生兴奋或抑制效应。人脑中突触数目惊人地庞大，如按人脑中约含 1 000 亿（10^{11}）个神经元、每个神经元有平均约 10^3 个突触计算，其总数约为 100 万亿（10^{14}）个。突触功能如此重要，数目如此庞大，但就传递方式而言，大体可分为化学性突触（chemical synapse）和电突触（electrical synapse）两大类（见第二章），其中以化学性突触最普遍。化学性突触传递又分为经典的突触性化学传递（classical synaptic chemical transmission）和非突触性化学传递（non-synaptic chemical transmission）。以下主要介绍的是经典的突触性化学传递。

（一）突触结构和连接方式

一个神经元的轴突末梢分成许多小支，每个小支的末端膨大呈小球状，称为突触小体（synaptosome）。突触小体与下一个神经元胞体或树突表面相接，其接触点就是突触。一个神经元可以有很多突触，大的运动神经元可以有数千个突触。在电子显微镜下观察到突触处有两层膜（图3-1），突触小体一侧的膜被称为突触前膜，与突触前膜相对应的胞体膜或树突膜被称为突触后膜。前膜与后膜之间有一个约20 nm的间隙，称为突触间隙（synaptic cleft）。突触前膜和突触后膜比邻近的细胞膜稍厚，约7 nm。在突触小体的胞质内含有许多线粒体和突触小泡（synaptic vesicle）。小泡直径为20～80 nm，小泡内含有高浓度的神经递质。不同突触内所含的小泡大小和形状不完全相同。例如，释放乙酰胆碱的突触，其突触小泡直径为30～50 nm，在电镜下为均匀致密的囊泡；而释放去甲肾上腺素的小泡，直径为30～60 nm，其中有15～25 nm的致密中心。突触小泡在突触小体中分布不均匀，其聚集所在的突触前膜区域称为活性区（active zone）。突触前神经冲动传到神经末梢时，神经递质就会从突触小体的突触小泡经突触前膜释放出来，经突触间隙向突触后膜扩散并与突触后膜相应的受体发生作用，进而引起不同的生理效应。

化学性突触传递是信息传递的主要方式。根据释放的递质不同，突触后膜出现IPSP或EPSP，突触后神经元出现抑制或兴奋。

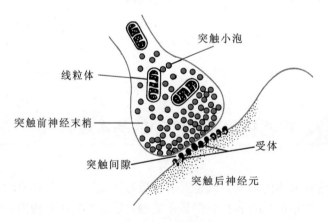

图3-1 突触结构

根据神经元相互接触的部位，突触连接主要有以下4种方式，即轴-体突触（轴突-胞体突触连接）、轴-树突触（轴突-树突突触连接）、树-树突触（树突-树突突触连接）、轴-轴突触（轴突-轴突突触连接）（图3-2），这些连接均有其不同的功能意义。

（二）突触的传递过程

当动作电位传至神经末梢（突触小体）时，末梢细胞膜产生除极，导致对Ca^{2+}的通透性增加，膜外的Ca^{2+}内流进入胞质；胞质中Ca^{2+}浓度增加，促进突触小泡向前膜方向移动，并与前膜融合、破裂，以胞吐的形式将小泡中的

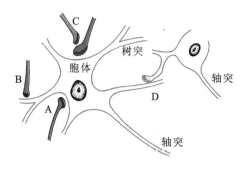

图 3-2　突触的不同连接方式

A. 轴 – 体突触；B. 轴 – 树突触；C. 轴 – 轴突触；D. 树 – 树突触

神经递质释放到突触间隙。这里 Ca^{2+} 起着神经递质释放的触发因子和信使分子作用。释放出的神经递质通过扩散与突触后膜上的受体结合，引起后膜对不同离子的通透性变化，因而产生不同的突触后效应，即兴奋性突触后电位（excitatory postsynaptic potential，EPSP）和抑制性突触后电位（inhibitory post-synaptic potential，IPSP）。

突触传递过程主要有以下步骤：

突触前轴突末梢发生动作电位

↓

突触小泡中的递质向突触间隙释放

↓

递质与突触后膜的受体结合

↓

突触后膜离子通透性改变

↓

EPSP/IPSP

可用微电极插入一突触后神经元胞体内，记录出该细胞内的电位变化。当微电极的尖端刺进胞体时，其膜电位约为 –70 mV，这是突触后膜的静息电位。突触前神经末梢若有少量的兴奋性神经递质释放，则突触后膜的负电位减小（例如由 –70 mV 减为 –65 mV），即突触后膜产生了局部除极，也就是产生了兴奋性突触后电位（EPSP）。EPSP 波幅的大小与突触前神经末梢释放的神经递质量成正比。当突触前神经元活动增强或参与活动的突触数目增多及 Ca^{2+} 内流增多时，释放的神经递质就多，产生的 EPSP 波幅就大；反之则小。当 EPSP 波幅达到一定水平（阈电位）时，就会在突触后神经元的轴突始段爆发动作电位，此动作电位会沿着该神经元的轴突向末梢方向传导（图 3-3）。

如果突触前末梢释放的是抑制性神经递质，当它与突触后膜受体结合时，就会使突触后膜出现超极化，称为抑制性突触后电位（IPSP）。IPSP 的出现表示突触后神经元兴奋性的降低，不易产生动作电位。一般将产生 EPSP 的突触称为兴奋性突触，产生 IPSP 的突触称为抑制性突触。EPSP 的发生是由于兴奋性递质作用于突触后膜相应的受体，使突触后膜对 Na^+ 和 K^+ 的通透性增加

EPSP 是突触前膜释放兴奋性递质，作用于突触后膜相应的受体，引起 Na^+、K^+ 通透性增加（主要是 Na^+），导致 Na^+ 内流，引起局部除极电位。

抑制性递质从突触前膜释放作用于突触后膜，导致后膜主要对 Cl^- 通透性增加，Cl^- 内流引起超极化，即 IPSP。

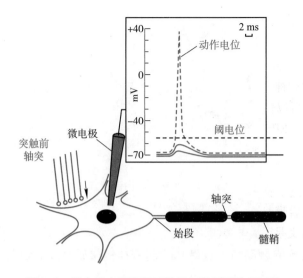

图 3-3　微电极在脊髓运动神经元记录到的 EPSP

所致。由于突触后膜对 Na$^+$ 和 K$^+$ 的通透性增加（主要是 Na$^+$ 内流），就使突触后膜的膜电位趋向 Na$^+$ 平衡电位而出现除极。IPSP 的发生是由于抑制性递质作用于突触后膜相应的受体，使突触后膜对 Cl$^-$ 的通透性增加，Cl$^-$ 内流的结果表现为膜的超极化（图 3-4）。IPSP 的产生还可能与 Na$^+$ 或 Ca^{2+} 通道的关闭有关。

　　任何一个神经元在某一时间内，总是不断地受不同来源的兴奋性或抑制性传入的轰击。突触后膜在某一时间的状态，实际上是同时产生的 EPSP 和 IPSP 总和的结果，也就是在单个细胞水平上神经活动的整合。如果 IPSP 占优势，

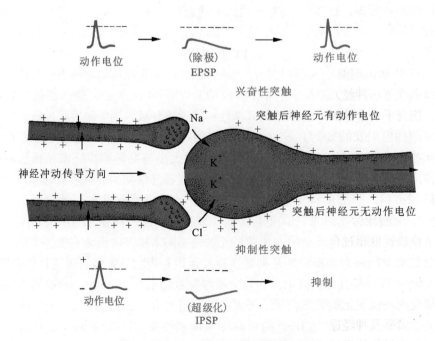

图 3-4　EPSP 和 IPSP 产生的离子机制

突触后神经元就呈抑制状态；如果是 EPSP 占优势，虽然未达阈电位水平，不能爆发动作电位，但局部的除极电位能提高突触后神经元的兴奋性，使之容易发生兴奋，这种现象称为易化（facilitation）。当 EPSP 的值达到细胞的阈电位时，就在突触后神经元轴突始段首先产生动作电位，引起突触后神经元兴奋，这样就使兴奋得以传递。

总结来看，EPSP 产生的原因是突触前膜释放兴奋性神经递质，产生的机制是突触后膜对 Na^+ 和 K^+ 的通透性增加（主要是 Na^+），结果是突触后膜产生局部除极，即产生 EPSP，意义是引起突触后神经元兴奋性的增加或完成一次兴奋的突触传递。而 IPSP 产生的原因是突触前膜释放抑制性神经递质，产生的机制是突触后膜对 Cl^- 的通透性增加，结果是突触后膜产生局部超极化，即产生 IPSP，意义是引起突触后神经元的抑制。

在神经系统调节某一生理活动的过程中，EPSP 和 IPSP 往往是同时出现的。如伸肌受到牵拉刺激时，支配伸肌的 α 运动神经元产生 EPSP，支配屈肌的 α 运动神经元则产生 IPSP。相反，发动屈肌收缩时，支配伸肌的 α 运动神经元产生 IPSP，支配屈肌的 α 神经元产生 EPSP。所以在任一反射活动中，中枢内既有兴奋活动又有抑制活动，两者相互作用的结果，保证了反射活动的协调进行。中枢神经系统对各种感觉传入信息的加工整合和对传出冲动的精确控制，正是通过使一些神经元产生 EPSP 的同时，又使另一些神经元产生 IPSP 来实现的。

（三）突触传递的特点

1. 单向传递　由于突触的结构与功能特点，神经冲动经过突触时只能从突触前神经元传到突触后神经元，不能逆传。

2. 突触延搁　绝大多数突触传递都是经由电–化学–电这一形式进行的，故耗时相对较多，这种现象被称为突触延搁（synaptic delay）或中枢延搁。这个时间延搁决定着刺激引起反射所需潜伏期的长短。兴奋传递经过的突触数目越多，潜伏期越长；反之就短。

3. 突触传递的总和　在兴奋性突触传递时，一般单个突触小体的兴奋不足以引起下一神经元的兴奋，只有当与下一神经元连接的多个突触小体同时兴奋，或与下一个神经元连接的一个突触小体以适当快的速度连续兴奋时，它们在突触后膜引发的 EPSP 可以叠加（空间总和与时间总和），才能引起下一神经元产生动作电位。另外，在抑制性突触，当突触小体释放抑制性递质时，下一神经元不但不会兴奋，反而呈现抑制，抑制也可以总和加深，使之更不易兴奋。

4. 突触疲劳　高频率的神经冲动传入，可以使突触前神经末梢内的神经递质释放速度超过合成速度，导致神经递质耗竭，使突触传递的效率下降，称为突触疲劳（synaptic fatigue）。

5. 对内环境变化的敏感性　在反射活动中，突触部位是最易疲劳，也是最易受内环境变化影响的环节。例如，代谢的变化、离子浓度的改变、神经递质失活障碍及神经递质与受体结合障碍等。基于这一点，人们可以设计一些药物影响突触的传递过程，达到治疗某些疾病的目的。

突触传递的特点有：单向性、突触延搁、总和、易疲劳、对药物和内环境变化敏感等。

（四）树突在神经元兴奋中的作用

我国著名神经生理学家张香桐首先提出树突在神经元兴奋中的重要作用。树突以其众多的分支占有较大的空间区域。以脊髓前角运动神经元为例，其树突从胞体向任何方向扩展 0.5~1.0 mm，因而它可以从运动神经元周围较大范围内接受信号，这有利于许多突触前神经元的总和。从形态学上看，前角运动神经元上的数千个突触，有 80%~90% 是在树突上形成的，胞体上的突触只占 10%~20%。

许多树突不能产生动作电位，这是因为它们膜上的电压依赖性钠通道很少，兴奋的阈值非常高，很难产生动作电位，但可以改变突触后神经元的兴奋性。在与树突形成的突触中，所产生的突触后电位是以电紧张电流向胞体做衰减性扩布。如果此兴奋的突触远离胞体，电紧张电位到达胞体时将衰减为零（相当于胞体的静息电位），该神经元就不会兴奋。所以距胞体近的突触比远的突触容易引起胞体的兴奋。有的树突能产生动作电位，但它是以 Ca^{2+} 内流为主产生的。

（五）非突触性化学传递

某些神经元轴突末梢上存在大量的结节状曲张体，曲张体内含有大量的突触小泡（图 3-5），是递质释放部位。非突触性化学传递（non-synaptic chemical transmission）是指当神经冲动到达曲张体时，神经递质从曲张体释放出来，递质通过弥散方式与突触后膜上的受体结合发生反应。这种曲张体并不与突触后膜形成经典的突触联系。在大脑皮质中的肾上腺素能神经元、黑质中的多巴胺（DA）能神经元及中枢内的某些 5- 羟色胺（5-HT）能和胆碱能神经元等也可以此种方式传递信息。

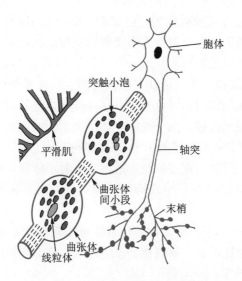

图 3-5　交感神经肾上腺素能神经元

二、中枢神经递质和受体

（一）神经递质的标准

一般认为，确定某一化学物质为中枢神经递质，应满足以下标准：①在神经元内具有合成神经递质的前体和酶系统，并且在细胞内合成后可贮存于突触小泡；②当神经元发生兴奋进行信息传递时，神经递质应从神经元轴突末端的囊泡内释放出来进入突触间隙；③神经递质作用于突触后膜上的特异性受体，引起效应细胞特定的功能改变或电位变化；④存在使神经递质失活的方式，可以被酶解，也可以被再摄取；⑤直接将神经递质施加于突触可引起与刺激神经同样的效应；⑥刺激神经或施加神经递质所引起的效应能被特异性的受体阻断剂（拮抗剂）所阻断，激动剂则可模拟递质的作用。但要确定某一化学物质是否是神经递质是十分困难的。因为除必须首先证明它在神经细胞内合成并参与信息的传递外，关键在于确定在神经冲动传来时，它们从末梢释放出来以及它们所引起的特定功能效应的性质，然而这并不容易。因为在中枢神经系统内细胞密集，在现有技术条件下很难收集神经细胞兴奋时末梢释放的微量化学物质并加以鉴定，更难以确证它们所引起的生理效应并用药理学方法加以验证。在未能完全肯定它们的性质之前，有的就被笼统地称为"拟议中的"神经递质（putative transmitter）或假定神经递质。

（二）中枢神经递质的分布与功能

中枢神经系统内的神经递质既然是由神经元的末梢释放的，它的功能必然和神经元的分布是相关联的。神经元按其分布来看，可分为局部神经元及投射神经元两类。属于局部神经元的递质，主要就在局部脑区起作用；属于投射神经元的递质，其作用部位应在投射神经元所支配的靶区。

递质的功能又与突触后神经元膜上的递质受体亚型有关。

1. 乙酰胆碱（ACh）　ACh 是最早被确定的一种中枢神经递质。1936 年和 1941 年分别证明脑和脊髓神经元能释放 ACh。ACh 作为中枢神经递质，分布比较广泛，其作用多数为兴奋。例如，闰绍细胞（Renshaw cell）是脊髓前角内的一种中间神经元，它接受前角运动神经元轴突侧支的支配，其作用是反馈性抑制运动神经元的活动。因为运动神经元轴突末梢支配骨骼肌，其递质为 ACh，所以前角细胞侧支支配闰绍细胞的突触也以 ACh 为递质。用 N 型 ACh 受体阻断剂后，ACh 对闰绍细胞的作用即被阻断。

除此以外，中枢 ACh 投射有：①丘脑后部腹侧特异感觉投射到相应皮质感觉区的神经元。②脑干上行网状激活系统的某些环节。③在尾核及边缘系统的海马、杏仁核、梨状区均有许多对 ACh 敏感的神经元。

中枢神经系统胆碱能系统的阻滞可引起学习记忆功能的减退；中枢给予 ACh 可抑制慢波睡眠，有升压作用。

2. 单胺类　单胺类递质是指多巴胺、去甲肾上腺素、肾上腺素和 5- 羟色胺。

（1）多巴胺（DA）　中枢内多巴胺通路主要有以下几条：①黑质 - 纹状体通路，其主要作用与运动协调有关；②结节 - 漏斗通路，发自下丘脑基底部，

掌握判断神经递质的标准，了解中枢神经系统内几种主要神经递质的分布和作用，特别是乙酰胆碱、单胺类和氨基酸类递质等。

参考资料 3-2
中枢主要神经递质的发现

止于正中隆起的垂体门脉血管丛，其主要作用是经垂体门脉血流，控制腺垂体各种激素的分泌；③中脑 – 边缘系统投射，主要参与对情绪的调节；④底丘脑 – 脊髓投射。

（2）去甲肾上腺素（NE） 脑内去甲肾上腺素能神经元胞体主要集中于低位脑干，尤其是中脑网状结构、脑桥的蓝斑及延髓网状结构的腹外侧部分。脑内的 NE 投射系统主要有 3 部分：上行部分、下行部分和支配低位脑干部分。上行部分，其纤维投射到大脑皮质、边缘前脑和下丘脑；下行部分，其纤维投射到脊髓背角的胶质区、侧角和前角；支配低位脑干部分，其纤维分布在脑干内部（图 3-6）。

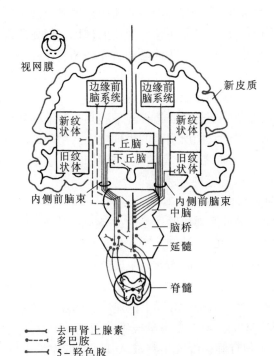

图 3-6 单胺类神经递质的脑内通路
左半球为去甲肾上腺素、多巴胺通路，右半球为 5- 羟色胺通路

（3）5- 羟色胺（5-HT） 中枢 5- 羟色胺递质系统也比较集中，其神经元主要位于低位脑干（中脑到延髓）近中线区的中缝核群。其中，中缝背核发出的投射主要是向高级中枢的，而中缝大核主要发出下行投射。上行 5- 羟色胺投射与睡眠、觉醒有关，下行 5- 羟色胺投射与痛觉调制有关。

（4）肾上腺素（A） 肾上腺素能神经元胞体主要位于延髓的 C_1、C_2、C_3 三个细胞群。由这些细胞群发出向上、向下投射。肾上腺素递质系统与血压、呼吸及神经内分泌调节有关。

3. 氨基酸类 现已证明确实存在氨基酸类递质，如谷氨酸、天冬氨酸、甘氨酸和 γ- 氨基丁酸等。

（1）兴奋性氨基酸（EAA） 兴奋性氨基酸主要是指谷氨酸。谷氨酸在脑内有十分广泛的分布，用谷氨酸的专一性抗血清研究谷氨酸免疫反应性在中枢神经系统内的分布，确证在中枢神经系统内绝大多数兴奋性突触都以谷氨酸作为神经递质。

（2）抑制性氨基酸　中枢神经系统内主要的抑制性氨基酸有 γ- 氨基丁酸（GABA）、甘氨酸（glycine，Gly）、牛磺酸等，其中 GABA 分布广泛。已知纹状体 – 黑质投射中有 GABA 通路，它可能起反馈抑制性作用。其余 GABA 系统也为抑制作用。

4. 肽类　现已知道，一些肽类物质可能是神经递质。例如，室旁核有向脑干和脊髓投射的纤维，具有调节交感和副交感神经活动及抑制痛觉的作用，其递质分别为催产素和血管升压素。在下丘脑以外的脑区也存在促甲状腺激素释放激素（TRH）和相应受体。TRH 能直接影响神经元的放电活动，提示 TRH 可能是神经递质。脑内具有吗啡样活性的多肽，称为阿片样肽，有 β- 内啡肽、脑啡肽和强啡肽 3 类。脑啡肽是五肽化合物，有甲硫氨酸脑啡肽（M-ENK）和亮氨酸脑啡肽（L-ENK）。这些阿片样物质作用于脑内阿片样受体，具有镇痛及其他作用，如引起欣快感、抑制呼吸和参与心血管中枢调节等。

5. 其他可能的神经递质　近年来的研究表明，一氧化氮（NO）具有许多神经递质的特征。某些神经元含有一氧化氮合酶（nitric oxide synthase，NOS），而且生成的一氧化氮从一个神经元弥散到另一个神经元中，作用于鸟苷酸环化酶并提高其活力，从而发挥生理效应。因此，一氧化氮是神经元之间信息沟通的传递物质。但它不同于一般的神经递质，不储存在突触小泡中，其释放不依赖于胞吐作用，而是通过弥散。它也不作用于靶细胞膜上的受体蛋白，而是作用于鸟苷酸环化酶。

NO 是 L- 精氨酸经一氧化氮合酶催化而生成的。从大鼠到人类，神经源性 NOS（nNOS）主要存在于海马、纹状体、下丘脑、中脑、小脑、大脑皮质、脊髓和背根神经节等处，这提示 NO 在这些部位的信息传递作用。

（三）中枢神经递质受体

神经递质受体一般是指突触后膜或效应器细胞膜上的某些特殊蛋白质结构，神经递质必须通过与受体相结合才能发挥作用。同一神经递质的受体在不同的部位，往往具有不同的结构和功能，而成为不同的亚型。中枢神经递质种类繁多，因此相应的受体及亚型种类也多，除乙酰胆碱 N 型和 M 型受体、肾上腺素 α 和 β 受体外，还有多巴胺受体、5- 羟色胺受体、兴奋性氨基酸受体、γ- 氨基丁酸受体、甘氨酸受体、阿片受体等。多巴胺受体可分为 D_1、D_2 等受体亚型，D_1 受体一般介导兴奋效应，D_2 受体介导抑制效应。5- 羟色胺受体可分为 $5-HT_1$、$5-HT_2$、$5-HT_3$、$5-HT_4$ 等受体亚型。兴奋性氨基酸谷氨酸的受体可分为 N- 甲基 -D- 天冬氨酸型（NMDA）、使君子氨酸型（QA）和海人藻酸型（KA）等。γ- 氨基丁酸受体可分为 $GABA_A$、$GABA_B$ 等亚型，凡是能被荷包牡丹碱（bicuculline）所阻断的 GABA 受体为 $GABA_A$，能被巴氯芬（baclofen）激动而不被荷包牡丹碱所阻断的 GABA 受体为 $GABA_B$。阿片受体可分为 μ_1、μ_2、δ、κ 等受体亚型。

如果受体事先被药物结合，递质就很难再与受体结合，于是递质就不能发挥作用。这种能与受体结合，从而占据受体或改变受体的空间结构形式，使递质不能发挥作用的药物称为受体的阻断剂（blocker）或拮抗剂（antagonist）。反之，能发挥与递质相似的生理效应的药物，称受体的激动剂（agonist）。由于一种神经递质受体的不同亚型都能与这一种神经递质结合，因此在研究中，不能用神经递质本身将受体分成不同的亚型，必须借助于相应的工具药。不同的受体亚型都各有不同的受体阻断剂。例如，乙酰胆碱 N 型受体的阻断剂是箭毒，而 M 型受体阻断剂是阿托品，纳洛酮则是阿片受体阻断剂。正是有了各种亚型的受体阻断剂，我们才能对不同亚型的受体的功能和分布有更深入的了解。

根据受体分子结构，可以把神经递质受体划分成两大家族。N 型乙酰胆碱受体、GABA$_A$ 受体和 NMDA 受体等属于一类家族，它们的特点是受体分子本身就是离子通道或与通道同属一个大分子；而 β 肾上腺素受体、M 型乙酰胆碱受体等属于另一类家族，它们都属于跨膜 7 次的 G 蛋白偶联受体，且都与 G 蛋白的激活有关。

受体不仅仅存在于突触后膜，也存在于突触前膜。突触前膜的受体称为突触前受体（presynaptic receptor）。突触前受体的作用在于调节神经末梢的递质释放，例如，肾上腺素能神经末梢的突触前膜上存在 α 受体，当末梢释放的去甲肾上腺素在突触前膜处超过一定量，即能与突触前膜 α 受体结合，从而反馈抑制末梢合成和释放去甲肾上腺素，起到调节末梢递质释放量的作用。

（四）神经元内的神经递质共存

神经递质共存是指在一个神经末梢内同时含有并释放两种以上神经递质的现象。近年来由于免疫组化技术的发展，证明脑内许多神经元共存有经典递质和肽类递质，现已明确的见表 3-2。

表 3-2 共存于同一神经元内的经典递质与肽类递质

经典递质	肽类递质	组织/部位（动物）
多巴胺	脑啡肽	颈动脉体（猫）
	CCK	颈动脉被盖区（人、猫）
去甲肾上腺素	生长抑素	交感神经节（豚鼠）
	脑啡肽	交感神经节（大鼠、牛）
		肾上腺髓质（各种属）
		蓝斑核（猫）
	APP/BPP/NPY	延髓（大鼠、人）
		蓝斑核（大鼠）
5-羟色胺	脑啡肽	延髓（大鼠、猫）
	P 物质	延髓（大鼠）
	TRH	延髓（大鼠）
	P 物质 +TRH	延髓（大鼠）

续表

经典递质	肽类递质	组织／部位（动物）
乙酰胆碱	血管活性肠肽	自主神经节（猫）
	脑啡肽	节前神经（猫）
	生长抑素	心脏（蟾蜍）
γ-氨基丁酸	生长抑素	丘脑（猫）
	胃动素	小脑（大鼠）

注：CCK=胆囊收缩素，APP=鸟胰多肽，BPP=牛胰多肽，NPY=神经肽Y，TRH=促甲状腺激素释放激素。

三、反射

反射（reflex）本是物理学的名词，17世纪法国学者笛卡儿将其用到生物学领域，意思是，动物的一切活动都是对外界一定刺激的反应，就像一面镜子将射来的光线反射出去一样。这一名词不仅一直沿用至今，而且其内涵已经被大大地丰富了。

任何一种反射都有一定的结构通路，这个通路就是反射弧（reflex arc）。它包括5个部分：感受器、传入神经、反射中枢、传出神经和效应器。反射弧的任何一个环节受到破坏，反射活动就不能正常进行。

（一）中枢神经元的连接方式

中枢神经系统内的神经元数量极多，它们之间的连接方式也是多种多样的，归纳起来主要有以下几种方式（图3-7）。

1. 单线式　一个突触前神经元只和一个突触后神经元发生联系（图3-7A）。这种连接方式保证了反射活动的精确性。例如，视网膜中央凹部分的双极细胞与神经节细胞的连接就是单线式的。

2. 辐散式　一个突触前神经元通过其轴突侧支可与多个神经元发生联系，并可逐级辐散下去，从而兴奋或抑制更多神经元（图3-7B）。辐散（divergence）式连接有利于扩大神经系统活动的范围。

3. 会聚式　多个神经元末梢与少数神经元发生联系，最终集中于一个神经元（图3-7C），这种连接方式称为会聚（convergence）。其中传来的神经冲动有兴奋的，也有抑制的，通过整合作用，最后决定其反应的性质。所以会聚式联系是中枢神经系统实现整合的结构基础。

4. 环路式　一个神经元通过其轴突侧支与中间神经元联系，中间神经元返回

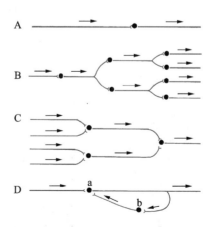

图3-7　中枢神经元的几种连接方式
A. 单线式；B. 辐散式；
C. 会聚式；D. 环路式

来直接或间接地再作用到该神经元（图 3-7D）。环路式联系在神经活动中的作用，依中间神经元的兴奋或抑制的性质而定。如图 3-7D 中的 a 神经元发生兴奋，冲动经其轴突侧支传到 b 神经元，如果 b 神经元是抑制性的，那么通过 b 的环路将实现回返性抑制（recurrent inhibition）。假如 b 是兴奋性神经元，通过此环路将会增加或延长 a 的兴奋作用。所以环路式联系是实现反馈的基础。

（二）反射活动的时间特征

反射活动的时间特征包括：①时间总和。②反射时与中枢延搁。③后发放。

1. 时间总和　如果对外周施以较弱的单个刺激，可能不引起或只引起较弱的反射活动。但是，如果给予同样强度的连续刺激，就会引起反射活动，或使反射加强，这种现象叫做时间总和（temporal summation）。这是因为中枢神经系统内同一突触小体的一次兴奋，往往只引起突触后的 EPSP，不引起动作电位。但在第一个 EPSP 消退之前，紧接着由于该突触小体连续兴奋而引起第二个、第三个 EPSP，则这些 EPSP 就会叠加起来，使突触后膜除极达到阈电位，引发突触后神经元的冲动发放（图 3-8A）。

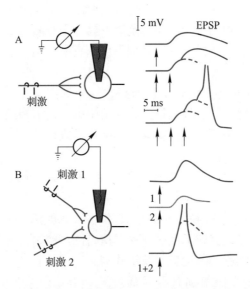

图 3-8　突触的时间总和（A）及空间总和（B）

A. ↑表示刺激次数，单个和两个刺激均只能引起 EPSP，但后者大于前者。
三个刺激引起更大的 EPSP，在此基础上引起动作电位；B. 刺激 1 或 2 各自
只引起 EPSP，但当 1+2 同时刺激时即引起动作电位

2. 反射时与中枢延搁　从刺激开始作用于感受器起，到效应器发生活动所经历的时间，称为反射时（reflex time）。换句话说，反射时就是冲动经过反射弧各个环节总的时程。它包括：①感受器发生兴奋的时间加上冲动在传入神经上传导所需的时间；②冲动在传出神经上传导及其在末梢与效应器接头处传递所需的时间；③冲动经过中枢所需的时间。其中①、②两项的时间容易计算出来。从反射时中减去这两段时间，就是兴奋通过中枢所需的时间，这段时间相对较长，称为中枢延搁（central delay）。中枢延搁是由于突触传递的时间延搁所造成的。实验证明，兴奋通过一个突触约需 0.5 ms。反射时的长短主要取决于兴奋在中枢通过突触数量的多少。

3. 后发放　在反射活动中，刺激停止后，传出神经元往往还可以继续发放冲动，使反射活动持续一段时间，这一现象叫做后发放（after discharge）。例如，用稀硫酸刺激脊蛙的脚爪，蛙腿便反射性地发生屈曲；当撤除刺激后，屈腿动作仍持续一段时间，这就是后发放现象。后发放产生的机制可以用兴奋在中枢的环路式传递来解释。

（三）反射活动的空间特征

1. 空间总和　由多个外周刺激在同一时间施于不同部位而引起的反射总和叫做空间总和（spatial summation）。其突触机制是，同一神经元同时有多个突触前突触小体兴奋而产生多个 EPSP，这些 EPSP 总和的结果可使突触后神经元达到阈电位，从而出现突触后神经元的冲动发放，而产生空间总和效应（图 3–8B）。

2. 局限化与扩散　刺激某反射有关的感受器，如果刺激强度适当，一般只引起较局限的效应器发生反射活动，这称为反射的局限化（localization）。如果把刺激强度加大（部位不变），往往引起较为广泛的反射活动。例如，以浓度较高的酸刺激脊蛙的一侧脚爪，不仅引起同侧后肢的屈曲运动，还可引起对侧后肢甚至前肢也发生运动，这种现象称为反射的扩散。反射的扩散可用兴奋在中枢的辐散式传递来解释。

（四）中枢抑制

中枢神经系统的活动，除兴奋外还有抑制（inhibition）。兴奋和抑制两者缺一不可，它们的相互协调、相互制约是神经系统正常活动的基础。如果中枢仅有兴奋性活动，那将是一种无分辨的和漫无止境的活动，正是由于还有抑制活动的参与，限制过多的、无价值的活动，兴奋才有意义。从抑制发生的机制及神经元之间的联系方式上，抑制可分为以下几种形式。

1. 交互抑制（reciprocal inhibition）　交互抑制是传入纤维的冲动在兴奋一个中枢神经元的同时，经侧支兴奋另一个抑制性中间神经元，进而使另一个中枢的神经元抑制。交互抑制首先是由 Sherrington 记述的。他证明，当给肢体一个较强刺激时，该侧肢体的屈肌发生收缩，同时伸肌的活动受到抑制而松弛，使得肢体顺利屈曲。交互抑制是在中枢通过抑制性中间神经元而实现的（交互抑制的神经联系途径如图 3–9 所示）。当我们完成一个协调的运动时，都存在拮抗肌间的交互抑制。在两个不同的功能系统的反射之间也存在这种抑制，如呼吸反射和吞咽反射就是两个相互对抗的反射。可见，交互抑制是中枢神经活动中的普遍现象，通过交互抑制能使不同中枢之间的活动互相制约，保证了体内各种反射活动的协调。

2. 反馈性抑制　兴奋自中枢某神经元发出，通过环路式联系，返回来再抑制原来的神经元或邻近神经元的兴奋，使其活动减弱或停止，这就是反馈性抑制（feed–back inhibition）或回返性抑制（recurrent inhibition）。反馈性抑制最明显的例子就是脊髓内闰绍细胞对前角运动神经元的抑制。当某一运动神经元发出兴奋时，冲动可通过其侧支兴奋一抑制性中间神经元（闰绍细胞），该神经元又返回来与原先发出兴奋的运动神经元或邻近的运动神经元发生突触联系，其轴突末梢释放一种抑制性神经递质（主要是甘氨酸），使突触后膜产生

反射活动的空间特征包括：①空间总和。②局限化与扩散。

中枢抑制包括：①交互抑制。②反馈性抑制。③突触前抑制。

一个感觉传入纤维进入脊髓后，一方面直接兴奋某一中枢神经元，同时发出侧支兴奋另一抑制性中间神经元，转而抑制另一中枢神经元，称为交互抑制。其意义是使不同中枢之间的活动协调起来。

中枢某神经元发出的信息，兴奋抑制性中间神经元，转而返回来再抑制原来发放信息之神经元的兴奋，称为反馈性抑制，使其活动及时终止。

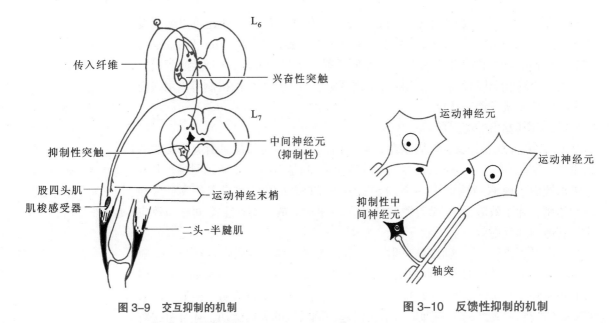

图 3-9　交互抑制的机制

图 3-10　反馈性抑制的机制

IPSP，从而使运动神经元活动及时终止。反馈性抑制的主要生理意义是使发动兴奋的神经元的活动能及时地终止，并促使同一中枢内许多神经元的活动步调一致（图 3-10）。

以上两种抑制，都是经抑制性中间神经元释放抑制性递质，通过突触后膜产生 IPSP 实现的，故又统称为突触后抑制（postsynaptic inhibition）。

3. 突触前抑制　兴奋性突触的突触前神经末梢在轴 - 轴突触作用下，兴奋性神经递质释放减少引起的抑制叫做突触前抑制（presynaptic inhibition）（图 3-11）。

从图 3-11 可以看出，当轴突 2 兴奋时，对突触后神经元 3 并无直接作用，即不引起神经元 3 产生 EPSP。当轴突 1 兴奋时，则可使神经元 3 发生 10 mV 的 EPSP。但如轴突 2 先兴奋，紧接着轴突 1 兴奋，则神经元 3 发生的 EPSP 仅为 5 mV。这样对于突触后神经元 3 来说，EPSP 减弱就表示受到了抑制。轴突 2 作用于轴突 1 为什么使轴突 1 的作用减弱呢？这是因为轴突 2 先兴奋就可使轴突 1 部分除极。实验证明，在突触前膜部分除极的情况下，如再发生兴奋，其动作电位的幅度和上升速率均减小，以致它的末梢释放的递质减少，则它引起的

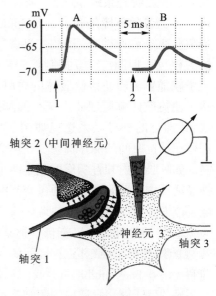

图 3-11　突触前抑制发生机制
A. 刺激轴突 1 时，神经元 3 产生 EPSP；
B. 先刺激轴突 2，再刺激轴突 1，
神经元 3 产生的 EPSP 减小

EPSP 也将减小。

突触前抑制多发生在中枢神经系统的感觉传导通路。它可以使信号的传导限制于较小的范围之内，使感觉功能更为精细。

（五）反射活动的反馈调节

当一个刺激发动一个反射后，效应器的活动必然又刺激本身或本系统内的感受器，使其发出冲动进入中枢，这个继发性的传入冲动对维持与纠正反射活动有重要作用。实际上每一个反射活动都有一系列连锁反射。实验证明，切除大量传入神经后，就会使许多反射活动不可能很好地完成。背根受损的患者，动作笨拙而出现感觉共济失调。这说明肌肉内肌梭的传入冲动在协调运动中起重要作用。除了效应器本身的感受装置发出的传入冲动对反射活动起协调作用外，其他感知反射效应的感受器也发出传入冲动进入中枢，来校正反射活动的进行。例如，视觉和内耳平衡感觉等。中枢能不断感知躯体运动反射的结果，并不断发出传入冲动来调整反射活动。如果失去这些传入冲动的作用，反射活动的进行将受到很大影响。

（武美娜　祁金顺　熊加祥　扈启宽　王莎莉　胡志安

黄文华　于远望　隋建峰　王春安）

第三节　神经系统的感觉分析功能

感觉是神经系统的一项重要功能，是客观物质世界在脑内的主观反映。体内、外的各种环境条件（如光、声等）的改变，首先通过相应的感受器换能，引发传入纤维产生神经冲动（动作电位），经过特定的神经传导通路，最后到达大脑皮质的特定区域（感觉中枢），引起各种特定的感觉。通过神经系统的感觉功能，人和动物可以调整自身活动以适应外界环境的变化，保持机体内环境的稳态。

> 各种特异感觉信息向中枢的传入一般经过三级神经元。这种特异传导系统可引起明确的特定感觉。

一、感觉信息的传导

（一）感觉信息的特异性传导

1. 丘脑前的传入系统　躯体感觉的传入冲动是经脊髓、低位脑干的传导通路传向大脑皮质。从脊髓上升到大脑皮质的传导通路可分为浅感觉和深感觉两种传导途径。浅感觉传导通路传导温觉、痛觉及轻触觉。其传入纤维经后根的外侧部（细纤维部分）进入脊髓。温觉、痒觉、痛觉的传入纤维，在脊髓后角更换神经元后，于中央管前交叉到对侧；轻触觉传入纤维进入脊髓后，分成上行和下行纤维，分别在多个节段更换神经元后，发出纤维在中央管前交叉到对侧，再分别经脊髓丘脑侧束（温觉、痒觉、痛觉）和脊髓丘脑前束（轻触觉）上行到达丘脑。深感觉（即本体感觉）传导通路传导肌腱、关节的位置觉、运动觉、振动觉等本体感觉和深压觉，其传入纤维经后根内

> 感觉信息进入脊髓后，浅感觉传导路径的特点是先交叉，后上行；而深感觉的传导路径则是先上行，后交叉。

侧部进入脊髓，并沿同侧后索上行，到达延髓的薄束核和楔束核更换神经元，再发出纤维交叉到对侧，经内侧丘系上行抵达丘脑（皮肤辨别触觉的传导通路与深感觉的传导通路一致）。可见，进入脊髓后，浅感觉传导通路的特点是先交叉，后上行；而深感觉传导通路的特点则是先上行，后交叉。因此，若单侧脊髓离断，浅感觉障碍发生在离断的对侧，深感觉障碍发生在离断的同侧（图 3–12）。另外，温度觉、痛觉更换神经元的部位集中在进入脊髓水平的上、下 1～2 节段脊髓，而轻触觉更换神经元发生在多个脊髓节段。因此，脊髓空洞症发生时一般温、痛觉易出现障碍，而轻触觉基本不受影响，出现脊髓空洞症特有的温、痛觉和轻触觉障碍分离现象。

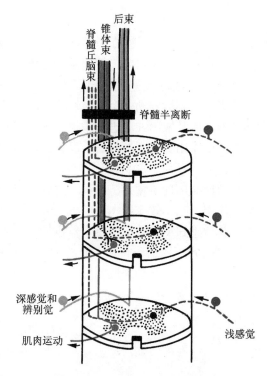

图 3–12 脊髓半离断效应示意图

躯体感觉的传入具有节段性分布的特点（图 3–12），每一脊髓节段支配的皮肤感觉区称为皮节（dermatome）。四肢皮神经和头面部一般感觉传入的节段性不如躯干明显。了解这种节段性分布的特点，对于脊髓病变的定位诊断具有一定的意义。临床上施行硬膜外麻醉时，常以上述皮神经分布区来测定麻醉平面的高低。脊髓损伤时，常根据感觉障碍的平面来推断脊髓损伤的节段。

头面部的温度觉、痛觉、痒觉和触觉传导通路的第一级神经元是三叉神经节细胞，中枢突经三叉神经根入脑桥，在三叉神经脊束核（温度觉、痛觉、痒觉）和三叉神经脑桥核（触觉）换元后，发出的纤维组成三叉丘系，投射到背侧丘脑的腹后内侧核，在此核换元后发出纤维经内囊后脚，投射到中央后回的下部。头面部深感觉经三叉神经和三叉神经中脑核向上传导。

视神经进入脑内形成视交叉后延伸为视束。左眼颞侧视网膜和右眼鼻侧视网膜的纤维汇集成左侧视束，右眼颞侧视网膜和左眼鼻侧视网膜的纤维汇集成右侧视束，两者分别投射到左、右丘脑的外侧膝状体。听神经的传入纤维首先在同侧脑干的耳蜗神经核更换神经元，换元后的纤维大部分交叉到对侧上橄榄核，再次换元后形成外侧丘系（小部分不交叉，于同侧外侧丘系上行）。外侧丘系的纤维直接或经下丘换元后投射到丘脑的内侧膝状体。

2. 丘脑的感觉功能　在解剖上，呈 Y 形的内髓板将丘脑内的核团分割成前核群、内侧核群和外侧核群（图 3–13）。在大脑皮质发达的动物，丘脑是除嗅觉外感觉传入的重要中转站，并可对感觉传入进行初步的分析和综合。丘脑的核群众多，从功能上大致可分为三大类。

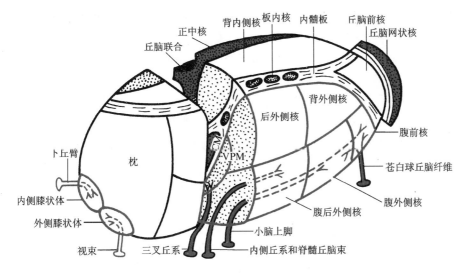

图 3-13 丘脑的核群及其纤维联系
VPM：腹后内侧核；CM：中央中核

（1）特异感觉接替核 这一类神经核团是上述各种特异感觉传导途径的中转站，主要有腹后外侧核（脊髓丘脑束及内侧丘系的换元站，与躯干、肢体感觉的传导有关）、腹后内侧核（三叉丘系换元站，与头面部的感觉传导有关）、内侧膝状体（听觉换元站）、外侧膝状体（视觉换元站）。各种特异感觉（嗅觉除外，嗅觉的传入冲动经嗅球传向边缘叶的梨状区）的传入冲动分别到达丘脑的有关感觉接替核，再点对点地投射到大脑皮质感觉区的Ⅳ层和Ⅴ层。

　　各种感觉在丘脑内的投射有精确的定位。例如，体表躯体感觉在丘脑核内的投射是：下肢感觉在腹后核的最外侧，头面部的感觉在腹后核的内侧，上肢感觉在中间。这种分布又与大脑皮质感觉运动区的功能定位相对应。丘脑的特异感觉与所投射的大脑皮质感觉区之间有环路联系。

（2）联络核群 主要有丘脑前核、腹外侧核、丘脑枕核等。这类核群不直接接受感觉传入的投射纤维，而是接受丘脑特异感觉接替核和其他皮质下中枢来的纤维，经过换元后发出纤维投射到大脑皮质的某一特定区域。它们在结构上大部分也与大脑皮质有特定的投射关系。例如，下丘脑乳头体来的纤维经丘脑前核换元后投射到大脑皮质的扣带回，参与内脏活动的调节；小脑、苍白球和腹后核来的纤维，经丘脑腹外侧核换元后投射到大脑皮质运动区，参与皮质对肌肉运动的调节；丘脑枕接受内侧和外侧膝状体的纤维，并发出纤维投射到大脑皮质顶叶、枕叶及颞叶的中间联络区，参与各种感觉的联系功能。此外，丘脑还有一些细胞群发出纤维投射到大脑皮质的前额叶和眶区顶叶后部的联络区，这些核群与各种感觉在丘脑和大脑皮质水平的联络协调功能有关。

（3）非特异投射核群 非特异投射核群是丘脑古老的部分。它们靠近中线的内髓板以内的结构，主要为髓板内核群，包括中央中核、束旁核、中央外侧核等；中线核（正中核）群，即网状核。丘脑非特异投射核群是感觉信息的非特异传导的中转站，其作用见下述。

　　3. 丘脑到大脑皮质的特异投射系统 丘脑特异感觉接替核及其投射至大

丘脑特异感觉接替核主要有腹后外侧核、腹后内侧核、外侧膝状体及内侧膝状体，它们是各种特异感觉传入纤维的接替站。

丘脑联络核群接受丘脑特异感觉接替核和其他皮质下中枢来的纤维，投射到大脑皮质的某一特定区域，主要参与内脏活动、肌肉运动的调节。

丘脑非特异投射核群（髓板内核群）是非特异传导系统的接替站和组成部分，其活动可提高大脑皮质的兴奋性，维持觉醒状态。

脑皮质的神经通路称为特异投射系统。与大脑皮质具有点对点的投射关系，投向大脑皮质的特定区域，引起特定感觉。联络核在结构上大部分也与大脑皮质有特定的投射关系，因此也可归入该系统。

（二）感觉信息的非特异传导及其作用

上述特异传导通路中第二级神经元的传入纤维通过脑干时，发出侧支与脑干网状结构内的神经元发生突触联系，然后在网状结构内反复换元上行，抵达丘脑的非特异投射核群，再弥散投射到大脑皮质广大区域。从脑干网状结构到丘脑的传入通路称上行网状激活系统（ascending reticular activating system），从丘脑非特异投射核群到大脑皮质的投射系统称非特异投射系统（nonspecific projection system）。可见，非特异传导系统是不同感觉的共同上行途径，与感觉信息特异传导系统相比，它已失去感觉的特异性及定位，投射不具有点对点的关系。非特异传导系统的上行纤维进入皮质后分散到各层，以自由末梢的形式与皮质神经元的树突形成突触联系。用微电极记录大脑皮质神经元单位放电的实验证明，非特异投射系统本身并不能单独激发皮质神经元放电，但可改变大脑皮质神经元的兴奋状态，参与机体觉醒状态的维持。在动物实验中可以观察到，刺激动物中脑网状结构能唤醒动物，脑电波呈现去同步化快波；而在中脑头端切断网状结构时，动物出现类似睡眠的现象，脑电波呈现同步化慢波（图3-14）。

> 非特异传导系统是指各种特异传导径路经过脑干网状结构时发出侧支，经过多突触多次换元后，投射到丘脑非特异投射核群（上行网状激活系统），在丘脑换元后，弥散投射到大脑皮质的广大区域，提高大脑皮质的兴奋性。

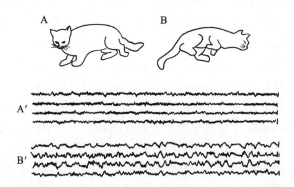

图3-14　切断特异传导和非特异传导后，猫的行为和脑电图的变化

A. 为切断特异传导而不损伤非特异传导的猫，处于觉醒状态，A′为其脑电图；

B. 为切断非特异传导的猫，处于昏睡状态，B′为其脑电图

在临床上，由于非特异传导为多突触接替的上行系统，较易受麻醉药的影响而发生传导阻滞。例如，巴比妥类催眠药或一些全身麻醉药（如乙醚）可能就是通过抑制上行激活系统和大脑皮质的活动而发挥作用的。

二、大脑皮质的感觉代表区及其功能

大脑半球内侧面的古皮质比较简单，一般只有3层结构：分子层、颗粒细胞层和多形细胞层。大脑半球外侧面等处的新皮质则有6层：分子层、外颗粒层、外锥体细胞层、内颗粒层、内锥体细胞层和多形细胞层。根据神经元的成分和结构特征，有人将大脑皮质分成52个区（图3-15）。

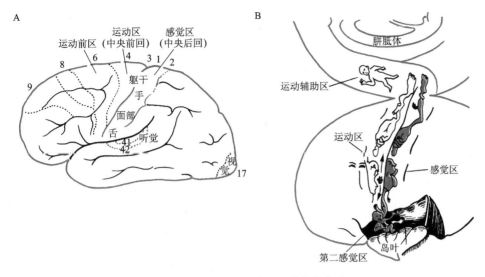

图 3-15　大脑皮质的分区及感觉代表区
A. 大脑皮质的分区及体表感觉、视觉、听觉代表区；
B. 大脑皮质体表感觉与躯体运动功能代表区

　　人类大脑皮质除有上述分区和分层的结构特点外，皮质深、浅各层的细胞还有特殊的排列及连接方式，这种排列及连接方式的功能表现就是与皮质表面相垂直的每一个小的立方柱都实施同一功能。这种结构特点称为皮质柱状组构（cortical columnar organization）或皮质柱（cortical column），它是大脑皮质进行信息加工的基本功能单位。皮质感觉区柱状组构称为感觉柱（sensory column），皮质运动区的柱状组构称为运动柱（motor column）。例如，当有传入冲动到达某一功能柱时，则在同一柱状范围内的深、浅层的神经元均发生兴奋，同时在柱状范围以外的邻近神经元则被抑制，形成大脑皮质兴奋和抑制的镶嵌模式。

　　大脑皮质是产生感觉的最高级中枢。来自身体不同部位和不同性质的感觉信息投射到大脑皮质的不同区域，通过大脑皮质对这些传入信息的分析与综合，从而产生不同的感觉。

（一）体表感觉

　　中央后回（3-1-2区）是全身体表感觉的主要投射区（图 3-15），又称第一躯体感觉区（SI）。3区为慢适应皮肤感觉，1区为快适应皮肤感觉，2区为关节、骨膜、筋膜等深部感觉。通过对灵长类动物皮质诱发电位分布的研究，发现中央后回的感觉投射有以下规律：①左右交叉，即一侧传入冲动向对侧皮质投射，但头面部的投射是双侧性的；②精细定位，倒立安排，即下肢代表区在顶部（膝以下的代表区在大脑半球内侧面皮质），上肢代表区在中间部，头面部代表区在底部，但头面部本身为正立位；③投射区的大小与体表部位的感觉分辨的精细程度有关，分辨越精细则代表区越大。例如，大拇指与示指的感觉灵敏，它们所占的投射区大；而胸部的体表面积虽很大，但感觉灵敏差，其投射区相对较小。用适宜强度的电脉冲刺激人脑中央后回顶部，可以引起似乎来自下肢的主观感觉，刺激中央后回底部则产生似乎来自头面部的主观感

体表感觉代表区的投射特点是：①左右交叉，但头面部双侧支配；②精细定位，倒立安排，头面部正立位；③代表区大小与体表感觉分辨的精细程度有关。

觉。这种主观感觉属于麻木或电麻样感觉，或者是被试者难以描述的感觉，很少有温、冷、痛等主观感觉，与刺激一根神经纤维的主观感觉相似。

在人、猴、猫脑尚有第二感觉区（SⅡ），人脑的第二感觉区在中央后回与岛叶之间。SⅡ感觉区面积比SⅠ小，正立位，双侧性（图3-15），与SⅠ感觉区密切联系，对感觉有一定的粗糙分析功能。在人类，损伤体表第二感觉区并不会引起明显的感觉障碍。有人认为，SⅡ可能有痛觉传入的投射，与痛觉有关。

（二）本体感觉

本体感觉代表区：中央前回（即运动区）。

本体感觉是指肌肉、关节等的位置觉与运动觉。人类关节、肌梭等处的感觉信息投射到运动区（4区，中央前回），以产生本体感觉。目前认为，中央前回既是运动区，也是本体感觉中枢。

（三）内脏感觉

内脏感觉代表区：较弥散，在相应的躯干代表区及下肢代表区。

内脏感觉代表区的范围小，且较弥散，混杂于体表感觉区、运动辅助区、边缘系统等。例如，刺激内脏大神经的快速传导纤维，可以在相应的躯干体表代表区引导出诱发电位；刺激盆神经的传入纤维，可在下肢体表代表区记录到诱发电位。人脑手术时，电刺激第二体表感觉区，可产生恶心或排便感等主观感觉。

（四）视觉

视觉代表区在枕叶内侧面的距状沟周围（17区）。

枕叶内侧面的距状沟周围的皮质（17区）为视觉代表区。其投射特点是：左侧视束到左侧枕叶，右侧视束到右侧枕叶；视网膜周边部投射到距状沟前部，黄斑部投射到距状沟后部；视网膜上半部投射到距状沟上部，下半部投射到距状沟下部（图3-16）。电刺激人脑的视区，受试者只产生简单的主观光感，但无完善的视觉形象。从外侧膝状体传入的纤维到达枕叶视皮质第Ⅳ层时还常有单眼性质，经Ⅳ层以外皮质回路作用后，绝大部分具有双眼性质，与立体视觉有关。到达上丘的传入纤维，与视运动反应有关。

（五）听觉

颞叶外侧沟下壁的颞横回和颞上回（41、42区）为听觉代表区，电刺激这些脑区，可使受试者产生铃声或吹风样主观感觉。听皮质接受内侧膝状体的传入纤维，其投射特点是：双侧投射，即一侧听觉代表区与双侧耳蜗联系；不同频率有一定分野，耳蜗底部（高频声感）投射到前部，耳蜗顶部（低频声感）投射到后部。

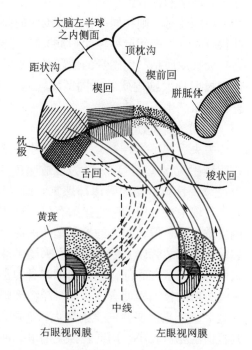

图3-16 视网膜各部分投射到大脑皮质枕叶

（六）嗅觉

动物越进化，嗅觉代表区越小。人脑的边缘系统的前底部（梨状皮质前部，杏仁核一部分）与嗅觉有关。刺激这些结构可引起特殊的主观嗅觉，如焦橡皮气味等。

（七）味觉

支配舌的面神经、舌咽神经和迷走神经中的味觉纤维，先后在延髓的孤束核、丘脑腹后内侧核两次中转后投射到大脑皮质的颞叶岛盖（operculum temporale）至脑岛的味觉代表区。在这里对味觉的强弱、性质进行分析。

（八）痒觉

痒觉主要投射到中央后回 S I 区、S II 区、前额叶皮质、岛叶皮质和眶皮质等区域。

三、中枢对特异感受活动的传出性控制

各级中枢在接受感觉信息传入时，也发出下行冲动在不同水平上调节感觉信息传递过程。

（一）感受器附属器官水平

例如，强光照射眼，可反射性地引起缩瞳反应，以限制进入瞳孔的光量；高强度的声音刺激，可引起中耳镫骨肌反射性地收缩，以减小鼓膜和听小骨活动的振幅，保护内耳免受高强度声波的损伤。

（二）感受器水平

运动中枢接受肌梭感受器的传入纤维，同时中枢又发出 γ 纤维来调节肌梭敏感性。形态学实验证明，上橄榄核有传出神经纤维支配对侧的耳蜗毛细胞，在动物实验中，刺激橄榄耳蜗束可以抑制短声引起的听神经动作电位。

（三）突触水平

感觉性冲动上传过程中也可受到高级中枢传出的下传冲动的调节。例如，脊髓后角传导痛觉纤维末梢的递质是 P 物质，此末梢又受到以脑啡肽为递质的突触前抑制调制，限制冲动传入，有人认为吗啡的镇痛作用与此有关。另外，传入冲动在丘脑中转时，也可受到丘脑与大脑皮质回返线路的下行纤维的突触前抑制。

四、疼痛生理

疼痛是人体各部受到损伤性刺激引起的不愉快（常伴有情绪反应）感觉，可伴有痛反应（防御、逃避）。疼痛既是一种生理的特异感觉，也是一种重要的病理生理过程，常是许多疾病的一种症状，且慢性痛目前被认为是一种难治性疾病。疼痛可作为机体在受到伤害性刺激时的一种警戒信号，引起机体发生一系列防御性保护反应，故疼痛在医学上有着特殊重要的意义。

按照痛觉发生时或发生过程中的主观感觉，可分为灼痛、刺痛、触痛、痒痛、胀痛、隐痛及绞痛等。按照受刺激的感受野的部位不同，可分为躯体痛（皮肤、肌肉、关节和筋膜等）和内脏痛。

疼痛是人体各部受到损伤性刺激引起的不愉快（常伴有情绪反应）感觉，可伴有痛反应。感受装置是游离神经末梢。伤害性刺激作用于皮肤时，可先后出现两种性质不同的痛觉，即快痛和慢痛。两者的传导径路不同。

（一）痛觉感受器及致痛物质

一般认为痛觉的感受装置是游离神经末梢（有人认为它是一种化学感受器），过热（>45℃）或过冷（<0℃）、机械刺激等任何刺激，只要达到一定强度有可能或已造成组织损伤时，均可使其兴奋，产生痛觉，但其机制尚不清楚。有人认为，各种致痛刺激首先引起组织内释放某些致痛物质（如K^+、H^+、组胺、5-羟色胺、缓激肽、前列腺素等），然后作用于游离神经末梢产生痛觉传入冲动，进入中枢引起痛觉。

（二）躯体痛

伤害性刺激作用于皮肤时引起躯体痛（somatic pain），可先后出现两种性质不同的痛觉，即快痛和慢痛。快痛是皮肤受到针刺、刀割、电击等刺激时立即发生的尖锐的、定位清楚的"刺痛"，疼痛很快发生（大约 0.1 s 内开始），当撤除刺激后很快消失；慢痛是刺激后 0.5~1.0 s 才感觉到，定位不明确的"烧灼痛"，较强烈而又难忍，撤除刺激后还持续数秒钟，并伴有情绪、心血管和呼吸等方面的变化。伤害性刺激作用于皮肤时先引起快痛，随后产生慢痛，但不易明确区分。此外，机械损伤、肿胀、某些化学物质（如尿酸之类）、炎症产物（缓激肽、5-羟色胺、K^+）等刺激神经末梢，或因局部循环障碍，代谢产物不能及时排出等刺激可引起深部痛。

痛冲动经由两种外周神经纤维传入中枢。快痛经由有髓鞘的 Aδ 纤维传入，其直径为 1~4 μm，传导速度为 12~30 m/s。Aδ 纤维传入脊髓背角，终止于 I、V 两层，换元后交叉到对侧，沿脊髓丘脑束至丘脑的腹后核，换元后投射到大脑皮质体表第一感觉区和第二感觉区，引起定位特征的痛觉。慢痛经由无髓鞘的 C 类纤维传入，其直径为 0.4~1.2 μm，传导速度仅有 0.5~2 m/s，终止于脊髓背角 I、II 两层（图 3-17），然后在脊髓内弥散上行，经脊髓网状纤维、脑干网状结构和丘脑的髓板内核群上传，最后投射到第二感觉区和大脑的边缘叶，引起慢痛和情绪反应。

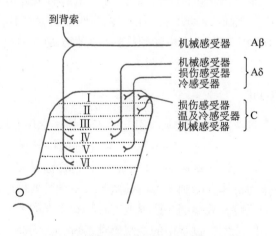

图 3-17　三类初级传入神经末梢在脊髓背角的终止

（三）内脏痛

内脏痛（visceral pain）常由压、胀、痉挛等机械牵拉刺激，缺血、炎症和代谢产物等化学性刺激所引起，其特点是疼痛缓慢而持久、定位不精确、对刺激分辨能力差。在刺激引起主观感觉之前，常伴有不愉快和不安等情绪变化。内脏中感受痛刺激的神经末梢对机械性牵拉、缺血、痉挛和炎症等刺激极为敏感，而对较快速的刺激（如切割或烧灼）一般不敏感。肠管和输尿管内如有结石而致强烈蠕动时，可引起剧烈的绞痛。

内脏痛也可以是某些致痛物质（如 HCl、5-HT、组胺、缓激肽等）作用于内脏所引起。主要经交感神经传入，传入纤维经后根入脊髓，随躯体感觉传入纤维上行。上消化道痛觉信息经迷走神经传入，部分盆腔器官（直肠、膀胱三角、前列腺、子宫等）痛觉信息经盆神经传入。体腔壁痛经膈神经、肋间神经及腰上部脊神经传入。

（四）牵涉痛

内脏疾病时，常引起远隔体表部位发生疼痛或痛觉过敏的现象，称为牵涉痛（referred pain）。例如，心肌缺血时，可发生心前区、左肩和左上臂的疼痛；胆囊病变时，右肩胛区会出现疼痛；阑尾炎时，常感上腹部或脐周疼痛。牵涉痛对内脏疾病的诊断具有临床意义（表 3-3）。

内脏痛常由压、胀等机械刺激，炎症和代谢产物等化学性刺激所引起，其特点是疼痛缓慢而持久，定位不精确，对刺激分辨能力差。内脏痛也可以是某些致痛物质作用于内脏所引起。

表 3-3 常见内脏疾病牵涉痛的部位和压痛区

患病器官	体表疼痛部位
心脏	心前区、左臂尺侧
胃、胰	左上腹、肩胛区
肝、胆	右肩胛区
肾（结石）	腹股沟区
阑尾	上腹部或脐周

发生牵涉痛的机制是支配某一内脏器官的传入纤维与发生牵涉痛的皮肤部位的传入纤维，在同一脊髓后根进入脊髓，这些传入纤维在脊髓灰质内同一区域更换神经元，即它们的脊髓中枢在同一区域。假如两中枢很接近，患病内脏传入的冲动将提高与它相邻的皮肤传入中枢的兴奋性，使该区域的皮肤对痛觉过敏（易化学说）；如果患病内脏和皮肤区域进入脊髓的传入纤维投射到脊髓同一神经元，由同一上行纤维上传入脑，则患者主观上将患病内脏传来的痛冲动，误认为是来自某一区域的皮肤（会聚学说）。目前认为牵涉痛的发生与上述两种机制均有关（图 3-18）。

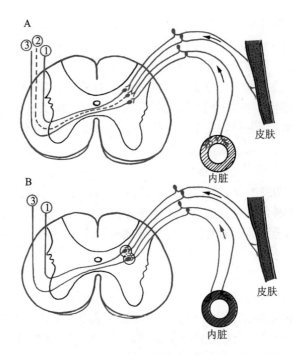

图 3-18 牵涉痛发生的机制

A. 会聚学说；B. 易化学说

① 传导体表感觉的后角细胞；② 传导体表和内脏感觉
共同的后角细胞；③ 传导内脏感觉的后角细胞

（霍福权　武美娜　刘亚莉　胡志安　隋建峰　扈启宽
黄文华　于远望　王莎莉　王春安）

第四节　神经系统对躯体运动的调节

　　人体完成的任何躯体运动，不论是反射性的或随意性的，都是在骨骼肌保持一定程度的肌紧张和机体维持一定姿势的前提下进行的。神经系统是机体保持肌紧张、维持姿势和实现随意运动的调节者。运动的类型越复杂，就越需要更高级的中枢参与调节。在动物实验中，为了确定哪些活动与哪一级中枢有关，往往采取在不同层面横切脑脊髓的方法。把哺乳动物的脊髓与延髓离断，这种动物称为脊髓动物（spinal animal）。脊髓动物可有屈肌反射与腱反射等简单的躯体反射，仍保持一定的肌张力，所以认为这些躯体活动是脊髓功能的表现。如果在中脑与间脑之间把脑切断，称为中脑动物（midbrain animal）。中脑动物除了具有脊髓动物的各种躯体活动外，还有翻正动作，就是动物能从不正常的姿势翻正为正常姿势。中脑动物的肌紧张也较脊髓动物强。如果把动物的大脑皮质去掉，称为去皮质动物（decorticate animal）。这种动物除了能够翻正之外，还能机械性行走，但不会转弯，当障碍物阻止它前进时则停止活动，这实际上不属于真正意义上的随意运动。只有神经系统保持完整的动物，才能有随意运动，随意运动必须有大脑皮质参加。

一、脊髓的躯体运动反射

（一）脊髓的运动神经元和运动单位

脊髓前角的运动神经元主要有α和γ两类，其末梢释放的递质都是乙酰胆碱。

1. α运动神经元　α运动神经元是脊髓前角中较大的一种神经元。它既接受来自背根的皮肤、肌肉、关节等外周传入信息，又接受皮质下各级中枢下传的信息。α运动神经元的轴突末梢支配骨骼肌梭外肌纤维，引起肌肉收缩，产生运动。因此α运动神经元被认为是脊髓反射的最后公路。

一个α运动神经元及其所支配的全部肌纤维所组成的功能单位，称为运动单位。运动单位的大小，取决于神经元轴突分支的多少。如一个支配眼外肌的运动神经元只支配6~12条肌纤维，这有利于完成精细的肌肉运动；而支配四肢肌肉的运动神经元可支配2 000多条肌纤维，故有利于产生较大的肌张力。

2. γ运动神经元　γ运动神经元是脊髓前角中较小的一种神经元，其胞体分散在α运动神经元之间，支配梭内肌。γ运动神经元的主要功能是调节肌梭对牵张刺激的敏感性。

> α运动神经元兴奋使梭外肌收缩以对抗牵拉，γ运动神经元兴奋引起梭内肌收缩以维持和增加肌梭的传入冲动，使梭外肌维持于持续缩短的状态，保证牵张反射的强度。

（二）脊休克

当脊髓与高位中枢离断后，离断面以下的脊髓暂时丧失反射活动能力，进入无反应状态，这种现象称为脊休克（spinal shock）。脊休克的主要表现是：离断面以下脊髓支配的躯体感觉和运动功能丧失，骨骼肌肌紧张消失，外周血管扩张，血压下降，发汗反射不出现，大、小便潴留等。

脊休克持续一段时间后，脊髓的反射功能可逐渐恢复。恢复的时间与动物的种类有关，动物越高等，恢复所需的时间就越长。如蛙的脊休克只有几分钟，猫、狗几小时，猴子约3周，人类则需数周以至数月。在恢复过程中，一般是比较原始、简单的反射先恢复，如膝跳反射、屈肌反射，此后恢复搔爬反射、对侧伸肌反射、血管紧张性和发汗反射等，并可具有一定的排便、排尿反射，但随意运动和感觉功能将永远丧失。脊髓功能恢复后，有些反射比正常亢进并广泛扩散，如屈肌反射；有些反射则减弱，如伸肌反射。

> 脊髓横断后，横断面以下脊髓暂时丧失反射能力进入无反应状态的现象称为脊休克。其原因是失去了高级中枢对脊髓的下行调控作用。

脊休克的发生，是由于脊髓突然失去了高位中枢的调控后，脊髓反射中枢的兴奋性极度低下所致，而非外伤本身引起。因为在脊休克过去后，在原来的离断面以下做第二次脊髓横断，将不再发生脊休克。动物实验中实施脊休克的目的是为了了解脊髓的固有功能。脊休克的产生和恢复说明脊髓可单独完成一些简单的反射活动，但正常时它们是在高位中枢的调节下进行的。高位中枢对脊髓反射既有易化作用，也有抑制作用，这可以从脊休克过去以后有的反射亢进、有的则减弱而表现出来。

（三）脊髓的躯体反射

某些躯体刺激可反射性引起骨骼肌的运动，这些运动反射的中枢在脊髓，故称为脊髓的躯体反射，它主要包括屈肌反射、对侧伸肌反射和牵张反射。

1. 屈肌反射和对侧伸肌反射　当一侧肢体的皮肤受到伤害性刺激时，信息传入脊髓，通过突触联系，可使该肢体出现缩回反应，表现为关节的屈肌收缩而伸肌弛缓，称为屈肌反射（flexor reflex）。该反射通过肢体缩回可避免机体受到进一步的伤害，因而具有重要的保护性意义，这是人和动物最原始的防御反射。屈肌反射的强度与刺激强度有关，如足部受到较弱刺激，只引起踝关节屈曲；刺激强度增加，由于兴奋在中枢的扩散程度增大，则膝关节和髋关节也可发生屈曲。屈肌反射是一种通过若干中间神经元的多突触反射，其反射弧的传出部分可通向许多不同的肌群。

在刺激强度很大的情况下，同侧肢体发生屈肌反射的同时，还出现对侧肢体的伸肌收缩、屈肌弛缓，关节伸直，称为对侧伸肌反射（crossed extensor reflex）。这是由于屈肌反射中枢的中间神经元兴奋后，在兴奋同侧屈肌运动神经元的同时，其侧支交叉到脊髓对侧，使对侧的伸肌运动神经元兴奋所致。该反射的意义在于，当一侧肢体屈曲时，对侧肢体伸直以支持体重，使动物的身体维持直立姿势而不至于跌倒。

2. 牵张反射

（1）牵张反射的概念　与神经中枢保持正常联系的骨骼肌，如受到外力牵拉时，可反射性引起该肌肉收缩，此种反射称为牵张反射（stretch reflex）。牵张反射分为位相性（phasic）和紧张性（tonic）牵张反射两种。

位相性牵张反射又称腱反射（tendon reflex），是快速牵拉肌腱发生的牵张反射，表现为被牵拉的肌肉出现迅速而明显的缩短。膝跳反射就是一个典型的位相性牵张反射。在膝关节半屈曲的情况下，叩击股四头肌肌腱，该肌肉因受到牵拉而立即发生一次反射性的快速缩短。同理，叩击跟腱以牵拉腓肠肌，则腓肠肌发生一次反射性的缩短（跟腱反射）。这类反射的反射时很短，耗时约 0.6 ms，为单突触反射（图 3-19）。腱反射的亢进或减弱都有助于某些神经系统疾病的诊断。

肌肉受到持续、轻度的牵拉刺激时产生的牵张反射，就是肌紧张（muscle tonus），表现为被牵拉的肌肉紧张性收缩，以阻止被拉长。例如，人在保持直立状态时，由于重力的作用，支持体重的伸肌受到经常的轻度拉长，通过牵张反射作用，伸肌便进行持续的轻微收缩，以支持身体，不致倾倒。故肌紧张是维持机体姿势最基本的反射活动，是姿势反射的基础。机体完成的各项运动，是通过体内某些部位肌肉的肌紧张加强而另一些部位的肌肉肌紧张减弱来协调的。因此，肌紧张及伴随身体不同的运动所做出的适应性变化，也是实现躯体运动的基础。由于肌紧张的反射性收缩力量并不大，且是同一肌肉的不同运动单位进行交替性的收缩，故能持久维持而不易出现肌疲劳。

（2）牵张反射的感受装置——肌梭（muscle spindle）　腱反射发生时，虽然叩击在肌腱上，但实际上引起反射的感受器并不在肌腱，而在肌肉内。因为当用局部麻醉药注入肌腱以消除腱感受器的作用后再叩击肌腱，仍可引起腱反射。实验证明，牵张反射的感受器是肌梭。

肌梭是感受肌肉长度变化的感受器，它位于梭外肌之间，与梭外肌平行排

有神经支配的骨骼肌，受到外力牵拉使其伸长时，反射性引起受牵拉的同一块肌肉收缩，称为牵张反射。感受器为肌梭，效应器为梭外肌。

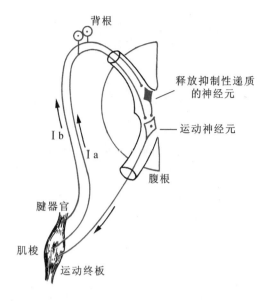

图 3-19　牵张反射及反牵张反射路径

　　牵拉刺激作用于肌梭，引起的冲动经 I a 纤维传入脊髓并直接或间接兴奋运动神经元（牵张反射）。腱器官受刺激的传入冲动沿 I b 纤维到达脊髓的中间神经元，中间神经元释放抑制性递质，可能为甘氨酸。如果牵拉强烈，则抑制性递质引起的运动神经元超极化，足以阻止其放电（反牵张反射）

列，由一束特化的肌纤维（梭内肌）、神经末梢及被膜组成。梭内肌纤维又可分为核袋及核链纤维两种，前者可能与突然牵拉所引起的反应有关，后者可能与持续牵拉所引起的反应关系较大。

　　梭内肌纤维受 γ 运动神经元支配，其传入神经是 I a 类和 II 类纤维，两类纤维末梢分布于核袋纤维和核链纤维的感受装置部位（图 3-20），其中枢端都终止于脊髓前角的 α 运动神经元。I a 和 II 类纤维的传入冲动进入脊髓后，除产生牵张反射外，还通过侧支和中间神经元接替上传到小脑和大脑皮质感觉区。

　　肌梭、梭外肌、α 运动神经传出纤维和 γ 运动神经传出纤维的关系如下：①当肌肉被牵拉时肌梭有一定数量的传入冲动（图 3-21A），如再刺激 γ 传出纤维则肌梭冲动增加（图 3-21B）。②当梭外肌纤维收缩时，肌梭松弛，因此肌梭的传入冲动减少（图 3-21C）。③若在梭外肌收缩的同时，刺激 γ 传出纤维，以引起梭内肌纤维同时收缩，可使肌梭的传入冲动增加或不减少（图 3-21D）。

　　（3）牵张反射产生的机制　当肌肉受到外力牵拉时，梭内肌也随之拉长，肌梭内感受装置受刺激而兴奋，冲动沿 I a 类和 II 类神经纤维传至脊髓中枢，引起支配同一肌肉的 α 运动神经元兴奋，使梭外肌收缩，这就是牵张反射（图 3-19）；当梭外肌收缩时，肌梭也随其缩短而松弛，对肌梭感受装置的刺激也就减弱，传入冲动因而减少甚至停止，α 运动神经元不再有冲动使梭外肌收缩，因而肌纤维的长度恢复。如果在 α 运动神经元兴奋的同时，γ 运动神经元也兴奋（称为共激活，coactivation），那么一方面由于梭外肌缩短，肌梭有

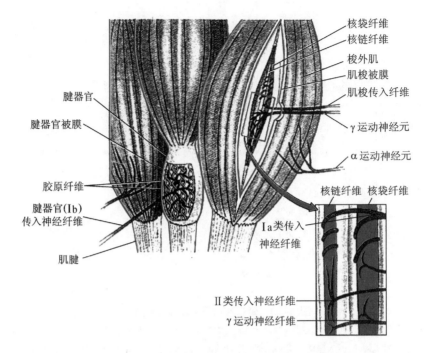

图 3-20 梭外肌、肌梭、腱器官及其神经支配

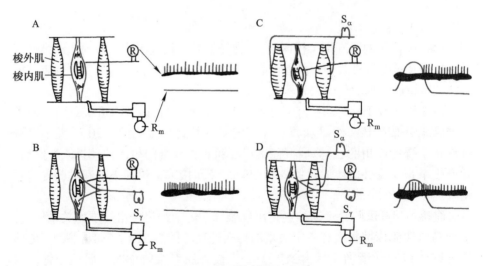

图 3-21 肌梭的传入冲动

A. 肌肉处于一定程度牵拉时；B. 刺激 γ 传出纤维时；C. 刺激 α 传出神经时，注意由于梭外肌收缩，肌梭呈松弛状态；D. 同时刺激 α 及 γ 传出纤维时。B、C、D 牵拉程度与 A 相同。S_α 代表刺激 α 传出纤维；S_γ 代表刺激 γ 传出纤维；R 为记录肌梭传入冲动装置；R_m 为牵拉肌肉的装置

可能被松弛，同时由于 γ 运动神经元的传出冲动增加，使梭内肌不至松弛，这样肌梭的传入冲动仍将维持较高频率，α 运动神经元传出冲动也仍较多，梭外肌便可维持在持续缩短状态。

　　人体在正常情况下所进行的活动，一般都是 α 运动神经元与 γ 运动神经元同时激活，这种调节性机制来自高级中枢。γ 运动神经元在高级中枢的影响下，有一定的冲动到达梭内肌纤维，梭内肌纤维收缩，肌梭感受器的敏感性提

高，传入冲动增加，使 α 运动神经元兴奋，引起梭外肌收缩。这种由于 γ 运动神经元的活动而使梭外肌收缩的反射途径称为 γ- 环路（γ-loop）。一些高位中枢对肌紧张的调节就可以通过兴奋 γ- 环路而实现。

（4）腱器官的功能　腱器官是感受肌肉张力变化的感受器，分布在肌腱胶原纤维中，与梭外肌呈串联排列，传入神经是 I b 类神经纤维（图 3-20），主要的作用是通过抑制 α 运动神经元的活动去调控牵张反射的强度。当骨骼肌做等长收缩或被动拉长时，只要肌张力达到一定强度，都会使腱器官兴奋，I b 类神经纤维的传入冲动增加，再通过抑制性中间神经元去抑制 α 运动神经元的活动，使肌张力降低，牵张反射及时终止。这种由腱器官兴奋引起的牵张反射抑制，称为反牵张反射（inverse stretch reflex）（图 3-19）。反牵张反射可以防止被牵拉肌肉因过度收缩而损伤，具有保护性意义。

牵张反射与反牵张反射既互相联系又彼此制约，前者在梭外肌被动牵拉时反射性地使梭外肌缩短以对抗被拉得过长，后者在主动收缩时反射性地引起梭外肌松弛以避免过度收缩。两种反射活动虽互相对立，但在保持正常的肌紧张和肌肉长度方面的作用却是一致的。如切断肌梭的传入纤维，肌张力将减弱，出现肌无力；反之，若切断腱器官的传入纤维，梭外肌收缩时，肌张力过分增强，则可能导致肌肉损伤。

二、高级中枢对肌紧张的调节

（一）脑干网状结构

刺激动物延髓网状结构内侧尾部，可以抑制牵张反射及由于刺激大脑皮质运动区（运动皮质）所引起的肌肉运动，上述区域称为网状结构抑制区。此外，在网状结构中还有易化区，其范围较广，位于脑干网状结构的背外侧部分，包括中脑的中央灰质及被盖、脑桥被盖等，刺激这些部位可增强牵张反射，也可增强运动皮质所引起的运动反应。

网状结构下行系统对肌肉运动的易化和抑制作用，都是通过网状脊髓束下传的。高级中枢对肌紧张和运动的作用可能有两种机制：一种是易化或抑制 α 运动神经元，直接调节肌肉的收缩；另一种是易化或抑制 γ 运动神经元，通过 γ- 环路改变肌梭敏感性而间接地调节肌肉运动。网状结构对肌紧张的调节可能主要依靠后一种机制。

（二）其他高级中枢

1. 易化系统　除脑干网状结构外，其他高级中枢部位也参与肌紧张的调节，主要指脊髓小脑和前庭核等。刺激上述任何一个区域都可引起肌紧张加强；破坏这些结构，则出现肌紧张减弱。大脑皮质也有易化作用，它的作用是通过锥体束下传的。

2. 抑制系统　主要指小脑前叶蚓部、大脑皮质运动区和纹状体等脑区。这些区域通过激活脑干网状结构抑制区构成对脊髓运动神经元的抑制系统，刺激这些区域可以降低肌紧张；而破坏其中任一环节，肌紧张都会增强。大脑皮质对肌紧张的抑制作用是通过脑干网状结构完成的。

中枢神经系统内参与肌紧张调节的易化和抑制系统的各个部位的相互关

高级神经中枢存在两个系统，即易化系统和抑制系统。它们通过 α 运动神经元对牵张反射进行调节。通过去大脑僵直实验，了解其发生的原理并进一步了解高级中枢的作用。

系，如图 3-22 所示。

（三）去大脑僵直及其产生的机制

易化和抑制系统对肌紧张的影响，可用去大脑僵直实验加以说明。如将猫在中脑上、下丘之间切断脑干，此时动物出现伸肌过度紧张现象，表现为四肢伸直，头尾昂起，脊柱挺硬，称为去大脑僵直（decerebrate rigidity）（图 3-23）。

去大脑僵直的发生是因为较多的抑制系统被切除，特别是来自皮质等部位的抑制性作用被消除，使易化系统相对地占了优势。这些易化作用主要影响抗重力肌，故使四肢的伸肌和头部上抬的肌肉紧张加强，造成了僵直现象。

去大脑僵直有 α 僵直和 γ 僵直两种。前者是由于高位中枢的下行性作用直接或间接通过脊髓中间神经元提高 α 运动神经元的活动而出现的僵直；后者是高位中枢的下行性作用首先提高 γ 运动神经元的活动，使肌梭的传入冲动增多，转而增强 α 运动神经元的活动而出现的

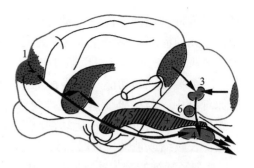

图 3-22　猫脑内与肌紧张调节有关的脑区及其下行路径

下行抑制作用（−）路径：4 为网状结构抑制区，发放下行冲动经网状脊髓束抑制脊髓牵张反射，这一区接受大脑皮质（1）、尾核（2）和小脑蚓部（3）传来的冲动；下行易化作用（+）路径：5 为网状结构易化区，发放下行冲动经网状脊髓束加强脊髓牵张反射；6 为延髓前庭核，直接向下发出前庭脊髓束，有加强脊髓牵张反射的作用

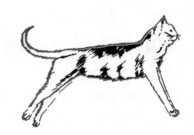

图 3-23　去大脑僵直猫

僵直。实验证明，在发生去大脑僵直后，如切断动物腰骶部后根以消除肌梭传入的影响，则可使后肢僵直消失，说明经典的去大脑僵直主要属于 γ 僵直；如在上述切断后根的去大脑猫，进一步切除小脑前叶，能使僵直再次出现，这种僵直属于 α 僵直，因为 γ 僵直已不可能发生；如在此基础上进一步切断第 VIII 对脑神经，以消除由内耳半规管等前庭器官传到前庭核的冲动，则僵直再次消失，说明 α 僵直主要是通过前庭脊髓束实现的。

在某些临床疾病中，也可出现与动物去大脑僵直类似的现象。例如，由于肿瘤压迫使皮质与皮质下失去联系，可出现明显的双下肢伸肌僵直及上肢的半屈曲状态，称为去皮质僵直（decorticate rigidity）。上肢的半屈曲状态也被认为是抗重力肌紧张增加的结果，因为人是直立的动物。在中脑有严重疾患时，人也可表现出去大脑僵直，此时头后仰，上、下肢均僵硬伸直，这是预后不良的信号（图 3-24）。

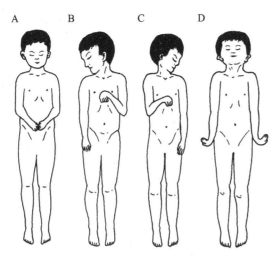

图 3-24　人类去皮质僵直（A、B、C）及去大脑僵直（D）

A. 仰卧，头部姿势正常时，上肢半屈；B. 和 C. 头转向一侧，
下颌所指一侧上肢伸直，对侧上肢屈曲；D. 去大脑僵直

三、大脑皮质的运动控制功能

（一）大脑皮质运动区

在动物实验中，用电刺激大脑皮质的一些区域可引起动物的运动反应。在神经外科手术过程中，对暴露的人大脑皮质进行电刺激，亦可引起人的运动反应。这些在电刺激时能引起身体特定部位的肌肉产生收缩活动的大脑皮质区域被称为运动区。人类的运动区包括：①主运动皮质（即中央前回，4 区）。②运动前区（6 区）。③辅助运动区（图 3-25）。它们接受经有关神经结构"设计"后的运动信息及运动中本体感觉的传入，经整合后通过运动传导通路控制全身运动。主运动皮质控制随意运动有以下特征：

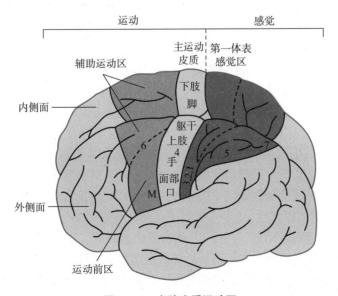

图 3-25　大脑皮质运动区

1. 交叉支配　即一侧运动皮质支配对侧躯体的肌肉运动。但头面部的肌肉，如咀嚼肌、喉肌及上部面肌是双侧支配，而面神经支配的下部面肌及舌下神经支配的舌肌主要受对侧支配。

2. 精细定位、倒置分布　即一定的皮质区域支配一定部位的肌肉，呈倒置分布。如下肢代表区在顶部，膝关节以下的肌肉代表区在皮质内侧面；上肢代表区在中间部；头面部肌肉代表区在底部，但头面部代表区的内部安排仍是正立的。这种躯体定位的分布与临床上局灶性癫痫发作时的扩布规律是一致的。

3. 代表区的大小与运动的精细复杂程度有关　肌肉运动愈精细、复杂，其代表区也愈大。如手运动灵巧复杂，代表区最大，其中大拇指代表区是大腿代表区的 10 倍左右；发声部位的代表区面积也很大。

刺激运动区引起的肌肉运动反应是不自主的、简单而定型的运动。这说明初级运动皮质是运动的"执行"机构，而运动的"设计"尚需要其他皮质或皮质下结构的共同参与。皮质运动区在其功能活动中，也反映柱状组构的特征。例如，当用微电极进行皮质内刺激（所用电流很小，可以激活少数皮质神经元）时，发现皮质内有一些点可以特异地易化脊髓某一小群运动神经元，而这些易化点的分布都在沿皮质垂直方向上的一个功能柱（functional column）内，其直径大概不超过 1 mm。

运动皮质最重要的功能是管理随意运动。它是发出锥体束的主要部位，其生理功能将在锥体系中一并讨论。

（二）锥体系

锥体系是指皮质发出并经延脑锥体抵达对侧脊髓前角的皮质脊髓束和抵达脑运动神经核的皮质脑干束。皮质 4 区是主要的发源部位。其功能是发动随意运动、调节精细动作、保持运动的协调性、加强肌紧张等。

锥体系（pyramidal system）一般指锥体束（pyramidal tract）及发出锥体束的皮质神经元。

锥体束是指由皮质发出并经延髓锥体而下达脊髓的传导束，即皮质脊髓束。由皮质发出到达脑神经运动核的皮质脑干束虽然并不通过延髓锥体，但因它在功能上与皮质脊髓束相同，所以也包括在锥体系的概念中。

1. 锥体束纤维的发源　皮质 4 区是主要的发源部位，它的第五层内含有巨锥体细胞（Betz 细胞）。此外，还来自 6 区、3–1–2 区、5 区、7 区等部；除来自巨锥体细胞外，还来自一些较小的锥体细胞。研究结果表明：一侧大脑皮质仅含巨锥体细胞 34 000 个左右，但每一侧锥体束却含有直径大小不等的纤维约 100 万根。锥体束中直径较粗大（11 ~ 20 μm）的有髓纤维占总数的 2% ~ 3%。看来 4 区巨锥体细胞的轴突大致就是这部分直径较粗的纤维。

2. 锥体系的生理功能

（1）加强肌紧张　局限切除猿猴 4 区而不伤及其他区域，或切断猴的延髓锥体时，动物出现弛缓性瘫痪（flaccid paralysis）。可见锥体系的正常功能是加强肌紧张。

（2）执行随意运动的"指令"　动物进化愈高等，随意运动愈依赖于大脑皮质的控制。哺乳动物去大脑皮质后即失去随意运动（瘫痪），也说明这一点。

随意运动的发动是一个复杂的过程。据近来记录人体皮质的电位变化，并要求受试者作随意运动的研究表明，在随意运动（以肌电活动为指标）发生前数百毫秒，在皮质的顶叶、额叶均有极微小的电位波动。这种电位波动经过电子计算机技术的多次叠加，可以被记录下来，此种电位称为"准备电位"（readiness potential）。这说明，在皮质发出运动性冲动之前，多处皮质就已在活动，为运动作"准备"了。故现在认为，运动皮质的功能主要是"执行"运动"指令"，而运动意念、运动程序的设定等大概是其他脑区（如皮质联络区、基底核及外侧小脑）的功能（图3-26）。

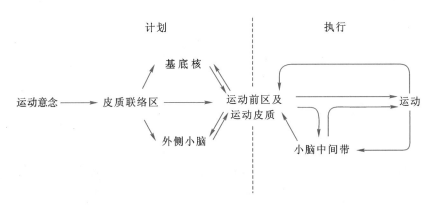

图 3-26　随意运动的管理

（3）其他　锥体束下传冲动还可作用于感觉传递的第一级转换站，抑制传入冲动的传递。锥体束中还含有自主神经纤维，刺激锥体束可影响交感神经的传出活动。锥体束中的自主神经纤维均属细纤维。锥体束必须唤起脊髓前角细胞的兴奋，才能最后发生运动活动或改变肌紧张的程度。现已知锥体束纤维仅有一小部分与前角细胞形成单突触联系，大部分需通过脊髓内的中间神经元的中转。锥体束活动时，既可引起 α 运动神经元的兴奋，往往又同时引起 γ 运动神经元的兴奋，因此是一种共激活。α 激活的作用在于发动随意运动，而 γ 激活的作用在于调整肌梭敏感性以配合运动。

（三）锥体外系

锥体外系是一个功能概念，指不经过延髓锥体的管理躯体运动的下传系统。它不直接到达脊髓或脑神经运动核，经基底核、红核、脑干网状结构的神经元中转而最后影响脊髓运动功能。发出锥体外系的皮质区也很广泛，除运动皮质外，还包括感觉运动皮质，如第二运动区及辅助运动区，以及许多其他皮质部位。所以锥体外系的皮质发源与锥体系的皮质发源是有许多重叠的。锥体外系下传系统如图 3-27 所示，包括经典的锥体外系、皮质起源的锥体外系和旁锥体

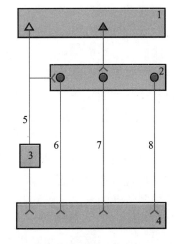

图 3-27　锥体系和锥体外系
1. 大脑皮质；2. 皮质下中枢；3. 延髓锥体；
4. 脊髓；5. 锥体束；6. 旁锥体系；7. 皮质
起源的锥体外系；8. 经典的锥体外系

锥体外系是指除锥体系以外的一切调节运动的下行传导路，包括经典的锥体外系、皮质起源的锥体外系和旁锥体系三部分。

系三部分。经典的锥体外系是指起源于皮质下某些核团（尾核、壳核、苍白球、黑质、红核等）控制脊髓运动神经元的下行通路。由大脑皮质起源并通过皮质下核团接替，转而控制脊髓运动神经元的传导系统称为皮质起源的锥体外系。由锥体束侧支进入皮质下核团，转而控制脊髓运动神经元的传导系统称为旁锥体系。因此，锥体外系是一个比较复杂的系统，它的功能需视具体通路而异，主要与调节肌紧张、肌群的协调性运动有关。

锥体系与锥体外系是运动控制中两个平行的管理系统，它们对随意运动、肌紧张实行平行控制。当然，它们之间还有横向的相互影响，可在不同水平发生。

以往在文献中有所谓上、下运动神经元的概念。下运动神经元是指由脊髓和脑干运动神经核发出轴突并直接控制骨骼肌活动的运动神经元。下运动神经元损伤，由于脊髓反射中枢损坏，出现弛缓性瘫痪，反射消失或减弱，肌肉萎缩。所谓上运动神经元原来是指管理脊髓运动神经元的所有上位的神经元（包括脑干、基底核、大脑皮质）。上运动神经元损伤，出现痉挛性瘫痪，肌张力增高，腱反射亢进，无肌肉萎缩，但病程长者可出现失用性肌肉萎缩。

四、基底核对运动的调节

（一）基底核的组成及功能

掌握基底核的组成及它们在调节运动中的作用，基底核病变的症状及发生的机制。

基底核包括尾核、壳核、苍白球、丘脑底核、黑质和红核。尾核、壳核和苍白球统称为纹状体，其中苍白球是较古老的部分，称为旧纹状体；而尾核和壳核则在进化上较新，称为新纹状体。在鸟类以下的动物中，纹状体是中枢神经系统控制运动的最高级部位。在哺乳动物中，基底核的主要功能是为随意运动提供肌紧张和配合大脑皮质调节随意运动的稳定性。此外，基底核还同丘脑和下丘脑联合成为本能反射的调节中枢，共同完成行走、性反射等复杂的非条件反射，并同小脑一起，参与随意运动的设计和执行，以及运动任务的学习和记忆等活动。

（二）基底核与大脑皮质之间的神经回路

基底核接受大脑皮质的纤维投射，传出纤维经丘脑前腹核和丘脑外侧腹核接替后，又返回大脑皮质，构成基底核与大脑皮质之间的回路。这一回路又分为直接通路和间接通路两条途径。

1. 直接通路　如图 3-28 所示，直接通路是自皮质广泛区域→新纹状体→苍白球内侧部→丘脑前腹核和外侧腹核→皮质运动前区的通路。其中，大脑皮质通过兴奋性神经递质谷氨酸可以兴奋新纹状体；新纹状体神经元活动的增强，则通过抑制性神经递质 γ- 氨基丁酸（GABA）使苍白球内侧部受到抑制，这种抑制活动的意义是解除苍白球内侧部原本存在的对丘脑的抑制活动（即去抑制），从而使丘脑活动增加，受其兴奋作用的大脑皮质活动也增加。因此，直接通路活动增强的结果是皮质活动的增加。

2. 间接通路　间接通路是皮质广泛区域→新纹状体→苍白球外侧部→丘脑底核→苍白球内侧部→丘脑前腹核和外侧腹核→皮质运动前区的通路。与直接通路相比，在新纹状体和苍白球内侧部联系中，插入了苍白球外侧部和丘脑

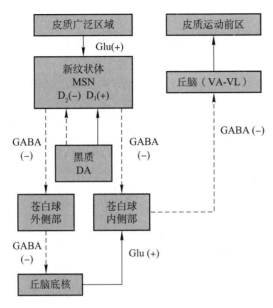

图 3-28 基底核与大脑皮质之间的回路

GABA：γ- 氨基丁酸；Glu：谷氨酸；DA：多巴胺；

D_1、D_2：多巴胺 1 型和 2 型受体；MSN：中型多棘神经元

——— 兴奋性联系 ------- 抑制性联系

底核。由于新纹状体与苍白球外侧部之间及苍白球外侧部和丘脑底核之间都是抑制性联系，因此，新纹状体神经元活动的增强经间接通路对苍白球内侧部的影响不是抑制，而是兴奋，从而使其对丘脑的抑制活动增强，转而对皮质活动产生抑制。因此，间接通路活动增强的结果是使皮质活动减少。

基底核中的黑质含有丰富的多巴胺能神经元，其发出的黑质 – 纹状体投射可通过新纹状体中型多棘神经元（medium spiny neuron，MSN）D_1 受体增强直接通路活动；同时，通过 D_2 受体抑制间接通路活动。故黑质具有增加运动皮质活动的作用。

（三）基底核损伤相关疾病

基底核与随意运动的产生、稳定及肌紧张的调节有关，也参与运动的设计和程序的编制。当基底核发生病变时，主要表现为运动异常和肌紧张的改变。临床上将这些症状分为两类：一类是运动过少 - 僵直综合征，如帕金森病；另一类是运动过多 - 低肌张力综合征，如亨廷顿病。

1. 帕金森病（Parkinson disease，PD） PD 患者的临床表现有：随意运动减少，动作缓慢特别是动作发起困难，面部表情呆板，全身肌张力增强（肌肉强直），常伴有静止性震颤（每秒 4～5 次）。震颤多见于上肢，尤其是手部，其次是下肢和头部。情绪激动时，震颤加剧，入睡后停止。

研究表明，中脑黑质多巴胺能神经元的功能受损是导致 PD 的主要原因。如上所述，黑质 – 纹状体多巴胺纤维投射可以增强直接通路、抑制间接通路，具有增加运动皮质活动的作用。所以，黑质 – 纹状体投射系统受损时，可引起直接通路活动减弱而间接通路活动增强，使皮质运动减少，导致患者出现以

上症状。

临床上给予 PD 患者多巴胺的前体——左旋多巴（L-dopa，易通过血脑屏障）能明显改善肌肉强直和动作缓慢症状。另外还观察到，使用 M 受体阻断剂如阿托品、东莨菪碱，可起到一定治疗效果；将乙酰胆碱直接注入动物苍白球，可导致对侧肢体症状加剧。这说明纹状体内存在乙酰胆碱递质系统，其功能的亢进能引起一系列症状。临床上，除应用左旋多巴加强多巴胺系统功能、应用胆碱受体阻断剂减弱相对亢进的胆碱能神经元活动外，还可采用立体定向手术的方法，通过电凝损毁丘脑外侧腹核，使患者强直和震颤症状消失，因为在丘脑外侧腹核可记录到与震颤节律一致的神经元放电。损毁苍白球内侧部、丘脑底核可消除强直。另外，针对病因实施胚胎黑质移植，以加速脑内多巴胺的合成、分泌，以及局部注射神经营养因子保护多巴胺能神经元，也将成为今后治疗 PD 的一个有前景的方向。

2. 亨廷顿病（Huntington disease，HD） 患者主要表现为：不自主的上肢和头部的舞蹈样动作、肌张力降低，并有进行性的精神症状和智能减退。患者的黑质 - 纹状体通路完好无损，脑内多巴胺含量也正常。若用左旋多巴治疗反而加重症状，而用利血平耗竭多巴胺可使症状减轻。神经病理和神经化学研究表明，该病的病变部位主要在新纹状体，其中的 γ- 氨基丁酸（GABA）能神经元功能明显受损，引起间接通路活动减弱而直接通路活动相对增强，使运动皮质活动增强，从而导致运动过多的症状出现。

五、小脑

掌握小脑的分区和各部在运动调节中的功能。

生理学上根据小脑的传入、传出纤维联系，将小脑分为前庭小脑、脊髓小脑和皮质小脑三部分（图 3-29）。它们的生理功能分别与维持躯体平衡、协调随意运动和调节肌紧张、参与运动设计和程序编制等有关。这些可以从小脑在进化过程中的发展，小脑与其他脑区的神经连接，以及损毁或刺激实验的结果中得到一些启示或加以证实。

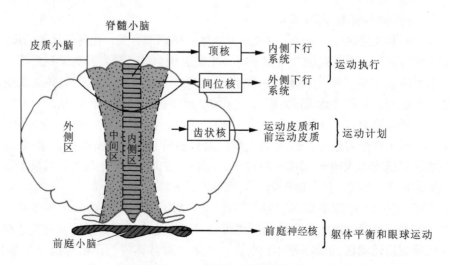

图 3-29　小脑的分部与功能分区

1. 前庭小脑的功能　前庭小脑主要由绒球小结叶构成，其主要功能是维持躯体的平衡和眼球的运动。绒球小结叶的平衡功能与前庭器官及前庭神经核活动有密切关系，其反射进行的途径为：前庭器官（有关头部位置和躯体直线或旋转加速度的运动变化信息）→前庭神经核→绒球小结叶→前庭神经核→前庭脊髓束→脊髓运动神经元→躯干和四肢近端肌群，改变身体不同部位的肌张力，使机体在重力作用下或做直线和旋转变速运动时保持姿势的协调和身体的平衡。绒球小结叶受损的个体，由于前庭神经核进入小脑的冲动受阻，小脑也失去了对前庭神经核的控制，出现平衡失调综合征（dysequilibrium syndrome），表现为头和躯干摇晃不止、步态蹒跚或站立不稳。例如，在第四脑室附近出现肿瘤的患者，由于肿瘤往往压迫绒球小结叶，患者站立不稳，但躯体运动协调仍良好。

前庭小脑还通过接受脑桥中转的来自外侧膝状体、上丘和视皮质等处的视觉传入信息，实现对眼外肌的调节和控制眼球的运动，从而协调头部运动时眼的凝视运动。猫在切除绒球小结叶后可出现位置性眼球震颤。

2. 脊髓小脑的功能　脊髓小脑由蚓部和半球中间部组成。根据神经解剖及诱发电位的研究，这部分小脑既接受来自脊髓的本体感受性的传入信息，也接受视、听信息的传入，并与红核、丘脑、大脑皮质等构成环路式联系。脊髓小脑的主要功能是调节肌紧张和正在进行过程中的运动，协助大脑皮质对随意运动的控制。脊髓小脑对肌紧张的调节具有抑制和易化双重效应，分别通过脑干网状结构抑制区和易化区而发挥作用。人类的小脑对肌紧张主要是易化作用，故损伤后可使肌张力下降。此外，脊髓小脑损伤后，运动协调也会发生障碍，不能控制随意运动的速率、范围、力量及方向等，称为共济失调（ataxia）。人类共济失调的表现有：①意向性震颤，即在运动过程中的震颤，这与帕金森病的静止性震颤有所不同；②动作的分解，例如把正常的一个指鼻动作分解为屈前臂、屈臂、调节手指等三四个动作；③运动时离开指定的线路；④不能快速变换运动。

3. 皮质小脑的功能　皮质小脑是指小脑后叶的外侧部（小脑半球外侧区）。这部分小脑不接受脊髓传入，而仅接受由大脑皮质广泛区域（感觉皮质、运动皮质和联络区）传来的信息。皮质小脑部分传出纤维经齿状核、红核到下橄榄核、脑干，但其主要部分则经丘脑腹外侧核到大脑皮质运动区。皮质小脑与大脑皮质多个脑区之间的联合活动参与了精巧运动时运动计划的形成及运动程序的编制。精巧运动是在学习过程中逐步形成和熟练起来的。在开始学习阶段，大脑皮质通过锥体系所发动的运动是不协调的，这是因为小脑尚未发挥其协调功能。在学习过程中，大脑皮质与小脑之间不断进行联合活动，同时小脑不断接受感觉传入冲动的信息，逐步纠正运动过程中所发生的偏差，使运动逐步协调起来。在这一过程中，皮质小脑参与了运动计划的形成及运动程序的编制。当精巧运动逐步熟练完善后，皮质小脑中就贮存了一整套程序，当大脑皮质要发动精巧运动时，首先通过下行通路从皮质小脑中提取贮存的程序并回输到大脑皮质运动区，而后通过锥体束发动运动。这时所发动的运动可以非常协调和精巧，动作快速几乎不需考虑。例如，学打字和演奏动作的过程。

在动物实验中如果仅切除皮质小脑，未见运动有明显的障碍。但有少数临床病例表明，皮质小脑损伤的患者不能很好地演奏提琴，一些精巧的运动受损。

（武美娜　祁金顺　熊加祥　扈启宽　王莎莉

胡志安　黄文华　隋建峰　王春安）

第五节　神经系统对内脏活动的调节

自主神经系统（autonomic nervous system）曾被称为植物神经系统（vegetative nervous system），是调控平滑肌、心肌和腺体等各种内脏活动的神经系统，可通过对心率、血压、呼吸、体温及其他内脏活动的调节维持内环境的相对稳定（稳态）。所谓自主，是指与明显受意识控制的躯体运动相对而言，其功能相对独立，在很大程度上不受意识的调控。但实际上，自主神经系统的活动也受大脑皮质和皮质下各级中枢的调节。自主神经系统分为中枢和外周两部分。中枢部分包括从脊髓到大脑的各相关结构。外周部分包括传入神经和传出神经，但通常仅指支配内脏的传出神经，并将其分为交感神经和副交感神经。本节仅介绍交感神经和副交感神经。

一、自主神经系统的结构和功能特征

（一）交感和副交感神经的分布特征

自主神经从中枢发出需在外周神经节内换元才能到达效应器。由脑和脊髓发出到神经节的纤维称为节前纤维，属有髓鞘的 B 类纤维；从节内神经元发出终止于效应器的纤维称为节后纤维，属无髓鞘的 C 类纤维。交感神经节位于椎旁节和椎前节内，离效应器官较远，因此节前纤维短，节后纤维长；副交感神经节距离效应器官较近，故节前纤维长而节后纤维短。

交感神经起源于脊髓胸、腰段侧角，外周分布广泛；副交感神经起源于脑干有关的副交感神经核（Ⅲ、Ⅶ、Ⅸ、Ⅹ）和脊髓骶部相当于侧角部位，外周分布局限。

交感神经起自脊髓胸、腰段（$T_1 \sim L_3$）侧角的神经元。交感神经兴奋时产生的效应较广泛。其主要原因是：①交感神经分布广泛，支配几乎所有内脏器官。②交感神经节前、节后纤维数量比为 1∶（11～17），甚至 1∶200，节后纤维较多；另一方面一个节内神经元的轴突末梢有多达 30 000 个曲张体（varicosity），能与大量效应细胞发生非定向突触联系。

副交感神经的起源比较分散，其一部分起自脑干有关的副交感神经核（动眼神经中的副交感纤维起自中脑缩瞳核，面神经和舌咽神经中的副交感纤维分别起自延髓的上、下泌涎核，迷走神经中副交感纤维起自延髓迷走背核和疑核），另一部分起自脊髓骶部（$S_{2\sim4}$）相当于侧角的部位。副交感神经兴奋时产生的效应相对局限。其主要原因是：①副交感神经分布比较局限，某些器官没有副交感神经支配，如皮肤和肌肉的血管、汗腺、竖毛肌、肾上腺髓质和肾脏。②副交感神经节前、节后纤维数量比为 1∶2 或更少（图 3-30）。

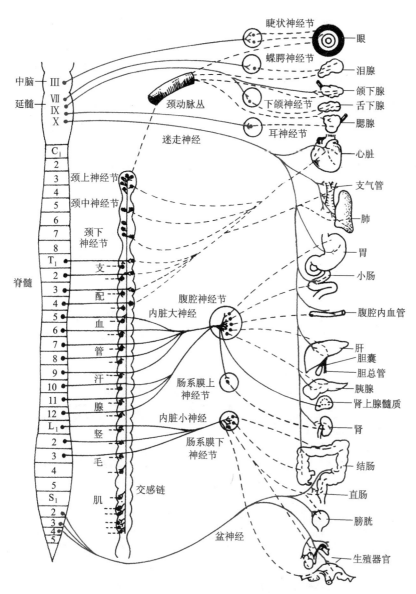

图 3-30　交感神经和副交感神经的起源及其所支配的器官

黑色为交感神经，红色为副交感神经，

——节前纤维，- - - - 节后纤维

（二）交感和副交感神经系统的功能特征

自主神经系统的功能主要是调节心肌、平滑肌和腺体（消化腺、汗腺、部分内分泌腺）的活动，其功能特点如下：

1. 紧张性作用　在静息条件下，自主神经纤维向效应器持续发放低频冲动，使效应器处于一定程度的活动状态，称为自主神经系统的紧张性作用（tonic action）。这种紧张性活动可通过观察切断神经后器官的活动变化进行证实。例如，切断支配心脏的迷走神经后心率加快，说明迷走神经具有持续的紧张性传出冲动，对心脏起抑制作用；切断支配心脏的交感神经，心率减慢，说明交感神经具有持续的紧张性传出冲动，对心脏起兴奋作用。

2. 对同一效应器的双重支配　除肾上腺髓质、汗腺、竖毛肌、肾、皮肤和骨骼肌内的血管等少数器官外，大多数器官或组织接受交感神经和副交感神经的双重支配，且两者对内脏活动的调节往往相互拮抗（表3-4）。例如，迷走神经抑制心脏活动，交感神经则兴奋心脏活动。这种拮抗作用可以根据不同的生理状况灵敏地改变器官活动状态以适应机体的需要。在个别器官交感和副交感神经还可表现为协同作用。例如，交感神经和副交感神经都可促进唾液分泌，但刺激交感神经分泌少而黏稠的唾液，刺激副交感神经分泌大量稀薄的唾液。

3. 受效应器所处功能状态的影响　自主神经系统的活动与效应器本身的功能状态有关。例如，交感神经兴奋可使有孕子宫发生收缩，而对无孕子宫出现抑制效应；副交感神经兴奋可促进小肠平滑肌运动，但若小肠平滑肌紧张性增高，副交感神经可使其舒张。

4. 对整体生理功能调节的意义　交感神经系统的活动比较广泛，其主要作用是动员机体的潜在力量，促使机体适应环境的急剧变化。当机体遇到紧急情况，如剧烈运动、失血、窒息、恐惧、寒冷时，交感神经活动明显增强，

表 3-4　交感神经和副交感神经的主要功能

器　官	交感神经	副交感神经
循环器官	心率加快，收缩性和传导性加强（β_1受体），皮肤、肾、胃肠道、骨骼肌、外生殖器血管收缩（α受体），冠状血管、胃肠道和骨骼肌血管舒张（β_2受体），骨骼肌血管舒张（M受体）	心率减慢，收缩性和传导性减弱，软脑膜动脉、外生殖器血管舒张（M受体）
呼吸器官	支气管平滑肌舒张（β_2受体）	支气管平滑肌收缩（M受体），促进黏膜腺分泌
消化器官	分泌黏稠唾液，抑制胃肠运动，促进胆囊舒张（β_2受体）；促进括约肌收缩（α_1受体）	分泌稀薄唾液，促进胃液、胰液分泌，促进胃肠运动和括约肌舒张，促进胆囊收缩（M受体）
泌尿生殖器官	逼尿肌舒张，内括约肌收缩，有孕子宫收缩（α受体），无孕子宫舒张（β_2受体）	逼尿肌收缩，内括约肌舒张（M受体）
眼	瞳孔扩大，睫状肌松弛，上睑平滑肌收缩（α_1受体）	瞳孔缩小，睫状肌收缩，促进泪腺分泌（M受体）
皮肤	竖毛肌收缩（α_1受体），汗腺分泌（精神性发汗α_1受体，温热性发汗M受体）	
内分泌和代谢	促进糖原分解（β_2受体），促进肾上腺髓质分泌（N_1受体）	促进胰岛素分泌（M受体）

大多数内脏器官受交感和副交感神经双重支配，两者相互拮抗并协调其功能活动。交感神经可动员机体潜在力量，副交感神经可积蓄能量，两者共同使机体适应环境变化。

人体在遭遇紧急情况时，交感神经系统兴奋，表现出一系列交感-肾上腺（髓质）系统亢进现象，称为应急反应。

递质必须要与相应的受体结合才能发挥其生理效应。由于组织细胞表面的受体亚型的差异，同一种递质对于不同部位的同种组织可以表现为完全不同的作用。

同时肾上腺髓质分泌也增加，共同构成交感－肾上腺髓质系统（sympathetico-adrenomedullary system）发挥作用。

副交感神经系统活动范围比较局限，其意义主要在于保护机体、休整恢复、促进消化、积蓄能量及加强排泄和生殖等方面的功能。副交感神经活动加强时，常伴有胰岛素分泌的增加，共同构成迷走－胰岛素系统（vago-insulin system）发挥作用。

在应激状态下，不但交感－肾上腺髓质系统发生广泛的兴奋，迷走－胰岛素系统也发生兴奋。两个系统同时加强活动的生理意义在于交感－肾上腺髓质系统兴奋使血糖水平升高，迷走－胰岛素系统兴奋则促进对血糖的利用，两者互相配合以适应应激状态。

（三）交感和副交感神经末梢兴奋的传递

交感和副交感神经末梢是通过释放神经递质并与效应器细胞膜的相应受体结合而发挥作用的（表3-5）。1904年，Elliot首先提出自主神经系统通过化学物质进行传递的假说。Loewi于1921年证明心脏的迷走抑制是通过化学物质传递的。他用电刺激迷走神经引起蛙的心率变慢，并用引起第一个蛙心率变慢的同一任氏液灌流另一个蛙心，发现这种灌流液可使另一蛙的心率变慢。以后证明，Loewi灌流液中起抑制蛙心作用的那种化学物质就是乙酰胆碱（ACh）。交感神经末梢所释放的递质，经证明主要是去甲肾上腺素（NE）。

表3-5　自主神经释放的递质及受体

自主神经	递质	作用受体	受体阻断剂
交感节前纤维	ACh	N_1	六烃季铵
交感节后纤维	NE 或 ACh	M	阿托品
		α	酚妥拉明
		β_1	普萘洛尔
		β_2	布他沙明
副交感节前纤维	ACh	N_1	六烃季铵、箭毒
副交感节后纤维	ACh	M	阿托品
运动神经元	ACh	N_2	十烃季铵、箭毒

肾上腺素能纤维包括几乎所有的交感节后纤维。胆碱能纤维包括自主神经的节前纤维、大部分副交感节后纤维、躯体运动神经纤维和支配小汗腺的交感节后纤维。

交感神经节后纤维除支配汗腺和骨骼肌血管的交感舒血管纤维外，其余均为肾上腺素纤维，末梢释放NE。交感神经支配的效应器细胞膜上有α和β两种受体。NE与α受体结合产生的平滑肌效应以兴奋为主，例如引起血管、子宫（有孕时）和扩瞳肌收缩；也有抑制效应，例如，使小肠平滑肌舒张。NE与β受体结合产生的平滑肌效应以抑制为主，例如使血管、子宫（无孕）、小肠和支气管舒张，这些属于β_2受体效应；也有兴奋效应，例如，使心率加快，这是β_1受体效应。副交感神经的节后纤维和支配汗腺的交感神经节后纤维末梢的递质均为ACh，其末梢分泌ACh的神经纤维称为胆碱能纤维，ACh与M

型受体结合而实现胆碱效应。有机磷农药中毒时，由于胆碱酯酶失去活性，ACh 不能被水解失活，就会出现广泛的副交感神经系统过度兴奋症状（支气管痉挛、瞳孔缩小、流涎、大小便失禁等），同时还伴有大汗淋漓，这些症状可被大剂量 M 型受体阻断剂（阿托品）所解除；但是要使胆碱酯酶恢复活性，还需使用其复活剂（碘解磷定、氯解磷定），两者同时使用，才能更好地达到抢救效果。交感和副交感神经的节前纤维末梢释放的也是 ACh，与节后神经元的 N 型受体结合，使节后神经元兴奋，实现兴奋由节前纤维向节后纤维的传递。此外，躯体运动神经纤维也是胆碱能纤维。

近年来的研究还发现，在胃肠道的自主神经系统中尚存在肽类递质，例如，引起胃产生容受性舒张的迷走神经递质可能是一种肽类物质，称为血管活性肠肽（vasoactive intestinal peptide，VIP）。

二、各级神经中枢对内脏活动的调节

（一）脊髓对内脏活动的调节

脊髓是内脏反射的低级中枢，能独立完成一些最基本的内脏反射，包括血管张力反射、发汗反射、排尿反射、排便反射、阴茎勃起反射等。但脊髓的调节能力差，不能适应正常生理功能的需要，在整体内受高位中枢的调控。如脊髓高位横断的患者，可进行基本的排尿和排便反射，但往往不能排空，更不能有意识地控制。

在脊髓水平还可出现内脏 - 躯体反射和躯体 - 内脏反射。例如，在发生胃炎和胆囊炎时，可引起上腹部肌紧张和同节段的皮肤发红；皮肤加温时抑制小肠运动；搔爬骶部皮肤能反射性引起膀胱收缩而发生排尿等，可能与截瘫患者能够在一定程度上自己掌握排尿反射有关。

（二）低位脑干对内脏活动的调节

低位脑干是很多内脏活动的基本中枢部位。由延髓发出的副交感神经纤维经第 Ⅲ、Ⅶ、Ⅸ、Ⅹ 对脑神经支配头部的所有腺体、心脏、支气管、喉、食管、胃、胰腺、肝和小肠等；脑干的网状结构中也存在与内脏活动功能有关的神经元，其下行纤维到达脊髓的侧柱，调节脊髓的自主性神经功能。延髓还被认为是基本生命活动中枢所在部位，因为许多基本生命现象（如循环、呼吸等）的反射性调节在延髓水平已初步完成。如果在脑桥和中脑以上横断脑干，对血压和心率的影响很小；但如果在延髓切断，血压就突然下降，心率也发生变化，说明延髓与血压、心率关系密切。临床和动物实验观察证明，由于穿刺、受压等原因使延髓受伤时，可迅速造成死亡。

中脑也参与对脊髓交感神经元活动的调节，刺激中脑头端网状结构，出现皮肤电反射加强。此外，中脑还是瞳孔对光反射的中枢所在部位。

（三）下丘脑对内脏活动的调节

下丘脑属间脑的一部分，位于丘脑腹侧，形成第三脑室底及侧壁的一部分，主要由第三脑室两旁的一些灰质核团组成。丘脑下部与大脑边缘叶及脑干网状结构有密切的形态及功能联系。人的下丘脑只有 4 g 左右，不足全脑质量的 1%，但在维持人体自身稳定中起关键作用，通过调节内脏活动和分泌激素影响水电解质平衡、摄食、生殖、体温、内分泌及免疫反应等各种基础活动。

1. 体温调节 视前区－下丘脑前部（PO/AH）是基本体温调节中枢。中枢内存在温度敏感神经元，可感受相应部位的体温变化，还可接受其他部位传来的温度信息；整合分析后发出神经冲动，改变与产热和散热有关的器官活动，使体温保持相对稳定。实验发现，在哺乳动物间脑以上水平切除大脑皮质，动物能保持体温的相对稳定；在下丘脑以下部位横断脑干，动物不能维持其体温。

2. 水平衡调节 下丘脑对水平衡的调节包括两方面，一是控制血管升压素（又称抗利尿激素）的分泌以调节肾排出的尿量，另一是控制饮水以调节水的摄入量。

下丘脑的视上核和室旁核的神经细胞有内分泌功能，可分泌血管升压素。下丘脑外侧区有饮水中枢，又称渴中枢，可通过产生渴觉引起饮水。下丘脑视上核及室旁核内可能还存在渗透压感受器，可根据血浆渗透压的变化，改变下丘脑渗透压感受器的兴奋性，进而调节血管升压素的分泌，以控制肾排水。

3. 摄食活动的调节 电刺激下丘脑腹内侧核时动物拒食，破坏此核则引起多食和肥胖；刺激下丘脑外侧区时，动物多食，损毁此区引起厌食。由此认为腹内侧核是饱中枢（satiety center），下丘脑外侧区是摄食中枢（feeding center），摄食中枢和饱中枢交互抑制，前者发动摄食，后者停止摄食。摄食中枢和饱中枢的神经元对血糖敏感。电生理研究发现，饥饿时下丘脑外侧区神经元放电频率增高，而腹内侧核神经元放电频率则降低，注射葡萄糖后结果相反。腹内侧核神经元摄取放射性标记的葡萄糖能力较强，且对外侧区神经元起抑制作用。用电渗（electroosmosis）法将葡萄糖注射到腹内侧核神经元旁，也能使神经元放电频率增加，进一步说明饱中枢神经元对葡萄糖敏感。

4. 行为与情绪反应的调节 在下丘脑近中线两旁的腹内侧区存在防御反应区（defense zone）。刺激该区出现骨骼肌血管舒张、血压升高、皮肤和小肠血管收缩、心率加快等交感神经性反应。对清醒动物，刺激该区还可出现防御行为。电刺激下丘脑外侧区，动物出现攻击厮打行为；而刺激下丘脑背侧区，则出现逃避行为。情绪的行为表现包括躯体和内脏两方面的活动。例如，发怒时，肌肉张力和心率都增加，还可能发生强烈的肌肉活动。

5. 垂体功能的调节 下丘脑不仅是自主神经的高级中枢，而且能分泌多种激素调节内分泌活动，其对内分泌的调节，除部分通过自主神经系统外，主要通过垂体。

下丘脑的视上核和室旁核都有分泌血管升压素和催产素的两种神经细胞。血管升压素的作用是使小动脉收缩，并有抗利尿作用。催产素有使子宫收缩等作用。它们在神经细胞中合成后，分别与各自的载体蛋白垂体后叶素Ⅰ、Ⅱ相结合，然后沿下丘脑垂体束被运送到神经垂体，并储存在神经垂体的轴突末梢。当有适当的刺激作用时，视上核和室旁核中相应的神经元发生兴奋，使储存在神经垂体的血管升压素和催产素释放入血液。

下丘脑通过正中隆起与腺垂体之间的特殊垂体门脉血管系统与腺垂体发生密切联系。下丘脑内的神经内分泌小细胞能合成多种调节腺垂体激素分泌的肽

下丘脑是调节内脏活动的高级中枢，参与调节体温、摄食行为、情绪、垂体内分泌等功能，并将内脏活动与机体其他功能结合起来。

类物质，这些肽类化合物（下丘脑调节肽）经轴质运输到正中隆起，再经垂体门脉血管到达腺垂体，调节腺垂体激素的分泌。

6. 昼夜节律活动的调节　昼夜节律是人和动物最重要的生物节律。目前认为下丘脑的视交叉上核（SCN）在昼夜节律中起重要作用。破坏小鼠的视交叉上核后，原有的一些昼夜节律性活动，如饮水、排尿等的昼夜间差别消失。切断视网膜－视交叉上核束，视交叉上核就不能感受外界环境光暗变化，昼夜节律就不再与外界环境光暗变化同步。

（四）大脑皮质对内脏活动的调节

大脑皮质是调节内脏活动的最高级中枢。

1. 新皮质　大脑皮质是调控内脏活动的高级中枢。在动物实验中，电刺激新皮质，除了能引起躯体运动反应外，也能引起内脏活动的变化。例如，刺激黑猩猩大脑皮质4区和6区的某些点，能引起血压升高和心率增加；但刺激其附近的某些点，却引起相反的结果。刺激皮质内侧面4区一定部位，会产生直肠与膀胱运动的变化；刺激皮质外侧面一定部位，会产生呼吸及血管运动的变化；刺激4区底部，会产生消化道运动及唾液分泌的变化。以上结果说明新皮质也与内脏活动有关，而且区域分布和躯体运动代表区的分布有一致的地方。术中电刺激人类大脑皮质也能见到类似结果。

2. 边缘系统（limbic system）　边缘系统包括边缘叶（扣带回、胼胝体下区、穹隆、海马及海马回等）和与之有密切联系的皮质部分（岛叶、颞极、眶回等）及皮质下结构（包括杏仁核、隔区、下丘脑、丘脑前核等）。此外，中脑的中央灰质等也与上述结构有密切联系而归入边缘系统（称边缘中脑）。边缘系统各结构之间，以及与下丘脑等邻近结构的传入、传出联系极为复杂，组成许多兴奋环路。

边缘系统是调节内脏活动的重要中枢。刺激动物边缘系统的不同部位可引起不同内脏活动的功能变化。例如，刺激猴扣带回前部，引起血压波动、心率变慢、呼吸运动抑制或减慢、胃运动和胃液分泌的变化、瞳孔扩大或缩小、排尿、排便、勃起、出汗等反应。刺激扣带回中、后部，有呼吸加速反应。此外，边缘系统与学习记忆功能也有密切关系。

（鞠迪　武美娜　熊加祥　祁金顺　隋建峰　胡志安
王莎莉　扈启宽　黄文华　于远望）

第六节　脑的高级功能及其他活动

参考资料3-3
"脑老化科学"
与老年痴呆

大脑除了在产生感觉、调节躯体运动和内脏活动中发挥重要作用以外，还涉及许多更为复杂的功能，例如学习记忆、语言、情绪、思维和意识等，这些功能统称为脑的高级功能。另外，脑活动具有昼夜节律的特点，其中最典型的节律为睡眠觉醒周期。

一、学习和记忆

学习指机体通过神经系统不断接受外界环境信息而影响自身行为的过程，记忆指大脑将获得的信息进行编码、贮存和提取再现的过程。学习和记忆既有区别又密切联系。因为，若不通过学习，也就不存在记忆；若无记忆，获得的信息随时丢失，就失去了学习的意义。因此，学习是记忆的前提和基础，记忆是学习的结果。

（一）学习的分类

学习的分类方法有多种，按学习的形式通常分为非联合型学习和联合型学习两类。

1. 非联合型学习（nonassociative learning） 非联合型学习仅需单一的刺激重复进行即可产生，是一种较简单的学习形式，包括习惯化（habituation）和敏感化（sensitization）。习惯化是指当一种不产生伤害性效应的刺激重复作用时，机体对该刺激的反应逐渐减弱的过程。敏感化则是对刺激反应加强的过程，如一个新异的、强烈的伤害性刺激可引起另一弱刺激发生强的反应。通过习惯化人们可以避免对无意义信息的应答，通过敏感化人们可以避开伤害性刺激。

学习通常分为非联合型学习和联合型学习两类。

2. 联合型学习（associative learning） 联合型学习是两个或两个以上事件在时间上很接近地重复发生，并在脑内形成联系的过程，如经典条件反射和操作式条件反射。人类的学习方式多数是联合型学习。

（1）经典条件反射（classical conditioned reflex） 这类条件反射理论是由巴甫洛夫创立的，条件刺激与非条件刺激结合应用，如狗的唾液条件反射。在时间上，条件刺激先于非条件刺激，一段时间后，动物学习到条件刺激是非条件刺激的信号，故对条件刺激也产生了与非条件刺激相同的反应，其原因是条件刺激与非条件刺激建立了联系。

在条件反射形成的初期，凡与条件刺激相近似的刺激也具有一定条件刺激的作用，这种现象称为条件反射的泛化（generalization）。在条件反射形成之后，反复应用条件刺激而不用非条件刺激强化，则条件反射会逐渐减弱，直至消失，这称为条件反射的消退（extinction）。

在人类，既可用现实的、具体的信号（巴甫洛夫称之为第一信号），如食物的形状、气味、铃声、灯光等作为条件刺激，建立条件反射；也可用另一类抽象的信号（第二信号），即语言和文字代替具体信号建立条件反射。此外，人类还可有词语强化建立条件反射。例如，当红光在受试儿童面前出现时，实验者说："按"，受试儿童即用手按压橡皮球，在该实验中，红光是条件刺激，"按"是词语强化。用词语强化与红光结合 2~3 次后，如果受试者见到红光信号出现，立即会自动按球，这就是形成了对红光的条件反射。

（2）操作式条件反射（operant conditioned reflex） 这类条件反射属于运动性条件反射，比较复杂，要求动物完成一定操作。例如，将猴子固定在特制的坐椅上，红灯亮时训练猴子用手压杠杆，随即猴子得到食物的奖赏；若黄灯亮时压杠杆，则猴子就得不到食物以表示惩罚，如此强化多次，猴子学习了见红灯亮压杠杆，见黄灯亮则不压杠杆，这样就形成了操作式条件反射。这类条件反射的特点是动物必须通过完成某种运动或操作以后，才能得到强化，所以称为操作式条件反射。

（二）记忆的分类

1. 以记忆保留时间的长短分类　记忆可分为短期记忆和长期记忆。人类的记忆过程可分为感觉性记忆、第一级记忆、第二级记忆和第三级记忆四个阶段（图 3-31）。

记忆按保留时间的长短可分为短期记忆和长期记忆。

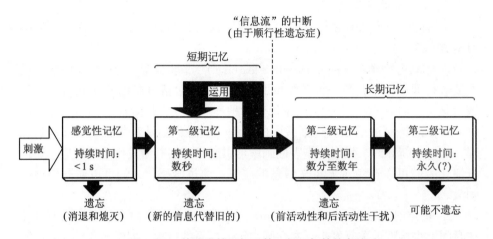

图 3-31　从感觉性记忆至第三级记忆的信息流

（1）短期记忆（short-term memory）　短期记忆储存的时间仅几秒钟到几小时，其长短仅满足于完成某项极为简单的工作，如打电话时的拨号，拨完后记忆随即消失。短期记忆的记忆容量有限。短期记忆相当于记忆过程的第一级记忆。其中感觉性记忆（sensory memory）是指存在于感觉系统的记忆。它的特点是记忆容量巨大，但保持时间短，一般持续 1 s 以内。

（2）长期记忆（long-term memory）　长期记忆储存的时间自几小时、几天到数年，有些内容，如与自己和最接近的人密切相关的信息，可终生保持记忆。长期记忆的记忆容量相当大。长期记忆大致相当于记忆过程的第二级和第三级记忆。

记忆按储存和回忆方式又可分为陈述性记忆和非陈述性记忆两类。陈述性记忆可转变为非陈述性记忆。

2. 根据记忆的储存和回忆方式分类　记忆可分为陈述性记忆和非陈述性记忆两类。

（1）陈述性记忆（declarative memory）　陈述性记忆又称外显记忆（explicit memory），是指有关时间、地点、事件、人物和客观事实等信息的记忆。它与意识有关，依赖评价、比较、推理等认知过程，能用语言准确表达出来。陈述性记忆还可分为情景记忆（episodic memory）和语义记忆（semantic memory）。前者是关于事件发生的时间、地点和环境的记忆。后者则为关于事物含义、概念和客观事实的记忆。陈述性记忆的形成依赖于海马、颞叶系统。

（2）非陈述性记忆（nondeclarative memory）　非陈述性记忆又称内隐记忆（implicit memory），是指有关运动技巧、习惯和知觉等的记忆。它不依赖意识和认知过程，具有自动或反射的特点。它能通过动作熟练水平的提高表现出来，而不能用语言表达。非陈述性记忆的形成不依赖于颞叶系统。

这两种记忆形式可以转化，如在学习骑自行车的过程中需对某些情景有陈述性记忆，一旦学会后，就成为一种技巧性动作，由陈述性记忆转变为非陈述记忆。

（三）遗忘

遗忘（loss of memory）是指部分或完全失去记忆和再认的能力。外界通过感官进入人脑的信息数量非常大，其中只有 1% 的信息能被较长期贮存，即形成记忆，而大部分却被忘记了。因此，遗忘是一种正常的生理现象。遗忘在学习后就开始，最初遗忘的速率很快，以后逐渐减慢。产生遗忘的原因，一是条件刺激长久不予强化所引起的消退抑制，二是后来信息的干扰。

临床上将病理情况下发生的遗忘称为记忆缺失或遗忘症（amnesia），可分为顺行性遗忘症和逆行性遗忘症两类。顺行性遗忘症（anterograde amnesia）患者不能保留新近获得的信息，患者易忘记近事，但其远期记忆正常。这类记忆障碍多见于慢性酒精中毒者。目前认为，这种障碍与海马的功能破坏有关，其发生机制可能是由于信息不能从第一级记忆转入第二级记忆。逆行性遗忘症（retrograde amnesia）患者的特点是脑正常功能发生障碍之前一段时间的记忆完全消失。一些非特异性脑疾病（脑震荡、电击等）和麻醉均可引起逆行性遗忘症，其发生可能与第二级记忆出现紊乱有关。

（四）神经递质对学习、记忆的影响

中枢神经递质与学习、记忆密切相关。例如，中枢乙酰胆碱系统与记忆有关，抗胆碱药可影响短时记忆，而拟胆碱药可加强学习后的记忆。儿茶酚胺也与学习和记忆有关，例如，儿茶酚胺释放剂（苯丙胺）加强学习和记忆，而使儿茶酚胺水平降低的药物（利血平）则破坏学习和记忆的保持过程。在海马齿状回注入血管升压素也可增强记忆，而注入催产素则使记忆减退。一定量的脑啡肽可使动物学习过程遭受破坏，而纳洛酮则可增强记忆。临床研究发现，老年人血液中垂体后叶素含量减少，用血管升压素喷鼻可使记忆效率提高，故血管升压素还可用于治疗遗忘症。

（五）学习、记忆的功能定位与神经机制

早在 1894 年，著名神经生物学家 Cajal 就提出假设，学习过程可能产生持续性的神经细胞间突触连接的形态学变化，这种持续的变化可能是记忆的神经基础。尽管如此，由于学习和记忆活动极其复杂，其神经机制仍是一个尚待阐明的问题。

1. 记忆的脑功能定位 实验证明，不同的记忆分别储存于脑内不同部位。换言之，脑内存在不同的记忆系统。

（1）陈述性记忆储存 陈述性记忆短期储存于包括海马、内嗅皮质、嗅周皮质等结构在内的内侧颞叶。如损伤海马及其邻近结构，可引起近期记忆功能的丧失。陈述性记忆长期储存于大脑皮质联络区（指感觉区、运动区以外的广大新皮质区），其中情景记忆储存于前额皮质，而语义记忆则储存于整个大脑皮质联络区。电刺激清醒的癫痫患者颞叶皮质外侧表面，能诱发对往事的回忆；刺激颞上回，患者似乎听到了以往曾听过的音乐演奏，甚至还似乎看到乐

脑内存在不同的记忆系统。陈述性记忆短期储存于内侧颞叶，长期储存于大脑皮质联络区。非陈述性记忆储存部位是纹状体、小脑和运动皮质。

队的影像。顶叶皮质可能储存有关地点的影像记忆。

（2）非陈述性记忆储存　有关运动技巧、习惯等的非陈述性记忆储存部位是纹状体、小脑和运动皮质，经典条件反射储存部位是相应的感觉及运动回路，恐惧性条件反射储存部位是杏仁核，操作式条件反射储存部位是纹状体和小脑。

2. 细胞生理机制　从细胞生理学的角度看，感觉性记忆和第一级记忆主要是神经元生理活动的功能表现。神经元活动具有一定的后发放作用，在刺激停止后，活动仍能继续一段时间。这是记忆的最简单的形式，感觉性记忆的机制可能属于这一类。此外，神经系统中神经元之间形成许多环路联系，学习后神经环路的持续活动也是记忆的一种形式，第一级记忆的机制可能属于这一类，例如，海马回路的持续活动就与第一级记忆的保持及第一级记忆转入第二级记忆有关。

参考资料 3-4
海马长时程增强

目前的观点认为，突触的可塑性可能是学习和记忆的细胞生理学基础。突触可塑性（plasticity）是指突触结构和功能的变化，包括突触传递的习惯化和敏感化，以及长时程增强（long term potentiation，LTP）和长时程抑制（long term depression，LTD）等现象。LTP 是在神经通路上给予短暂重复刺激所引起的突触传递持续增强（图 3-32）。LTP 可以持续数小时、几天或几周，它被广

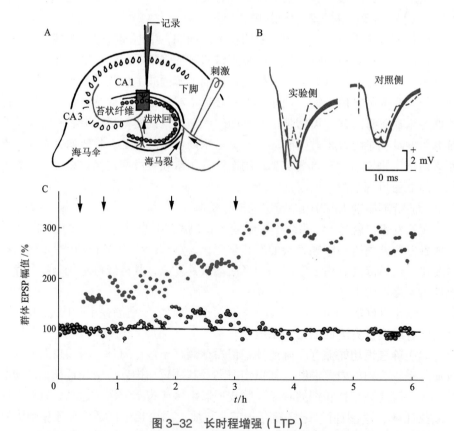

图 3-32　长时程增强（LTP）

A. 记录电极 CA1 检测单突触的突触后电位变化；B. 给予不同高频刺激后记录的突触后电位变化增强（实验侧）；C. 增加刺激的频率（箭头所指）会得到更强的 EPSP（红色点），出现 LTP 现象

泛视为学习记忆的细胞模型。

3. 分子生理机制　从生物化学的角度看，学习记忆过程必然伴随脑内物质代谢的改变。短期记忆一般认为与相关环路中现存信号分子的活动增加相关，如递质释放增加，受体集聚，递质受体亲和力增加，第二信使分子活性增加等。长期记忆则除了发生上述生化改变外，还可能涉及基因转录和蛋白质合成的增加。基因的激活和蛋白质的合成通常发生在从短期记忆开始到长期记忆的建立这段时间里。在动物，如果在每次学习训练后的 5 min 内，让动物接受麻醉、电击、低温处理或者给予能阻断蛋白质合成的药物（如放线菌素）等，则长期记忆将不能建立。如果这种干预由 5 min 一次改为 4 h 一次，则长期记忆的建立不受影响。在人类，类似这种情况的是脑震荡或电休克治疗后出现的逆行性遗忘症。

长期记忆中蛋白质合成增加还可从记忆后出现神经形态改变得到证明。动物实验中观察到，生活在复杂环境中 30 ~ 160 天的大鼠，其大脑皮质的质量及厚度大，而生活在简单环境中的大鼠，其大脑皮质的质量和厚度小，说明学习、记忆活动多的大鼠其大脑皮质发达。组织学研究发现，在发生了长期记忆的神经通路中，树突棘体积增大，突触后致密物层增厚和突触数目增加。

> 短期记忆可表现为环路的持续活动，一般与相关环路中现存信号分子的活动增加相关。长期记忆可表现为神经形态显著改变，可能涉及基因转录和蛋白质合成的增加。

二、大脑皮质的语言功能

（一）皮质语言代表区

语言是人类特有的通讯手段，人类通过语言交流思想、进行思维。人类皮质一定区域的损伤，可以导致特有的各种语言活动功能障碍（图 3-33）。临床发现，损伤在中央前回底部之前的 Broca 区，即 44 区，会导致运动性失语，患者可以看懂文字和听懂别人的谈话，但却讲不出话来。然而，他与发音有关的肌肉并不麻痹，只是不能用"词"来表达自己的思想。损伤额叶中回后部接近中央前回手部代表区的部位，则患者可以听懂别人的谈话，看懂文字，自己也会讲话，但不会写，而他手部的其他运动并不受影响。这种情况称为失写症。颞上回后部的损伤会导致感觉性失语，患者可以讲话和书写，也能看懂文字，但听不懂别人的谈话。患者能听到别人的发音，就是不懂其含义，好像听到不懂的外国语一样。患者可以模仿别人的讲话，但回答不出别人提出的问题。角回损伤的患者会出现失读症，患者的视觉是良好的，但却看不懂文字的含义。有些严重失语症的患者可同时出现上述四种言语功能障碍。因此，言语活动的完整功能与广大皮质区域有关。

> 语言是人类独有的认识功能之一，因其特殊的定位结构和联系，通过研究大脑皮质与语言的关系，有助于了解复杂的人类行为。

（二）大脑皮质功能的一侧优势

1861 年，法国神经病学家 Broca 以坚实的临床病理解剖资料证实：左大脑半球损伤与语言障碍密切相关。其表现

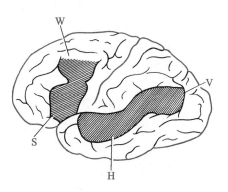

图 3-33　人类大脑皮质关于语言功能的区域

W：书写语言中枢；S：说话语言中枢；

V：视觉语言中枢；H：听觉语言中枢

大脑两半球既是不均衡的，存在优势半球的现象，又是互相联系、互相补充的，协同完成高度复杂的功能。

是，当上述各种语言功能障碍发生在一般运用右手劳动为主的成年人时，其损伤往往在左侧大脑。而当这种人的右侧皮质 Broca 区损伤时，并不产生明显的语言功能障碍，即运动性失语。同样，这种人的右侧颞叶病变不会发生感觉性失语。左侧大脑半球占优势的现象仅在人类中才有。

近来一些实验研究及临床观察指出：人类的左、右大脑半球在成年以后有一些分工。98% 以上的人其左侧半球为优势半球或主要半球（major hemisphere），而右侧半球为次要半球（minor hemisphere）。优势半球的作用主要是：语言、文字及优先用哪一只手（handedness）。次要半球的作用是对于空间的辨认（appreciation of spatial dimensions）、触压觉认识、图像视觉认识和音乐欣赏等。正常人通过胼胝体等联合纤维可把各自半球所得的信息交互传递。但在某些患者，因病而切断胼胝体后，这种左右交互传送会失效，因而出现障碍。令这种人遮上眼以左手摸一物体，他就讲不出来这是什么物体。因为他的右半球虽然接到左手触觉的传入信息，但因缺乏胼胝体，信息传不到左侧半球去，所以讲不出所摸的是什么物体。如图 3-34 所示，在由于疾病横断胼胝体造成的分离（disconnection）综合征患者身上观察到语言中枢的优势半球现象。在诊断方法中，将患者的视力固定在屏幕中央的固定点上，在屏幕上出现各种图像。如果图像在左视野，则在右半球显示，如本例中的钥匙；如果图像在右视野，则在左半球显示，如本例中的戒指。由于胼胝体被横断，患者可以表达戒指在右侧，在左视野的钥匙却不能通过语言表达，只能依靠左手触觉暗示，钥匙在左侧。

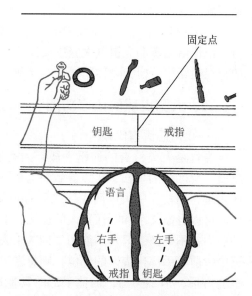

图 3-34　胼胝体切断后所表现的主要大脑半球及次要半球的功能

一侧优势现象除与遗传有一定关系外，主要在后天生活实践中逐步形成，这与人类习惯使用右手有关。人类脑高级功能向一侧半球集中的优势现象是相对的，不是绝对的，因为左侧半球也有一定的非语词性认识功能；同样，右侧半球也有一定的简单的语词活动能力。

三、情绪

情绪（emotion）是指人类和部分高等动物对客观环境刺激所表达的一种特殊的心理体验及某种固定形式的躯体和内脏活动表现。情绪有恐惧、发怒、焦虑、抑郁、平静、愉快、痛苦、悲哀和惊讶等多种表现形式。情绪对个体行为有重要影响。

（一）恐惧和发怒

动物在恐惧（fear）时表现为出汗、瞳孔扩大、蜷缩、左右探头和企图逃跑。动物在发怒（rage）时则常表现出攻击行为。引发恐惧和发怒的环境条件有相似之处，即一般都是出现了对个体生命可能或已经造成威胁和伤害的危险信号。当危险信号出现时，个体通过快速判断后或者逃避，或者进行格斗。因此，恐惧和发怒是一种本能的防御反应（defense reaction）或格斗－逃跑反应（fight or flight response）。

研究证实，防御反应区（defense area）位于下丘脑内，其主要功能部位位于近中线的腹内侧区。在清醒动物，电刺激该区可引发防御性行为。此外，电刺激下丘脑外侧区也可引起动物出现攻击行为，电刺激下丘脑背侧区则出现逃避行为。此外，如电刺激情绪调节有关的中脑中央灰质背侧部也能引起防御反应。又如刺激杏仁核外侧部，动物出现恐惧和逃避反应；而刺激杏仁核内侧部和尾侧部，则出现攻击行为。人类下丘脑发生疾病时也往往伴随出现不正常的情绪活动。

正常情况下，下丘脑的上述活动受到大脑皮质抑制而不易表现出来。如果切除大脑皮质，抑制解除，防御反应就表现出来。例如将猫间脑水平以上的大脑切除，只要给予微弱的刺激，就能激发该猫强烈的防御反应，常常表现为张牙舞爪，好似正常猫在进行搏斗时的表现，这一现象称为假怒（sham rage）。

（二）愉快和痛苦

愉快（pleasure）是一种积极的情绪，通常由能够满足机体需要的刺激所引起，如在饥饿时得到美味的食物。愉快的产生与脑内奖赏系统（reward system）或趋向系统（approach system）激活有关。实验发现，刺激大鼠脑内从下丘脑到中脑被盖的近中线区域，该动物表现为自我满足和愉快，甚至自我寻求反复刺激。实验中给予大鼠脑内多巴胺受体 D_2 激动剂，能增加大鼠自我刺激的频率，而给予 D_2 受体拮抗剂则可减少自我刺激频率，这些提示腹侧被盖区到伏隔核的多巴胺通路参与了愉快情绪的形成过程。

痛苦（agony）则是一种消极的情绪，一般是由伤害躯体和精神的刺激或因渴望得到的需求不能得到满足而产生的，如严重创、生活打击、饥饿和寒冷等。痛苦情绪产生可能与脑内惩罚系统（punishment system）或回避系统（avoidance system）激活有关。实验发现，如果大鼠下丘脑后部的外侧部分、中脑的背侧和内嗅皮质等部位受到刺激，动物往往感到嫌恶和痛苦。据初步测算，大鼠脑内奖赏系统所占脑区约为全脑的 35%，惩罚系统区约占 5%；而既非奖赏系统又非惩罚系统区约占 60%。

（三）焦虑和抑郁

焦虑（anxiety）是人类对现实的潜在挑战或威胁的一种复杂的情绪反应，其特点是焦虑的程度与威胁程度相一致，且随着威胁的消失而消失，具有适应性意义。适当的焦虑对人们的生活是有益的，但是长期暴露在挑战或威胁应激下，会发展成焦虑症。抑郁（depression）是一种以情绪低落为主的精神状态，偶尔的抑郁是正常的情绪波动，经过调整可以恢复。长时间的抑郁会导致抑郁症发生，且具有较高的死亡风险，约 50% 的自杀都与抑郁有关，需要人们高度重视。

最后需要提出的是，情绪往往伴有情绪生理反应（emotional physiological response），这些生理反应发生与自主神经系统和内分泌系统活动的改变密切相关。一是自主神经系统的情绪生理反应，多数情况下表现为交感神经系统活动的相对亢进。例如，在动物发怒时，交感活动增强，表现为皮肤和内脏血管收缩、血压升高和心率加快、骨骼肌血管舒张等。在某些情况下，情绪生理反应也可表现为副交感神经系统活动的相对亢进，如悲伤时流泪等。二是内分泌系统的情绪生理反应。例如，恐惧和焦虑时，血中多种激素（如促肾上腺皮质激素和糖皮质激素、肾上腺素、去甲肾上腺素、甲状腺激素、生长激素等）的浓度可出现明显升高。情绪不稳定时，内分泌激素分泌则可能出现明显紊乱。毫无疑问，过度的情绪生理反应会损害机体生理功能。

四、觉醒和睡眠

（一）大脑皮质的电活动

皮质自发电位是无外来刺激时的自身电位活动。

在没有特定外加刺激作用条件下，大脑皮质神经元持续的、节律性的、较缓慢的电位变化，称为自发脑电活动。了解脑电活动的表现及其产生机制，对阐明脑的各种功能活动具有十分重要的意义。

1. 脑电图

（1）脑电波的波形　通过脑电图仪从头皮上记录到的脑电波称为脑电图（electroencephalogram，EEG）。直接将引导电极放置于脑皮质表面，所记录的脑电活动称为皮质电图（electrocorticogram）。人类的脑电波，依照其频率不同，可分为α、β、δ、θ四种（表3-6）。

表 3-6　正常人的脑电波

波形名称	频率 /Hz	波幅 /μV	特征和常见部位
α	8~13	20~100	安静、闭眼时，枕叶
β	14~30	5~20	活动时，额叶、顶叶
θ	4~7	100~150	困倦时，颞叶、顶叶
δ	0.5~3	20~100	深睡、极度疲劳和麻醉状态时，颞叶、顶叶

成人α波在清醒、安静并闭眼时即出现，枕叶皮质最为显著。当α波出现时常可具有一阵波幅自小而大，又自大而小的变化，形成所谓α波的"梭形（spindle）"波群。每一梭形波群，持续时间为1~2 s。睁眼或接受其他刺激时，α波立即消失而呈现快波，这一现象称为"α波阻断（α-block）"。如果被试者又安静闭眼，则α波又复现。

β波在成年人睁眼或大脑皮质处于紧张活动状态时可在额叶和顶叶记录到。因其较α波频率高而幅度低，故常称为快波。β波主要代表大脑皮质处于兴奋状态。θ波见于成年人困倦时或少年，在颞叶和顶叶可记录到。成人在入睡后，或处于极度疲劳和麻醉状态时可以出现δ波。δ波在颞叶和枕叶较明显。如果将睡者唤醒，则脑电波即由δ波再转成快波。如再入睡，则快波经过α波而又转成δ波。

幼儿的脑电波频率比成人慢，常可见到θ波节律，到10岁以后出现明确的α波节律。婴儿的脑电频率更慢，常见到δ波节律。成人在麻醉状态下也可出现δ波。

脑电波具有一定临床诊断意义。例如，癫痫患者的脑电波出现棘波、尖波、棘慢复合波等。棘波时程在80 ms以下，波幅为50~150 μV。尖波时程为80~200 ms，幅度为100~200 μV。每个棘波之后都紧跟着一个慢波，称为棘慢复合波，慢波时程可达200~500 ms。

（2）脑电波形成的机制　在记录脑电波的同时，应用微电极记录皮质神经元细胞内电位变化，发现细胞内的突触后电位波动与皮质表面出现的α节律相一致。这表明皮质表面的电位变化是由突触后电位变化形成的。当皮质浅层神经组织发生兴奋性突触后电位（EPSP）变化，即除极时，皮质表面出现负波；若浅层神经组织发生抑制性突触后电位（IPSP）变化，即超极时，皮质表面出现正波。但是当皮质深层的神经组织出现兴奋性突触后电位或抑制性突触后电位时，则皮质表面相应出现正波或负波。皮质表面的正电位波来自皮质深层的EPSP或来自浅层的IPSP，皮质表面的负电位波则来自皮质深层的IPSP或浅层的EPSP。

神经元单个的突触后电位变化微弱，不足以引起皮质表面的电位改变，所以皮质表面的电位波动，反映大量神经元同时发生突触后电位变化。在大脑皮质中，锥体细胞的排列比较整齐，其顶树突互相平行，垂直于皮质表面，它们的同步电活动易于总和形成强大电场，从而改变皮质表面电位。目前知道，这种同步活动与丘脑的功能相关。实验中看到动物在中度麻醉下，皮质出现每秒8~12次的自发脑电活动，其波幅时大时小，与人体脑电波的α节律相似，如果切断皮质与丘脑之间的纤维联系，这种类似α节律的波动就大为减小。又如果以每秒8~12次的节律性电刺激作用于丘脑非特异性投射系统的神经核（髓板内核群），皮质上也记录到每秒8~12次的时大时小的节律性电变化。如以每秒60次的节律性电刺激作用于丘脑非特异投射核，则皮质的类似α波的节律即让位于较快的节律，脑电波转为快波，这可以理解为高频刺激时同步化活动被扰乱，脑电出现去同步化（desynchronization）。由此看来，丘脑的非特异性投射系统的同步节律活动，参与自发脑电形成的同步机制，促进皮质的同步电活动。

2. 皮质诱发电位　诱发电位（evoked potential）一般是指感觉传入系统受刺激时，在中枢神经系统内引起的电位变化。受刺激的部位可以是感觉器官、感觉神经或感觉传导途径上的任何一点。大脑皮质的诱发电位则是指感觉传入系统受刺激时，在大脑皮质上某一局限区所引出的电位变化。诱发电位是在自发脑电的背景上发生的。

在皮质相应的感觉投射区所引出的诱发电位可分为两部分（图3-35）：一为主反应（primary response），另一为后发放（after discharge）。主反应的潜伏期一般为5~12 ms。潜伏期的长短取决于感觉冲动所传播路程的长短和传导

> 皮质诱发电位由外来刺激引起，并在自发脑电的背景条件下发生。

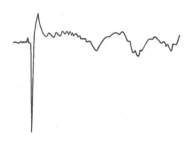

图 3-35 家兔大脑皮质感觉
运动区诱发电位

速度的快慢，以及传入途径中突触数目的多少。皮质诱发电位的主反应的极性一般为皮质表面先正后负。主反应的形成很可能主要是皮质锥体细胞电活动的综合表现，所以先是表面正波，而当兴奋沿顶树突传到皮质表面时，再出现皮质表面负波。

在主反应之后常有一系列正相的周期性电位的后发放，其节律也在每秒 8~12 次。这可能是皮质与丘脑转换核（腹后核、内侧膝状体、外侧膝状体）之间的环路活动的结果。皮质诱发电位是用来寻找感觉投射区的重要方法，在研究皮质功能定位方面起重要的作用。

将电极放在清醒的人的头皮上，一般不能记录到单个刺激的诱发电位，因为记录电极离皮质较远，颅骨的电阻很大，记录的电位极为微弱，而且诱发电位夹杂在自发脑电之中，很难分辨。但如果反复给予外周刺激，运用电子计算机将电位变化叠加、平均起来，能够使诱发电位在自发脑电的背景上显示出来，这种方法记录到的电位称平均诱发电位（averaged evoked potential）。平均诱发电位目前已成为研究人类的感觉神经系统疾病、行为和心理活动的一种手段。

（二）觉醒睡眠周期

几乎一切生命均表现出不同形式的节律性变化。对人与动物而言，最为典型的节律性变化表现为睡眠和觉醒周期更替。在人的一生中，大约有 1/3 的时间用于睡眠，每天所需要的睡眠时间，随年龄、个体和工作情况而不同。成人一般每天需要睡 7~9 h，新生儿需 18~20 h，儿童 12~14 h，老年人 5~7 h。

睡眠在机体体温调节、能量保存、免疫增强和记忆巩固等方面有重要的生理作用。

觉醒脑电为去同步化的低幅高频的 β 快波。

1. 觉醒（wakefulness） 觉醒在行为上以变化多端的各种运动活动及活跃的思维活动为特征，对环境刺激非常敏感并能迅速做出各种适应性反应，大脑在觉醒中常处于不同的"警戒"状态。脑电活动在睁眼、警觉性高、注意力集中时呈现低电压、高频率的 β 波，为梳齿状去同步化快波。如在闭眼、安静、觉醒状态，则脑电节律呈现 α 波（呈梭形），皮质枕叶部位最明显。清醒时肌张力高，肌电非常活跃，是随意运动和维持姿势的基础。眼球活动以频繁、快速、协调的环视运动或左右摆动为特征，有瞬眼反射。

2. 睡眠（sleep） 根据简单的行为学定义，人与动物的睡眠是指知觉解除对周围环境反应的一种可逆性行为状态。睡眠在行为方面按 4 个标准确定：①肌肉运动减少。②对刺激反应减弱。③姿势相对保持不变（人类通常是闭着双眼躺着睡觉）。④相对易可逆性（这点与昏迷、冬眠、夏眠有显著差异）。

根据睡眠时生理活动的不同参数，睡眠进一步区分为非快速眼动（non-rapid eye movement，NREM）睡眠和快速眼动（rapid eye movement，REM）睡眠（图 3-36）。

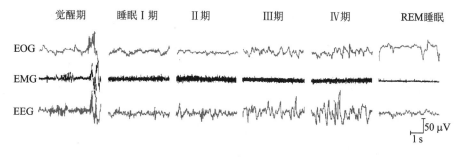

图 3-36 人类睡眠的脑电图（EEG）特点

NREM 睡眠分为 4 期：睡眠 I 期表现为 α 波逐渐减少，以 θ 波活动为主的低幅混合频率，II 期表现为 θ 节律的背景上出现睡眠纺锤波和 κ 复合波，III、IV 期出现 δ 波；REM 睡眠期类似于 I 期，并表现出快速眼动和肌张力消失；EOG 为眼电图，EMG 为肌电图

（1）NREM 睡眠　皮质脑电表现为同步化慢波，又称为同步化睡眠（synchronized sleep）。随着特征性的睡眠纺锤波、κ 复合波及高振幅慢波的出现，NREM 睡眠又依次分为四期，即 I、II、III、IV 期（S1～S4 期）。①睡眠开始。正常成年人睡眠总是先从 NREM 睡眠开始，婴儿除外。②睡眠 I 期（S1 期）。S1 期是从清醒转入睡眠的过渡阶段（3～7 min）。脑电图特征包括在清醒闭眼时呈现的 α 节律逐渐减少，每分段时间中，α 波比例下降到 50% 以下，开始出现频率 4～7 Hz、波幅 50～75 μV 的 θ 波活动为主的低幅混合频率。③睡眠 II 期（S2 期）。S2 期紧接在短暂的 S1 期后，第一个睡眠周期中 S2 期睡眠持续 10～25 min，其 EEG 的特征为在 θ 节律的背景上出现睡眠纺锤波（12～16 Hz）和 κ 复合波（先负相后正相的高幅慢波）。κ 复合波的时程 ≥0.5 s，其峰 – 峰值 ≥220 μV，如果出现在高幅 δ 波前后 5 s 之内者就不能被确认为 κ 复合波。④睡眠 III、IV 期（S3＋S4 期）。在 κ 复合波和睡眠纺锤波出现后 10～25 min，随即 EEG 出现高振幅慢波（波幅 ≥ 75 μV，频率 ≤2 Hz），称为 δ 波。当每一分段时间的 δ 波超过 20%，但少于 50% 时，此期睡眠定为 S3 期，一般第一个睡眠周期 S3 只持续几分钟。随之高振幅慢波越来越多，当 δ 波超过 50% 一直到全部记录只显示 δ 波，这一睡眠阶段称为 S4 期。通常把人的 S3 期和 S4 期一起称为慢波睡眠（slow wave sleep，SWS）。人的 SWS 有别于动物的 SWS，动物 SWS 即为人的 NREM 所有期的同义语，而人的 SWS 是指 NREM 睡眠中的 S3＋S4 期睡眠。

（2）REM 睡眠　自 S1 期或 S2 期睡眠开始到 REM 睡眠的出现，为 REM 睡眠潜伏期，正常 70～90 min。REM 睡眠近来被认为是一种"微觉醒"，在此期间，脑的耗氧量增加，脑血流量增加，脑内蛋白质合成加快。

REM 睡眠特征包括：①出现快速眼球运动。②EEG 呈现 θ 波和 α 波低幅高频的混合波。③各种感觉进一步减退，唤醒阈提高。REM 睡眠期间肌张力完全消失，肌电图呈现零电位线。因其脑电似觉醒，REM 睡眠又称异相睡眠（paradoxical sleep，PS）。④REM 睡眠期间在脑桥网状结构、外侧膝状体和视觉皮质记录到桥膝枕（ponto-geniculo-occipital，PGO）放电。PGO 放电每分钟 60～70 次，被认为是 REM 睡眠时发生的快速眼球运动、中耳肌活动、小肌肉

NREM 睡眠的脑电为同步化的高幅低频的慢波，依次分为四期，即 I、II、III、IV 期（S1～S4 期）。

REM 睡眠伴快速眼动，其脑电类似觉醒脑电，但肌张力完全消失，各种感觉进一步减退，唤醒阈高。

抽动及呼吸、心率增快和冠脉循环血流突然增加的起搏点。⑤常伴随做梦。

（3）NREM-REM睡眠周期 正常人一夜的睡眠中NREM睡眠和REM睡眠以周期性方式发生交替（图3-37）。由清醒进入NREM睡眠后，第一个睡眠周期的S1期经3~7 min便进入S2期，S2期年轻人持续10~25 min，接着进入S3和S4深睡眠期，从几分钟到1 h不等。深睡后睡眠转而变浅，回到S2期或S1期，经过70~90 min的NREM睡眠，随即进入第一次REM睡眠，这便是第一个睡眠周期。第一个睡眠周期的REM睡眠持续时间短暂，为5~10 min。随后又顺序地从NREM睡眠开始由浅变深再变浅，进入第二次REM睡眠，如此一夜周而复始经过3~5个周期。成人第一个NREM-REM睡眠周期持续时间70~100 min、第二个周期90~120 min，整个夜间平均每个周期

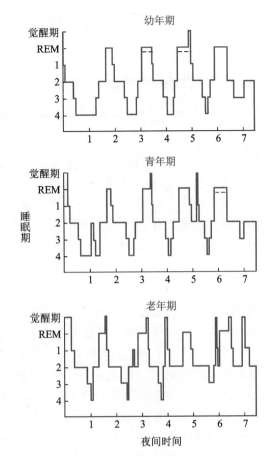

图3-37 不同年龄阶段人类睡眠时间分布
幼年期广义地包括青春期前期，
老年期主要是指55~70岁

持续90~110 min。新生儿睡眠周期较短，为50~60 min。

3. 睡眠觉醒周期的产生机制

（1）觉醒、睡眠的发生 迄今的研究表明，中枢神经系统分别存在独自的觉醒、NREM睡眠和REM睡眠发生系统。①觉醒发生系统包括蓝斑去甲肾上腺素、背侧中缝核5-羟色胺、黑质多巴胺、基底前脑胆碱、结节乳头体核组胺能神经元和外侧下丘脑区的食欲肽（orexin）能神经元。其中食欲肽能神经元较为特殊，可广泛兴奋上述其他觉醒脑区。②NREM睡眠发生系统包括下丘脑的腹外侧视前区（VLPO）和下丘脑视前内侧核（MPN）。另外，脑干内背侧网状结构和孤束核可能存在NREM相关神经元。孤束核主要是通过影响与睡眠发生和自主神经功能有关的边缘前脑结构的功能而发挥作用。再次，丘脑、基底核、边缘系统部分结构和大脑皮质在NREM睡眠的诱发和维持方面可能发挥了一定的作用。③REM睡眠发生系统主要包括以下几个部分：背外侧被盖核（LDT）、脚桥被盖核（PPT）胆碱能神经元和蓝斑下核谷氨酸能神经元等。

（2）睡眠、觉醒周期的形成 睡眠、觉醒实际上是三种状态（包含睡眠-

觉醒、NREM-REM 睡眠）周期性变化的过程。睡眠觉醒周期的转换则受睡眠稳态过程（S 过程）和生物钟（C 过程）的调节，此即所谓的睡眠 - 觉醒位相调节的双过程模型（two-process model）理论。睡眠稳态过程是指在觉醒期，内源性睡眠物质会逐渐增加，机体出现睡眠负债，为了减少睡眠负债，机体就会主动进入睡眠状态。机体内包括睡眠觉醒周期等所有的节律性活动均由下丘脑中的视交叉上核（SCN）控制，SCN 被形象地称为机体生物钟（biological clock 或 circadian clock）。SCN 昼夜节律信号可传到多个睡眠 - 觉醒脑区，进而调控睡眠 - 觉醒位相的转换。觉醒、NREM 睡眠和 REM 睡眠所构成的周期性变化，实际上是脑内各相关系统（包括生物节律调节系统）相互作用的动态平衡结果。清醒时，觉醒系统放电较快，大脑皮质因大量冲动传入而兴奋。NREM 睡眠时，在睡眠系统（下丘脑视前外侧核等）GABA 能神经元的作用下，觉醒系统放电减慢。REM 睡眠时，由于觉醒系统单胺活动进一步低下，属于 REM 睡眠系统的脚桥被盖核、脑桥网状结构（PRF）胆碱能神经元和蓝斑下核谷氨酸能神经元的抑制被解除，传入冲动增加，大脑皮质兴奋性亦因此升高。

（霍福权 武美娜 刘亚莉 胡志安 扈启宽
黄文华 于远望 熊鹰 徐海伟 王莎莉）

◆ 复习题 ◆

1. 神经细胞与神经胶质细胞功能有何不同？

2. 神经纤维的兴奋传导特征有哪些？

3. 何谓轴质运输？其有哪些类别？

4. 何谓神经营养性作用？

5. 什么是突触后抑制和突触前抑制？它们的发生机制有何异同？

6. 试述突触传递的过程及其特点，何谓兴奋性突触后电位和抑制性突触后电位？

7. 小脑有何功能？损伤后出现哪些症状？

8. 腱反射是如何发生的？试举一实例。

9. 何谓脊休克？试述其发生的机制。

10. 何谓肌紧张？其反射弧如何构成？肌紧张加强的机制有哪些？举例说明。

11. 什么叫神经递质？中枢内有哪些主要的神经递质？它们主要分布在什么部位？

12. 神经递质的受体起什么作用？递质受体可分为几类？它们的分子结构与其所起的作用有何关系？

13. 什么是自主神经系统？其结构和功能有何特征？

14. 试述各级中枢对内脏活动的调节。

15. 学习和记忆如何分类？

16. 陈述性记忆和非陈述性记忆有何区别和联系？

17. 大脑皮质语言代表区有哪些？

18. 什么是情绪？恐惧和奖赏系统脑区定位在哪里？

19. 睡眠时相和分期包括哪些？

20. 简述睡眠觉醒周期的形成机制。

21. 试述两种感觉信息传入系统的组成、特点和功能。

22. 简述丘脑的核群及其功能。

23. 体表感觉、内脏感觉、视觉、听觉的代表区在大脑皮质的什么部位？它们向大脑皮质的投射各有何特点？

24. 躯体痛及内脏痛在传导路径和特点上有何不同？

25. 什么叫牵涉痛？牵涉痛是怎样发生的？有何临床意义？

◆ 网上更多 ◆

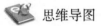 思维导图　　 选择题　　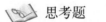 思考题　　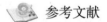 参考文献

第四章

感 觉 器 官

◆ 要点 ◆

1. 感受器（或感觉器官）的功能是接受机体内、外环境中的不同刺激，将刺激转变为电能，即换能作用；在换能过程中，感受器把刺激所包含的相关信息转移到新的电信号序列中，即编码作用。每种感受器都有其适宜刺激。

2. 光感受器位于眼内。眼由折光系统和感光系统组成。折光系统包括角膜、房水、晶状体和玻璃体，感光系统为视网膜。折光系统主要通过改变晶状体的曲率将远近不同的物体成像在视网膜上。

3. 视觉的感光系统为视网膜。视网膜中存在视锥和视杆两种感光细胞，前者专司昼光觉，有色觉；后者专司暗视觉，无色觉。感光系统将光刺激转换为电信号，向双极细胞发送相应于光刺激的电信号，双极细胞将该信号传送给神经节细胞，并向中枢传送。

4. 视网膜上存在3类视锥细胞，它们分别对红、绿、蓝光最敏感。3类视锥细胞分别含有特异的感光色素，由视蛋白和视黄醛组成。3类视锥色素中的视黄醛相同，不同点在于各含有特异的视蛋白。

◆ Outline ◆

1. Sensory receptors（or sensory organs）serve as transducers to convert different forms of stimuli from the external and internal environments into electric signals（encoding）for transmission to the central nervous system. Each type of receptor is specialized to respond more readily to one type of stimulus, its adequate stimulus.

2. The photoreceptors are in the eyes. The eye is composed of refraction lens system（the cornea, the aqueous humor, the crystalline lens, and the vitreous humor）and a photoreception system（the retina）. The refraction lens system focuses lights from different distance on the retina mainly through accommodation of lens.

3. The light-sensitive system is retina containing two types of photoreceptors: cones and rods. Cones are responsible for high-acuity vision and color vision during the daytime. Rods are responsible for monochromatic night vision. The light-sensitive system transduces light stimuli into electric signals that pass bipolar cells and ganglion cells, and eventually to the central nervous system.

4. There are three types of cones on the retina, each type contains special photopigment that renders it most sensitive to a set of wavelengths: either red, green, or blue. Each photopigment is composed of two parts: opsin and retinene. Each type of pigment has the same retinene but differs in opsin. The physiology of vision is

视觉生理的特点包括：明暗适应、双眼和立体视觉、视野及视力。

5. 人耳分为外、中、内耳3部分。外耳有集音和通过共鸣放大声压的功能，也有助于辨别声源的垂直方位。中耳在中耳腔内，包括鼓膜、听骨链、咽鼓管等结构。中耳的生理功能是：①将外耳道内的气体振动传导至内耳，引起耳蜗内液体的振动；②通过面积比和杠杆比放大声压；③通过中耳肌收缩反射衰减部分强声的声能，以消除过高的噪声；④通过咽鼓管平衡中耳腔与外耳道内的气压。

6. 内耳包括两部分，即耳蜗和前庭器。耳蜗感受器将声波转换为神经冲动，形成听觉；前庭器则为平衡觉之必需。耳蜗横断面分为前庭阶、蜗阶和鼓阶。位于基底膜上的螺旋器由内、外毛细胞及盖膜和支持细胞组成。通过静纤毛的偏曲、毛细胞将传入耳蜗内的压力波转换成感受器电位，再通过毛细胞底部释放神经递质，传入神经元形成动作电位，并上传至各级中枢。听觉系统具有对声音频率、强度和方位等进行分析的功能。听觉系统的频率分析是根据耳蜗不同部位反映不同频率，即位置原则，耳蜗底部的基底膜感受高频声，顶部的基底膜感受低频声。

7. 前庭系统由3个相互垂直的半规管和2个囊样结构（椭圆囊和

characterized with light–and dark–adaptation, binocular and stereoscopic vision, visual field and vision.

5. The ear is divided into outer, middle and inner sections. The outer ear collects sound and amplifies sound pressure by resonance. It also helps to the distinguishing of a sound source. The middle ear is located in the middle ear cavity, which consists of tympanic membrane, ossicular chain, Eustachian tube, etc. The functions of the middle ear are: ① to transfer the vibration of air from the outer ear to the cochlea where mechanical vibrations are converted into fluid waves; ② to amplify sound pressure through the area ratio and lever ratio; ③ to dampen sound energy to some degree through reflex of the middle ear muscle contraction if noise levels are too high; ④ to equilibrate the air pressure between the middle ear cavity and the outer ear canal through the Eustachian tube.

6. Inner ear houses two types of sensory systems: the cochlea, which contains the receptors for conversion of sound waves into nerve impulses, making audition; and the vestibular apparatus, which is necessary for the equilibrium sense. The cochlea is divided into scala vestibuli, scala media and scala tympani. The organ of Corti lying on the basilar membrane is composed of inner hair cells, outer hair cells, tectorial membrane and supporting cells. Through deflection of the stereocilia, the hair cells transform the pressure waves in the cochlea into receptor potentials. Action potentials in the afferent neurons are then generated by neurotransmitters released from the bottom of hair cells and convey the information coded for acoustic stimuli to higher level of central auditory system. Auditory system functions physiologically as analysis of sound frequency, intensity and orientation. Auditory analysis of sound frequency is derived from the basilar membrane on which each point is sensitive to a special frequency (i.e., place coding). High–frequency sounds are sensed near the base of the cochlea and low frequency sounds are sensed near the apex.

7. The vestibular system is composed of three semicircular canals, two saclike otolith organs, the

球囊）组成。半规管的感觉部分是壶腹嵴，它含有感受器细胞——毛细胞及覆盖上面的终帽。毛细胞表面有静纤毛丛和位于边缘的一根动纤毛，毛细胞的矢量方向相同。半规管感受头部朝各个方向转动的角加速度，水平半规管感受头部沿水平方向转动时的角加速度，垂直半规管感受与它们所处平面方向一致的旋转变速运动的刺激。

耳石器官（椭圆囊和球囊）的感受部分是位于囊壁上的囊斑，它由感觉上皮（含毛细胞）、耳石膜和耳石团块组成。毛细胞呈矢量规律分布。椭圆囊感受头部沿水平面各个方向的线加速度，球囊感受头部沿垂直方向的线加速度。另外，耳石器官还感受头部相对于重力方向的位置。

前庭器官的传入冲动除了形成运动和位置感觉外，还可引起各种姿势调节反射和内脏反射。最典型的是前庭眼球反射。前庭眼球反射是指头部向一侧转动时，双侧眼球补偿性向反方向等角度移动。在头部运动时，前庭眼球反射对保持物体在视网膜上呈现稳定图像有重要意义。

8. 皮肤感觉和化学感觉。皮肤感觉分为触压觉、痛觉和温度觉3种类型。①触压觉感受器有游离神经末梢和触觉小体等多种类型。不同类型触压觉感受器感受不同的触觉、压觉、痒觉和振动觉。②痛觉是机体对伤害性刺激产生反应的一种重要感觉。痛觉与组织损伤、化学物质的释放和过强的机械刺激有关。痛觉分为快痛和慢痛，两种类

utricle and the saccule. The sensory portions of the semicircular canals are the cristae ampullaris, which contain hair cells on its surface and a cupula covering it. The hair cells bear a bundle of stereocilia and a single eccentrically located kinocilium. All of the hair cells in a particular semicircular canal have the same polarization. The semicircular canals detect angular acceleration of the head in different direction. The horizontal semicircular canals respond to horizontal acceleration during rotation of the head along the vertical axis and vertical semicircular canals respond to relevant acceleration during rotation of the head along the plane of their location.

The otolith organs (utricle and saccule) contain sensory portions, the maculae on their walls. Each macula consists of hair cells and a layer of otolith membrane on which otoconia masses are loaded. The vectors of hair cells have a regular distribution within their plane. The utricle provides information about horizontal linear acceleration and the saccule detects vertical acceleration that is involved in drop and lift reactions. The two organs also sense changes in head position relative to the force of gravity.

The afferent signal from vestibular system can evoke postural reflex and visceral reflex besides sense of locomotion and place of body. Typical vestibular reflex is vestibuloocular response in which the head is rotated to one direction, and in response, the eyes will normally move in an equal and opposite direction. It is important to keep vision stable in the retina during normal locomotion.

8. Skin senses and chemoreception. The skin senses can be divided into three types: tactile sense, pain sense and thermal sense. Tactile receptors in the skin are free nerve endings, Meissner's, Merkel's, Pacinian and Ruffini's corpuscles. Various receptors are sensitive to different types of touch, pressure, itch and vibration.

Pain sense is an important somatic sense responding to nociceptive stimuli. It is caused by tissue damage, chemical release and excessive mechanical stimuli. There are two types of pain senses: fast pain and slow pain.

型的痛有不同的疼痛性质和传导途径。③温度觉感受器有4种游离神经末梢，它们分别感受从冷到热不同程度的各种温度感觉。

9. 嗅觉和味觉感受器均为化学感受器，因为它们对空气、食物中的某些化学成分敏感。嗅黏膜位于鼻腔上部，它含有嗅觉感受器细胞——嗅细胞。化学物质与嗅细胞表面的嗅毛中的嗅结合蛋白结合，形成感受器电位，然后激发形成动作电位传入中枢。

味觉的感受器是舌内的味蕾。味觉有5种类型：酸、咸、甜、苦和鲜。味蕾内有感受器细胞——味细胞。许多微绒毛位于味细胞表面。有味物质与微绒毛的受体蛋白结合，形成感受器电位和动作电位，并传入大脑，形成味觉。

They differ in conduction pathways and each has specific qualities. The thermal receptors are free nerve terminals sensing coldness, warmth, cold pain and heat pain. These receptors provide information about different levels of cold and heat.

9. Smell and taste are chemical senses because the receptors of these senses are sensitive to certain chemical substances in air and food. The olfactory epithelium lies high within the ceiling of the nasal cavity and contains receptor cells, the olfactory cells. Odorant chemicals bind to receptor proteins on the cilia to evoke receptor potentials and start signal transduction to the olfactory areas of the cerebral cortex.

There are five types of taste: sour, salty, sweet, bitter and umami. The receptors for taste are taste buds, pockets of taste cells in the tongue epithelium with microvilli that project out of a pore. Substances are combined to receptor proteins on the surface of the microvilli of the taste cells to trigger receptor potentials and then action potentials. Nerve impulses go to brain where the sensation of taste occurs.

人类生活的外环境和机体的内环境经常处于变化之中。内、外环境的变化首先作用于机体的各种感受器或感觉器官，再转化为相应的神经冲动，经过一定的神经传导通路到达大脑皮质的特定部位，产生相应的感觉。由此可见，各种感觉都是通过特定的感受器或感觉器官、传入神经和中枢三部分的整体活动产生的。人体主要的感觉有视觉、听觉、嗅觉、味觉、平衡感觉、躯体感觉（包括皮肤感觉与深部感觉）和内脏感觉等。

第一节　概述

一、感受器和感觉器官

机体在整个生命过程中不断地接受来自内、外环境变化的各种信息，中枢神经系统对这些信息进行分析整合，最后做出适当反应，以适应环境变化。在体表或组织内部有一些专门感受机体内、外环境改变的特殊结构或装置，称为感受器（sensory receptor）。感受器形式多样，功能各异，最简单的感受器就是外周感觉神经末梢本身，如体表或组织内部与痛觉感受有关的游离神经末梢；有的感受器则是在神经末梢周围包绕一些特殊的结缔组织，如皮肤中的感觉小体。

为了更有效地感受一些对机体生存至关重要的信息，在高等动物与人类的机体内，出现了一些在结构和功能上都高度分化了的感受细胞，这些感受细胞以类似突触的形式直接或间接地同感觉神经末梢相联系，如视网膜中感受光波的视杆细胞和视锥细胞、耳蜗中感受声波的毛细胞等。除了感受细胞外，还有一些与提高感受效率有关的附属结构。由感受细胞、与之相连的神经组织及其有关的附属结构所构成的器官，称为感觉器官（sense organ）。人和其他高等动物最主要的感觉器官有眼、耳、鼻和舌等，这些感觉器官都分布在头部，称为特殊感觉器官。

二、感受器的一般生理特性

（一）感受器适宜刺激

长期的进化使动物逐步形成了具有各种特殊结构和功能的感受器及相应的附属结构，使得各种感受器能很容易地接受某种形式的刺激。也就是说，一种感受器通常只对某种特定形式的刺激最敏感，这种形式的刺激就称为该感受器的适宜刺激（adequate stimulus）。如耳蜗毛细胞的适宜刺激是一定频率的机械振动，视网膜光感受细胞的适宜刺激是一定波长的电磁波等。感受器对于一些非适宜刺激也可能引起反应，但所需的刺激强度常较适宜刺激大得多，如眼突然遭受暴力打击的刺激时，会出现闪光的感觉。因此，机体内、外环境中所发生的各种形式的变化，总是先引起和它们相对应的那种感受器发生兴奋，从而能对内、外环境中一些有意义的变化进行感受并进行分析。

感受器的4大生理特点：
① 适宜刺激。
② 换能作用。
③ 编码作用。
④ 适应现象。

（二）感受器的换能作用

感受器实际上是能量转换器，即将特定形式适宜刺激的能量转换为传入神经的动作电位。在一定能量的适宜刺激下，特殊的感受细胞或传入神经末梢上产生的局部电位变化，称为感受器电位（receptor potential）。感受器电位的产生机制各不相同，但介导这一过程的信号转导分子主要是细胞膜上的离子通道蛋白或G蛋白偶联受体。在一些结构和功能上都高度分化了的感受细胞，如感光细胞和毛细胞等，产生的感受器电位则以电紧张的形式传至突触输出处，通过释放神经递质引起初级传入神经末梢发生膜电位变化，这种电位改变也是过渡性的，称为发生器电位（generator potential）。发生器电位和感受器电位同终板电位和突触后电位一样，是一种过渡性局部电位，它们不具有"全或无"的特性，其幅度与外界刺激强度成比例，不能作远距离传播而只能作电紧张性扩布，可在局部实现时间总和和空间总和。感受器电位的变化最终引起相应的传入神经纤维产生"全或无"式的动作电位，并传向中枢。

（三）感受器的编码作用

在感受器换能过程中，外界刺激信号所携带的信息，在换能过程中转移到感受器电位的可变参数之中，感受器电位的幅度、持续时间和波动方向，反映了外界刺激的某些特征。感受器在把不同形式的刺激转变为跨膜电位变化时，不仅发生了能量的转换，而且将刺激的部位、强度、速度等属性的信息也转移到特定感受细胞的感受器电位及传入动作电位中，还将刺激所包含的环境变化的信息转移到动作电位序列中，起到信息转移作用。这一过程称为感受器的编码（coding）。

编码过程十分复杂，目前已知，与刺激强度有关的编码主要通过改变传入神经冲动的频率和传入神经纤维数目多少来完成。与刺激性质有关的编码则取决于被刺激的感受器、特定的传入通路、传入冲动所到达的大脑皮质的终端部位等诸多因素。例如，电刺激人的视神经使其产生传入冲动，或者直接刺激与视觉有关的枕叶皮质，都会引起光亮的感觉，而主观上认为光亮来源于视野的某一部位。

（四）感受器的适应现象

某种刺激引起特定感觉后，随着时间的延长，尽管刺激的属性并没有改变，而感觉却逐渐减弱。实验证明，当刺激作用于感受器时，传入神经纤维的冲动频率随着刺激时间的延长表现为逐渐下降，这一现象称为感受器的适应（adaptation）。适应不同于疲劳，因为对某一刺激产生适应之后，如增加此刺激的强度，又可以引起传入冲动的增加。

适应是所有感受器的一个共同特点，适应程度可因感受器类型不同而有很大差异。根据适应发生的快慢，可将感受器分为快适应感受器和慢适应感受器两类。感受器适应得快慢与其功能密切相关，如触觉的功能是感受新的事物，触觉感受器的适应发生得就非常快，有利于感受器及中枢再接受新的刺激；而颈动脉窦和肌梭等感受器属于慢适应感受器，适应出现缓慢，有利于机体对刺激进行长期监测。

感受器发生适应的机制比较复杂，可发生在感觉信息转换的不同阶段。感受器的换能过程、离子通道的功能状态及感受器细胞与感觉神经纤维之间的突触传递特性等，均可影响感受器的适应。

（李延海　朱娟霞　孙启新　刘健　肖丹秦

周士胜　肖中举　刘洪雷　嵇志红）

第二节　视觉器官

视觉（vision）是指通过视觉系统的外周感觉器官接受外界环境中一定波长范围内的电磁波刺激，经中枢有关部分进行编码、加工和分析后获得的主观感觉。

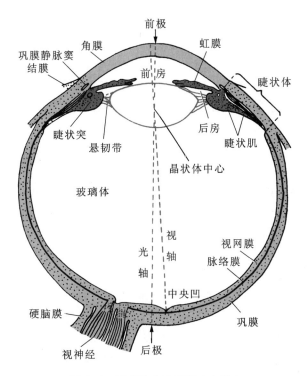

图 4-1　眼球的水平切面（右眼）

眼是引起视觉的外周感觉器官，人眼的基本结构如图 4-1 所示。眼的功能是由折光和感光两大系统配合完成的。

折光系统由眼球正中线上的角膜、房水、晶状体、玻璃体等构成，它们位于视网膜的前表面，都是一些透明而无血管分布的组织。来自眼外的光线经过折光系统时发生折射，使外界物体最后成像在视网膜上。感光系统位于眼球后部的视网膜内。视网膜是类似神经组织的复杂结构，其中包含有对光刺激高度敏感的视杆细胞和视锥细胞，能将外界光刺激所包含的视觉信息转变成为电信号，并在视网膜内进行初步处理，最后以视神经纤维动作电位的形式传向中枢。

人眼的适宜刺激是波长 380 ~ 760 nm 的电磁波，在这个可见光谱范围内，人脑接受来自视网膜的传入信息，可以分辨出视网膜像的不同亮度和色泽，因而可以看清视野内发光及反光物体的轮廓、形状、颜色、大小、远近和表面细节等情况。眼是一个很重要的感觉器官，据估计，在正常人脑获取的全部信息中，至少有 70% 来自视觉系统。

一、眼的折光系统及其调节

（一）折光成像的光学原理

当光线由空气进入另一种媒介所构成的单球面折光体时，就会发生折射，折射能力的大小由该物质与空气界面的曲率半径 R 和该物质的折光指数（n_2）决定。若空气的折光指数为 n_1，则关系式为：

$$\frac{n_2 R}{n_2 - n_1} = \frac{1}{F_2}$$

F_2 为后主焦距或第二焦距（空气侧的焦距为前主焦距或第一焦距），指由折射面到后主焦点的距离，表示这一折光体的折光能力。折光体的折光能力还可用焦度（diopter）表示，即以米为单位的主焦距（F_2, m）的倒数：

$$焦度（D）= \frac{1}{F_2}$$

如某一透镜的主焦距为 0.1 m，则该透镜的折光能力为 10 焦度（10 D）。通常规定凸透镜的焦度为正值，凹透镜的焦度为负值。主焦距是一个折光体最重要的光学参数，由此可算出位于任何位置的物体所形成的折射像的位置。以薄透镜为例，如果物距 a 是已知的，像距 b 可由下式算出：

$$\frac{1}{a} + \frac{1}{b} = \frac{1}{F_2}$$

由上式可以看出，当物距 a 趋于无限大时，$1/a$ 趋近于 0，于是 $1/b$ 接近于 $1/F_2$，亦即像距 b 差不多和 F_2 相等；这就是说，当物体距一个凸透镜无限远时，它成像的位置将在后主焦点的位置。也就是说，凡物距小于无限大的物体，它的像距 b 恒大于 F_2，即物像将成在比后主焦点更远的地方。

（二）眼的折光系统的光学特性

眼的折光系统由一系列曲率半径和折光指数都不尽相同的折光体组成，人眼折光系统的总折光能力约为 59 D。来自外界物体的光线依次经过角膜、房水、晶状体和玻璃体的折射后，才能成像于视网膜上。由于角膜与房水之间的折光指数相近，故眼球的主要折光界面是空气与角膜之间的界面（40～45 D），其次是角膜的后界面（17～19 D）。

对人眼和一般光学系统来说，来自 6 m 以外物体上发出或反射的光线，都可以认为是平行光，因而可以在主焦点所在的面上形成物像。人眼在安静状态下，它的折光系统的后主焦距正好处在视网膜所在的位置，即 6 m 以外的物体，物像正好清晰地成像在视网膜上。当然，人眼不是无条件地看清任意远处的物体。其原因是，来自某物体的光线过弱，或光线在空间和眼内传播时被散射或吸收，到达视网膜时不足以兴奋感光细胞；物体过小或离眼的距离过远，则在视网膜上成像过小，以至低于感光细胞分辨能力的下限，不能被感知。

（三）简化眼

由于眼内有多个折光体，用一般光学原理画出光线在眼内的行进途径和成像情况时十分复杂。因此，有人根据眼的实际光学特性，设计出与正常眼在折光效果上相同、但更为简单的等效光学系统或模型，称为简化眼。该模型把眼球简化成由一个前后径为 20 mm 的单球面折光体构成，折光指数为 1.333，外界光线只在由空气进入球形界面时折射一次，此球面的曲率半径为 5 mm，亦即节点在球形界面后方 5 mm 的位置，后主焦点正相当于此折光体的后极，相当于人眼视网膜的位置。这种模型和正常安静的人眼一样，使平行光线正好聚焦在视网膜上（图 4-2）。在简化眼中，n 为节点，ΔAnB 和 Δanb 是两个相似三角形；如果物距为已知，就可由物体大小算出物像大小，也可算出两三角形

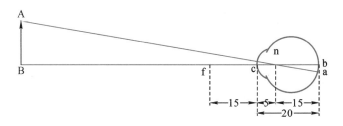

图 4-2 简化眼及其成像情况

AB：物体；ab：物像；n：节点；f：前主焦距；c：角膜表面（图中的长度单位为 mm）

对顶角（即视角）的大小。

（四）眼的调节

正常人眼看 6 m 以外的物体正好成像在视网膜上。如果眼的折光能力不变，那么，来自 6 m 以内物体的辐射光线经折射后，成像位置将在后主焦点（即视网膜位置）之后，由于光线到达视网膜时尚未聚焦，故在视网膜上形成一个模糊的物像。事实上，正常眼看近物也十分清楚，这是由于在看近物时眼已进行了调节。人眼的调节亦即折光能力的改变，主要是通过改变晶状体的折光力而实现的。另外，瞳孔的调节及双眼球会聚对于在视网膜上形成清晰的像也起着非常重要的作用。

> 在视近物时，通过神经调节改变晶状体的曲率，使物像成在视网膜上。

1. 晶状体的调节 晶状体是一个富有弹性的透明的双凸透镜，由晶状体囊和晶状体纤维组成。其周边由悬韧带与睫状体相连。眼看远物时睫状肌处于松弛状态，这时悬韧带保持一定的紧张度，晶状体受悬韧带的牵引，其形状相对扁平。眼看近物时晶状体形状的改变是一个神经反射性活动，其过程如下：当模糊的视觉信息到达视皮质时，可使皮质发出下行冲动，经锥体束中的皮质中脑束到达中脑的正中核，继而到达动眼神经缩瞳核，再经动眼神经中的副交感节前纤维传至睫状神经节，最后经睫状神经节到达眼内睫状肌，使其中的环行肌收缩，引起连接于晶状体的悬韧带放松，晶状体由于其自身的弹性而向前方和后方凸出，以前凸更为明显（图 4-3）。晶状体的变凸使其前面的曲率增加，折光能力增强，从而使物体成像在视网膜上。

由于晶状体变凸的能力有限，因此，人眼看近物的调节能力也有一定限度。在光照良好情况下，人眼所能看清物体的最近距离叫做近点（near point）。近点愈近，说明晶状体的弹性愈好，悬韧带放松时可以作较大程度的变凸，因

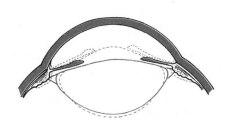

图 4-3 眼调节前后睫状体位置和晶状体形状的改变

实线为安静时的情况，虚线为看近物经过调节后的情况。注意：晶状体前凸比后凸明显

而使距离更近的物体也能成像在视网膜上。随着年龄增加，晶状体自身的弹性下降，因而调节能力也随年龄的增加而降低。例如，8 岁儿童的近点平均约 8.6 cm，而 60 岁老年人的近点可增大到 83.3 cm。

2. 瞳孔的调节　瞳孔指虹膜中间的开孔，瞳孔的大小可以调节进入眼内的光量。当视近物时，可反射性地引起双侧瞳孔缩小，称为瞳孔近反射。瞳孔缩小可减少入眼的光量，并减少折光系统的球面像差（像呈边缘模糊的现象）和色像差（像的边缘呈色彩模糊的现象），使视网膜成像更为清晰。

瞳孔大小主要由环境中光线亮度所决定，环境较亮时瞳孔缩小，环境较暗时瞳孔散大。瞳孔的大小随入射光量的强弱而变化称为瞳孔对光反射，其意义在于调节进入眼内的光量，使视网膜不致因光线过强而受到损害，也不会因光线过弱而影响视觉。瞳孔对光反射的效应是双侧性的，光照一侧眼的视网膜时，双侧眼的瞳孔均缩小。瞳孔对光反射的中枢位于中脑，因此检查瞳孔的直径和瞳孔对光反射可反映视网膜、视神经和脑干的功能状况，临床常检查瞳孔对光反射作为判断麻醉的深度和病情危重程度的一个指标。

3. 双眼球会聚　当双眼注视一个由远移近的物体时，两眼视轴向鼻侧会聚的现象，称为双眼球会聚或辐辏反射。其意义在于双眼看近物时，物像落在两眼视网膜的对称点上，因此不会发生复视。

（五）折光异常

在无需进行调节的情况下，正常眼的折光系统就可使平行光线聚焦在视网膜上，因而可看清远处的物体；物体只要与眼的距离不小于近点的距离，经过眼的调节，也能在视网膜上形成清晰的像。在通常情况下，经过眼的调节能在视网膜上清晰成像的眼，称为正视眼（图 4-4A）。若眼的折光能力或眼球的形态异常，使平行光线不能聚焦于安静未调节眼的视网膜上，这种眼则称为非正视眼，包括近视眼、远视眼和散光眼。如果静息时眼的折光能力正常，但由于晶状体的弹性减弱或丧失，看近物时的调节能力减弱，称之为老视眼。

1. 近视眼　由于眼球的前后径过长（轴性近视）或眼的折光能力增强（屈光近视），致使来自远方物体的平行光线聚焦在视网膜前，因而在视网膜上形成模糊的物像。近视眼看近物时，因这时聚焦的位置较平行光线时为后，因而眼无需进行调节或进行较小程度的调节，就可在视网膜上成像，所以，近视眼的特点是近点比正常眼要近。近视眼可用凹透镜加以纠正（图 4-4B）。

2. 远视眼　由于眼球前后径过短或眼的折光能力降低，以致主焦点的位置在视网膜之后，这样入眼的平行光线到达视网膜时尚未聚焦，从而形成一个模糊的像，引起模糊视觉。因此，在看远物时即需动用眼的调节能力。远视眼的特点是近点距离较正常人

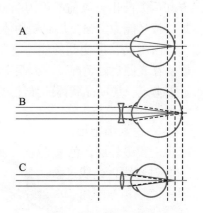

图 4-4　眼的折光异常及其矫正
A. 正视眼；B. 近视眼；C. 远视眼
—— 矫正前的折光情况
------ 矫正后的折光情况

为大，可用凸透镜加以纠正（图 4-4C）。

3. 散光眼　正常眼的折光系统的各折光面都是正球面，即在球面任何一点的曲率半径都是相等的。如果由于某些原因，折光面在某一方位上曲率半径变小，而在与之相垂直的方位上曲率半径变大，在这种情况下，通过角膜不同方位的光线在眼内不能同时聚焦，造成物像变形和视物不清，这种情况属于规则散光，可用适当的柱面镜纠正。

二、视网膜的结构和两种感光换能系统

（一）视网膜的结构特点

视网膜是一层薄膜样组织，厚度只有 0.1 ~ 0.5 mm。它的主要部分在个体发生上来自前脑泡，故属于神经性结构、外周脑的一部分，其中的细胞通过突触相互联系。经典组织学将视网膜分为 10 层，主要功能细胞有 4 层，从靠近脉络膜的一侧起，依次为色素细胞层、感光细胞层、双极细胞层和节细胞层（图 4-5）。

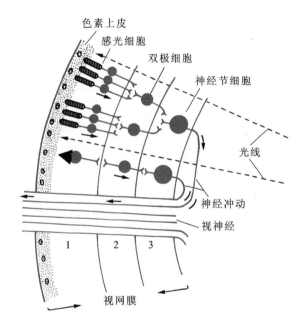

图 4-5　视网膜的主要细胞层次及联系模式

1. 色素细胞层　该层不属于神经组织，其血液供应源于脉络膜一侧，位于视网膜最外层，色素细胞含有黑色素颗粒。色素细胞层可以遮蔽来自巩膜侧的散射光线，光线过强时，色素细胞可以伸出伪足样突起，包被视杆细胞外段，使其相互隔离，减少光的刺激。当入射光较弱时，伪足样突起又缩回胞体，使视杆细胞外段暴露，充分接受光刺激。色素细胞在视网膜感光细胞的代谢中起重要作用，许多视网膜疾病都与色素细胞功能失调有关。此外，色素细胞还能为视网膜外层输送来自脉络膜的营养并吞噬感光细胞外段脱落的膜盘和代谢产物。因此，色素细胞对感光细胞有营养和保护作用。

2. 感光细胞层　在人类和大多数哺乳动物，感光细胞有两种，根据细胞外段的形态，分别称为视杆细胞和视锥细胞，它们都含有特殊的感光色素。两种感光细胞在形态上都可分为外段、内段、胞体和终足（图4-6）；外段是感光色素集中的部位，在感光换能中起重要作用。感光细胞通过终足与双极细胞层内的双极细胞发生突触联系。

3. 双极细胞层　在双极细胞层中，双极细胞除了与感光细胞发生突触联系外，还与节细胞层中的神经节细胞形成突触联系，将感光细胞的信息传给神经节细胞。

4. 节细胞层　在节细胞层中，神经节细胞将双极细胞传来的信息经过处理后，经由其轴突形成的视神经传入中枢。

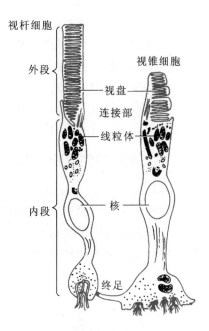

图 4-6　哺乳动物感光细胞

在感光细胞层和双极细胞层之间还有水平细胞，双极细胞层和节细胞层之间有无长突细胞，这些细胞的突起在两层细胞之间横向伸展，可以在水平方向传递信息。

近年来还发现，视网膜中除了有通常的化学性突触外，还有缝隙连接。在光感受器之间、水平细胞之间及无长突细胞之间都存在缝隙连接，通过这种连接，细胞在电学上互相耦合。

（二）视网膜的两种感光换能系统

在人和大多数脊椎动物的视网膜中存在两种感光换能系统，一种是视杆细胞及与它们联系的双极细胞和神经节细胞构成的感光换能系统，称为视杆系统，也称晚光觉系统或暗视觉系统。另一种是视锥细胞及与它们联系的双极细胞和神经节细胞构成的感光换能系统，称为视锥系统，也称昼光觉系统或明视觉系统。

在视杆系统中，视杆细胞对光的敏感度较高，能在昏暗环境中感受光刺激而引起视觉，但视物时只能区别明暗和轮廓，而无色觉，精确性差。在视锥系统中，视锥细胞对光的敏感性较差，只有在类似白昼的强光条件下才能被刺激，但视物时分辨能力高，并可辨别颜色。

在人视网膜中，视杆和视锥细胞分布有明显特点：视杆细胞主要分布在视网膜周边部，视锥细胞主要分布于视网膜近中心部；在黄斑中心的中央凹处，只有视锥细胞而无视杆细胞。两种感光细胞在与双极细胞及节细胞形成信息传递通路时，逐级之间都有一定程度的会聚现象，但这种会聚在视锥系统程度较小，在中央凹处则不出现会聚，可以看到一个视锥细胞只同一个双极细胞联系，而这个双极细胞也只同一个神经节细胞联系，这种低程度会聚或无会聚现象的"单线联系"，使得视锥系统具有较高的精细分辨能力。

1. 视杆细胞的感光换能机制　视杆细胞感光换能的物质基础是视紫红质。视紫红质由视蛋白和生色基团视黄醛组成，相对分子质量为 $(27 \sim 28) \times 10^3$。视黄醛由维生素 A 氧化生成。提纯的视紫红质在溶液中对 500 nm 波长的光线吸收能力最强，这与人眼在暗适应时的光谱曲线一致。

视杆细胞的感光基础是视紫红质合成和分解的过程。

（1）视紫红质的光化学反应及其代谢　光照时，视紫红质吸收光量子后发生变构，其中的视黄醛由 11- 顺型变为全反型，并与视蛋白相互分离。在暗处，11- 顺型视黄醛可以很快再与视蛋白结合而形成视紫红质。由于视紫红质在光照后分离出的视黄醛为全反型，它不能与视蛋白结合，但可以经过转换变成 11- 顺型视黄醛。贮存在视网膜的色素细胞层中的全反型视黄醇，也可在耗能的情况下转变成 11- 顺型视黄醇，进入视杆细胞，然后再氧化成 11- 顺型视黄醛，参与视紫红质的合成（图 4-7）。在视紫红质的分解和再合成过程中，一部分视黄醛被消耗，因此需要不断从食物摄取维生素 A 进行补充。长期维生素 A 摄入不足，将会影响人在暗光处的视力，引起夜盲症。

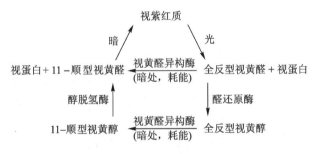

图 4-7　视紫红质的光化学反应

人在暗处视物时，视紫红质既有分解，又有合成，成为不断视物的基础。光线愈暗，合成过程愈强，视紫红质数量也愈高，视网膜对弱光愈敏感；相反，人在亮光处时，视紫红质的分解增强，合成过程甚弱。在强光下，视杆细胞中的视紫红质较多地处于分解状态时，视杆系统失去了感受光刺激的能力，强光下的视物则由视锥系统来完成。

（2）视杆细胞外段的超微结构和感受器电位的产生　感光细胞的外段是进行光 - 电转换的关键部位。视杆细胞外段具有特殊的超微结构：膜内的细胞质甚少，绝大部分为一些整齐重叠成层的圆盘状结构所占据，这些圆盘称为视盘（图 4-8）。视紫红质的蛋白质部分就镶嵌在这些视盘膜中。

视杆细胞的静息电位是 $-40 \sim -30$ mV。当视网膜受到光照时，外段膜两侧电位短暂地向超极化的方向变化，表现为一种超极化型的感受器电位。这一变化主要与化学门控的 Na^+ 通道有关，当视杆细胞处于静息时（未受到光照射），细胞内有大量 cGMP，它使 Na^+ 通道开放，Na^+ 内流，同时内段膜上的钠泵连续活动将 Na^+ 移出膜外，这样就维持了膜内外的 Na^+ 平衡，形成视杆细胞的静息电位。当光照视杆细胞时，视紫红质吸收光量子发生变构，视紫红质分解成视蛋白和全反型视黄醛，这一过程激活视盘膜上的 G 蛋白，活化的 G 蛋白进而激活附近的磷酸二酯酶，使胞质中的 cGMP 大量分解，cGMP 浓度因而降

视细胞的作用是将光形式的能量转换为细胞膜的电位变化。这种变化的实质是离子的跨膜运动和转运。

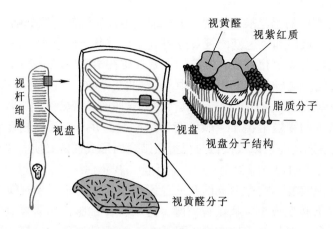

图 4-8　视杆细胞外段的超微结构

低，导致 cGMP 依赖性的 Na⁺ 通道开放减少，而内段膜上的钠泵仍继续活动，结果形成超极化型感受器电位。

视杆细胞的 Na⁺ 通道也允许 Ca²⁺ 通过，而进入细胞内的 Ca²⁺ 则能抑制鸟苷酸环化酶的活性。上已述及，光照视网膜可使胞质 cGMP 减少，Na⁺ 通道关闭，但光照也可减少 Ca²⁺ 内流。由于细胞内 Ca²⁺ 浓度降低，对鸟苷酸环化酶的抑制作用减弱，结果使 cGMP 的合成增加，从而对稳定细胞内 cGMP 水平和恢复 Na⁺ 通道开放起一定的调节作用。

视杆细胞没有产生动作电位的能力，由光刺激在外段膜上引起的感受器电位只能以电紧张形式扩布到达它的终足部分，并在此将信息传递给双极细胞。

2. 视锥系统的换能和颜色视觉　视锥系统外段也具有类似视杆细胞的盘状结构，并含有特殊的感光色素，称为视锥色素。光线作用于视锥细胞外段时，也出现类似视杆细胞的感受器电位，即在它们的外段膜两侧也发生超级化，作为光－电转换的第一步。

三原色学说认为视网膜中有分别感受红、绿、蓝光线的 3 种视锥细胞。　视锥细胞的重要功能是它有辨别颜色的能力。关于颜色视觉的形成机制，早在 19 世纪初，Young（1809）和 Helmholtz（1824）就提出了著名的三原色学说，该学说认为在视网膜中分布有 3 种不同的视锥细胞，分别含有对红、绿、蓝 3 种光敏感的感光色素。当某一波长的光线作用于视网膜时，可以一定的比例使 3 种视锥细胞分别产生不同程度的兴奋，这样的信息传至中枢，就产生某一种颜色的感觉。三原色学说现已被许多实验证实，目前在脊椎动物发现有 3 种不同的视锥细胞，分别对波长 440、535 和 565 nm 的光线最为敏感，相当于蓝、绿、红三色光的波长。3 种视锥色素都含有同样的 11- 顺型视黄醛，主要区别是视蛋白的分子结构有微小差异，从而决定了各种视锥色素对特定波长光线的敏感程度。

（三）视网膜的信息处理

视杆与视锥细胞在视网膜外表面有规律地交织排列，它们是视觉通路中的光感受器。在光刺激作用下，由视杆和视锥细胞产生的电信号，在视网膜内经过复杂的神经元网络的传递，最后由神经节细胞发出的神经纤维以动作电位的形式传向中枢。由于视网膜的神经元构筑及其回路错综复杂，因而在视觉信息由感光细胞向神经节细胞的传递过程中，要经过复杂的中间神经元联系中介，而且与细胞间信息传递有关的递质种类也很多，故视觉信息在视网膜的传递过程中，必然要经历种种改变。这就是视网膜本身对视觉信息的初步处理。

目前认为，在视网膜的神经通路中，只有神经节细胞及少数无长突细胞具有产生动作电位的能力，而视杆和视锥细胞、水平细胞和双极细胞均只能产生分级式的局部电位，没有神经脉冲。所以，在信号到达神经节细胞之前，视觉信息的传递主要依赖电紧张性扩布的方式。当光线照射到感光细胞时，通过光化学作用在两种感光细胞上引起感受器电位。与其他感受器不同的是，这种感受器电位是超极化型慢电位而并非除极型慢电位，这种超极化型慢电位以电紧张的形式扩布到突触前膜，使突触前膜的递质释放减少，从而引起下一级细胞产生慢电位变化。只有当这种慢电位变化传到神经节细胞时，经过总和，使神经节细胞的静息电位除极达阈电位水平，才能产生"全或无"式的动作电位，这些动作电位作为视网膜的最后输出信号传向视觉中枢。

视网膜神经元所包含的神经递质多达几十种，其中以谷氨酸和 γ- 氨基丁酸最为重要，目前比较明确的是，视杆、视锥细胞与双极细胞间的信息传递是由谷氨酸介导的。

（四）与视觉有关的几种现象

1. 视敏度　人眼分辨物体精细程度的能力，称为视敏度或视力（visual acuity）。正常人眼视敏度有一个限度，要表示这个限度，可以用人所能分辨的两点的最小视网膜像的大小表示。一般来说，即使在光照良好的情况下，如果视网膜像小于 5 μm，大致相当于视网膜中央凹处一个视锥细胞的平均直径，这时来自物体上两点的光线将落在一个视锥细胞上，因此，视网膜就不能分辨，而不能引起清晰的视觉。

2. 暗适应和明适应　当人从亮处进入暗处时，最初看不清楚任何东西，经过一定时间后，视觉敏感度才逐渐增高，恢复了在暗处的视力，这一过程称为暗适应。相反，从暗处突然到亮光处，最初感到一片耀眼的光亮，不能看清物体，稍待片刻后视觉恢复，这个过程称为明适应。

暗适应是人眼在暗处对光的敏感度逐渐提高的过程。在进入暗室后的不同时间，连续测定人的视觉阈值，可以看到阈值逐渐变小，亦即视觉的敏感度在暗处逐渐提高，暗适应过程需要 25～30 min。如图 4-9 所示，可以分为两个时相，第一时相表现为进入暗室后的最初阶段有一个阈值的明显下降期，此期与视锥细胞色素的合成量增加、视锥细胞的敏感度增高有关；第二时相为第一时相后阈值又出现的进一步下降，这一过程与视杆细胞中的视紫红质合成增强有关。

暗适应的过程是视色素合成的过程，其中以视杆细胞中的视紫红质合成增强最为重要。

明适应出现较快，1 min 左右即可完成。明适应初期的耀眼光感主要是由于在暗处蓄积起来的视紫红质大量迅速分解，之后，对光较不敏感的视锥细胞才能在亮光环境中感光。

3. 视野与生理性盲点　视野是指单眼固定地注视前方一点不动，这时该眼所能看到的最大空间范围。可以用特制的视野计进行测量。在同一光照条件

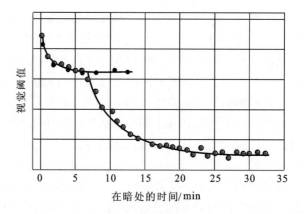

图 4-9　暗适应曲线

"●"表示用白光对全眼的测定结果，"●"表示用红光对中央凹测定的结果

（表示视锥细胞单独的暗适应曲线，因中央凹为视锥细胞集中部位，

且红光不易被视杆细胞所感受）

下，不同颜色的视野大小不一样，以白色视野最大，其次为黄色、蓝色、红色，而以绿色视野为最小。不同颜色的视野差异主要与各类感光细胞在视网膜中的分布范围有关。而且，左视野成像于视网膜的右侧，右视野成像于视网膜左侧。

在视神经出眼球的部位，即视神经乳头处，缺乏视网膜特有的细胞结构，因而落于该处的光线或物像不能被感知，故称为生理盲点。

4. 双眼视觉和立体视觉　两眼视物时，虽然在双侧的视网膜上各成一像，但正常人主观感觉上只产生一个物体的感觉，这是因为物体同一部分的光线在两侧视网膜的相称点上成像。例如，两眼的黄斑部位就互为相称点。如果两眼视物时，用手轻推一侧眼球的外侧，使此眼视轴稍作偏移，则此眼视网膜上的物像落在与对侧视网膜像的非相称点上，就会出现复视。

虽然单眼视物和双眼视物所看到的物体是一致的，左、右眼的成像并不完全一致，同一物体，右眼看到它的右侧面多一些，左眼看到它的左侧面多一些，即两眼有一定的视差存在，这就使得双眼视物可以产生立体感。物体表面的光线反射、阴影、物像大小及个体经验等因素也有助于产生立体感。

（李延海　朱娟霞　孙启新　肖丹秦　刘洪雷　周士胜　肖中举　嵇志红）

第三节　听觉

听觉是人体获取外界信息的重要感觉。人类通过听觉进行语言通讯、思想交流、音乐欣赏等。听觉功能对人类认识自然、适应自然有着重要意义。

声音是引起听觉的最基本的刺激因素，它的本质是一种物体振动时在弹性介质中以疏密波形式传播的纵波——声波（sound waves）。振动是运动的一种形式，含有能量。声波的频率决定音调，振幅则和声音的强度有关。声波通过外耳和中耳的收集、放大与传导，作用于内耳，在内耳听觉感受器换能，转换成电冲动（动作电位），通过传导通路传至大脑听觉中枢，产生听觉。人耳对声音能量的感受具有高度敏感性。在消声室内，人耳可感受到频率为 20~20 000 Hz，声强为 2×10^{-4} dyn/cm^2 的微弱声波。此时，耳蜗微机械力学的实验和计算表明，基底膜振动的位移仅为 10^{-9} cm。人耳不仅能感受微弱的声音，也能感受很强的声音。引起人耳巨响甚至疼痛感觉的声音的能量可达 200 dyn/cm^2，是微弱声波强度的数百万倍。如此巨大的听觉动态范围，是由于人耳对声波具有精密的压缩功能，也就是说人耳主要感受的为相对声强：1 dB = 20 lg（p/p_0），式中 p 为实际声压，p_0 为人耳刚能感受的声压，即 2×10^{-4} dyn/cm^2（1 dyn=10^{-5} N）。

人耳不仅对声音能量的感受十分敏感，对声音频率也具有良好的分析和辨别能力。在低声强刺激条件下，人耳的频率辨别阈可达 1‰。在混杂的噪声环境中，人耳能分辨出某些特殊频率的声音。此时人耳的作用相当于一组连续滤波器。

本节主要介绍空气中声波如何通过外耳和中耳传送至内耳，内耳感音的过程及内耳对声音进行频率、强度分析的机制。

一、外耳的集音、共鸣和辨向功能

外耳包括耳郭和外耳道两部分。耳郭具有集音功能，将声波会聚至外耳道口。这种集音作用使进入外耳道口的声波密集，强度增大。耳郭在辨别声源的方位方面也发挥重要作用。当声波（高频声波）的波长小于耳郭的尺寸时，声源在矢状面或冠状面偏离中心线传入，由于声波传播方向与耳甲腔的角度差异和耳郭的遮挡，将形成频率凹痕（notch），这种频率凹痕在辨别声源垂直方位（elevation）上发挥作用。在水平面上即水平方位（azimuth），当声源在头的后部偏离一侧时，耳郭的边缘对 3~6 kHz 的声波有很大的干涉作用，使双耳的声强差明显，从而有利于中枢对声源的水平方位进行辨别。

外耳道平均长约 2.5 cm，直径约 0.7 cm，是一端终止于鼓膜的盲性管道（图 4-10）。外耳道不仅是声音传递的通道，还对特定频率的声音起到共振作用。根据共振原理，共振的频率取决于盲管的长度。声波进入一盲管，当声波的 1/4 波长等于或趋近于盲管长度时，将产生最大共振（resonance）。成人外耳道可使传入外耳道内的部分声波（2.6~3.5 kHz）发生共振，使这部分声音的强度增加近 10 dB。由于该频率部分覆盖语言频率，因此，外耳道共振有利于语言听力。

二、中耳的传音和增益功能

中耳位于颞骨岩部含气小腔（中耳腔）内，由鼓膜、听骨链、咽鼓管和中耳肌肉、韧带组成（图 4-10）。中耳的功能是将进入外耳道内气体分子的振动（声波），通过鼓膜振动和听骨链的机械传导传至内耳，引起耳蜗内液体（淋巴

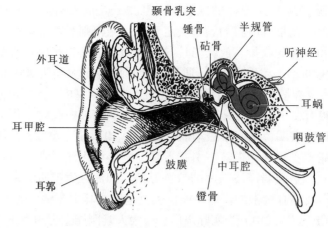

图 4-10　人耳

液）的波动。

　　声波由气态介质传入液态介质面时，由于气、液态的声阻抗差异，只有极小部分的能量进入液体。因此，假定没有中耳的传导，外耳道内声波通过中耳的气腔，直接撞击内耳卵圆窗膜，引起腔内液体（淋巴液）的振动，将只有3% 的声能进入内耳。这相当于大声说话变成刚能听及的耳语声。很显然，中耳的传音功能对内耳的感音十分重要。

　　（一）中耳的传音作用

　　声波在外耳道内首先引起鼓膜的振动。鼓膜由谐振特性极好的弹性膜组成。紧张部是鼓膜振动的功能部分，面积约为 55 mm^2，由环状和辐射状的胶原纤维相互重叠而成。这种结构使鼓膜有良好的刚性。从声学特性来看，鼓膜很像话筒中的振膜，为一种压力感受器，具有良好的频率响应特性和较小的失真度。鼓膜振动的振幅虽然极小，但能随声波的振幅而精细变化。因此，鼓膜的振动已经包含了外界声波的绝大部分信息。

中耳通过鼓膜振动和听骨链传导，将声波传至内耳，引起卵圆窗膜的振动。

　　在鼓膜的内侧和内耳外侧腔之间，存在着听骨链（ossicular chain）。它由锤骨、砧骨和镫骨 3 个听小骨及它们之间的韧带组成（图 4-10）。锤骨柄位于鼓膜纤维层和黏膜层之间，自前上方向下终止于鼓膜脐部。锤骨头与砧骨体形成双鞍形关节。砧骨体位于上鼓室后部，分体、长突和短突 3 部分，长突向下内行，与镫骨颈部相连形成砧镫关节。砧镫关节的刚性较强，但在运动方向的垂直面有较大的柔性。许多小韧带将听骨与中耳腔壁连接，保持其在中耳腔的空间位置。镫骨的底面板与耳蜗底部外侧壁上的卵圆窗膜（oval window membrane）相贴合。当鼓膜向内运动时，通过听骨链传导，镫骨板将卵圆窗膜向内推入；鼓膜向外运动时镫骨板回缩，卵圆窗膜恢复原位。因此，鼓膜的机械振动，通过听骨链的传导，引起内耳卵圆窗膜的振动。

　　（二）中耳的增压功能

声波在中耳的传递过程中，其压强被放大 24 倍。

　　所谓中耳增压，是指声波通过鼓膜、听骨链作用于卵圆窗时，其振动的压强增大，而振幅减小。据测试，声波传导至卵圆窗膜的压强，相当于作用在鼓膜上的 24 倍。中耳的这种压强放大是通过鼓膜和镫骨板的面积比（area ratio），以及锤骨柄和砧骨长度的杠杆比（lever ratio）实现的（图4-11）。鼓膜和镫骨板相当一个活塞的两端，根据力学原理，作用于鼓膜上的总压力应该与作用于卵圆窗膜上的总压力相等（微量的机械摩擦耗损不计）。但由于鼓膜的面积大大超过卵圆窗的面积，故作用于卵圆窗膜单位面积上的压力（压强）大大超过鼓膜上单位面积的压力。据测量，鼓膜有效面积 A_t 59.4 mm^2，镫骨底板面积 A_s 约3.2 mm^2，两者面积比为18.6：1，即作用于卵圆窗上的压强要增加18.6倍。听骨链中各关节主要起改变力的方向的作用，而锤骨的连接点（相

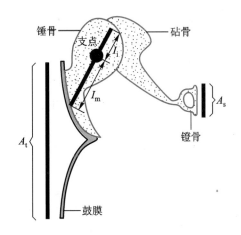

图4-11　中耳传音和增压功能

A_t 和 A_s 分别为鼓膜和镫骨板的面积，它们相当于活塞两端。I_m 和 I_i 为杠杆的长臂和短臂。圆点为杠杆的支点

当于杠杆的支点）靠近锤骨头处三块听小骨形成角度固定的杠杆，长臂相当于锤骨支点到鼓膜的长度 I_m，短臂相当于锤骨支点到锤骨头的长度 I_i，前者是后者的1.3倍。鼓膜作用在锤骨柄上的压力，由于杠杆传导使砧骨作用于镫骨的压力也增加1.3倍。通过中耳的增压作用使卵圆窗膜单位面积的压力增加 $18.6 \times 1.3 = 24.1$ 倍，相当于27.6 dB（$20 \lg 24.1 = 27.6$ dB）。声波从空气直接进入内淋巴液，因声阻抗不同所衰减的能量，通过中耳的增压作用得到部分补偿。

（三）中耳肌反射

中耳鼓室内有鼓膜张肌和镫骨肌，当声压过大（70 dB以上）时，可反射性引起这两块肌肉收缩，使鼓膜紧张，各听小骨之间的连接更为紧密，从而使中耳传音效能降低，阻止较强的振动传到耳蜗，对内耳的感音装置起到保护作用，这一反射称为中耳肌反射。中耳肌反射是多突触双侧性反射。反射弧的感受器为耳蜗螺旋器，主要为内毛细胞。传入神经为Ⅰ型耳蜗螺旋器细胞的传入纤维，即听神经纤维。该反射的初级神经元（第一级突触）位于延髓的耳蜗腹核，耳蜗腹核神经元发出的神经纤维一方面投射至同侧面神经核和三叉神经核，通过面神经和三叉神经支配同侧镫骨肌和鼓膜张肌；另外通过同侧上橄榄核与对侧面神经核、上橄榄核和三叉神经核连接，再支配对侧镫骨肌和鼓膜张肌。

当鼓膜张肌收缩时，锤骨柄被拉向内侧，带动鼓膜朝中耳腔内移动，鼓膜紧张度增加，各听小骨之间连接得更为紧密，中耳的劲度阻抗增加，传音效能降低。镫骨肌收缩时，将镫骨板沿垂直于其活塞振动方向移动，引起砧镫关节做平行其表面的轻微移动（镫骨肌收缩对鼓膜的位置影响不大），从而增加中耳声阻抗，降低中耳传音效能。

中耳肌反射的生理意义是保护内耳，使其免受过度的声能刺激。当鼓膜张肌和镫骨肌同时收缩时，由于鼓膜的内移，听骨链被压缩，砧镫关节的移位和镫骨板的横向牵拉，使中耳劲度阻抗明显增加，传入内耳的声能可衰减

30~40 dB。另外，由于衰减的声音主要是低频部分，在强噪声环境中，通过中耳肌反射，有利于语言声（中频部分）的分辨。由于完成中耳肌反射需要40~160 ms，因此它对突发性的短暂强噪声（如爆炸声）保护作用不够明显。

（四）咽鼓管——中耳腔气压调节

咽鼓管起到平衡中耳腔和外耳道气压的作用，咽鼓管还具有中耳腔的引流作用。

中耳腔通过咽鼓管（auditory tube）与咽腔相连。该管是鼓室和鼻咽腔之间的唯一通道。正常情况下，由于近鼻咽腔管道的软骨管壁的弹性作用和周围组织的压力及咽部的牵拉作用，咽鼓管的软骨部管道经常保持缝状闭合状态。这有利于呼吸时中耳腔气压免受鼻咽腔气压变化的影响，也能防止咽喉部的发声直接向鼓室内传播。另一方面，人体通过吞咽、呵欠及打喷嚏等动作，使咽鼓管间隙性开放。通过短暂的开放，外界大气通过管道进入鼓室内，保持鼓室内压与外界大气压平衡，对于维持鼓膜的正常位置、形状和性能具有重要意义。鼓室两侧压力相等，使中耳声阻抗保持最低值，有利于鼓膜的振动和听骨链的传导。

当咽鼓管阻塞时，鼓室内气体被吸收，鼓室内压力降低，引起鼓膜内陷及鼓室黏膜水肿，甚至液体和血浆渗出。严重时，鼓室压力可变为 –30 mmHg，即比大气压低 30 mmHg，使鼓膜与听骨之间的联系更为紧密，中耳的劲度声抗增加，影响中耳对低频音的传导，但对高频声的影响较小。

咽鼓管的开放是通过腭帆张肌、腭帆提肌及咽鼓管咽肌的收缩实现的，其中腭帆张肌起主要作用。中耳腔和外界大气压的压力差，有时也能使咽鼓管被动开放。当鼓室内气压大于外界气压时，气体通过咽鼓管向外排出比较容易；而当外界气压大于鼓室内气压时，气体的进入则比较困难。特别是当外界气压大大超过鼓室压力达 90 mmHg 时，即使进行吞咽动作亦难以使管腔开放。这是因为咽鼓管的膜受压力的直接作用而闭合。飞机突然下降或迅速潜入深水时容易出现此现象，并且鼓室中造成负压，导致液体透出，黏膜充血，严重时可引起出血。

咽鼓管还具有中耳腔的引流作用。咽鼓管的黏膜上皮细胞表面有丰富的纤毛，并能分泌黏液。鼓室黏膜的分泌物及脱落的上皮细胞，借助于咽鼓管黏膜上皮的纤毛运动和黏液的流动，向鼻咽腔排出。咽鼓管的软骨段黏膜较厚，黏膜下层中有疏松结缔组织，使黏膜表面产生皱襞，后者具有活瓣作用，阻止液体和异物从鼻咽腔倒流进入中耳。

三、内耳耳蜗的感音换能功能

声波可通过骨传导和气传导两种途径传入内耳，骨传导指的是声波作用于颅骨，经颅骨和耳蜗骨壁传入耳蜗；气传导指的是声波经外耳道引起鼓膜振动，再经听骨链和卵圆窗膜传入耳蜗。鼓膜的振动传导的是机械运动，内耳必须把机械能转换成生物电能（神经冲动），传入中枢神经系统，才能引起听觉。在正常情况下，气传导是声波传导的主要途径。临床上通过检查患者的骨传导和气传导是否正常来判断听觉异常产生的部位和原因。

（一）耳蜗的功能解剖

耳蜗（cochlea）是内耳的感音部分，是一条骨性管道盘绕中间轴（蜗轴）旋转形成。人类耳蜗长 35 mm，旋转 $2\frac{3}{4}$ 圈，分别称为底回、二回和顶回。耳蜗管道的横切面显示，它由三个亚管腔（阶）围成（图 4-12）。前庭阶（scala vestibuli）位于上部分，以前庭膜（vestibular membrane）为界与中间的蜗阶（scala media）分开，鼓阶（scala tympani）位于下部分，由基底膜（basilar membrane）与蜗阶分开。蜗阶在顶端封闭，内含类似细胞内液的内淋巴液。前庭阶和鼓阶在顶端通过蜗孔（helicotrema）相通，两阶内含类似脑脊液的外淋巴液。前庭阶的底端外侧壁有膜性的卵圆窗（oval window），由镫骨板覆盖，鼓阶的底端有膜性的圆窗（round window），朝向中耳腔（图 4-13）。

耳蜗由前庭阶、蜗阶和鼓阶组成。蜗阶内含内淋巴，前庭阶和鼓阶内含外淋巴。

在基底膜表面，是由许多细胞及附属结构组成的感音装置——螺旋器（spiral organ），又称科蒂器（organ of Corti）。螺旋器由纵向排列的 1 排内毛细胞（inner hair cells）和 3~4 排外毛细胞（outer hair cells）、支持细胞、盖膜（tectorial membrane）及神经末梢组成。毛细胞是感受器细胞，毛细胞依据位置和功能分为内毛细胞和外毛细胞，两者均生长在基底膜上，随着基底膜的共

耳蜗的感音装置是螺旋器，由内毛细胞、外毛细胞、支持细胞、盖膜及神经末梢组成。

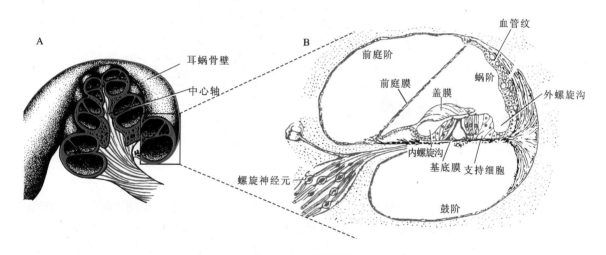

图 4-12 内耳耳蜗
A. 耳蜗（沿中心轴）纵切面图；B. 耳蜗底回的横切面图（A 中方框放大）

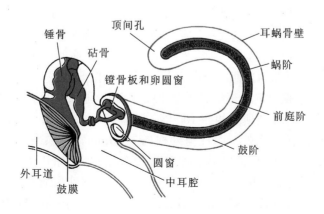

图 4-13 耳蜗管道的纵切面（耳蜗管道被假设性拉开）

振振动。毛细胞表面有被子一样的盖膜覆盖。外毛细胞的部分静纤毛与盖膜相连，内毛细胞的纤毛浸泡在淋巴液中，当基底膜因振动而运动时，盖膜和淋巴液相对静止，导致毛细胞的纤毛弯曲。人类约有 3 500 个内毛细胞和 12 000 个外毛细胞，排列在从底端到顶端的基底膜上。毛细胞的底端被安置在 Deiters 细胞上，而顶部的表皮板则镶嵌在僵直的网状板的网眼中。这样，基底膜的振动一方面可以通过支持细胞传到毛细胞，另一方面，也可以通过内柱与外柱细胞形成的支架传到网状板再影响毛细胞。另外，这种排列使外毛细胞沿其长轴收缩时，可改变基底膜的机械特性。毛细胞的底部与传入神经末梢（冲动从毛细胞传入中枢）和传出神经末梢（冲动由中枢传至毛细胞）构成突触（图 4-14）。

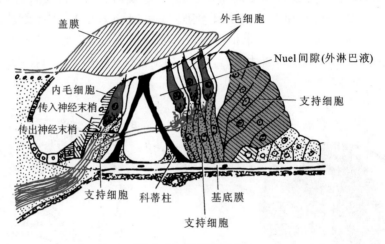

图 4-14 耳蜗螺旋器

不同位置的基底纤维的长度和直径不同，共振频率也不同。

和一般细胞不同，毛细胞有其特殊的外环境，它的顶端表面与类似细胞内液的内淋巴液接触，而侧底面则浸浴在与细胞外液类似的外淋巴液中。内、外淋巴液两个间隙由致密的网状板所隔绝。这种特殊的外环境有利于毛细胞的感受器电位的形成。在某些病理情况下，网状板穿孔，使内、外淋巴液混合，将引起毛细胞的死亡。

人耳蜗的基底膜长约 31 mm，由 20 000~30 000 根横向的基底纤维组成。从底回至顶回，基底纤维长度逐渐变长（基底膜逐渐变宽），但纤维直径逐渐变细。基底纤维是一种弹性纤维，粗而短的底回纤维共振频率高，易作高频振动；长而细的顶回纤维共振频率低，易作低频振动。近镫骨处宽约 0.04 mm，以后逐渐增宽，至蜗顶处宽约 0.5 mm。随着宽度的增加，基底膜的劲度亦减小，底端到顶端相差 100 倍。随着宽度的增加，螺旋器隧道的体积亦逐渐增大。在蜗底处，内柱与外柱各高 50 μm。在顶部，内柱高达 85 μm，外柱 100 μm。两脚之间的距离从底部的 20 μm，增加到顶部 85 μm。基底膜不同部位的毛细胞高矮也不一样，例如，豚鼠底回外毛细胞长约 25 μm，而顶端第一行外毛细胞长约 45 μm，第三行则达 65 μm。因此，螺旋器的质量亦随毛细胞的长度增加而增加，从而使耳蜗具备成为一个声波频率分析器的机械学基础。

（二）耳蜗体液系统

1. 两种体液系统　耳蜗体液系统和前庭体液系统相通，都由两个独立的（外淋巴液和内淋巴液）系统组成。外淋巴液存在于前庭阶和鼓阶内，科蒂淋巴液亦属外淋巴液；内淋巴液存在于蜗阶内，与前庭的膜迷路组成密闭的腔隙。耳蜗体液的功能可概括为两个方面：①通过耳蜗淋巴液的波动，将听骨链传导至镫骨的振动传递至内耳毛细胞；②为螺旋器的感音装置（耳蜗毛细胞和听神经）提供一个稳定的适宜的内环境，保证毛细胞换能功能的完成，并有助于听神经冲动的传导。

内、外淋巴液中离子成分含量不同。内淋巴液中钾含量约 150 mmol/L，钠为 1~2 mmol/L，葡萄糖约 15.2 mg/100 mL。外淋巴液中钾约 5 mmol/L，钠约 145 mmol/L，葡萄糖约 76 mg/100 mL。毛细胞的营养由科蒂淋巴液供应。

2. 外淋巴液的生成和回收　通过超滤作用，血液中的水分、电解质及葡萄糖等低分子化合物从外淋巴腔中结缔组织网状结构的毛细血管网内渗出到外淋巴腔。这是外淋巴液生成的主要途径。通过耳蜗小管的内口和外口，外淋巴液与蛛网膜下隙的脑脊液相通，脑脊液可以通过耳蜗小管（耳蜗导水管）进入鼓阶。耳蜗导水管管径 0.05~0.5 mm，某些成人该管不一定完全开放。Schneiner 从环枕隙注射放射磷入脑脊液，15 min 后，外淋巴液中的放射性物质可达 50%，说明脑脊液与外淋巴液之间存在直接交通。此外，脑脊液还可以通过听神经周围间隙和蜗轴中血管周围间隙进入外淋巴。Kellerhals 观察到耳蜗局部外淋巴液生成量超过脑脊液的内流，在豚鼠该比率为 2:1。外淋巴液的回收途径为：①从外淋巴腔结缔组织网中微血管静脉端重吸收入静脉血。②从耳蜗小管流入脑脊液。③通过圆窗区向中耳淋巴管引流。实验证明，注射二氧化钍入脑脊液后，不仅在外淋巴液中可以检测到钍的存在，同时还观察到钍很快经过圆窗处疏松结缔组织进入中耳黏膜的淋巴管内。

3. 内淋巴液的生成和回收　一般认为，耳蜗内淋巴液的生成部位是蜗阶外侧壁血管纹，同时在内淋巴囊重吸收。前庭壶腹嵴周围的细胞也可分泌和吸收。从形态学观察分析，血管纹中靠近内淋巴液的边缘细胞可能分泌内淋巴液。该细胞有小绒毛，细胞中有大量细胞器，特别是线粒体含量丰富，从该细胞发出较多的突起，与其他细胞连接。边缘细胞具有调节水分与电解质主动转运功能。特别有意义的是血管纹中含有非常丰富的 Na^+–K^+–ATP 酶，分解 ATP 产生能量将 K^+ 主动地泵入内淋巴液，而 Na^+ 被从内淋巴液中泵出，形成内淋巴液高 K^+ 低 Na^+ 的离子分布。内淋巴液中的水分可能是由外淋巴液透过前庭膜而来。内淋巴液的回收主要是通过蜗管与球囊相连的联合管进入球囊，从球囊和椭圆囊各发出一小管，再汇集成内淋巴管，该管的末端形成囊状结构终止于双层硬脑膜之中。进入球囊的内淋巴液沿球囊小管与内淋巴管进入内淋巴囊而被吸收。实验证明，注入蜗管中的示踪物质，如放射性核素、过氧化酶、铁蛋白等，经过一定时间后均会出现于内淋巴囊的囊腔和上皮细胞中。破坏内淋巴囊后，可造成内淋巴积液。在椭圆囊管开口处有一裂隙状开口，称椭圆囊内淋巴管瓣膜，该瓣膜的开闭完全是被动的。当椭圆囊中内淋巴液压力增高时瓣膜开放，内淋巴液从椭圆囊管流出；压力低时瓣膜关闭，防止内淋巴液外流。

4. 耳蜗细胞膜上的水通道　内耳血管纹、内淋巴囊、前庭膜、圆窗膜、前庭及螺旋器的细胞中存在水通道（water channel），又称水孔蛋白（aquaporin，AQP），具有促进水分子跨膜流动的作用。水通道与 K^+、Na^+、Ca^{2+} 离子通道不同，它不是固定在细胞上的通道，而是位于细胞质囊泡中的高脂溶性蛋白质。水通道是由 4 个圆柱亚基对称排列组成的结构，中央有小孔。其外入口直径为 1.8 ~ 2.0 nm。到目前为止已知哺乳动物体内的 AQP 有 13 种，即 AQP_{0-12}。

（三）声波在耳蜗中的传送——基底膜振动和"行波"学说

声音振动通过镫骨底板传到外淋巴液后，一部分能量通过外淋巴液从前庭阶经过蜗孔及鼓阶再到圆窗，历时约 25 μs。另一部分振动能量通过外淋巴液作用于前庭膜再经内淋巴液传到基底膜，引起基底膜振动，并且以波的形式沿基底膜向前传播，这就是行波（travelling wave）。

声波通过中耳的传导，引起内耳卵圆窗膜内压的回复式振动。骨性耳蜗管道的四壁都是骨质，唯有圆窗是膜性组织与中耳腔临界。图 4–15 是想象的被拉直的耳蜗，其内充满着液体（外、内淋巴液）。根据液体的不可压缩性质，当卵圆窗膜内压时，压力波只有向圆窗方向传导，使圆窗膜凸向中耳腔；当卵圆窗膜回复至原位时，负向压力使圆窗膜回缩。压力波传导过程中，必然使位于中间的基底膜产生相应运动。由于基底膜起始段靠近卵圆窗和圆窗之间，根据压力传导的就近原则，基底膜起始段首先运动。当卵圆窗膜内压时，正向压力通过基底膜起始段向圆窗传递，基底膜起始段向下位移；当卵圆窗回复原位时，负向压力使该段基底膜向上位移。由此，卵圆窗膜的振动，引起基底膜起始段的上下振动。基底膜振动的频率等于鼓膜振动的频率，从而与声波频率完全一致。

由于基底膜是由弹性纤维组成的膜，起始段基底膜的振动必然引起邻边段基底膜振动，从而以波的形式从起始段向基底膜顶端方向传送。因此，耳蜗底部的基底膜部分首先振动，再以行波的形式向顶部传导。振动在基底膜上从耳蜗底部向顶部传播时，振幅逐渐增大，而传播速度则逐渐变慢，波长变短。当振动达到基底膜某一部位，即基底膜共振频率与声波的频率一致

声波传至耳蜗，引起基底膜某位置发生最大振幅的振动，最大振动的位置取决于声波频率。高频声最大振动的位置靠近底回，低频声靠近顶回。

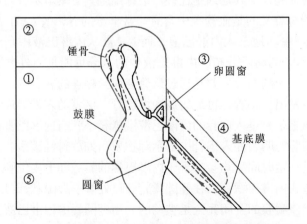

图 4–15　声波传入内耳引起基底膜起始段振动的过程

时，振幅最大，离开该处后，振幅迅速减小，再稍远一些基底膜的位移完全停止。基底膜上发生位移部分的任何一点都是重复声波的波形与频率而振动。行波是振动在基底膜上传播过程中每一部位最大振幅的连线的包络波（envelope），也就是振动在基底膜上从底部到顶部传导时引起的扩布性位移。从耳蜗底部至顶部的行波的时间，人约3 ms，豚鼠约2 ms。因此，某一频率的声波传至耳蜗后，通过行波，势必在基底膜某一位置引起最大振幅的振动。最大振动的部位取决于传入声波的频率，即行波理论，也称部位原则。高频声波行波距离短，在靠近卵圆窗的底回基底膜引起最大振动；低频声波行波距离远，在远离卵圆窗的顶回基底膜作最大振动（图4-16）。行波理论已被直接观察和测量的方法所证实。

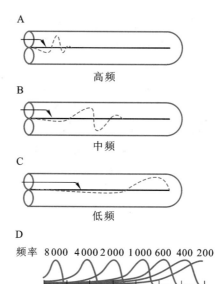

图 4-16 不同频率的声波在基底膜上的"行波"

A.B.C. 分别为高、中和低频率声波传入耳蜗后引起基底膜最大振幅的位置；D. 为不同频率声波引起最大振幅振动的基底膜位置

（四）毛细胞的换能作用

声波传入耳蜗内，使某一位置的基底膜作最大范围的振动，从而引起该位置毛细胞兴奋。毛细胞将基底膜振动的机械能转换成膜电位变化的生物电能，即感受器电位。感受器电位传至毛细胞底部，引起毛细胞神经递质的释放，最后形成神经动作电位，传入中枢引起听觉。

1. 静纤毛的偏曲运动 内、外毛细胞的顶端表面都是静纤毛。每个毛细胞约有100根静纤毛。从靠近中心轴的内侧向外侧，静纤毛由低向高有规律地排列。较矮的静纤毛顶部伸出连接体（cross links or tip links），与邻近高纤毛的侧膜连接。该连接点实际是机械门控阳离子通道。每个毛细胞有200~300个通道位于静纤毛的质膜上。

静纤毛的顶端直接或间接与盖膜下表面接触，根部则固定在毛细胞表面的表皮板内。表皮板相互连接组成刚性的板状结构，称为网状板（reticular lamina）。网状板通过科蒂柱与基底膜底面的基底纤维连接。由于网状板不平行于基底膜，基底纤维的上下振动将带动网状板作上内和下外的斜行运动（图4-17）。网状板相对于盖膜

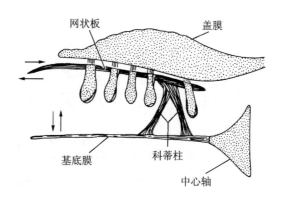

图 4-17 网状板相对运动

的内、外剪切运动及盖膜上液体向内和向外流动的冲击，将使外毛细胞和内毛细胞的静纤毛作向内和向外的偏曲运动，使毛细胞受到刺激。

　　鼓膜与听骨链将空气振动能量传递到外淋巴液，完成了第一次阻抗匹配作用。而外淋巴液的振动通过在基底膜上的行波方式，将振动转变为盖膜与网状板之间的剪切运动，使毛细胞的纤毛弯曲偏转，对毛细胞产生机械刺激，从而实现第二次阻抗匹配作用，即外淋巴液与毛细胞之间的阻抗匹配。毛细胞顶部纤毛的弯曲或偏转是对声波振动刺激的一种特殊反应形式，也是将机械能转变为生物电能，引起毛细胞兴奋的开始。

　　2. 毛细胞的感受器电位　基底膜的振动通过网状板和盖膜之间的剪切运动，使毛细胞的静纤毛作往返式的偏曲运动，但这种运动仍属机械形式。毛细胞的功能是将这种纤毛的偏曲运动（机械能）转换成细胞膜电位的变化（生物电能），即细胞的感受器电位，完成感受声音的第一步，即机械 – 电换能。

　　由于毛细胞的侧底面浸浴在相当于细胞外液的外淋巴液中，当毛细胞处于安静状态（静纤毛处于直立位置）时，细胞内、外离子浓度不平衡，同时部分离子通道开放形成静息电位。内毛细胞的静息电位为 –45 mV，外毛细胞为 –70 mV。另外，前庭阶和鼓阶内为外淋巴液，而蜗管内为内淋巴液，两者间离子浓度不平衡。以鼓阶外淋巴为参考零电位，则蜗管内电位为 +80 mV，称为耳蜗内电位（endocochlear potential，EP）；毛细胞的顶部（纤毛）浸浴在蜗阶的内淋巴液中，因而形成纤毛内、外耳蜗内电位加静息电位的电位差（内毛细胞 125 mV，外毛细胞可达 150 mV），这一电位差是推动阳离子流入毛细胞的电驱动力。当静纤毛位于相对静止的直立状态时，大部分的顶部连接体呈松弛状，纤毛质膜上大多数离子通道关闭，但也有少量的顶部连接体由于位置不同，被轻度牵拉，小部分通道开放并伴有小量的内向离子流（几十 pA）。当静纤毛向长纤毛方向弯曲时，顶部连接体被牵拉，通道被立即打开，大量阳离子从通道内流入毛细胞，引起除极。在静纤毛向反方向侧（蜗阶中轴）偏曲时，所有的顶部连接体被压缩，机械门控性离子通道关闭，阳离子内向流停止，而此时细胞内阳离子通过侧壁上的电压门控通道和其他通道外流，细胞膜复极化。静纤毛的偏曲运动被转换成膜电位的除极、复极化，形成毛细胞的感受器电位，完成机械 – 电换能（图 4-18）。

基底膜的振动带动毛细胞静纤毛偏曲，从而兴奋毛细胞，形成感受器电位。感受器电位传至毛细胞底部，引起细胞神经递质的释放，最后形成神经动作电位。

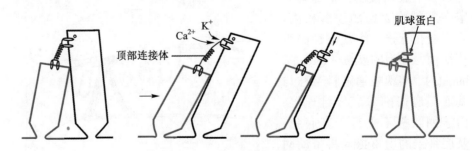

图 4-18　纤毛的机械 – 电换能作用

毛细胞感受器电位形成的离子基础：毛细胞顶部的表皮板和静纤毛与内淋巴液接触，而细胞其他部分则浸浴在外淋巴液中。在低等脊椎动物，机械门控通道缺乏离子选择性，许多一价的碱金属及碱土金属阳离子，如 Li^+、K^+、Na^+、Rb^+、Cs^+ 等，较大的单价有机阳离子（如胆碱等）均可通过，甚至两价阳离子 Mg^{2+}、Ca^{2+}、Mn^{2+} 也可以通过。哺乳动物的毛细胞纤毛上的机械门控离子通道选择性对 K^+ 和 Ca^{2+} 通透。

毛细胞感受器电位形成过程中的离子流顺序：①阳离子内流，细胞除极：当纤毛偏曲时，机械门控离子通道开放，内淋巴液中 K^+ 迅速进入纤毛的胞质内，再通过纤毛胞质进入毛细胞内，细胞膜迅速除极；内淋巴液中 K^+ 的浓度与纤毛内 K^+ 浓度接近，因此 K^+ 迅速内流的动力不是浓度梯度，而是内淋巴液和胞内的高电位差形成的电场力。② Ca^{2+} 内流，除极加大：在豚鼠毛细胞与外淋巴液接触的侧膜上有电压依赖性 Ca^{2+} 通道。除极激活这些 Ca^{2+} 通道，使其开放，Ca^{2+} 从外淋巴液流入细胞内，胞内 Ca^{2+} 浓度增高，细胞进一步除极。③ K^+ 外排，细胞复极化和超极化：细胞膜的除极和细胞内的 Ca^{2+} 浓度升高，激活细胞膜上电压门控 K^+ 通道和 Ca^{2+} 激活 K^+ 通道，K^+ 通过这两种通道外流。目前已发现有两种 Ca^{2+} 激活 K^+ 通道，一种单位电导量大，约 233 pS，开放时间长；另一种电导量小，约 44 pS，开放时间短，两者均依赖于细胞内 Ca^{2+} 浓度，当细胞膜内 Ca^{2+} 达 $(2.5 \sim 6.5) \times 10^{-8}$ mol/L 时即开放。K^+ 外流使毛细胞膜电位达到钾平衡电位并超极化，为顶部机械门控通道提供最大的电化学驱动力，有助于下一次机械 - 电换能作用。④ Ca^{2+} 外排，细胞进一步超极化：进入细胞内 Ca^{2+} 及静纤毛内 Ca^{2+} 通过质膜上两种钙泵（Ca^{2+}-ATPase，也称为质膜钙泵，plasma membrane calcium pump，PMCA）迅速主动排出胞外。在纤毛质膜上有 $PMCA_{2a}$ 负责控制纤毛内 Ca^{2+} 浓度，$PMCA_{2a}$ 在机械 - 电换能的启动方面有重要作用。$PMCA_{1b}$ 是毛细胞侧底部胞膜上的钙泵，在 Ca^{2+} 进入胞内后，$PMCA_{1b}$ 以较快的速度主动将 Ca^{2+} 排出至外淋巴液，为下一个感受器电位 Ca^{2+} 的内流做好准备。

3. 毛细胞神经递质的释放和神经动作电位形成　信号经毛细胞至传入神经突触传递的过程是一种电 - 化学 - 电的转换过程。首先是感受器电位引起毛细胞神经递质的释放。在毛细胞底部的质膜，尤其在突触前膜上，分布有许多电压门控钙通道（voltage-gated calcium channels）。当毛细胞的感受器电位通过紧张性扩布传至这部分质膜时，除极电位使该处的这些钙通道开放，大量 Ca^{2+} 从外淋巴液中流入胞内。Ca^{2+} 进入胞内后，在突触前膜的内侧，结合某些特殊蛋白分子，使突触小泡向突触前膜迁移，并锚定于前膜内侧的网栏内。随后，突触小泡的膜与突触前膜融合、破裂。小泡内的神经递质倾囊释放至突触间隙内，实现电 - 化学转换过程。

其次，是递质在突触间隙内的扩散。释放后的递质进入突触间隙，在间隙中以单纯的物理方式扩散。从突触前膜到达突触后膜约需 100 μs。递质抵达突触后膜，与后膜受体蛋白伸向间隙的结合位点结合。

随后，离子通道开放，离子内流或外流，兴奋性突触后电位形成。受体蛋白分子构象由于递质的结合而发生变化，使离子通道开放。哺乳动物的突触后膜上主要存在化学门控的阳离子通道蛋白，通道开放使突触后膜对 Na^+、K^+、Ca^{2+} 等离子的通透性增加。突触间隙（外淋巴液）中的 Na^+、Ca^{2+} 进入突触后神经末梢内，少量 K^+ 流出末梢进入突触间隙，突触后膜除极，形成兴奋性突触后电位（excitatory postsynaptic potential，EPSP），完成化学 – 电转换过程。EPSP 在声刺激后 $0.5 \sim 0.6$ ms 形成，它的形成标志声音信号已从毛细胞传递至耳蜗听神经元。EPSP 是一种局部电位，不遵守"全或无"定律，随声刺激强度增大、感受器电位幅值及神经递质的释放量增加而变大。不过重复性刺激可形成适应性（adaptation），EPSP 减小。

最后，听神经动作电位形成。突触后膜电位上的 EPSP 可以进行时间和空间总和，当总和后的 EPSP 幅值达到或大于阈值时，可使听神经元轴突的起始部激发形成听神经动作电位（AP），进而上传至各级中枢。

四、听觉电生理

将电极插入耳蜗内，放在耳蜗附近（如圆窗）或置于听觉传导途径，可记录到声音刺激后的各种电位。听觉电生理电位的测试和评估是判断耳蜗功能状态和定位诊断听觉传导途径病变的重要手段。

（一）耳蜗微音器电位

用粗电极（银丝）置于圆窗附近或插入动物耳蜗鼓阶和前庭阶内可记录到与声波波形一致的耳蜗微音器电位（cochlear microphonic potential，CMP）。用短声（click）刺激诱发的CMP类似于耳机膜片阻尼振荡的波形（图 4-19）。当耳机的相位倒置时（即声刺激器的正负极倒置），CMP波形也会倒置。从鼓阶和前庭阶分别记录的CMP相位相反。用纯音刺激，CMP波形与该纯音声波波型相同。CMP无潜伏期，无适应性。在一定范围内，CMP的波幅随刺激声强度而增大，但声强度进一步增大时，CMP饱和不再增大，然后轻度减小。CMP的来源是电极附近许多外毛细胞感受器电位同步化的结果。

（二）总合电位

电极置于圆窗附近或插入鼓阶和前庭阶，用短纯音刺激耳蜗可记录到一个直流电位，称为总和电位（summating potential，SP）。SP是复合电位，包含多种成分，包括毛细胞

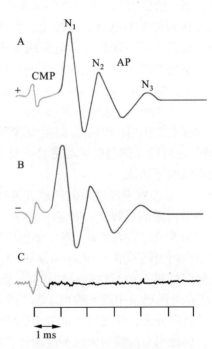

图 4-19　由短声刺激引起的耳蜗微音器
电位和听神经动作电位

CMP：耳蜗微音器电位；AP：耳蜗神经动作电位（包括 N_1、N_2、N_3 3 个负电位）。

A、B. 对比表明，声音位相改变时，微音器电位位相倒转，但神经动作电位位相没有变化；

C. 在白噪声作用下，AP消失，CMP仍存在

感受器电活动和听神经末梢的 EPSP。有时，听神经动作电位叠加到 SP 之上。SP 的极性取决于电极所在的位置和刺激声的强度。中低强度的声刺激引导的 SP 来源于外毛细胞，高强度声刺激时 SP 来源于内毛细胞。

（三）听神经复合动作电位

用短声或上升下降时间较快（1 ms）的短纯音刺激，在圆窗附近或动物耳蜗的鼓阶及前庭阶内，可引导出听神经复合动作电位（compound action potential，CAP）（图 4-19）。CAP 是由许多听神经纤维同步反应的综合结果。CAP 由 N_1、N_2 和 N_3 三个负性波组成，N_1 和 N_2 的潜伏期分别为 1.4 ms 和 2.4 ms。随着刺激声强度的增加，CAP 的波幅增加，但达到一定程度不再增加而饱和。另外，刺激声强度增加，CAP 的潜伏期缩短。N_1 和 N_2 波的相位不随刺激声相位而变化。用短纯音刺激时，刚能引导出 CAP 的最低声强度为 CAP 的反应阈。可测试出不同频率的 CAP 反应阈，作为评价耳蜗功能的重要指标。

参考资料 4-1
中枢听觉诱发电位和噪声性听力损失

五、听觉冲动的传入途径

（一）传入神经元和毛细胞的连接

在耳蜗骨性螺旋板的内侧，有许多听觉传入神经元，称为螺旋神经节神经元（spiral ganglion neuron）。95% 为 I 型神经元，其周围突（传入神经末梢）与内毛细胞构成突触连接，15~20 个 I 型神经元的神经末梢连接 1 个内毛细胞；5% 为 II 型神经元，其周围突与外毛细胞构成突触连接，一个 II 型神经元的周围突分支后与约 10 个外毛细胞连接。I 型和 II 型神经元的中枢突组成听神经，从内听道进入颅内。因此，在听神经内，95% 纤维信息来自内毛细胞，5% 纤维信息来自外毛细胞。

（二）听觉冲动的中枢传入途径

听神经进入颅内后，在脑桥延髓接合处的脑干外侧进入后脑桥，终止于耳蜗核的背侧和腹侧核群。如图 4-20 所示，在耳蜗神经核处换神经元后，多数神经纤维交叉至对侧终止在脑桥的上橄榄复合体，少数纤维终止于同侧上橄榄复合体，另有少数纤维交叉到对侧后，直接上行终止于中脑的下丘。上橄榄复合体神经元发出的纤维在外侧丘系中上行，部分纤维终止于外侧丘系核，多数纤维越过该核上行终止于下丘。在下丘换神经元后，神经纤维继续上行，终止于丘脑的内侧膝状体。再次换神经元后，内侧膝状体神经元发出的神经纤维（听放射）终止于位于颞叶上回的听皮质。

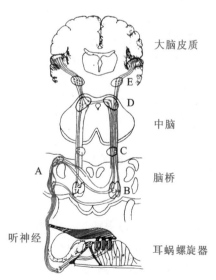

大脑皮质

中脑

脑桥

听神经

耳蜗螺旋器

图 4-20　听觉冲动从螺旋器传至大脑听皮质的途径

A. 耳蜗神经核；B. 上橄榄复合体；

C. 外侧丘系核；D. 下丘；E. 丘脑内侧膝状体

六、听觉的生理功能

听觉系统不仅能分辨出声音的"质"（频率或音调）和"量"（强度或响度），还能辨别声源的方位甚至远近。

（一）对声音频率的分析

人类耳可感觉 20～20 000 Hz 不同频率的声音。低于 20 Hz 的声音为次声（infrasound），高于 20 000 Hz 的声音为超声（ultrasound），人耳都不能感觉。人耳对声音频率的主观感觉是音调，高频声高尖，低频声低沉。

人耳对声音频率的分析首先是通过耳蜗"位置"原则（the "place" principle）完成的。即基底膜不同位置的毛细胞感受不同频率的声音，基底膜的底回毛细胞感受高频声，顶回毛细胞感受低频声，而中间二回的毛细胞则感受中频部分的声音；再通过连接该位置毛细胞的不同的传入神经纤维（代表同一频率）传入中枢，而听中枢内不同部位神经元，接收不同纤维传送的冲动，感觉不同频率的声音，并形成各级中枢不同核团的二维频率拓扑图结构。

（二）对声音强度的分析

声音的强弱和声波所含的能量有关。同一频率的声音，声波的振幅决定强度。人耳对声音强度的主观感觉是声音响度（loudness）的大小。

听觉系统通过 2 条不同途径分析声音的强度。首先，当声音的强度增加时，某一部位基底膜振动的振幅变大（但两者不呈线性关系），毛细胞感受器电位也增大，从而使与之相连的代表相同频率的神经纤维兴奋数目增多，发放动作电位（冲动）的频率增加，传入中枢后，中枢感觉到声音变响。其次，声音的强度决定基底膜上被兴奋的毛细胞数目，当声音的强度增加时，随着基底膜振动的幅度增加，越来越多的毛细胞被兴奋，从而有更多代表不同频率的神经纤维将冲动传入中枢，中枢感觉到响度增加。

（三）对声源方位的分析

声源方位可以分为水平方位和垂直（上下）方位。当声波的传播方向与耳甲腔有角度差异时，反射声形成频率凹痕（notch），再经耳蜗传到耳蜗神经核背侧部，继而上传，形成对声源方位的垂直方位感觉；而声源到达双耳的时间、强度、相位等不同，经双耳传入上橄榄复合体的内、外侧核，形成双耳时间差和双耳强度差等信息，继而上传到上位中枢形成对声源水平方位的感觉。

（四）听阈

声音强度过低时，人耳不能听到。在极安静背景条件下（如消声室），对于每一种频率的声波，人耳都有一个刚能引起听觉的最小强度，称为听阈（hearing threshold），听阈反映人耳对某一声音的敏感度。这种听觉敏感度与声音的频率有关。人耳对 1 000～3 000 Hz 的声音敏感，只需很低强度的声音就能听到，听阈较低；人耳对低频声特别是 100 Hz 以下的声音不敏感，需要较高强度的声音（声压增加 10 000 倍）才能听到，听阈较高。用相对声压级单位分贝（dBSPL）表示听阈，可绘制成听阈曲线。

对于每一种频率的声波，当声音强度过高时，将引起鼓膜的疼痛感觉，这一限度称为最大可听阈（maximal hearing threshold）。以声波频率为横坐标，以

耳蜗对声音频率的感觉取决于基底膜产生振动的部位。底回基底膜毛细胞感受高频声，顶回基底膜毛细胞感受低频声。

耳蜗对声音强度的分析主要由基底膜振动的幅度（振幅）和范围（毛细胞被兴奋数目）决定。

声压为纵坐标可以绘制人耳听力曲线。在听阈曲线和最大可听阈曲线之间是可听声范围，人的语言频率主要分布在 300～3 000 Hz 范围内。

（朱娟霞　郭媛　刘健　肖中举　肖丹秦　孙启新
周柯　孙菲　高文元　周士胜）

第四节　前庭系统

前庭系统位于内耳的后上部，由 3 个半规管（semicircular canals）、椭圆囊（utricle）和球囊（saccule）组成（图 4-21A）。前庭系统感受头部运动时的角和线加速度，也感受头部静态时相对于重力方向的位置变化。前庭系统在调整身体姿势和维持平衡方面起着十分重要的作用。

一、前庭系统的感受装置

（一）半规管

人两侧内耳各有水平、前和后三个半规管，分别代表三维空间的三个平面。半规管呈弧形，两端开口进入椭圆囊，半规管与椭圆囊连接处有膨大的壶腹。水平半规管与地平面成 30°。头部向前倾斜 30° 时，水平半规管与地面平行。前、后半规管面与水平半规管面垂直，统称垂直半规管。前、后半规管的面互相之间垂直，并与头部正中矢状面各成 45°。

半规管的感受装置是位于壶腹内的壶腹嵴（crista ampullaris）。它的表面有毛细胞和支持细胞组成的感觉上皮。上皮表面覆盖胶状结构的终帽（图 4-21B）。终帽为可滑动的胶状弹性组织，它可随内淋巴液冲入或流出壶腹腔，而向腔内、外作隔膜式运动。

感觉上皮含Ⅰ型和Ⅱ型两种类型毛细胞（图 4-21C）。Ⅰ型毛细胞呈烧瓶状，主要分布于感觉上皮的中心区，细胞的周围和底部被杯状的传入神经末梢全部包绕，呈前后膜连续相对的突触连接。Ⅱ型毛细胞为试管状，分布在上皮的周围区，细胞与传入神经末梢形成点状突触连接。每个毛细胞表面有 50～100 根静纤毛（stereocilium）和 1 根位于静纤毛丛周围的动纤毛（kinocilium）。动纤毛最长，总是位于毛细胞顶端一侧的边缘处，静纤毛从短到长地从另一侧排列至动纤毛，纤毛之间有连接体相连。动、静纤毛伸入并被包埋于终帽内，因此，终帽的运动可带动纤毛偏曲。

在每个壶腹嵴内，每个毛细胞表面动纤毛排列的方向均相同。在水平半规管壶腹嵴内，所有毛细胞的动纤毛都位于静纤毛丛周围的椭圆囊侧（图 4-21D），即动纤毛的矢量指向椭圆囊侧；在垂直半规管壶腹嵴内，所有毛细胞的动纤毛都位于静纤毛丛的半规管侧，动纤毛的矢量指向半规管侧（图 4-22A—C）。这种动纤毛的规律性排列，称为形态性极化（morphological polarization），它是功能性极化（functional polarization）的基础。

半规管的感受装置是位于壶腹内的壶腹嵴，它由感觉上皮（含两型毛细胞）和终帽组成。终帽可随内淋巴液冲入或流出壶腹腔，而向腔内、外作隔膜式运动。

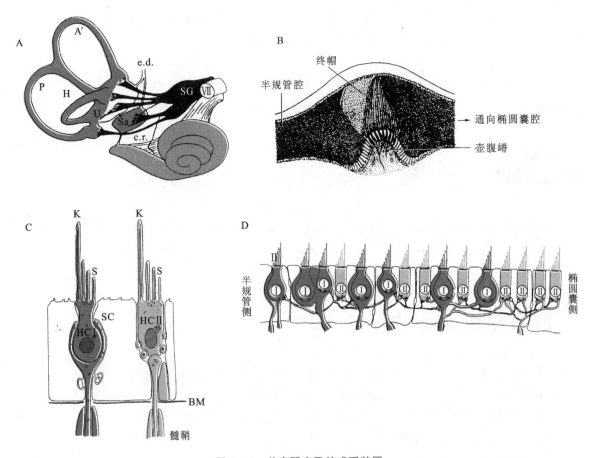

图 4-21 前庭器官及其感受装置

A. 前庭器官的结构：A′. 前半规管，P. 后半规管，H. 水平半规管，U. 椭圆囊，Sa. 球囊，e.d. 内淋巴管，c.r. 连合管，SG. 螺旋神经节。图中耳蜗和前庭的骨性部分已被剥除。B. 壶腹嵴。C. 两类毛细胞：HC I . I 型毛细胞，HC II . II 型毛细胞，K. 动纤毛，S. 静纤毛，SC. 支持细胞，BM. 基底膜。D. 水平半规管壶腹嵴感受上皮毛细胞的动纤毛排列

（二）椭圆囊、球囊

椭圆囊和球囊的感受装置为囊斑，由感觉上皮（含两型毛细胞）、耳石膜和耳石组成。

椭圆囊和球囊统称为耳石器官（otolith organs）。椭圆囊位于骨性前庭腔内的后上部，与三个半规管相通。球囊在椭圆囊的前下部。椭圆囊和球囊的感受装置为囊斑（macula）。囊斑由感觉上皮（含两型毛细胞）、耳石膜和负载在膜上的碳酸钙结晶体——耳石组成。耳石的相对密度是内淋巴液和周围组织的 2～3 倍。毛细胞的纤毛与耳石膜接触。与壶腹嵴不同，在囊斑内，毛细胞的动纤毛不呈一致性排列，但分布仍有规律。在椭圆囊囊斑，每个毛细胞的动纤毛矢量都朝向囊斑中心，即所有毛细胞的动纤毛都位于静纤毛丛周围朝向囊斑中心的一点（图 4-22E）。在球囊囊斑，每个毛细胞的动纤毛都排列在静纤毛丛周围背离中心的一侧（图 4-22D）。

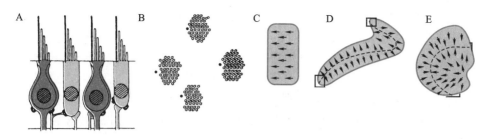

图 4-22　前庭毛细胞的矢量及其分布

A. 为 4 个前庭毛细胞，动纤毛都排列在静纤毛丛的左侧，因此它们的矢量都向左（如箭头所示）；
B. 为 4 个毛细胞纤毛丛的横切面，黑点代表动纤毛位置，空心图代表静纤毛丛；C. 为半规管壶腹嵴
感觉上皮的毛细胞矢量分布；D. 为球囊囊斑毛细胞矢量分布；E. 为椭圆囊囊斑毛细胞矢量分布

二、前庭毛细胞和传入神经的电生理现象

　　壶腹嵴和囊斑的毛细胞和耳蜗毛细胞相同，是机械感受细胞。当纤毛处于自然状态时，细胞膜内存在约 –80 mV 的静息电位。同时，与毛细胞构成突触连接的传入神经纤维有中等程度的放电现象（约每秒 40 次）。

　　当前庭毛细胞的静纤毛向动纤毛方向（即矢量方向）偏曲时，许多阳离子通道开放，内淋巴液中 K^+ 内流进入毛细胞，细胞膜即发生除极。除极使毛细胞底部释放的神经递质增多，从而增加传入神经发放的神经冲动（每秒 60～100 次），表现为兴奋效应。当静纤毛背离动纤毛方向即反矢量方向偏曲时，阳离子通道完全关闭，细胞超极化。超极化使毛细胞底部释放神经递质减少，神经纤维发放冲动的数目减少（每秒 0～10 次），表现为抑制效应（图 4-23）。细胞的除极或超极化构成毛细胞的感受器电位。

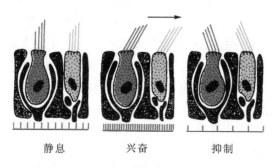

静息　　　　兴奋　　　　抑制

图 4-23　前庭毛细胞的电生理现象

三、前庭系统的适宜刺激和生理功能

（一）半规管的生理功能

　　半规管的适宜刺激是头部转动时的正、负角加速度（或称旋转加速度）。通过双侧半规管的协同（左、右水平，左侧前、右侧后，右侧前、左侧后半规管），中枢可感觉到头部旋转运动的平面、方向和程度。两侧水平半规管近似

半规管的适宜
刺激是头部转动时
的角加速度。因此，
它的生理功能是感
受头部转动的平
面、方向和程度。

和地平面平行，它们感受头部沿水平方向转动时形成的角加速度。水平半规管的壶腹位于半规管的前脚。当我们抬起屈曲的双臂，使之与地面平行，两手掌心向下并握紧成拳头，此时弯曲的上臂相当于两侧水平半规管，拳头相当于左右壶腹，而拳头的内侧为各自椭圆囊的入口。当头部开始向左旋转时，半规管也跟着向左旋转，半规管内的内淋巴液由于液体的滞后性，将产生向右旋转的相对运动。此时，左侧水平半规管内的液体从管道内冲入壶腹腔内，在右侧半规管，内淋巴液则从壶腹腔冲出而进入半规管内。液体冲入和冲出壶腹腔，将使壶腹嵴上的终帽作隔膜式的运动。

左侧壶腹嵴内终帽向椭圆囊方向滑动，使该嵴的所有毛细胞静纤毛向动纤毛方向（顺矢量方向）偏曲，毛细胞除极，传入神经发放冲动增加（兴奋）。右侧壶腹嵴内终帽背向椭圆囊方向滑动，毛细胞静纤毛背离动纤毛方向（反矢量方向）偏曲，毛细胞超极化，传入神经发放冲动减少（抑制）。中枢根据一侧壶腹嵴兴奋、另一侧抑制的信息，感受头部旋转的方向和加速度。当头部继续以匀速向左旋转时，由于半规管内液体已同步运动，不产生冲击终帽的推力，静纤毛不再偏曲，毛细胞和传入神经元重新进入静息状态。当头向左旋转突然停止时，半规管内液体由于惯性，继续向左旋转运动，此时，内淋巴液冲入右侧壶腹腔而兴奋，在左侧则冲出壶腹腔而抑制，形成与开始旋转时相反的结果。

近来的研究表明，半规管虽不能在维持身体的静态或固定方向运动的动态平衡中发挥作用，但在人体快速和精细地改变运动方向时，半规管可预测到人体将失衡的信息，使中枢提前作出反应。例如，人体在向前奔跑快速转弯时，半规管可感受到这种角加速度，中枢感觉到后可提前校正，使人体不会跌倒。研究还表明，半规管的功能通过前庭小脑实现。

（二）椭圆囊、球囊的生理功能

球囊的适宜刺激是头部垂直方向运动的线加速度。它的囊斑位于球囊的内侧壁，囊斑平面与地平面接近垂直。球囊囊斑毛细胞的动纤毛排列方向几乎只有两种，即矢量向上和向下的两类毛细胞。当头部作垂直方向的线加速运动（如人在电梯上升或下降）时，一群毛细胞兴奋，另一群毛细胞抑制，中枢根据特定细胞的兴奋和抑制，判断头部作向上或向下的垂直加速度运动。因此，球囊的生理功能是感受垂直方向的头部变速运动。

椭圆囊囊斑毛细胞的矢量方向在水平面上有广泛的分布，其生理功能主要是感受头部沿水平面的变速运动。与椭圆囊囊斑垂直的球囊囊斑毛细胞有矢量方向朝上和向下的感觉功能。因此，椭圆囊和球囊共同构成三维的线加速度感觉能力。

椭圆囊和球囊不仅可感受头部动态的线加速度，也可感受在静态条件下，头部相对于重力方向的位置。当头部处于不同位置时，相对密度大的耳石可牵拉纤毛，使一部分毛细胞兴奋，另一部分抑制，中枢根据兴奋和抑制的类型，判断头部相对于重力方向的位置。实验发现，幼鱼虫可利用椭圆囊和球囊感知水底方向而去觅食，但破坏椭圆囊和球囊后，幼鱼虫在暗处将不能发现水底方向。

球囊的适宜刺激是垂直方向的线加速度，感受垂直平面上头部的变速运动，同时也感受静态时头部相对重力的位置变化。

椭圆囊的适宜刺激是头部水平方向的线加速度。其生理功能是感受头部沿水平面的变速运动。

四、前庭反射

前庭器官的传入冲动除与运动觉和位置觉的产生有关外，还可引起各种姿势调节反射、自主神经功能改变及眼球震颤等前庭反应。

（一）眼球补偿运动和前庭性眼球震颤

当人体快速改变运动方向，或人体头部向左或向右偏转时，为了使外界物体能在视网膜上形成固定的物像，使人能看清楚物体，眼球必须作相应的运动。这种眼球的自动调节运动是通过前庭眼反射实现的，称为眼球补偿运动。例如，当人眼盯住前方物体看，而头部又快速向右偏转时，双眼球会反射性地向左移动。在此反射中，右侧水平半规管壶腹嵴兴奋，冲动传入前庭核，再通过内侧纵束传至第Ⅲ（动眼神经）和第Ⅵ（展神经）核，使右眼内直肌和左眼外直肌收缩，双眼球向左侧移动。

当前庭器官受到强烈或较长时间刺激后（如快速旋转的开始和突然停止、梅尼埃病等），双侧眼球出现向一侧移动，接着回到原位的节律性运动，称为前庭性眼球震颤（vestibular nystagmus）。眼球震颤包括两个相。眼球缓慢地向一侧移动，为慢相（slow phase）。慢相实质上是前庭眼反射的眼球补偿运动，它的方向与前庭器官被兴奋侧相反。眼球快速地回到原位，为快相（fast phase）。快相的方向指向兴奋侧。旋转突然停止时，则出现与旋转开始时方向相反的慢相和快相眼球震颤。临床上可通过眼球震颤实验来检测前庭功能，具体操作是在 20 s 内旋转 10 次立即停止旋转，检查眼球震颤的快相方向和时间。正常人快相方向与旋转方向相反（旋转停止后），持续时间为 20～40 s，频率为 10 s 内 5～10 次。眼球震颤的时间过长或过短，则说明前庭功能过敏或减弱。旋转试验后反应强烈，眼球震颤时间特别长，提示前庭功能过度敏感，这样的人不适宜航天、航海的工作。某些前庭器官病变的患者，眼球震颤消失。

眼球震颤分为慢相和快相。快相指向前庭器官的兴奋侧。

（二）前庭器官的姿势反射

前庭器官的姿势反射对于维持机体一定的姿势和保持身体平衡具有重要的意义。当前庭器官遭受刺激时，通过前庭核和网状核与脊髓的连接，机体的某些肌肉收缩，某些肌肉舒张，以调整身体姿势，这种反射称为前庭器官的姿势反射。例如，人突然被动向右倾斜时，右侧下肢会伸直，左侧下肢屈曲，左侧颈部肌肉收缩，这些反射都与引起反射的刺激相对抗，其意义在于使机体尽可能保持在原有的空间位置，以保持人体一定的姿势和身体平衡。

前庭核与脊髓的连接主要通过外前庭脊髓束和内前庭脊髓束的途径。外前庭脊髓束起始于前庭外核的巨大细胞，称为戴特斯核（Deiters nucleus）。它们发出的纤维在同侧下行至脊髓。前庭外核背侧的神经元纤维终止于腰部脊髓前角，腹侧神经元终止于颈部脊髓前角。内前庭脊髓束起始于前庭内核神经元，它们发出的纤维部分交叉到对侧，部分在同侧下行，终止于颈部脊髓。

（三）前庭自主神经性反射

当对前庭器官的刺激过强或过久，或因前庭功能过度敏感时，通过前庭核与自主神经系统的联系，常常会引起恶心、呕吐、眩晕、皮肤苍白、出汗、心率加快、血压下降、唾液分泌过多等现象，称为前庭自主神经性反射，如晕船、晕车或航空病等出现的自主神经系统症状。

（刘健　郭媛　朱娟霞　李延海　肖中举　周柯

孙菲　肖丹秦　孙启新　高文元　周士胜）

第五节　皮肤感觉

皮肤是机体与外界的接触部位，皮肤内分布着多种感受器。外界刺激作用于皮肤（含黏膜）内的感受器，通过神经冲动传入中枢，引起不同的皮肤感觉（skin sensation）。一般认为皮肤感觉主要有 3 种，即由机械刺激引起的触压觉，由温度刺激引起的温度觉（冷觉和热觉），以及由伤害性刺激引起的痛觉。机体通过皮肤感觉获得外界信息，及时发现和躲避危害，对维持体内外平衡具有重要的生理意义。

一、触压觉

给皮肤施以触、压等机械刺激所引起的感觉，分别称为触觉和压觉，由于两者在性质上类似，故统称为触压觉。触压觉主要感知识别物体的质地、形状、纹理等。触压觉可分为粗略触压觉和精细触压觉两类，前者只有粗略的定位功能，后者则与刺激的具体定位、空间和时间的形式（如两点辨别觉和振动觉）有关。如果用点状触压刺激皮肤，只有当触及某些特殊的点时才能引起触觉，这些点称为触点（touch point）。在触点上引起触觉的最小压陷深度称为触觉阈（touch threshold）。体表某部位对触压觉的敏感程度与该点皮肤表面的触压觉感受器的分布密度成正比，如颜面、口唇、指尖等处触压觉感受器密度较高，腹、胸部密度较低。如果将两个点状刺激同时或相继触及皮肤时，人体能分辨出这两个刺激点的最小距离称为两点辨别阈（threshold of two-point discrimination）。人体不同体表部位的两点辨别阈差异很大，在手指处最小，口唇、脚趾、足背、腹、胸、背等处依次增大。

（一）触压觉感受器的类型

根据结构、分布部位及生理功能的不同，触压觉感受器分为以下几种类型（图 4-24）。

1. 游离神经末梢　某些分布在表皮和真皮的游离神经末梢是触觉和压觉的感受器，它们可感受很轻的触觉刺激，如角膜上的神经末梢。

2. 触觉小体（tactile corpuscle）　触觉小体由交织成网状的神经末梢和包绕在外的囊组成。触觉小体多分布在无毛的皮肤并紧贴于表皮下，以手指、足趾掌侧的皮肤居多，其生理功能是产生轻触觉。

3. 梅克尔触盘（Merkel's disc）　梅克尔触盘由膨大成盘状的有髓神经终末与特化的梅克尔细胞构成。这类小体在有毛和无毛的皮肤及手指皮肤均有分

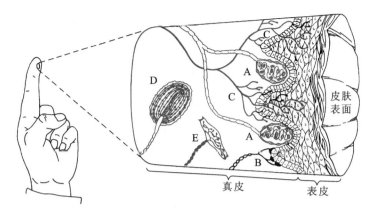

图 4-24 皮肤触压觉感受器
A. 触觉小体；B. 梅克尔触盘；C. 游离神经末梢；D. 环层小体；E. 鲁菲尼小体

布，在形成触觉、触觉的定位及感受物体的质地等方面具有重要作用。

4. 环层小体（lamellar corpuscle，Pacinian corpuscle） 环层小体由许多同心圆环组成的包囊及伸入囊内的神经末梢组成，囊内充满液体。环层小体广泛分布在皮下组织、肠系膜、韧带和关节囊等处。环层小体对刺激的适应极快，主要作用是感受深层组织的压力和高频振动刺激。

5. 鲁菲尼小体（Ruffini corpuscle） 鲁菲尼小体是一种圆柱状小体，小体内有神经末梢的众多分支。鲁菲尼小体是一种慢性适应性机械感受器，主要作用是产生持续性压觉、维持肌肉张力及监测位置、速度和运动知觉等。

（二）触压觉感受器的换能机制

所有的触压觉感受器均为机械感受器，它们感受机械刺激，并将机械能转换成生物电能，以动作电位的形式（冲动），通过传入神经传入中枢形成感觉。

以环层小体为例，感觉纤维末梢伸入囊的中心，囊内充满组织间液（细胞外液），囊内的神经纤维末端失去髓鞘包绕。当外力作用于皮肤后被传导至小体，引起包囊变形。压力通过囊内液体传导至末梢尖端，使神经末梢局部的细胞膜变形，引起膜上的机械门控离子通道开放，Na^+ 进入末梢内发生除极，从而形成感受器电位。感受器电位传导至郎飞结并使之除极，当除极达到阈值时产生动作电位，随之冲动沿传入神经向中枢传递引起触压觉（图 4-25）。

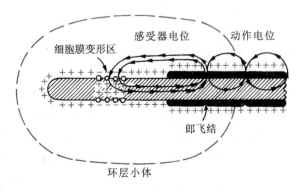

图 4-25 环层小体感受器电位的形成

二、痛觉

痛觉（pain）是一种与组织损伤或潜在的组织损伤相关的令人不愉快的感觉和情感体验，同时伴有情绪和内脏反应及躯体运动性防卫反应，也是临床上常见症状之一。痛觉感受器不存在适宜刺激，任何形式的刺激只要达到对机体伤害的程度均可以使痛觉感受器兴奋。机体通过痛觉及时发现引起疼痛的刺激，并对刺激作出反应。因此，痛觉对机体具有保护作用。临床上可以根据疼痛的性质和部位协助疾病的诊断。

疼痛的分类方法很多，按照发生疼痛的部位深浅，躯体痛包括体表痛和深部痛。体表痛按照疼痛的感受和发生速度又可分为快痛（fast pain）和慢痛（slow pain）。快痛在受到伤害性刺激后很快（0.1 s 内）发生，是一种尖锐而定位清楚的"刺"痛，主要由 Aδ 类纤维传导，经特异投射系统到达大脑皮质的第一和第二感觉区。慢痛往往在刺激后 0.5 ~ 1.0 s 才被感觉到，是一种定位不明确的持续性"烧灼样"疼痛，撤除刺激后还可持续几秒钟，常伴有不愉快的情绪及心血管活动和呼吸等方面的改变，主要由 C 类纤维传导，大部分投射到扣带回。

（一）伤害性刺激和痛觉感受器

伤害性刺激主要包括机械（如刀割、针刺和撞击等）、温度（高温和低温）和化学（酸、碱、组胺、K^+、缓激肽、蛋白分解酶等）刺激 3 种类型。所有的痛觉感受器都是游离神经末梢，它们广泛分布在全身皮肤的表层和器官的黏膜内。大多数痛觉神经末梢对 3 种类型的伤害性刺激都能产生反应，但也有部分神经末梢只感受某一种类型的伤害性刺激。

和机体的大多数感受器相反，痛觉感受器很少或几乎没有适应。事实上，在伤害性刺激持续作用的情况下，痛觉感受器的兴奋性会变得越来越高。外加轻微的刺激也会引起剧烈疼痛，这种情况称为痛觉过敏（hyperalgesia）。在日常生活中，我们不愿别人碰自己已经割破的伤口，就是痛觉过敏的例子。

（二）痛觉形成的原因

实际存在的或潜在的组织损伤是形成痛觉的一个十分重要的原因。例如，热水和皮肤接触，当水的温度较低时，中枢只感到热，并没有产生痛觉。当水温升高到 45℃时，皮肤接触部位开始有痛觉，痛觉程度随着水温而升高。组织学检查表明，在 45℃时组织细胞开始损伤，并随着水温升高损伤程度加重。这个实验说明，痛觉和组织被损伤程度有关。

组织损伤后为什么会引起痛觉呢？如果将剧烈疼痛的伤口组织内的提取物注射到健康组织内，也会引起该部位的剧烈疼痛。许多前述的化学性刺激物质在提取物中有较高的浓度。这说明组织细胞损伤或破碎后释放多种化学物质，这些能够引起疼痛的内源性或外源性物质，统称为致痛物质。这些致痛物质可以刺激痛觉感受器，引起感受器电位和形成动作电位传入中枢，是痛觉形成的机制之一，这些致痛物质还参与疼痛的发展，导致痛觉过敏。在众多致痛物质中，缓激肽是引起痛觉的主要物质，缓激肽可以通过其 B_2 受体发挥作用。另外，K^+ 也是形成痛觉的重要物质，K^+ 可直接激活伤害性感受器。前列腺素可加重疼痛，此作用可能与增强缓激肽的致痛作用有关。

（三）痛觉传导途径

1. 快痛传导途径 快痛传导途径称为新脊髓丘脑束（neospinothalamic tract）。快痛的传入神经为 Aδ 纤维，冲动的传导速度为 6～30 m/s。传入神经经脊髓后根进入脊髓，在脊髓中上升或下降 1～3 个节段后终止于脊髓后角的第 I 层，并在该层换元（第二级神经元）。这些神经元发出的纤维通过前联合交叉到对侧，在前外侧柱内上升，绝大部分纤维终止于丘脑的后内侧腹核神经元（第三级神经元）。丘脑的后内侧腹核神经元再发出纤维到大脑皮质的躯体感觉区，也有部分纤维进入皮质下较低级的中枢。快痛传导速度快，是机体快速反应的基础。和触觉感受器配合，快痛可精确地定位。

2. 慢痛传导途径 慢痛传导途径又称原始脊髓丘脑束（paleospinothalamic tract），是比较古老的系统。慢痛的传入神经为较细的 C 类纤维，传导速度为 0.5～2 m/s。所有的传入神经经脊髓后根进入脊髓后角后，终止于第 Ⅱ、Ⅲ 层的神经元。在脊髓后角内，这些神经元发出的短纤维经过一个或多个神经元的更换，最后终止于脊髓第 V 层神经元。这些神经元发出的纤维交叉到对侧，也通过前外侧柱上行。在脑干中慢痛纤维广泛地终止于延髓、脑桥、中脑的网状结构及上丘和下丘的附近组织。网状结构神经元发出的短纤维上行终止于丘脑的板内核群。

因此，丘脑、网状结构和其他较低级的中枢与慢痛感觉有关。慢痛的定位能力较差。慢痛提高了神经系统的兴奋性，是导致失眠的重要原因之一。

P 物质（substance P）是一种神经肽。目前认为，P 物质是 C 类神经纤维进入脊髓后角与后角神经元之间进行突触传递的神经递质。C 类神经末梢释放 P 物质至突触间隙的速率较慢，同时 P 物质在间隙中失活的速度也很慢。这是慢痛形成较晚并持续时间较长的原因之一。

三、温度觉

温度觉包括冷觉和热觉，两者是各自独立的。温度觉感受器分为冷觉感受器和热觉感受器。这些感受器的本质也是游离的神经末梢，它们散在于全身皮肤的各部位，呈点状分布。温度觉感受器在皮肤各部位分布不均匀，在唇部最密集，躯干部皮肤最少。在同一部位的皮肤，冷觉感受器比温觉感受器多 3～10 倍。

温度刺激皮肤表皮下的温度觉感受器，将引起神经末梢的冲动发放，不同类型的感受器对不同范围的温度敏感。图 4-26 是不同类型的温度觉感受器在不同温度变化范围内的放电活动。当皮肤表面的温度从 10℃开始下降时，随着温度的降低，冷痛觉

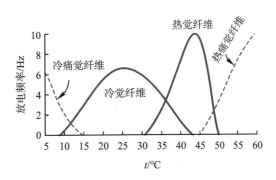

图 4-26 不同类型的温度觉感受器（游离神经末梢）在不同温度范围内的放电频率

神经末梢放电活动增加，皮肤感觉疼痛。当温度从 10℃升至 15℃时，这种神经末梢的电活动停止，但冷觉感受器开始受到刺激，放电增加；当皮肤温度降到 30℃以下时，冷觉感受器放电便增加，冷觉随之增强；当温度继续上升到 30℃以上时，热觉感受器开始兴奋，而冷觉感受器活动逐渐停止；当皮肤温度在 30～46℃时，热觉感受器放电频率随皮肤温度的升高而增加。最后，当温度升高到 45℃时，热痛觉神经末梢开始放电，皮肤又感觉到疼痛。

（刘健　郭媛　李延海　肖中举　肖丹秦
孙启新　肖家思　高文元　周士胜）

第六节　嗅觉和味觉

一、嗅觉

（一）嗅觉感受器及其刺激

嗅觉（olfaction）是化学刺激作用于嗅黏膜所引起的"气味"感觉。嗅黏膜（olfactory mucosa）为嗅觉感受器，位于每侧鼻腔的上壁，内侧折叠覆盖鼻中隔的上表面，外侧折叠覆盖上鼻甲的表面，面积约 2.4 cm²。嗅黏膜面积越大，嗅觉敏感性越高。狗的嗅觉很灵敏，其嗅黏膜面积比人的大 10 倍以上。嗅黏膜由嗅细胞、支持细胞、基底细胞和 Bowman 腺组成。嗅细胞是嗅觉的感受细胞，它是一种双极神经细胞，其杆状周围端表面有许多嗅毛伸入嗅黏膜表层的黏液内。每个嗅细胞有 6～12 根嗅毛。其中枢突是由无髓纤维组成的嗅丝，穿过筛骨直接进入嗅球，进而传向嗅觉中枢，引起嗅觉（图 4-27）。

嗅觉感受器的适宜刺激是空气中有气味的化学物质，称为嗅质（odorants）。这些物质被吸入鼻腔内，与上壁的嗅膜黏液层接触，并溶解在黏液内，作用于嗅毛的细胞膜上存在的特异性受体，经过一系列细胞内信号转导过程，产生除极型感受器电位。

自然界中的嗅质有 2 万余种，其中约 1 万种可被人类分辨和记忆。一般认为，有 7 种基本气味（醚味、薄荷味、樟脑味、花香味、腐臭味、麝香味和刺鼻

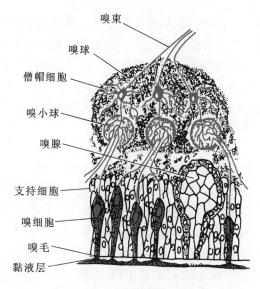

嗅束
嗅球
僧帽细胞
嗅小球
嗅腺
支持细胞
嗅细胞
嗅毛
黏液层

图 4-27　嗅黏膜的结构

味）可被不同的嗅细胞所感受。和视觉中三原色学说类似，基本气味的不同组合可以形成不同的气味感觉。

（二）嗅觉的特点

1. 嗅觉敏感度有明显差异　嗅敏度（olfactory acuity）是指人或动物对嗅质的敏感程度，常用嗅质在空气中的最小浓度（mg/L）来表示。人对不同嗅质的嗅敏度不同。对于相同气味的嗅敏度也因人而异。同一个人的嗅敏度变动范围也很大，特别是内在因素对嗅觉影响很大，如感冒或鼻腔阻塞时的嗅敏度就会大大降低。有人缺乏对某种气味的感觉能力，称为嗅盲。

2. 嗅觉有明显的适应现象　当某种气味突然出现时，可引起明显的嗅觉，如果这种气味持续存在，则逐渐不再能感觉得到。这是因为嗅觉感受器属于快适应感受器，所以如果某种气味持续存在，嗅觉便很快减弱，甚至消失。嗅觉的这种适应现象，不等于嗅觉的疲劳，因为对某种气味适应之后，对其他气味仍能感受。

（三）嗅细胞的换能

嗅细胞的静息膜电位为 -55 mV。在此状态下，嗅细胞的自发性放电频率较低（$0.5 \sim 20$ Hz）。嗅毛表面有上千种受体蛋白，它们能与一种或多种不同的嗅质分子特异性结合，然后通过与嗅毛膜内 G 蛋白耦合激活腺苷酸环化酶而产生 cAMP，后者作为第二信使激活嗅毛膜上的 Ca^{2+} 和 Na^+ 通道，Ca^{2+} 和 Na^+ 进入嗅毛后使细胞产生除极，除极到一定水平（膜电位降至 -30 mV 或更低），引起嗅细胞的轴突纤维兴奋，这是嗅觉换能和兴奋的主要途径；另一途径是受体蛋白与 G 蛋白耦合后激活磷酸酯酶，产生的肌醇三磷酸（IP_3）作为第二信使，激活 Ca^{2+} 和 Na^+ 通道，随后发生膜电位除极及产生神经冲动。

（四）嗅细胞的更新

脊椎动物嗅细胞的一个重要特点是它们在成年后不断更新和再生。更新周期为数十天，先是感受细胞完全变性，随后被前体细胞分化而来的新细胞替代。新细胞具有从树突到轴突的完整细胞结构。嗅细胞接受化学刺激，易受毒性损伤，需要不断更新以适应需求。

二、味觉

（一）味觉感受器及其刺激

味觉（gustation）是人和动物对有味道物质的一种感觉，这些有味道的物质被称为味觉物质（tastant）。人类能区分的味质有 $4\,000 \sim 10\,000$ 种，但基本都是由酸、甜、咸、苦和鲜 5 种基本的味觉组合形成的。

酸觉由食物中的 H^+ 引起。酸觉的程度与食物内 H^+ 浓度的对数相关，酸性愈大，酸觉的程度愈重。咸觉由阳离子（主要为 Na^+、K^+）引起，阴离子对咸觉的形成作用较小。甜觉的适宜刺激是糖类、醛酶、酮和氨基酸等有机化合物。引起苦觉的也是有机化合物，主要是含氮的长链化合物和某些生物碱，常为有毒或有害物质。鲜味主要由谷氨酸钠产生。

味觉的感受器为味蕾（taste bud）。味蕾主要分布在舌的表面乳头内，在咽后壁及食管的上端黏膜内也有少量味蕾分布。味蕾的直径约 0.03 mm，长约

0.06 mm。每个味蕾由味
细胞、支持细胞和基底细
胞组成。味蕾的表面有一
小孔与舌表面相通。每个
味觉细胞的表面有数根微
绒毛，称为味毛。味毛穿
出小孔至舌乳头表面。味
觉细胞的底侧有许多味觉
神经纤维交织成网状，并
汇合成传入神经纤维向中
枢传入（图4-28）。

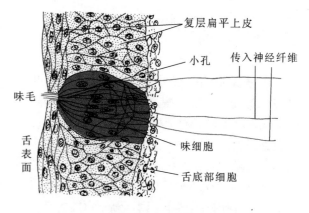

图4-28 味蕾

（二）味觉的特点

1. 舌表面不同部位对不同味刺激的敏感度不同　引起甜和咸觉的味蕾主
要位于舌尖部，酸觉味蕾分布在舌面的两侧，苦觉味蕾位于舌的后端和软腭。

2. 味觉的敏感度受食物或刺激物本身温度的影响　在20～30℃，味觉敏
感度最高。

3. 味觉的辨别能力受机体内环境的影响　在体内缺钠或NaCl排出增多的
情况下，则喜爱咸味，主动选择含盐类的食物。正常鼠能辨别1:2 000的氯
化钠，而切除肾上腺的鼠对氯化钠的辨别敏感度显著提高，能辨别1:33 000
氯化钠溶液，这种大鼠主动选择咸味饮食。

4. 味觉有适应现象　味觉感受器也是一种快适应感受器。所以，味觉感
受器在开始接触化学物质时，味觉神经末梢的冲动发放频率最高，然后逐渐适
应，维持在较低的水平。在日常生活中也可体会到这种现象，即第一口的食物
特别鲜美，此后这种鲜美的程度逐渐减轻，但不会完全消失。

（三）味觉的换能

味觉细胞受到刺激后形成感受器电位的机制与嗅细胞类似。味毛的细胞膜
有许多受体蛋白分子，它们向舌面各个方面伸出。当食物中的化学物质到达舌
面味蕾的小孔时，与这些蛋白质分子结合，从而开放阳离子通道。这五种基本
味觉的换能或跨膜信号转导机制不完全相同。咸味和酸味的换能机制涉及味毛
膜上特殊的上皮钠通道，Na^+进入味觉细胞内，细胞产生除极，感受器电位形
成。引起酸味的H^+还可通过味毛膜上TRPP3（TRP家族成员之一）进入细胞
内。甜味、苦味和鲜味分别由两个味觉受体蛋白质家族（T1R和T2R）介导。
细胞感受器电位使位于细胞底部的突触前膜释放神经递质，从而引起味觉神经
纤维产生神经冲动，并向中枢传入引起味觉。中枢神经系统能根据不同的传入
通路来区分不同的味觉。

（刘健　郭媛　李延海　肖中举　孙启新
肖丹秦　朱肖星　高文元　周士胜）

◆ 复习题 ◆

1. 名词解释

视敏度 近点 瞳孔对光反射 明适应 暗适应 三原色学说

2. 试述感受器的共同特点。

3. 眼在看物体时是如何进行调节的？调节过程如何？

4. 视锥细胞和视杆细胞的功能有什么区别？

5. 简述视杆细胞接受光线到产生视觉的基本过程。

6. 试述屈光不正的类型、发生的原因及矫正方法。

7. 外耳有哪些生理功能？外耳是如何实现这些功能的？

8. 外界空气中的声波是怎样传入内耳，引起耳蜗卵圆窗膜的振动的？

9. 中耳在传音过程中通过什么途径放大作用在卵圆窗膜的声压的？这种放大有何生理意义？

10. 咽鼓管有什么生理功能？

11. 中耳肌反射有哪两种？中耳肌反射时听骨链发生什么变化？中耳肌反射的生理意义是什么？

12. 叙述卵圆窗内压和回复式的振动引起毛细胞感受器电位的过程。

13. 根据行波学说，高频声波引起基底膜什么部位的最大振幅的振动？低频声波引起基底膜什么部位振动？

14. 耳蜗是怎样通过"位置原则"来辨别声音的频率的？

15. 耳蜗通过哪三条途径分析声音的强度，使中枢感觉声音强弱？

16. 叙述听觉冲动从内耳螺旋器传至听皮质的传导途径。

17. 前庭系统由哪些结构组成？它们的感觉部分是什么？

18. 半规管主要感受什么刺激？每侧有哪三种半规管？它们的位置怎样排列？

19. 水平半规管的壶腹嵴的结构和它的功能之间的关系是什么？

20. 前庭毛细胞的静纤毛分别向矢量方向和背离矢量方向偏曲时，膜电位产生什么变化？毛细胞底部的传入神经冲动发放有何变化？为什么会产生这两种变化？

21. 根据囊斑位置及囊斑中毛细胞的矢量分布特点，叙述椭圆囊和球囊的主要生理功能。

22. 什么是前庭眼球反射？什么是前庭脊髓反射？它们各自的生理意义是什么？

23. 人体向左水平旋转突然停止时，左、右水平半规管壶腹嵴的兴奋状态有何不同？为什么？此时眼球震颤的慢相向何方运动？

24. 引起皮肤触压觉的感受器有哪些？它们的生理功能是什么？

25. 快痛和慢痛的传入途径有何不同？慢痛为什么形成较晚、持续时间较长？

26. 引起皮肤温度觉的感受器有哪些？它们的放电特点是什么？

27. 嗅细胞可以感受的基本气味包括哪些?

28. 味觉有哪些生理特点?

◆ 网上更多 ◆

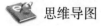 思维导图　　 选择题　　 思考题　　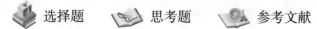 参考文献

第五章

血 液

◆ 要点 ◆

1. 体液约占体重的60%，包括细胞内液和细胞外液。细胞内液约占体重的40%，细胞外液约占体重的20%，是细胞直接生存的液体环境，称为内环境。内环境的化学成分和理化性质是相对稳定的。细胞外液包括血浆（占体重5%）和组织液（占体重15%），血浆对维持内环境的稳态起着极为重要的作用。

2. 血浆渗透压包括晶体渗透压和胶体渗透压，两者分别对维持细胞内外和血管内外的水平衡起着重要作用。

3. 血液由血浆与血细胞组成。血液的主要功能有：运输营养物质、清除废物、免疫、止血及传递激素信息等。血细胞包括红细胞、白细胞和血小板。

4. 红细胞的主要功能是输送O_2和CO_2。红细胞在骨髓产生，其总数基本上是稳定的，这有赖于在肾内生成的促红细胞生成素的调节作用。红细胞具有悬浮稳定性、渗透脆性和可塑变形性等特性。白细

◆ Outline ◆

1. The body fluid, which makes up 60% of body weight, is composed of intracellular fluid (ICF, accounts for about 40% of body weight) and extracellular fluid (ECF, accounts for about 20% of body weight). ECF, composed of mainly plasma (5% of body weight) and tissue fluid (15% of body weight), is also called internal environment because it immediately bathes the living cells. The chemical components and physical characteristics of ECF are relatively constant. The plasma plays an important role in maintaining homeostasis of internal environment.

2. The osmotic pressure of plasma includes crystalloid pressure and colloid pressure. They are the main determinants of the water equilibrium between the inside and outside of cells and that between the inside and outside of blood vessels.

3. The blood is composed of plasma and blood cells. The blood is primarily responsible for transportation of nutrients, disposal of waste products, and it is critical in immune function, hemostasis, and hormonal signaling. The main types of blood cells are erythrocytes, leukocytes, and platelets.

4. The primary function of erythrocytes is to transport O_2 and CO_2. Although erythrocytes are continually recycled, the total number of erythrocytes is essentially constant. They are produced in the bone marrow under the stimulation of erythropoietin secreted from the kidney. Erythrocytes possess suspension stability (ability to

胞主要有吞噬与免疫功能。血小板具有黏附、聚集与释放等特性，在生理性止血中起重要作用。

maintain shape without force), osmotic fragility (a tendency to swell or shrink when exposed to changing plasma tonicity), and plasticity (ability to change shape when under stress). The main functions of leucocytes are phagocytosis and immunity. Platelets, which are essential to the clotting of blood, possess adhesion (the ability to stick to injured endothelium), aggregation (the ability to stick to other platelets), and release reaction (the ability to release performed mediators to stimulate thrombus formation). These characteristics are important for homeostasis.

5. 血型是根据红细胞膜上所含的凝集原不同而区分的。人类红细胞血型系统中重要的有 ABO 血型系统和 Rh 血型系统。在 ABO 血型系统中，红细胞膜上有 A 凝集原与 B 凝集原，根据凝集原分布的不同，将血型分成 A、B、AB 和 O 型。Rh 血型系统根据是否存在 Rh 抗原分为 Rh 阳性与 Rh 阴性。输血前必须作血型鉴定和交叉配血试验。血型相同与配血相合的人才能进行输血。

5. The blood groups are classified according to the species of antigens on the surface of erythrocytes. Although there are blood groups for every cell membrane protein, the most important blood groups in human beings are the ABO system and Rh system. The ABO group consists of two antigens, designated A and B, as well as the absence of antigen, denoted by O. The four blood phenotypes, A, B, AB, and O, result from pairwise combination of these antigens. Rh is an antigen which is either present or absent. Transfusion of blood requires compatibility of antigens and antibodies to prevent a hemolytic reaction. Therefore, before blood transfusion, we obtain the blood type so as to transfuse the same blood group antigens and do across-match so as to avoid transfusing in the presence of incompatible antigens.

6. 血液中有多种凝血因子，通过内、外源性凝血途径引起血液凝固。纤维蛋白溶解可避免纤维蛋白在血管内堆积。血凝系统与纤溶系统处于动态平衡，以保证正常的血液循环。

6. The plasma contains clotting factors. There are intrinsic and extrinsic clotting pathways, which both lead to the activation of thrombin and formation of fibrin. The clotting cascade occurs in three stages: activation of the clotting cascade, formation of fibrin, and maturation of fibrin (cross-linking). Accumulation of fibrin in the blood vessel is prevented by means of fibrinolysis. The dynamic equilibrium between the clotting system and fibrinolytic system is essential for normal blood circulation.

第一节　体液与血液

血液是一种流体组织，在心血管系统内不停地流动，从而沟通人体内部与外环境之间的相互联系。血液有许多生理功能，主要表现在以下几方面：

1. 运输功能　将 O_2、营养物质和调节物质（激素等）运送到全身各处，同时将组织细胞的代谢产物运送到排泄器官排出体外，以满足各种组织细胞新陈代谢的需要；将深部组织代谢产生的热量运到体表而散发，有助于维持体温的相对稳定。

2. 调节酸碱平衡　由于血液中存在多种缓冲物质，可以调节酸碱平衡，从而维持内环境的稳态。

3. 防御和保护功能　中性粒细胞与单核细胞可吞噬细菌，活化淋巴细胞可杀伤肿瘤细胞，活化浆细胞产生抗体，以防御疾病。当血管受到损伤时，在血小板和各种凝血因子的作用下形成凝血块，可阻止出血。

总之，血液对于维持正常的生命活动和实现机体各器官系统的生理功能是极其重要的。临床上许多疾病可引起血液成分或性质发生特征性改变，因此，血液检验在临床诊断上具有重要意义。

一、体液与内环境稳态

（一）体液的组成

体液（body fluid）是机体内所有液体的总称。正常成年人的体液量约占体重的60%，其中水占90%以上。根据体液在体内的分布不同，分为细胞外液（extracellular fluid）与细胞内液（intracellular fluid）。细胞内液约占体重的40%，是细胞内进行各种生物化学反应的场所。细胞外液约占体重的20%，包括血浆（约占体重5%）、组织液（约占体重15%）、脑脊液、淋巴液及腔膜内液等。细胞外液与细胞内液中各种电解质的含量有较大的差异（表5-1）。细

表5-1　人体各部分体液中电解质的含量　　　　单位：mmol/L

阳离子	血浆	组织液	细胞内液	阴离子	血浆	组织液	细胞内液
Na^+	142	145	12	HCO_3^-	24	27	12
K^+	4.3	4.4	150	Cl^-	104	117	4
Ca^{2+}	2.5	1.0	<0.001[a]	$HPO_4^{2-}/H_2PO_4^-$	2	2.3	29
Mg^{2+}	1.1	1.1	1.6[a]	蛋白质[b]	14	0.4	54
				其他	5.9	6.2	53.6
总计	149.9	152.9	163.6	总计	149.9	152.9	152.6

a 表示游离 Ca^{2+}、Mg^{2+} 浓度，是离子活度的一种量度；b 表示蛋白质是以当量浓度（mEq/L）表示，而不是物质的量浓度。

胞外液中的阳离子以 Na^+ 含量最高，阴离子以 Cl^- 含量最高。细胞内液中的阳离子以 K^+ 含量最高，阴离子以有机阴离子含量最高。各部分体液中所含阳离子与阴离子的总量是相等的，故维持电中性。

（二）内环境及其稳态

 人体绝大部分细胞并不与外环境直接接触，而是生活在体内的液体环境中。细胞外液是细胞赖以生存的环境，称机体的内环境（internal environment）。细胞所需要的营养物质与 O_2 直接从细胞外液中获取，细胞新陈代谢的终产物进入细胞外液。正常情况下，细胞外液中的各种化学成分和理化性质是相对稳定的，这种相对稳定的状态称为稳态（homeostasis）。稳态是细胞进行正常新陈代谢的必要条件，如果稳态遭到破坏，组织细胞的正常新陈代谢和生理功能就会受到影响。临床上很多治疗措施（如退热、补钾、纠正酸中毒等）都是为了恢复稳态。血浆是内环境中最活跃的部分，是沟通各部分体液以及和外环境进行物质交换的媒介，在维持内环境稳态中起着极其重要的作用（图 5-1）。

> 细胞外液是细胞生存的环境，称内环境。细胞外液的化学成分与理化性质是相对稳定的，称为内环境稳态。

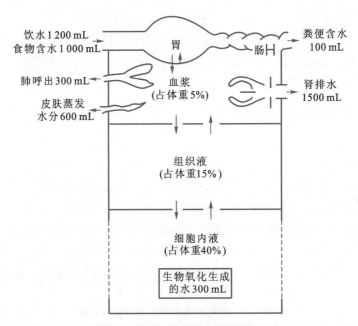

图 5-1 体液的分布与动态平衡

（三）稳态概念的扩展

 目前，关于稳态概念已经不再局限于内环境中各种化学成分和理化性质保持相对稳定的状态，而是扩大到体内从细胞和分子水平、器官和系统水平到整体水平的各种生理功能活动在神经、体液因素调节下保持相对稳定的状态，这些均可以称为稳态。例如，细胞数量的相对稳定、动脉血压的相对稳定、器官血流量的相对稳定等。机体各种生理功能活动稳态的维持，主要依靠体内负反馈控制系统的调节。

二、血液的组成和理化特性

（一）血液的组成

血液由血浆和血细胞两部分组成。取一
定量的血液，经抗凝处理后，置于刻度管内，
以每分钟3 000转（3 000 r/min）的速度离心
30 min，使血细胞下沉压紧，分成上、下两层，
上层淡黄色的液体称为血浆（plasma），下层
是血细胞，其中红细胞（erythrocytes/red blood
cells，RBC）约占血细胞总数的99%，白细
胞（leukocytes/white blood cells，WBC）和血小
板（platelets/thrombocytes）位于红细胞的上层
（图5-2），呈灰白色。血细胞在全血中所占的
容积百分比称血细胞比容（hematocrit）。其正
常值男性为40%～50%，女性为37%～48%，
新生儿平均约为55%。由于血液中的白细胞和
血小板仅占总容积的0.15%～1%，故测定血细
胞比容可反映红细胞数量和血浆相对量。某些
贫血的患者血细胞比容降低。严重脱水的患者
血细胞比容增加。

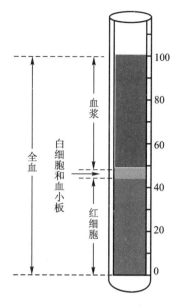

图5-2　血细胞比容

血浆是含有多种物质的溶液。其中水分占91%～92%，溶质占8%～9%，
溶解于其中的主要成分有：血浆蛋白、多种电解质、小分子有机化合物及O_2、
CO_2等。用盐析法将血浆蛋白分为清蛋白、球蛋白和纤维蛋白原3类，用电泳
法又可将球蛋白进一步分为α_1、α_2、β、γ球蛋白。正常人血浆蛋白的浓度为
65～85 g/L，其中清蛋白（A）为40～48 g/L，球蛋白（G）为15～30 g/L，A/G
为1.5～2.5。清蛋白和大多数球蛋白主要在肝内合成，肝功能受损时，常引起
A/G比值降低。

血浆蛋白的生理功能主要有：形成血浆胶体渗透压；作为载体运输激素、
离子、代谢产物、某些异物（包括药物）等小分子物质；抵御病原微生物和毒
物，参与免疫反应；营养功能；缓冲血浆中酸、碱物质的变化；参与血液凝
固、生理止血及纤维蛋白溶解等过程。血液的组成见图5-3。

（二）血液的理化特性

1. 血液的密度　正常人全血的相对密度为1.050～1.060，主要取决于血
液中红细胞的数量，红细胞数量越多，全血的密度越大。血浆的相对密度
为1.025～1.030，主要取决于血浆蛋白的含量。红细胞的相对密度最大，为
1.090～1.092，与红细胞内血红蛋白的含量呈正相关。利用红细胞与血浆密度
的差异，可以进行血细胞比容的测定、红细胞沉降率的测定及红细胞与血浆的
分离等。

2. 血液的黏滞度（viscosity）　液体的黏滞度来源于液体内部分子或颗粒
之间的摩擦，其大小是与水相比而确定的，因此称为相对黏滞度。如果将水的

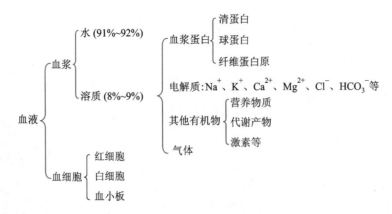

图 5-3 血液的组成

黏滞度定为 1，那么在 37℃ 的条件下，血浆的相对黏滞度为 1.60 ~ 2.40，主要取决于血浆蛋白的含量。血液的相对黏滞度为 4 ~ 5，主要取决于血细胞比容。严重贫血的患者，血细胞比容降低，血液黏滞度降低；大面积烧伤的患者，由于血浆中的水大量渗出，血液浓缩，黏滞度增加。血液黏滞度是形成血流阻力的重要因素之一，血液黏滞度升高时，血流阻力增大，组织灌流量减少。

3. 血浆渗透压（osmotic pressure） 渗透压是一切溶液固有的特性，是渗透现象发生的动力。渗透现象是指两种不同浓度的溶液被半透膜隔开时，水分子可以从低浓度溶液一侧向高浓度溶液一侧移动的现象。溶液中溶质的分子通过半透膜吸水的力量称溶液的渗透压。渗透压的高低与单位体积溶液中溶质颗粒的数目成正比，而与溶质的种类及颗粒大小无关。例如，10 g/L 的 NaCl 溶液的渗透压比 10 g/L 的葡萄糖溶液的渗透压大得多，原因是前者在溶液中的颗粒数目较后者多得多。9 g/L NaCl 溶液的渗透压与 50 g/L 葡萄糖溶液的渗透压基本上是相等的。血浆渗透压约为 300 mmol/L（即 300 mOsm/kg H$_2$O，相当于 770 kPa 或 5 790 mmHg）。血浆渗透压包括晶体渗透压（crystal osmotic pressure）与胶体渗透压（colloid osmotic pressure），前者由血浆中的晶体物质形成，80% 由 Na$^+$ 和 Cl$^-$ 形成，其数值很大。后者由血浆蛋白（75% ~ 80% 来自清蛋白）形成，数值很小，仅有 1.3 mmol/L（约相当于 3.3 kPa 或 25 mmHg）。

由于血浆中大部分晶体物质不易透过细胞膜，在细胞外形成稳定的晶体渗透压，因此，起着维持细胞内、外水平衡和维持细胞形态的作用。正常情况下，细胞内、外的渗透压是相等的，故血细胞在血浆内可以保持正常的形态。如血浆晶体渗透压降低时，进入红细胞内的水分增多，致使红细胞膨胀甚至破裂。红细胞破裂后，血红蛋白就会逸出，这种现象称为溶血。血浆晶体渗透压改变，可引起组织液晶体渗透压改变，从而影响各种组织细胞内、外水的平衡，进而影响组织细胞的功能。血管内的血浆蛋白分子难以通过毛细血管壁，致使血浆的胶体渗透压高于组织液的胶体渗透压，成为组织液中水分子进入毛细血管的主要力量。因此，血浆胶体渗透压的主要作用是参与维持血管内、外水的平衡。营养不良的患者出现水肿，是由于血浆蛋白质过少，胶体渗透压降低，血管内的水分过多地渗入组织间隙所致。红细胞内的渗透压与血浆渗透压

血浆渗透压包括晶体渗透压与胶体渗透压，前者的作用是维持细胞内外的水平衡，后者的作用是维持血管内外的水平衡。

是相等的，故红细胞在血浆内可以保持正常的形态。

等渗溶液与等张溶液：溶液的渗透压与血浆渗透压相等或相近称为等渗溶液（如 9 g/L 的 NaCl 溶液，又称生理盐水），低于血浆渗透压的溶液称为低渗溶液，高于血浆渗透压的溶液称为高渗溶液。等渗溶液不一定是等张溶液，例如，19 g/L 的尿素是等渗溶液，而不是等张溶液，如将红细胞放入其中，红细胞容积变大甚至溶血，这是由于尿素分子可透过红细胞膜的缘故。一般来说，能够使红细胞悬浮于其中并保持其形态和大小正常的溶液称为等张溶液（isotonic solution）。等张溶液实际上是由不能自由通过细胞膜的溶质所形成的等渗溶液。9 g/L 的 NaCl 溶液既是等渗溶液，又是等张溶液。

4. 血浆的 pH　在正常情况下，血浆 pH 为 7.35～7.45。若低于 7.35，会导致酸中毒；若高于 7.45，会发生碱中毒。血浆 pH 的高低，主要取决于血浆中的 $NaHCO_3/H_2CO_3$ 缓冲对，只要其保持在 20，血浆 pH 就能维持在 7.4。血浆中还有其他缓冲对，如蛋白质钠盐 / 蛋白质、Na_2HPO_4/NaH_2PO_4。在红细胞内还有血红蛋白钾盐 / 血红蛋白、氧合血红蛋白钾盐 / 氧合血红蛋白、K_2HPO_4/KH_2PO_4、$KHCO_3/H_2CO_3$ 等缓冲对，它们共同构成血液内有效的缓冲系统（buffer system），参与对酸碱物质的缓冲。一般酸性或碱性物质进入血液时，由于缓冲系统的作用，使血浆 pH 变化很小。另外，肾与肺等器官不断地排出机体过多的酸、碱物质，在维持血浆 pH 的相对恒定过程中起着非常重要的作用。

三、血液的免疫学特性

机体的免疫系统由免疫器官、免疫细胞和免疫分子组成。免疫系统具有抵御病原体感染，识别和清除体内衰老、损伤、突变细胞的作用，从而发挥免疫自稳和免疫监视作用。血液中的各类白细胞、血浆中的各种免疫球蛋白和补体都是免疫系统的组成部分，在机体免疫防御中起着重要的作用（详见免疫学）。

（刘静　张俊芳　张玉芹　马青　刘长金　马静　陈定章　闫文利）

第二节　血细胞生理

一、血细胞的生成

血细胞的生成过程称为造血（hemopoiesis）。成人各类血细胞均起源于骨髓的造血干细胞（hemopoietic stem cell）。随个体发育阶段的不同，造血的中心部位也不同。胚胎发育早期，先由卵黄囊造血；从胚胎第 2 个月起，由肝、脾造血；胚胎发育到第 4 个月后，肝、脾造血活动逐渐减少，骨髓造血能力逐渐增强；到婴儿出生时，几乎完全依靠骨髓造血。成人造血主要在轴心骨骼（脊椎）、肋骨、胸骨、髂骨和四肢近端骨的红骨髓。造血中心的迁移，依赖于造血组织中造血微环境的形成。造血微环境（hemopoietic microenvironment）是指造血干细胞定居、存活、增殖、分化和成熟的场所，包括造血组织中的基质细胞（stromal cell）、基质细胞分泌的细胞外基质（extracellular matrix，ECM）、多种造血调节因子及进入造血器官的神经和血管。造血微环境在血细胞成熟的全过程中起着调控、诱导和支持作用。造血微环境的改变可导致机体造血功能异常。造血过程一般分为三个阶段，即干细胞阶段、定向祖细胞阶段和前体细胞阶段。成熟的血细胞形成后进入血液循环（图5-4）。干细胞是指具有自我复制和多向分化能力的细胞，它们通过自我复制保持细胞数量的相对稳定，通过多向分化形成各个系列的定向祖细胞。定向祖细胞阶段是指限定了细胞分化方向的发育阶段，如红系祖细胞、粒系祖细胞、单核系祖细胞、巨核系祖细胞和淋巴系祖细胞。在前体细胞阶段，造血细胞已经发育成在形态学上可以辨认的各系列的幼稚细胞，进一步发育则成为具有各自功能的各类血细胞进入血液循环。总之，造血过程是一个连续而又分阶段的复杂过程。

参考资料5-1
造血干细胞移植

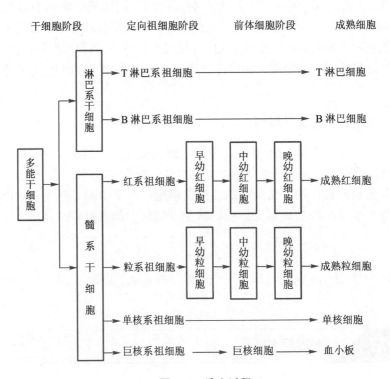

图5-4　造血过程

二、红细胞生理

（一）红细胞的数量与功能

1. 红细胞与血红蛋白的正常值　红细胞呈双凹圆盘形，无细胞核，也无线粒体，内含血红蛋白，故呈红色。直径 7~8 μm。与同容积球形体相比，红细胞有较大的面积，有利于气体交换，也容易变形，以便通过狭小的毛细血管。我国成年男性红细胞的数量为（4.0 ~ 5.5）× 10^{12}/L，平均 $5.0 × 10^{12}$/L；成年女性为（3.5 ~ 5.0）× 10^{12}/L，平均 $4.2 × 10^{12}$/L。血红蛋白（hemoglobin，Hb）正常范围在成年男性为 120 ~ 160 g/L，成年女性为 110 ~ 150 g/L。正常人红细胞数量和血红蛋白浓度可因性别、年龄、生活环境和机体功能状态不同而发生变化。新生儿红细胞数可达（6.0 ~ 7.0）× 10^{12}/L，出生后数周逐渐下降，在儿童期一直保持在较低水平，且无明显性别差异，青春期以后才逐渐增加，接近成人水平。

2. 红细胞的功能　红细胞的主要功能是运输 O_2 和 CO_2。由红细胞运输的 O_2 约为溶解在血浆中 O_2 的 65 倍。红细胞运输 O_2 的功能是靠红细胞内的血红蛋白实现的。一旦红细胞破裂，血红蛋白释放出来，则失去运输 O_2 的能力。O_2 结合在血红蛋白中的 Fe^{2+} 上，若 Fe^{2+} 被氧化成 Fe^{3+}，则不能与 O_2 结合。另外，CO 与血红蛋白的亲和力大于 O_2。CO 中毒时，极易形成 HbCO，降低血红蛋白携带 O_2 的能力，因此，CO 中毒的本质是 O_2 缺乏。

> 红细胞的主要功能为运输 O_2 和 CO_2。O_2 与血红蛋白可以结合，也可解离。

红细胞化学结合参与运输的 CO_2 量约为溶解于血浆中的 CO_2 量的 18 倍。红细胞之所以能参与运输 CO_2，主要是由于红细胞内有丰富的碳酸酐酶，后者能使 CO_2 和 H_2O 生成 H_2CO_3 的反应速度加快数千倍，从而有效地运输 CO_2（见第七章呼吸生理）。

（二）红细胞的生理特性

1. 红细胞悬浮稳定性　虽然红细胞的密度大于血浆，但在正常情况下，红细胞下沉的速度很慢，能够较稳定地悬浮于血浆中，此现象称为红细胞悬浮稳定性（suspension stability）。将抗凝的血液放入一沉降玻璃管（分血计）中垂直静置，测定第一小时末红细胞下沉的距离表示红细胞沉降速度，称为红细胞沉降率（erythrocyte sedimentation rate，ESR），简称血沉。用魏氏法测定，男性血沉正常值为 0 ~ 15 mm/h，女性为 0 ~ 20 mm/h。血沉越快，表示红细胞悬浮稳定性越差。在某些病理情况下（如活动性肺结核等）血沉加快。血沉加快的直接原因是红细胞叠连加速。叠连（rouleaux formation）是指多个红细胞彼此以凹面相贴，形成一叠叠红细胞的现象。红细胞叠连后，其总外表面积与体积之比降低，从而使血沉加快。实验表明，红细胞悬浮稳定性的高低与红细胞本身无关，而与血浆的成分改变有关。若将血沉加快患者的红细胞置于正常人的血浆中，血沉并不加快；若将正常人的红细胞置于血沉加快患者的血浆中，则血沉加快，说明促使血沉加快的因素在血浆中。当血浆中球蛋白、纤维蛋白原及胆固醇含量增加时，红细胞容易叠连，导致沉降加快。当血浆中清蛋白、磷脂酰胆碱含量增多时，红细胞不易叠连，因而沉降减慢。临床上测定血沉可作为某些疾病辅助诊断的指标。

2. 红细胞渗透脆性（osmotic fragility）　红细胞渗透脆性是指红细胞在低渗盐溶液中发生膨胀、破裂的特性。该特性可用来表示红细胞膜对低渗盐溶液的抵抗力。渗透脆性大，表示红细胞膜对低渗盐溶液的抵抗力小，容易破裂；渗透脆性小，表示红细胞膜对低渗盐溶液的抵抗力大，不容易破裂。将红细胞放入低渗溶液中，水渗透到红细胞内，红细胞发生膨胀；当溶液的浓度过低时，水大量渗透到红细胞内，导致溶血，这种溶血称为渗透性溶血。正常人的红细胞在 4.2~4.6 g/L NaCl 溶液中开始有一部分破裂，当浓度降低到 3.2~3.4 g/L 时，全部红细胞破裂，发生完全溶血。检查红细胞渗透脆性，对某些血液病的诊断有辅助作用。

3. 红细胞可塑变形性 当红细胞通过狭小的毛细血管或血窦孔隙时，发生变形以利于通过，然后又恢复到原来的形状，这种特性称为可塑变形性。

正常红细胞的直径平均约 8 μm，表面积为 140 μm^2，容积为 90 μm^3。若红细胞是等容积的球形，其表面积仅为 100 μm^2，由于红细胞是双凹圆盘形，其增加的 40 μm^2 的表面积可允许红细胞有较大的变形能力。当通过那些直径小于红细胞直径的毛细血管时，则红细胞发生变形，紧贴毛细血管壁，有利于气体交换。

（三）红细胞的生成与破坏

1. 红细胞的生成与促成熟因素 红细胞是在红骨髓中生成的。在幼红细胞的发育、成熟过程中，细胞核的脱氧核糖核酸（DNA）对于细胞分裂和血红蛋白合成起着重要作用。叶酸和维生素 B$_{12}$ 是 DNA 合成的重要辅酶，叶酸在体内要转化成四氢叶酸后才能参与 DNA 合成，叶酸的转化需要维生素 B$_{12}$ 参与。若缺乏这两种物质，红细胞的发育、成熟出现障碍，幼红细胞的分裂能力降低，体积增大，出现巨幼细胞贫血。维生素 B$_{12}$ 在小肠内吸收，有赖于胃黏膜壁细胞分泌的内因子（intrinsic factor）的存在，若缺乏内因子或机体产生抗内因子抗体，也会导致巨幼细胞贫血。蛋白质和铁是合成血红蛋白的基本原料，若供应不足，会导致贫血。成人每天需要 20~30 mg 铁用于红细胞生成，其中 5%（约 1 mg）从食物中获得，95% 来自体内铁的再利用。再利用的铁主要来自被破坏的红细胞。此外，红细胞的生成还需要氨基酸、多种维生素（B$_2$、B$_6$、C、E）和微量元素（铜、锰、钴、锌等）。

2. 红细胞的破坏 正常人红细胞从骨髓释放到血液后，其平均寿命约 120 天。衰老的红细胞不断被破坏，新的红细胞不断产生。每天约有 1% 衰老的红细胞被破坏，每 4 个月全部红细胞得到更新。红细胞的破坏有血管内、外两条途径。血管外途径是指衰老的红细胞在肝、脾内被巨噬细胞吞噬的途径，是红细胞破坏的主要途径；血管内途径是指衰老的红细胞在血管中受到血流的冲击和血管壁的碰撞而破裂的途径。红细胞破坏后，释放出血红蛋白，并立即与血浆 α$_2$ 球蛋白（触珠蛋白）结合，经肝摄取，血红蛋白中的铁释放出来，脱铁血红素转变成胆色素经胆汁排出。当血浆中血红蛋白的浓度超过触珠蛋白的结合能力时，未与触珠蛋白结合的血红蛋白则经肾随尿排出体外，出现血红蛋白尿。

3. 红细胞生成的调节 正常情况下，红细胞的生成与破坏达到动态平衡，故红细胞的数量是相对恒定的。目前研究结果显示，红细胞生成主要受体液因素（爆式促进激活物、促红细胞生成素和雄激素等）的调节。红系祖细胞向红系前体细胞的增殖、分化是红细胞生成的关键环节。红系祖细胞根据所处的发育阶段不同分为两个亚群，一是早期红系祖细胞，又称红系爆式集落形成单位（burst forming unit-erythroid，BFU-E）；二是晚期红系祖细胞，又称红系集落形成单位（colony forming unit-erythroid，CFU-E）。早期红系祖细胞增殖和发育为晚期红系祖细胞靠多种调节物质的作用，如干细胞因子、白细胞介素 -3 和粒细胞 - 巨噬细胞集落刺激因子等。晚期红系祖细胞的增殖及向前体细胞的分化主要靠促红细胞生成素（erythropoietin，EPO）的调节。EPO 是一种相对分子质量为 34 000 的糖蛋白，是促进红细胞生成的主要因子。人的 EPO 与其受体均已克隆，重组的人 EPO 已成功地用于临床。EPO 在血浆中正常浓度约为 10 pmol/L。成人 EPO 主要由肾皮质管周细胞产生，占 85%～90%，肝也能产生少量的 EPO，占总量的 10%～15%。调节 EPO 生成的关键因素是组织中的氧分压。实验表明，在没有低氧刺激的动物肾内，EPO mRNA 的量很少，给动物放血导致贫血，1.5 h 后肾 EPO mRNA 开始增加，4 h 后，增加到正常水平的 400 倍，此时动物肝也能检测到微量的 EPO mRNA。EPO 的主要作用是促进晚期红系祖细胞的增殖、分化和幼红细胞的成熟，加速网织红细胞的释放。当红细胞数量减少时，组织氧分压下降，刺激肾产生 EPO 增加，使红细胞数量得以恢复。肾有实质性病变的患者，由于 EPO 产生减少，常伴有难以纠正的贫血。性激素与红细胞生成也有关。雄激素可增强 EPO 的作用，雌激素可抑制红系祖细胞对 EPO 的反应，从而抑制红细胞的生成，这可能是男性的红细胞数多于女性的原因。给动物注射睾酮，引起红细胞数量增加。切除动物的睾丸，然后放血，红细胞数量恢复的速度低于对照组动物。此外，甲状腺激素、生长激素和糖皮质激素也可促进红细胞的生成。转化生长因子 β、干扰素 γ 和肿瘤坏死因子等可抑制早期红系祖细胞的增殖，对红细胞的生成起着负性调节作用。

> 红细胞的总数是相对稳定的，这主要依赖促红细胞生成素的调节作用。此物质主要在肾组织中产生，当组织缺氧时产生增多。

三、白细胞生理

（一）白细胞的分类与正常值

白细胞是有核的血细胞，一般呈球形。根据其胞内是否含嗜色颗粒，将其分为粒细胞和无粒细胞两大类。粒细胞又根据所含嗜色颗粒的特性不同，分为中性粒细胞（neutrophil）、嗜酸性粒细胞（eosinophil）和嗜碱性粒细胞（basophil）。无粒细胞又分为单核细胞（monocyte）和淋巴细胞（lymphocyte）。正常人白细胞总数、分类的正常值和各分类占总数的百分比见表 5-2。白细胞

> 白细胞分为粒细胞、单核细胞与淋巴细胞，其主要功能为吞噬和免疫作用。

表 5-2　我国正常人白细胞总数及分类正常值

名称	正常范围 /× $10^9 \cdot L^{-1}$	比例 /%
粒细胞		
中性粒细胞	2.0～7.0	50～70
嗜酸性粒细胞	0.02～0.5	0.5～5
嗜碱性粒细胞	0.0～0.1	0～1
无粒细胞		
淋巴细胞	0.8～4.0	20～40
单核细胞	0.12～0.8	3～8
总数	4.0～10.0	

总数根据不同年龄、不同时间和不同状态有所变化。新生儿白细胞数量较高，下午白细胞数较清晨时高，剧烈运动时白细胞总数增加，女性在妊娠期和月经期白细胞数增多。若白细胞总数超过 $10 \times 10^9/L$，称为白细胞增多。体内有炎症时出现此情况。白细胞总数少于 $4 \times 10^9/L$，称为白细胞减少。粒细胞的核一般可分成 3~5 叶。叶数的多少与粒细胞的发育阶段有关，在发育的后期，叶数增多，可达 4~5 叶。血液中具有不同叶数的粒细胞的数量，可反映骨髓造血功能的强弱。若血液中出现大量分叶少的粒细胞，表示造血功能旺盛。若出现大量分叶多的粒细胞，表示造血功能减弱。

（二）白细胞的功能

根据白细胞的功能不同，可将白细胞大致分为吞噬细胞和淋巴细胞两大类。吞噬细胞主要包括单核细胞和中性粒细胞，淋巴细胞则包括 T 淋巴细胞、B 淋巴细胞和 NK 细胞等。白细胞是血液中的免疫细胞。吞噬细胞靠吞噬处理异物、参与炎性反应，起到防卫作用。这些活动不针对特定的异物或微生物，故称非特异性免疫。免疫细胞被某种入侵的异物或病原微生物刺激后，能产生针对这些异物或微生物的特异性抗体或产生局部细胞反应，因此称为特异性免疫，包括体液免疫和细胞免疫。

1. 中性粒细胞的功能 中性粒细胞是白细胞中数量最多的细胞，在人体的非特异性免疫中，它们总是处于抵抗病原微生物（特别是化脓性细菌）入侵的第一线。中性粒细胞是血液中主要的吞噬细胞，具有很强的变形运动、趋化性和吞噬细菌的能力。通过变形运动，可透过血管壁向有炎症的部位移行，因为细菌释放的化学物质对中性粒细胞有"吸引"作用，这种定向移行称为趋化性（chemotaxis）。中性粒细胞游走到细菌或异物周围后，将细菌或异物吞入胞质内形成吞噬体，此过程称为吞噬（phagocytosis）。吞噬体与胞质内溶酶体结合，由溶酶体所释放的蛋白水解酶、过氧化物酶和酸性水解酶等将细菌或异物水解、消化。在组织炎症反应过程中，吞噬微生物而死亡的中性粒细胞称为脓细胞，它们与溶解的组织碎片及细菌一起形成脓液。中性粒细胞减少的人，抗感染能力降低，发生感染的可能性增加。炎症时中性粒细胞的百分比显著增加。此外，中性粒细胞还可吞噬衰老的红细胞和抗原 – 抗体复合物。

2. 嗜酸性粒细胞的功能 嗜酸性粒细胞的数量与血液中糖皮质激素的浓度有关。当糖皮质激素的浓度升高时，嗜酸性粒细胞数量减少；而当糖皮质激素的浓度降低时，此类细胞数量增加。嗜酸性粒细胞中含有较大的嗜酸性颗粒，颗粒内含有过氧化物酶和碱性蛋白质。嗜酸性粒细胞的主要功能是限制嗜碱性粒细胞在速发型过敏反应中的作用，从而减轻嗜碱性粒细胞引起的过敏反应症状，参与对蠕虫的免疫反应。

3. 嗜碱性粒细胞的功能 嗜碱性粒细胞的胞质中含有嗜碱颗粒，颗粒内含有组胺（histamine）、嗜酸性粒细胞趋化因子 A（eosinophil chemotactic factor A）和肝素（heparin）。嗜碱性粒细胞活化时，不仅释放颗粒中的介质，还可合成、释放过敏性慢反应物质和白细胞介素 –4 等细胞因子。组胺和过敏性慢反应物质释放后，可引起支气管平滑肌收缩，小血管扩张，毛细血管和微静脉通透性增加，从而发生哮喘、荨麻疹等过敏反应。嗜酸性粒细胞趋化因子 A

能吸引嗜酸性粒细胞聚集于炎症部位，以限制嗜碱性粒细胞在过敏反应中的作用。肝素有很强的抗凝血作用，并作为酯酶的辅基可加快脂肪分解为游离脂肪酸的过程。

4. 单核细胞的功能　单核细胞体积较大，直径约 15 μm，在血液中的吞噬能力较弱，当它们渗出血管外进入组织（肝、脾、肺及淋巴结等部位）分化成巨噬细胞时，吞噬能力大大增强。巨噬细胞主要作用于外来病原体，如病毒、原虫等。此外，巨噬细胞还参与激活淋巴细胞的特异性免疫功能，并能识别和杀伤肿瘤细胞，清除变性的血浆蛋白、衰老损伤的红细胞和血小板等。

5. 淋巴细胞的功能　淋巴细胞为特异性免疫细胞。根据淋巴细胞的生成、形态与功能的不同，将它们分成两类，即 T 淋巴细胞与 B 淋巴细胞。前者是由骨髓生成的淋巴干细胞在胸腺激素的作用下发育成熟的，占血液中淋巴细胞总数的 70%～80%，它们的功能是执行细胞免疫，如破坏肿瘤细胞及移植的异体细胞等。后者是在骨髓和肠道淋巴组织中发育成熟的，它们经特异性抗原的刺激后，变为具有抗原特异性的 B 淋巴母细胞，然后再转化为浆细胞，产生免疫抗体，执行体液免疫功能。

（三）白细胞的生成与调节

白细胞与红细胞、血小板一样，也是由骨髓造血干细胞分化而成的。在发育过程中，又都是经历干细胞阶段、定向祖细胞阶段和前体细胞阶段，最后成为具有各自功能的成熟白细胞。在干细胞阶段，从多潜能干细胞分化为淋巴系干细胞与髓系干细胞两大类。淋巴系干细胞分化为淋巴系定向祖细胞。髓系干细胞分化为粒系、单核系和巨核系定向祖细胞，进一步发育成各类成熟的白细胞。白细胞的寿命很难确定，因为粒细胞和单核细胞主要在组织中发挥作用；淋巴细胞往返于血液、组织液、淋巴之间，而且可增殖、分化。一般来说，中性粒细胞在循环血液中只停留 8h 左右即进入组织，一般在 3～4 天后衰老死亡。正常情况下，白细胞破坏后不断有新生的白细胞来补充，故血液中白细胞总数能维持在正常范围内。

目前，对淋巴细胞生成调节的机制了解不多。粒细胞的生成主要受集落刺激因子（colony-stimulating factor，CSF）的调节。目前认为，CSF 包括粒细胞 - 巨噬细胞集落刺激因子（GM-CSF）、粒细胞集落刺激因子（G-CSF）、巨噬细胞集落刺激因子（M-CSF）等。它们是有广泛作用的糖蛋白，能刺激白细胞生成各个阶段的增殖与分化。目前用基因工程方法已经获得重组的 CSF。此外，有一类因子，如乳铁蛋白和转化生长因子 β 等可抑制白细胞的生成，与促进白细胞生成的刺激因子共同维持白细胞的正常生成过程。

四、血小板生理

（一）血小板的生成与正常值

血小板是由骨髓中成熟的巨核细胞胞质脱落形成的、具有代谢能力的小块细胞质。巨核细胞也是从骨髓造血干细胞分化而来的。髓系造血干细胞首先分化为巨核系祖细胞，然后再分化为形态上可以识别的巨核细胞。巨核细胞进行核的有丝分裂不伴有胞质分裂，从而使细胞的染色体数成倍增加，甚至达 64 倍体。在巨核细胞发育过程中，膜折入细胞质中，形成分界膜系统，并逐渐发育成网状，将细胞质分隔成许多小区。骨髓窦壁外的成熟巨核细胞的胞质伸向骨髓窦腔并脱落成为血小板进入血液循环。血小板形状呈两面微凸的圆盘状，表面光滑，体积很小，直径仅为 $2 \sim 4$ μm，平均容积 8 μm^3。血小板内含有多种活性物质，具有多种功能。血小板的寿命一般为 $7 \sim 14$ 天，但由于不断地生成，故血中血小板的数量是相对稳定的。正常成年人血小板数量为 $(100 \sim 300) \times 10^9$/L。当血小板数量少于 50×10^9/L 时，有出血倾向，轻微损伤皮肤或挤压皮肤，可引起皮下紫癜。

（二）血小板的生理特性

血小板具有黏附、聚集、释放、收缩和吸附等生理特性，在血液凝固、生理性止血等过程中起着重要的作用。

1. 黏附　血小板与非血小板表面黏着在一起的现象称为黏附。当血管内膜受损时，暴露出胶原纤维，血小板伸出伪足黏附其上，这可能是糖蛋白、内皮下成分及血浆 von Willebrand 因子（vWF）参与的结果。

2. 聚集　血小板与血小板之间相互黏着的现象称血小板聚集（platelet aggregation）。根据聚集发生的性质与机制不同，分为两个时相：第一时相是可逆性聚集，由于受损血管释放的腺苷二磷酸（ADP）使血小板的形状从平滑盘状变成球状，并具有不同长度的伪足，使血小板粘连在一起，但在血流的冲击下可再分散。第二时相是不可逆的聚集，发生缓慢，由于血小板致密颗粒释放 ADP，使黏附在血管上的血小板紧密地聚集在一起不再散开，形成血小板栓子。由受损处血管释放的 ADP 只引起可逆性聚集，血小板自身释放的 ADP 引起不可逆性聚集，这可能是血小板自身释放的 ADP 浓度较高的原因。因为在实验中观察到，加入大剂量的外源性 ADP，可引起血小板发生不可逆性聚集。目前已知多种生理因素及病理因素均可引起血小板聚集。生理性致聚剂主要有 ADP、肾上腺素、5-羟色胺、组胺、胶原、凝血酶、血栓烷 A_2（thromboxane A_2，TXA_2）等，病理性致聚剂主要有细菌、病毒、免疫复合物、药物等。小剂量的阿司匹林可阻止内源性 ADP 的释放，抑制血小板的不可逆性聚集。因此，每日口服小剂量阿司匹林（$25 \sim 50$ mg），对预防冠心病或脑血栓形成有一定的益处。

3. 释放　血小板被激活后，将储存在致密体、α 颗粒或溶酶体内的物质排出的现象称血小板释放（platelet release）。血小板可释放多种生物活性物质，由致密体可释放 ADP、ATP、5-羟色胺、Ca^{2+}，由 α 颗粒可释放 β 血小板球蛋白、组胺、血小板因子 4（PF_4）、血小板因子 5（PF_5）、vWF、因子 I（F I，又称纤维蛋白原）等。血小板释放的物质除来自血小板颗粒外，还有临时合成的物质释放出来，如 TXA_2。凡能引起血小板聚集的因素，多数能引起血小板释放反应。ADP 可引起血小板内 Ca^{2+} 增加，促进血小板聚集。Ca^{2+} 与二酰甘油激活血小板内的磷脂酶 A_2（phospholipase A_2），使血小板膜上的磷脂释放花生四烯酸（arachidonic acid），在血小板环加氧酶的作用下，花生四烯酸转变成环内过氧化物，即前列腺素 G_2 和 H_2（PGG_2 和 PGH_2），前列腺素经血小板血栓烷合成酶的作用生成 TXA_2。TXA_2 可降低血小板内 cAMP 的浓度，从而

血小板的生理特性为黏附、聚集、释放、收缩和吸附。在生理性止血、血液凝固等方面，血小板起着很重要的作用。

增强血小板的聚集。正常情况下，血管内皮产生的 PGI_2 与血小板释放的 TXA_2 之间保持动态平衡，使血小板不发生聚集。阿司匹林对 TXA_2 的形成有抑制作用，这是服用阿司匹林预防血栓形成的又一原因。

4. 收缩　血小板中含有类似肌动蛋白与肌凝蛋白的物质，在 Ca^{2+} 的作用下发生收缩。由于血小板的收缩，可使血凝块收紧，有助于止血。若血小板过少，凝血块紧缩延缓，不利于止血。故在手术前测定血块收缩时间以了解患者止血功能。

5. 吸附　血小板表面可吸附血浆中的多种凝血因子。如果血管内皮受损，血小板就会黏附、聚集于受损血管处，吸附凝血因子，使局部凝血因子浓度升高，有利于血液凝固和生理性止血。

（三）血小板的功能

1. 参与生理性止血　小血管损伤后，血液流出，经过一段时间后，出血自然停止的现象称为生理性止血（physiological hemostasis）。生理性止血是由血管、血小板和血浆中凝血因子协同作用实现的，是机体重要的防护机制之一。由于血小板具有黏附、聚集、释放和收缩等生理特性，因此，血小板参与生理性止血的全过程。生理性止血包括紧密联系又相互促进的 3 个时相：受损的血管收缩、血小板止血栓形成和血液凝固。在生理性止血过程中，血小板释放的血管活性物质，如 5- 羟色胺、TXA_2 等可引起血管平滑肌收缩、破口缩小，有利于出血停止；血小板与受损血管的胶原组织接触，发生黏附、聚集，形成松软的血小板栓子堵塞血管破损处，从而阻止出血；血小板参与血液凝固过程，在伤口处形成凝血块；凝血块紧缩，局部纤维组织增生，深入凝血块，可牢固地封住血管破口，进入永久性止血。临床测定出血时间（bleeding time）以了解患者生理性止血功能状态。出血时间是指用消毒针刺破耳垂或指尖，从血液流出到出血自然停止的时间。正常值为 1~3 min。若血小板数量过少或功能异常，则出血时间延长。

2. 促进凝血　血小板内含有许多促进血液凝固的因子，称为血小板因子（platelet factor，PF），如血小板因子 3（PF_3）。PF_3 可为多种凝血因子激活和发挥作用提供磷脂表面，血小板磷脂表面能结合、吸附许多凝血因子，可增加局部凝血因子的浓度，从而加速凝血过程；血小板激活后，释放某些活性物质（如 α 颗粒内纤维蛋白原）可增加纤维蛋白的形成，加固血凝块。慢性肾炎患者的血小板释放特性发生障碍，不易释放 PF_3，从而影响止血栓的形成，故有出血的倾向。

3. 维持毛细血管壁的完整性　用放射性核素标记的血小板进行实验，在电镜下发现，标记的血小板融合入毛细血管内皮细胞，对毛细血管起着支持作用，以保证毛细血管壁的完整性。当内皮细胞脱落时，血小板及时进行填补，使毛细血管壁得以修复。当血小板数量减少到 $50 \times 10^9/L$ 以下时，毛细血管的脆性增加，容易受损出血，在皮下形成瘀点或紫癜。

（四）血小板生成的调节

参考资料 5-2
血小板生成素
的研究新进展

血小板由骨髓释放到血液后，大部分在血液中流动，有小部分（约1/3）储存在脾中，这两部分的血小板可相互交换。血小板的生成与破坏经常保持动态平衡。目前认为，血小板生成主要受血小板生成素（thrombopoietin，TPO）的调节，它是一种糖蛋白，能促进造血干细胞向巨核系祖细胞分化，并特异地促进巨核祖细胞增殖、分化，巨核细胞的成熟及血小板的生成。

（刘静 张俊芳 张玉芹 马青 刘长金 李军 付锋 赵玉峰 张海滨）

第三节 血液凝固与纤维蛋白溶解

一、血液凝固

血液从流动的溶胶状态转变成不流动的凝胶状态的过程称为血液凝固（blood coagulation）。从血液流出至发生凝固所需的时间称凝血时间。用玻片法测定凝血时间，正常值为 $2 \sim 8$ min。血液凝固的本质是血浆中可溶性的凝血因子（简称因子，F）I 转变成不溶性的纤维蛋白的过程。纤维蛋白交织成网，将血细胞和血液的其他成分网罗在其中，形成血凝块。血液凝固后 $1 \sim 2$ h，血块收缩并析出淡黄色的液体，称为血清（serum）。血清与血浆不同，血清中缺乏一些凝血因子（如 FI），但增加了在血液凝固过程中由血管内皮细胞和血小板释放的某些化学物质（如血小板因子，PF）。血液凝固是一系列复杂的酶促化学反应过程，需多种凝血因子的参与。

（一）凝血因子

直接参与血液凝固的物质，统称为凝血因子（clotting factor）。其中已按国际命名法编号的有 12 种，即因子 I ~ XIII（简称 FI ~ FXIII，其中 FVI 是血清中活化的 FV，不是独立的凝血因子）。除此 12 种凝血因子外，还有前激肽释放酶（PK）、高分子激肽原（HK）及血小板的磷脂等也直接参与血液凝固过程（表 5-3）。除 FIV 外，已知的凝血因子都是蛋白质，而且 FII、FVII、FIX、FX、FXI、FXII、FXIII 及 PK 都是内切酶，只能对特定肽链进行有限的水解。

表 5-3 按国际命名法编号的凝血因子

因子编号	同义名	因子编号	同义名
FI	纤维蛋白原	FIX	血浆凝血激酶
FII	凝血酶原	FX	Stuart-Prower 因子
FIII	组织因子	FXI	血浆凝血激酶前质
FIV	Ca^{2+}	FXII	接触因子
FV	前加速素	FXIII	纤维蛋白稳定因子
FVII	前转变素		高分子激肽原
FVIII	抗血友病因子		前激肽释放酶

但一般情况下，凝血因子多以无活性的酶原形式存在，在特定酶的作用下，形成活性中心后才能成为有活性的酶，这一过程称为凝血因子的激活。被激活的凝血因子在编号右下角加"a"表示。FⅢ、Ca^{2+}、FV、FⅧ和HK在凝血过程中起辅因子作用。在12种凝血因子中，除了FⅢ存在于组织细胞中，其他凝血因子均存在于血浆中。绝大多数凝血因子在肝内合成，其中FⅡ、FⅦ、FⅨ、FX的合成需维生素K参与，使肽链上某些谷氨酸残基于γ位羧化，构成这些因子的Ca^{2+}结合部位，故称为维生素K凝血因子。任何一种凝血因子缺乏都会引起血液凝固障碍。

（二）血液凝固的过程

血液凝固过程是凝血因子按一定顺序激活，形成一"瀑布"样的反应链，最终使FⅠ（fibrinogen，纤维蛋白原）转变成纤维蛋白（fibrin）。血液凝固基本过程大体可分为3个阶段，即凝血酶原酶复合物的形成、凝血酶的形成和纤维蛋白的形成（图5-5）。

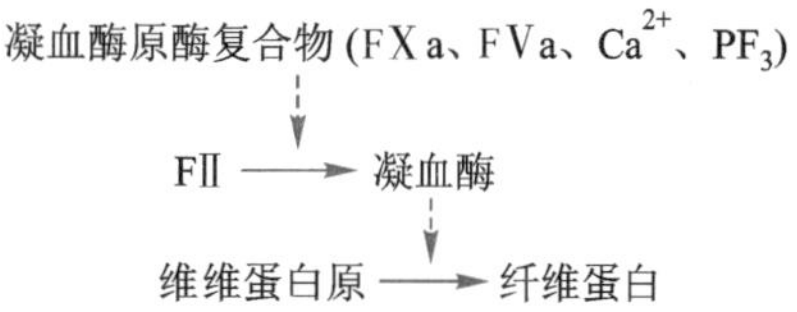

凝血酶原酶复合物（FXa、FVa、Ca^{2+}、PF_3）
↓
FⅡ ——→ 凝血酶
↓
维维蛋白原 ——→ 纤维蛋白

图 5-5 凝血的基本过程
——→ 变化方向；---→ 催化作用

血液凝固的基本过程可分为3个阶段，即凝血酶原酶复合物的形成、凝血酶的形成和纤维蛋白的形成。

根据凝血酶原酶复合物形成的途径和始动因子不同，将血液凝固分为内源性凝血途径和外源性凝血途径。两个途径的会合点在FXa的形成。

1. 内源性凝血途径（intrinsic pathway of blood coagulation） 内源性凝血途径是由血液接触带负电荷的异物表面（如玻璃、白陶土、硫酸酯、胶原等）而启动的凝血过程。参与内源性凝血的凝血因子全部存在于血液之中，始动因子是FⅫ，其反应可分为3个阶段（图5-6）。

（1）表面激活阶段 当小血管内皮损伤时，血液中的FⅫ首先被激活成FⅫa，少量的FⅫa可激活血浆中前激肽释放酶形成激肽释放酶，后者又能激活FⅫ成为FⅫa，形成FⅫ激活的正反馈过程。FⅫa又激活FⅪ形成FⅪa。由FⅫ结合于异物表面到FⅪa形成的过程称为表面激活。

（2）磷脂表面阶段 表面激活阶段形成的FⅪa激活FⅨ形成FⅨa，这一步需Ca^{2+}和PF_3参与。PF_3的主要作用是提供一个磷脂吸附表面，FⅨa使FⅧ通过Ca^{2+}连接于磷脂表面，这样，FⅨa即可使FX激活形成FXa。这一过程进行缓慢，FⅧa作为一种辅因子，能使FⅨa激活FX的速度加快几十万倍。缺乏FⅧ、FⅨ、FⅪ的患者，凝血过程缓慢，甚至微小创伤也出血不止，分别称为甲型、乙型、丙型血友病（hemophilia A，B，C）。FXa与FVa被Ca^{2+}连接在血小板的磷脂表面上形成凝血酶原酶复合物。凝血酶原酶复合物使凝血酶原（FⅡ）激活，生成凝血酶（FⅡa）。凝血酶生成后，脱离血小板的磷脂表面进入血液发挥作用。从FⅨ激活到凝血酶形成都是在血小板磷脂表面上进行的，故称为磷脂表面阶段。

根据FⅡ激活物形成的始动途径不同，可分为内源性凝血途径和外源性凝血途径。内源性凝血途径的始动因子为FⅫ，外源性凝血途径的始动因子为FⅢ。

（3）纤维蛋白形成阶段 凝血酶生成后，能使FⅠ水解，使每一FⅠ（四聚体）从N端脱去4段小分子肽，即2个A肽和2个B肽，余下部分是纤维蛋白单体。在FⅩⅢa和Ca^{2+}的作用下，纤维蛋白单体相互聚合形成不溶于水的纤维蛋白多聚体，将血细胞网罗其中，形成血凝块，从而完成内源性

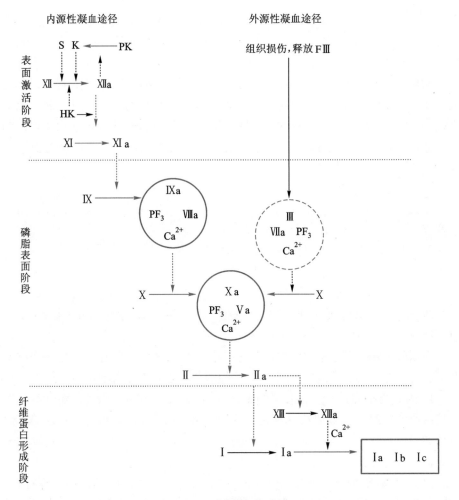

内源性凝血途径　　　　　　　　外源性凝血途径

图 5-6　血液凝固过程

S：血管内皮下组织；PF₃：血小板因子 3；PK：前激肽释放酶；
K：激肽释放酶；HK：高分子激肽原；──→ 变化方向；--→ 催化作用

血液凝固。

2. 外源性凝血途径（extrinsic pathway of blood coagulation）　外源性凝血途径是由 FⅢ 与血液接触而启动的凝血过程。FⅢ 是一种跨膜糖蛋白，存在于大多数组织细胞中，因而又称组织因子。当组织损伤时，组织细胞释放 FⅢ，并与血液中的 FⅦ 结合，FⅦ 通过尚未阐明的机制被激活形成 FⅦa，FⅢ-FⅦa 复合物在磷脂和 Ca^{2+} 存在的情况下，迅速激活 FX 生成 FXa，其后的反应过程与内源性凝血途径完全相同。外源性凝血途径中，FⅢ 为辅因子，它能使 FⅦa 催化效力增加 1 000 倍。生成的 FXa 又能反过来激活 FⅦ，形成外源性凝血的正反馈效应。外源性凝血过程参与的凝血因子相对较少，耗时短，血液凝固较快。

血液凝固的两条途径可用图 5-6 表示。血液凝固过程中形成的凝血酶除了使 FⅠ 水解形成纤维蛋白单体外，还能激活 FⅤ、FⅦ、FⅧ、FⅪ、FⅫ、FⅩⅢ；可使血小板活化，为凝血因子发挥作用提供有效的磷脂表面，从而形成更多的凝血酶；凝血酶又可直接或间接抑制蛋白质 C 系统，使 F V a 和 F Ⅷ a 灭活，从而阻止凝血过程的扩张。

生理性止血既有内源性凝血途径的激活，也有外源性凝血途径的激活。当组织损伤时，既有血管内皮的损伤，暴露出内皮下胶原纤维启动内源性凝血途径，同时细胞受损，释放 F Ⅲ，又启动外源性凝血途径。但现代凝血学说认为，体内凝血过程主要是外源性凝血途径（又称组织因子途径）启动的。因为先天性缺乏 F Ⅻ 和前激肽释放酶或高分子激肽原的患者，几乎没有出血症状，表明这些凝血因子并不是体内生理性止血机制所必需的，这些凝血因子所参与的表面激活过程，在体内生理性止血的启动中不起重要作用，但在某些病理情况（如人工心瓣膜、体外循环血液接触血泵表面等）下，内源性凝血过程的启动也具有重要的病理生理意义。

（三）血液凝固的控制

正常人血液在心血管内畅流不息，虽然也有血管受损激活少量凝血因子，但循环血液并不凝固。当组织损伤诱发生理性止血时，止血栓局限于受损部位，并不蔓延，表明体内生理性止血过程在时间和空间上都受到许多因素的严格控制。

1. 血管内皮的抗凝血作用　正常完整的血管内皮细胞具有天然屏障作用，可防止凝血因子、血小板与内皮下组织接触，因而不会激活 F Ⅻ 而触发凝血过程。另外，血管内皮细胞可以合成、释放 PGI_2、一氧化氮（NO）、硫酸乙酰肝素蛋白多糖、组织因子途径抑制物（tissue factor pathway inhibitor, TFPI）、抗凝血酶Ⅲ（antithrombin Ⅲ）、组织型纤溶酶原激活物等，抑制血液凝固。

2. 血液的稀释、纤维蛋白吸附及单核 – 巨噬细胞的吞噬作用　局部血管内即使有少量凝血因子被激活，很快就被血流冲走而稀释，不能发挥作用。纤维蛋白与凝血酶有高度的亲和力，在凝血过程中形成的凝血酶绝大部分可被纤维蛋白吸附，这不仅有助于加速局部凝血反应的进行，也可避免凝血酶向周围扩散。即使有些凝血因子被激活，当它们流经肝、肺时，单核吞噬细胞系统也会将其清除。长期卧床患者，由于血流缓慢，易发生血栓形成。

3. 血液中的抗凝血物质　血液中存在一些天然的抗凝血物质（anticoagulant），重要的抗凝血物质有丝氨酸蛋白酶抑制物、蛋白质 C、TFPI 和肝素等。

（1）丝氨酸蛋白酶抑制物　其中最重要的是抗凝血酶Ⅲ。抗凝血酶Ⅲ是肝和血管内皮细胞分泌到血浆中的糖蛋白，能与 F Ⅱ a 及 F Ⅸ a、F Ⅹ a、F Ⅻ a 等丝氨酸蛋白酶活性中心的丝氨酸残基结合，"封闭"其活性中心使其灭活。抗凝血酶Ⅲ占血浆凝血酶抑制活性的 75%。

（2）蛋白质 C　蛋白质 C 是另一种具有抗凝作用的血浆蛋白，相对分子质量为 62 000，由肝合成，并依赖维生素 K 的参与。蛋白质 C 以酶原的形式存在于血浆中，凝血酶与血管内皮表面上的凝血酶调节蛋白结合后，可激活蛋白质 C。激活的蛋白质 C 具有多方面抗凝血作用，包括：①灭活 F V a 和 F Ⅷ a。②抑制 F Ⅹ 及 F Ⅱ 的激活。③增强纤维蛋白的溶解。

（3）组织因子途径抑制物　TFPI 主要由血管内皮细胞合成，是控制凝血启动阶段的一种体内天然蛋白，能特异性地与 Ⅲ – Ⅶ – Ⅹ a 结合，从而抑制外源

血液在血管内不凝固的原因是：①血管内皮完整光滑；②血液循环不息；③血液中存在抗凝血物质，主要包括抗凝血酶Ⅲ、肝素、TFPI 和蛋白质 C 系统；④纤维蛋白溶解系统存在。

性凝血途径。目前认为，TFPI 是体内主要的生理性抗凝血物质。

（4）肝素 肝素是一种酸性黏多糖，主要由肥大细胞和嗜碱性粒细胞产生。肝素在体外和体内都具有很强的抗凝血作用，但在缺乏抗凝血酶Ⅲ的条件下，肝素抗凝血作用很弱。肝素的抗凝血机制主要是通过增强抗凝血酶Ⅲ的活性而发挥间接抗凝血作用的。当肝素与抗凝血酶Ⅲ结合时，可使抗凝血酶Ⅲ的抗凝血作用增加 2 000 倍。肝素还能抑制凝血酶原的激活过程，阻止血小板的黏附、聚集和释放。肝素也可以作用于血管内皮细胞，使其释放 TFPI 和纤溶酶原激活物，从而增强对血液凝固的抑制和纤维蛋白的溶解。肝素是一种很强的抗凝血物质，因而广泛用于体内、外抗凝。

4. 纤维蛋白溶解系统的作用 此系统激活后，可使凝血过程中形成的纤维蛋白溶解，成为纤维蛋白降解产物，保证在完成止血任务后血管再通。

（四）血液凝固的影响因素

在临床工作中常常需要采取措施，保持血液不凝固、加速或延缓血液凝固，许多因素可影响血液的凝固。

1. 温度 在一定范围内，温度升高，可加速血液凝固；温度降低，可延缓血液凝固。因为许多凝血因子均为酶类，当温度在一定范围内升高时，酶的活性增强，反应速度加快；反之，酶活性降低，反应速度减慢。

2. 粗糙面 当血小板与粗糙面接触时，血小板发生黏附、聚集和释放反应。同时，粗糙面也激活 FⅫ，从而加速血液凝固。外科手术中常用浸有温热生理盐水的纱布压迫止血，因为温热盐水可提高凝血酶类的活性，纱布提供粗糙面加速血凝。相反，将血液置于涂有液状石蜡的容器内，光滑的表面可延缓血液凝固，故输血时使用内面光滑的硅胶管。

3. Ca^{2+} 在凝血反应过程中，有多个环节需 Ca^{2+} 的参与，如果设法除去血浆中的游离 Ca^{2+}，血液将不能凝固。草酸铵和草酸钾与 Ca^{2+} 结合形成不易溶解的草酸钙，可防止血凝。由于草酸钙为不溶性沉淀物，故不能用于体内抗凝，只能用于体外抗凝。枸橼酸钠可与血浆中 Ca^{2+} 结合形成不易电离的可溶性络合物，也可防止血液凝固。枸橼酸钠与 Ca^{2+} 结合形成的络合物对人体无害，故可用于输血。

4. 其他因素 很多凝血因子，如 FⅡ、FⅦ、FⅨ、FⅩ 在肝内合成，并依赖维生素 K 的参与。若增加维生素 K 的供应，上述凝血因子合成增加。手术前给患者补充适量的维生素 K，有助于增强手术创伤的止血功能。维生素 K 拮抗剂或维生素 K 供应不足将影响上述凝血因子的生成，可使凝血过程减慢。患肝病或脂溶性维生素吸收不良时，易造成出血现象。

二、纤维蛋白溶解

纤维蛋白溶解（fibrinolysis，简称纤溶）是指纤维蛋白或 FⅠ 在纤维蛋白溶解酶的作用下分解液化的过程。纤溶系统包括细胞纤溶系统和血浆纤溶系统。细胞纤溶系统是指白细胞、内皮细胞、巨噬细胞和血小板等对纤维蛋白的吞噬和消化作用。血浆纤溶系统由纤维蛋白溶解酶原（plasminogen，简称纤溶酶原）、纤维蛋白溶解酶（plasmin，简称纤溶酶，又称血浆素）、纤溶酶原激活物与抑制物构成。血浆纤溶的基本过程可分为两个阶段，即纤溶酶原的激活与纤维蛋白的降解，可简单表示如图 5-7。

纤溶系统可将凝血形成的纤维蛋白重新溶解。纤溶过程可分为纤溶酶原的激活和纤维蛋白的降解两个阶段。纤溶和凝血是对立统一的两个系统。

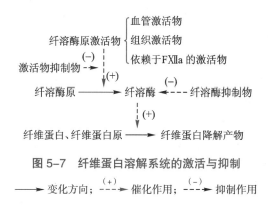

图 5-7 纤维蛋白溶解系统的激活与抑制

——→ 变化方向；----→(+) 催化作用；----→(-) 抑制作用

（一）纤溶酶原的激活

正常成人每 100 mL 血浆中含 10 ~ 200 mg 纤溶酶原。血浆中的纤溶酶原被激活后才能发挥作用。纤溶酶原激活物可使血浆中的纤溶酶原转变为纤溶酶。根据纤溶酶原激活物分布的部位不同，主要分为 3 类。

1. 血管激活物　血管激活物由小血管内皮细胞合成并释放入血液，以维持血浆中激活物浓度于基础水平。当血管内血液凝固形成纤维蛋白时，血管内皮细胞释放大量激活物，大部分吸附于血凝块的纤维蛋白上。肝素也可作用于血管内皮细胞，使其释放纤溶酶原激活物。

2. 组织激活物　组织激活物存在于很多组织中，以子宫、卵巢、肺、前列腺及甲状腺中含量较高，主要在组织修复、伤口愈合等情况下促进血管外纤溶。月经血液不凝的原因在于子宫内膜组织释放较多的组织激活物。肾合成与分泌的尿激酶也属于组织激活物，活性很强，有助于防止肾小管纤维蛋白沉着。尿激酶已被临床用作溶栓剂。

3. 依赖于 FXIIa 的激活物　内源性凝血途径中 FXII 激活后，使前激肽释放酶转化为激肽释放酶，后者即可激活纤溶酶原。因此，当血液与血管内皮细胞以外的异物表面接触激活 FXII 时，一方面启动了内源性凝血途径，另一方面通过激肽释放酶而激活纤溶系统，使血液凝固与纤溶相互配合，保持动态平衡。

（二）纤维蛋白与 FI 的降解

纤溶酶也是蛋白酶，但它与凝血酶明显不同。凝血酶只能将纤维蛋白两对肽链的 N 端各脱下一个小肽，并生成纤维蛋白。纤溶酶可水解肽链上各单位的赖氨酸 – 精氨酸键，逐步将整个纤维蛋白和 FI 分子分解成很多可溶性小肽片段，总称为纤维蛋白降解产物。

纤溶酶是血浆中活性最强的蛋白酶，但其特异性不高，除主要水解纤维蛋白和 FI 外，还可水解 FII、FV、FVIII、FX、FXII 等凝血因子，并能促使血小板聚集和释放 5– 羟色胺、ADP 等。

（三）纤溶抑制物及其作用

能抑制纤维蛋白溶解的物质称为纤溶抑制物。血液中存在的纤溶抑制物主要有激活物的抑制物和纤溶酶抑制物，纤溶酶抑制物的特异性不高。正常情况下，血液中纤溶抑制物浓度很高，纤溶酶不易发挥作用。当血管内血栓形成时，血凝块的纤维蛋白能吸附纤溶酶原及其激活物，而不吸附抑制物，因此，血凝块中有大量纤溶酶形成，从而使纤维蛋白溶解。

（四）纤维蛋白溶解的生理意义

在生理性止血过程中，形成的血凝块可以堵塞受损的一段血管，但当完成止血任务后，已形成的纤维蛋白可以通过纤溶系统的活动使其及时溶解液化。因此，纤溶对于限制血凝过程的发展、保证血管内血液处于流动状态及血管的畅通具有十分重要的意义。生理状态下，有少量纤维蛋白形成并覆盖于血管内膜上，参与维持血管的正常通透性，同时纤溶系统又将其水解，使血凝与纤溶处于动态平衡，使机体既不发生出血，又无血栓形成。如纤溶系统活动过弱，可能出现血栓和纤维蛋白沉积过多；若纤溶系统活动过强，引起生理性止血功能障碍，将发生出血和渗血现象，这是因为纤溶酶可水解一些凝血因子的缘故。此外，纤维蛋白降解产物也具有抗凝血作用。因纤溶活动过强而引起的出血可用纤溶酶原激活的抑制剂（如氨基己酸）进行治疗。

（张俊芳　刘静　马青　张玉芹　刘长金　徐明　陈定章　高峰）

第四节　血量与血型

一、血量

人体内血液的总量称为血量，正常成人血量相当于自身体重的7%~8%。不同程度的失血对机体影响不同，所采取的处理方法亦不同。

血量（blood volume）是指人体内血液的总量，是血浆量和血细胞量的总和。成人血量相当于自身体重的 7%~8%，即每千克体重有 70~80 mL 血液。60 kg 体重的人血量为 4.2~4.8 L，其中大部分在心血管中流动，称为循环血量，小部分滞留在肝、肺和静脉等贮血库中，称为贮存血量。在剧烈运动、情绪激动及其他应急状态下，这些贮存的血液可释放出来，补充循环血量的不足，以适应机体活动的需要。

正常人体内的血量是相对恒定的，这对维持正常的血压和器官的灌流量非常重要。血量不足将导致血压下降、灌流量减少，最终引起组织细胞代谢障碍和功能损伤。一般认为，机体一次少量失血（占总血量 10% 以下），可反射性引起心脏活动加强，血管收缩和贮血库中血液的释放等代偿作用，不会出现血压下降、四肢厥冷等异常表现。中等失血（占总血量 20% 左右）可引起血压下降、脉搏加速、四肢厥冷、眩晕、口渴、恶心和乏力等现象。当失血量达总血量的 30% 以上时，如不进行抢救，就可危及生命。因此，一个健康成人，一次献血 200~300 mL，很快就可恢复血量，对健康无显著影响。对急性大出血患者，应立即输血、输液，补充循环血量。

二、血型

血型（blood group）是指血细胞膜上特异性抗原的类型。抗原（又称凝集原，agglutinogen）的特异性是人体免疫系统识别"自我"和"异己"的标志。红细胞、白细胞和血小板均有血型，但通常所说的血型仅指红细胞膜上特异性抗原的类型，即红细胞血型。

根据红细胞血型抗原的不同，已经发现了多种不同的血型系统，如 ABO、MNS、Rh、Lewis、CD59、EMM 等。2022 年国际输血协会确认的红细胞血型系统为 43 个，共 349 个抗原。应用现代免疫学手段可以在红细胞膜上鉴别出不同特征的抗原，将有数亿种组合，可见血型抗原是极为复杂的。绝大多数抗原的抗原性很弱，在输血中不会产生明显反应。与临床输血关系最为密切的是红细胞血型中的 ABO 血型系统和 Rh 血型系统。

血型是指血细胞膜上特异性抗原类型，对临床输血最为重要的血型是 ABO 血型系统和 Rh 血型系统。

（一）ABO 血型系统

1. **ABO 血型系统的抗原** 红细胞血型抗原一般都是镶嵌于红细胞膜上的糖蛋白或糖脂。这些糖蛋白或糖脂中的糖链都是由少数糖基所组成的寡糖链。这些寡糖链暴露于红细胞表面，血型抗原的特异性就决定于这些寡糖链的组成与联结顺序。ABO 血型系统中的抗原有 A 抗原、B 抗原和 H 抗原。A、B 抗原都是在 H 抗原的基础上形成的。在 A 基因控制下，转糖基酶能使一个乙酰半乳糖氨基接到 H 抗原上，形成 A 抗原；在 B 基因控制下，合成的转糖基酶能使一个半乳糖接到 H 抗原上，形成 B 抗原。根据红细胞膜上存在的 A 抗原与 B 抗原的不同，将 ABO 血型系统分为 A、B、AB 和 O 四种类型。凡红细胞膜上只含有 A 抗原者为 A 型，只含 B 抗原者为 B 型，含 A、B 两种抗原者为 AB 型，既不含 A 抗原也不含 B 抗原（但含有 H 抗原）者为 O 型。其中 A 型有 A_1 和 A_2 两个亚型，AB 型也有 A_1B 和 A_2B 两个亚型。ABO 血型系统的分型见表 5-4。

ABO 血型系统是根据其红细胞膜上的凝集原不同而分型的。含 A 凝集原的为 A 型，含 B 凝集原的为 B 型，含 A、B 两种凝集原的为 AB 型，不含凝集原的为 O 型。

表 5-4 ABO 血型系统的抗原和抗体

血型	红细胞膜上的凝集原	血清中的凝集素
A 型：A_1	$A + A_1$	抗 B
A_2	A	抗 B，10% 的人有抗 A_1
B 型	B	抗 A
AB 型：A_1B	A、A_1、B	无
A_2B	A、B	25% 的人有抗 A_1
O 型	无 A，无 B	抗 A、抗 B

2. **ABO 血型系统的抗体** 不同血型的人血清中含有不同的抗体（或凝集素，agglutinin），但不含有抗自身红细胞抗原的抗体。A 型血的血清中含抗 B 抗体；B 型血的血清中含抗 A 抗体；O 型血的血清中含抗 A、抗 B 两种抗体；

AB 型血的血清中既不含抗 A 抗体，也不含抗 B 抗体。ABO 血型抗体属天然抗体，于出生后 2～8 个月开始产生，8～10 岁达高峰。这些抗体为完全抗体，属于 IgM，相对分子质量大，不能透过胎盘。一个 IgM 分子上具有 10 个左右抗原结合部位，当与红细胞膜上相应抗原产生免疫反应时，可使多个红细胞聚集成簇。临床上可用标准血清（已知抗体）鉴定未知的抗原。若将 A 型血的标准血清与 B 型血的红细胞在玻片上相混合，红细胞将聚集成簇，这种现象称为凝集（agglutination）。红细胞发生凝集的本质是抗原 - 抗体反应。红细胞凝集时，有时还伴有溶血。当输入血型不相合的血液时，凝集成簇的红细胞可以堵塞毛细血管，溶血将损害肾小管，同时还伴有过敏反应，严重时可危及生命。

3. ABO 血型与输血　在大失血、休克、严重的贫血等情况下，输血（blood transfusion）是一种重要的抢救、治疗措施。为了保证输血的安全性和提高输血治疗效果，必须在准备输血前先进行血型鉴定，以保证供血者与受血者血型相合。即使在血型相同的人之间进行输血，由于 ABO 血型系统中还有一些少见的亚型

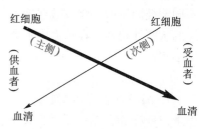

图 5-8　交叉配血试验

（表 5-4），因此在输血前也必须进行交叉配血试验（cross-match test）。交叉配血试验的方法如图 5-8 所示。即将供血者的红细胞与受血者的血清混合，检查有无凝集反应，这称为主侧；再将受血者的红细胞与供血者血清混合，检查有无凝集反应，这称为次侧。如果主侧和次侧均不发生凝集反应，称为配血相合，这是最理想的。如果主侧发生凝集反应，称为配血不合，不能输血。如果主侧不发生凝集反应，次侧发生凝集反应，称为配血基本相合，可见于 O 型血与其他血型之间的交叉配血试验（表 5-5）。配血基本相合的情况一般也不考虑输血，只有在危急情况下，而又无同型血相输时才考虑（如将 O 型血输给其他血型的人），但输血量要小，输血速度不宜太快，并应注意密切观察有无输血反应。因为 O 型血人的红细胞上虽无 A 和 B 抗原，不会被受血者的血清抗体所凝集，但 O 型人血中的抗 A 和抗 B 抗体能与其他血型受血者的红细

表 5-5　输血的可行性判断

交叉配血试验		配血情况	输血可行性判断
主侧反应	次侧反应		
凝集	凝集	不合	不可输血
凝集	不凝集	不合	不可输血
不凝集	凝集	基本相合	原则上不输血，但紧急时，可考虑缓慢、少量输血
不凝集	不凝集	成功	可以输血

胞发生凝集反应。当输入血量较大，供血者血浆中的凝集素未被受血者的血浆足够稀释，或供血者血清抗体效价较高时，都可能使受血者红细胞发生凝集反应。因此，一般不用 O 型血作为"万能供血者"。

（二）Rh 血型系统

1. Rh 血型系统的发现与分型　Rh 血型系统发现于 1940 年。Landsteiner 和 Wiener 将恒河猴（rhesus monkey）的红细胞重复注入家兔体内，使家兔产生抗恒河猴红细胞抗体，再用含这种抗体的血清与人的红细胞混合，在白种人中，约有 85% 的人发生凝集反应，表明这些人的红细胞膜上有和恒河猴同样的抗原（称 Rh 抗原）；另有约 15% 的人不发生凝集反应，表明他们的红细胞膜上没有 Rh 抗原。已经发现有 40 多种 Rh 抗原，与临床关系密切的有 D、E、C、c、e 5 种，其中 D 抗原的抗原性最强。通常将红细胞膜上含有 D 抗原者称为 Rh 阳性，红细胞膜上没有 D 抗原者称为 Rh 阴性。我国汉族和其他大部分民族，Rh 阳性的人约占 99%，Rh 阴性的人只占 1% 左右。但在某些少数民族中，Rh 阴性的人比例增加。如苗族 Rh 阴性的人约占 12%，塔塔尔族约占 15%。Rh 血型系统中没有天然抗体，只有当 Rh 阴性的人在接受自身不存在的 Rh 抗原刺激后才能产生抗 Rh 抗体。这种抗体为不完全抗体，属于 IgG，相对分子质量小，能够通过胎盘。

2. Rh 血型系统在医学上的意义　Rh 血型系统在医学上的意义有两点：其一，Rh 阴性人第一次接受 Rh 阳性的血液不产生免疫反应，因为体内不含有抗 Rh 抗体。Rh 阴性的人接受 Rh 抗原刺激后，可产生抗 Rh 抗体。当第二次再接受 Rh 阳性血液时，红细胞上 Rh 抗原就会被血液中的抗 Rh 抗体所凝集，而引起抗原–抗体反应。因此，临床上给患者重复输血时，即使是输入同一供血者的血液，也要作交叉配血试验。其二，Rh 阴性母亲孕育了 Rh 阳性的胎儿后，在一般情况下，胎儿的红细胞膜不能通过胎盘进入母体血液，但在某些特殊情况下，如分娩时，可能有一定量的红细胞（或红细胞碎片）进入母体，就可刺激母体产生抗 Rh 抗体。当母亲再次孕育 Rh 阳性胎儿时，抗 Rh 抗体可通过胎盘进入胎儿体内，发生凝集反应，破坏胎儿大量红细胞，导致溶血性贫血。因此，当 Rh 阴性母亲生产第一胎后，需在 72 h 内注射特异性抗 D 免疫球蛋白，中和进入母体的 D 抗原，降低母体内的 Rh 抗原活性，可防止母体产生抗 Rh 抗体，减少第二次妊娠时新生儿溶血病的发生。

> Rh 抗体属免疫抗体。Rh 阴性人第一次接受 Rh 阳性血液时，不产生免疫反应，但 Rh 阴性人再次接受 Rh 阳性血液时，即可产生凝集反应。

（张俊芳　刘静　马青　张玉芹　刘长金　徐明　朱萧玲　高瞻）

◆ 复习题 ◆

1. 名词解释

内环境　稳态　血沉　血细胞比容　溶血　红细胞悬浮稳定性　渗透脆性　凝集原　凝集素　生理性止血

2. 简述内环境稳态的含义与生理意义。

3. 渗透压与水移动的关系怎样？分别阐明血浆晶体渗透压和胶体渗透压

的作用。

4. 简述白细胞的功能。

5. 血小板在生理性止血过程中起哪些作用？

6. 何谓血清？简述血浆和血清的区别。

7. 简述血液凝固的基本过程，并指出内源性凝血途径与外源性凝血途径的主要区别。

8. 何谓血型？简述输血的基本原则。为何同型血相输还要作交叉配血试验？

9. O 型血为什么不能大量、快速输给其他异型血的人？

10. 造血过程主要分为哪几个阶段？每个阶段的主要功能是什么？

11. EPO 来源于什么组织？其主要作用是什么？

12. 无偿献血时，捐献的成分血中血小板一般具有多久的保质期？

13. 熟记下列正常值：红细胞数、白细胞总数及分类、血小板正常值。

◆ 网上更多 ◆

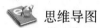 思维导图　　 选择题　　 思考题　　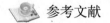 参考文献

第六章

血 液 循 环

◆ 要点 ◆

1. 心肌动作电位特点是：①升降支不对称，有平台；②复极缓慢，动作电位时程长；③有慢通道，有多种离子参与复极化；④自律细胞的4相（静息电位）不稳定。

2. 心室肌动作电位的0相是 Na^+ 快速内流（主要），其末尾有 Ca^{2+} 内流参与形成（次要）；1相为一过性 K^+ 外流；2相是 Ca^{2+} 缓慢内流和 K^+ 外流形成的平台期；3相是 K^+ 的快速外流完成复极化；4相是膜电位恢复后的静息期。

3. 窦房结细胞的AP无平台，分3个时相，0相的幅度与速度小，由 Ca^{2+} 缓慢内流形成；3相是 K^+ 外流的结果，最大复极化电位低（小）；4相缓慢自动除极主要是 K^+ 外流渐进性衰减和 I_f 通道激活的结果，末期有 T 型 Ca^{2+} 的参与。

4. 心肌细胞按有无自律性分为自律细胞和非自律细胞，非自律细胞4相膜电位稳定于静息电位水平，因此其4相又称静息期，按动

◆ Outline ◆

1. The action potentials of myocardial contractile cells are characterized by ① a plateau phase with unsymmetrical rising and descending branches in shape; ② long duration with slow repolarization; ③ involvement of slow ion channel and some other kinds of channels during repolarization; ④ unstable resting potential (i.e., pacemaker potential, phase 4) in autorhythmic cells.

2. Phase 0 is a rapid depolarization phase, achieved by the rapid influx of Na^+ (principal) and Ca^{2+} (secondary). Phase 1 is the immediate partial repolarization, achieved by the efflux of K^+. Phase 2, also called the plateau phase, is a prolonged slow repolarization caused by a balance between continued efflux of K^+ and influx of Ca^{2+}. Phase 3 is the final repolarization, achieved by the rapid efflux of K^+. Phase 4, or the resting phase, maintains resting membrane potential.

3. The membrane potential from a cell of sinoatrial node (SA node) is characterized by small and unstable phase 4 and lack of a plateau. It usually comprises 3 phases. Phase 0 is smaller, with a less steep upstroke, achieved by a slow Ca^{2+} influx. Phase 3 is caused by a K^+ efflux. Phase 4 is achieved by progressively diminished outward K^+ current and hyperpolarization-activated inward current I_f.

4. In terms of autorhythmicity, cardiac myocytes can be divided into autorhythmic cells and non-autorhythmic cells. Non-autorhythmic cells possess stable resting membrane potentials during phase 4. In this case,

作电位0相除极速度的不同分为快、慢反应细胞。

5. 心肌的生理特性有自动节律性（自律性）、兴奋性、传导性和收缩性。自律性的机制在窦房结主要是 K^+ 外流的衰减，I_f 离子流起次要作用，在浦肯野纤维主要是 I_f 离子流作用的结果；不应期长的原因是膜电位恢复到静息水平所需时间长，主要是平台期长，此时 Na^+ 通道完全失活或刚开始复活而尚未达到备用状态，任何强度的刺激都不能产生兴奋，不应期长是兴奋性变化的特点；传导性的特点是功能性合胞体，有传导性高低不等的特殊传导系统，它以局部电流形式进行传导；收缩性的主要特点是不产生强直收缩、全或无式收缩和依赖外源性钙。

6. 影响自律性、兴奋性和传导性的共同因素是静息电位和阈电位的差距，影响自律性的主要因素是4相自动除极速度，影响兴奋性的主要因素是 Na^+ 通道的活性，影响传导性的主要因素是0相的除极速度和幅度，以及邻近部位未兴奋膜的兴奋性。

7. 心脏一次收缩和舒张过程称为心动周期，心室的收缩、舒张是室内压升降的原因，同时是射血和充盈（充血）的动力，瓣膜的开闭保证了血液的单方向流动，也是室内压变化的条件。

8. 心输出量等于每搏量乘以心率，影响每搏量的因素有等长自身调节、异长自身调节和后负荷，在一定范围内，心率加快使心输出量增多。

phase 4 is called rest phase. Cardiac myocytes can also be grouped into fast response and slow response cells based on different rates of depolarization.

5. Myocardium is characterized by its autorhythmicity, excitability, conductivity and contractility. The mechanism responsible for SA node autorhythmicity arises mainly the rundown of potassium efflux as well as inward I_f current. Purkinje fibre autorhythmicity arises primarily from inward I_f current. The reason for the long refractory period is the long time required for the restoration of membrane potential to a resting state. During the refractory period, Na^+ channels are completely inactivated or have just started to reactivate, so they are not well prepared for next stimulus. As the heart is a syncytium, conductivity is carried out by a special conducting system with various conduction velocities and local circuit flow. Contractility is an all- or non-response to cardiac myocyte excitation, which is dependent on exterior Ca^{2+}.

6. The difference between resting potential and threshold potential is the common factor that affects autorhythmicity, excitability, and conductivity. Automaticity is mainly affected by the rate of spontaneous depolarization in phase 4. Excitability is mainly affected by the activity of the sodium channels. Conductivity is mainly affected by the amplitude and velocity of depolarization in phase 0.

7. The cardiac cycle has two phases: systole and diastole. Systole is the phase of ventricular contraction; diastole is the phase of ventricular relaxation. They determine the increase and decrease of ventricular pressure, blood ejection, and filling. The orientation and timing of open and closure of valves are responsible for the unidirectional blood flow through the heart.

8. Cardiac output is the amount of blood pumped by one ventricle per minute. It equals the stroke volume multiplied by the heart rate. Stroke volume is regulated by homometric autoregulation, heterometric autoregulation,

9. 心脏射血和大动脉弹性回缩力分别是形成收缩压与舒张压的动力，外周阻力是使动力形成血压的条件，大动脉的弹性贮器作用使心室的间断射血变成持续的动脉血流，并缓冲了动脉血压的变化。心脏射血和外周阻力是神经、体液和药物作用的主要环节，也是使血压变动的因素。

10. 静脉有引流血液回心脏及作为血液贮存库的功能，在需要时可将贮存的血液调配至机体所需部位。

11. 微循环是指微动脉和微静脉之间的血液循环。血液通路有3条，营养通路（迂回通路）是血液和组织液间进行物质交换的场所，直接通路使一部分血液迅速通过微循环而流回心脏，动静脉短路的功能是调节体温。

12. 有效滤过压是生成组织液的动力，组织液的生成与回流处于动态平衡。

13. 心脏受心交感和心迷走神经的双重支配，大多数血管受交感缩血管纤维的单一支配。交感缩血管纤维发放冲动增加，血管收缩；发放冲动减少，血管舒张。

14. 调节心血管活动的基本中枢在延髓，通过改变心迷走、心交感和交感缩血管神经的紧张性活动，调节心脏和血管的活动。维持血压的恒定主要靠颈动脉窦与主动脉弓压力感受性反射，当动脉血压升高时，动脉压力感受器传入冲动增加，使心迷走紧张性增强，心血

and is influenced by afterload. Within a certain range, increase of heart rate results in an increase of cardiac output.

9. Blood ejection of the heart and elasticity of the arterial walls contribute to systolic and diastolic pressure. Arteriolar peripheral resistance is the primary cause for diastolic blood pressure. The windkessel with its elasticity helps to buffer the pressure pulsation and convert an intermittent block ejection into a steady blood flow in vessels. Nerves, humoral factors and medicines can regulate the pump of the heart and peripheral resistance.

10. Veins have two important functions, acting as conduit vessel, which complete the circulation of blood back to the heart, and reservoir or capacitance vessel, storing blood which can be mobilized when needed.

11. Microcirculation is the circulation between the arterioles and venules. This is the site of "nutrition flow" where the exchange of materials between blood and tissue fluid occurs. The microcirculation also provides a thorough fare, which enables part of the blood to return to the heart rapidly, and arteriovenous shunt for temperature regulation at body surface.

12. The effective filtration pressure is primarily responsible for tissue fluid generation. Filtration and reabsorption of tissue fluid is in a dynamic balance.

13. The performance of the heart is controlled by both cardiac sympathetic nerves and vagus nerves. Most blood vessels are controlled by sympathetic vasoconstrictor fibers only. Blood vessels constrict when the firing rate of vasoconstrictor fibers increases, and the vessels dilate, when the firing rate decreases.

14. The primary centers for cardiovascular regulation reside in the medulla. Cardiovascular function is modulated by alteration of tones of cardiac sympathetic and vagus nerves. Homeostatic control of blood pressure is achieved by baroreceptor reflex. Baroreceptors are located in the walls of the carotid artery and the aorta. An acute rise in blood pressure increases the rate of afferent impulses, which are relayed to the pre-sympathetic neurons in

管交感紧张性降低，心输出量和外周阻力降低，血压回降；当动脉血压降低时则相反，通过反射性调节使血压回升。化学感受性反射在平时对心血管活动并不起明显的调节作用。位于低压区的心肺感受器，感受血容量或压力的变化，反射性调节血量和血压。脑缺血反应是机体提升血压的最后防御机制。

15. 有许多全身性和局部性体液因素参与心血管活动的调节。在全身性体液因素中，较重要的有肾上腺素和去甲肾上腺素、RAA 系统和血管升压素。肾上腺素有正性变时、变力作用，使心输出量增加；去甲肾上腺素有缩血管和升压作用，反射性引起心率减慢；血管升压素的抗利尿作用和醛固酮的保钠保水作用有助于恢复血容量；血管紧张素Ⅱ有缩血管和刺激醛固酮分泌的作用。

16. 动脉血压的长期调节主要依赖于肾－体液机制及RAA 系统。

17. 冠状动脉阻力主要来自冠状动脉本身紧张度和心肌收缩的挤压力，舒张压的高低和心舒期长短是决定冠状动脉血流量的重要因素，调节冠状动脉血流量的主要体液因素是腺苷。

rostral ventrolateral medulla and the vagal motor neurons in the nucleus ambiguous and the dorsal motor vagus, resulting in decreased sympathetic outflow and increased vagal tone. Consequently, both cardiac output and peripheral resistance decease, counteracting the initial rise of blood pressure. Conversely, baroreceptor afferent inputs decrease as blood pressure drops, resulting in an increase in sympathetic outflow and decrease in vagal tone. Consequently, both cardiac output and peripheral resistance increase so that the blood pressure rises. Chemoreceptor reflex plays a minor role in regulation of cardiovascular activity under normal condition. Cardiopulmonary chemoreceptors sense changes of blood volume and pressure and modulate blood pressure and cardiac output. The brain ischemic response is sometimes regarded as the "last ditch" mechanism for blood pressure control.

15. Cardiovascular performance is regulated by various hormones, including epinephrine, norepinephrine, the RAA system, and vasopressin. Epinephrine causes positive inotropic and chronotropic changes, leading to increased cardiac output. Norepinephrine causes vasoconstriction and hypertension leading to reflexive decrease in heart rate. Vasopressin prevents diuresis, and aldosterone keeps sodium and water, leading to increase in blood volume. Angiotensin Ⅱ causes contraction of blood vessels and secretion of aldosterone.

16. The long-term regulation of arterial pressure relies mainly on the renal-body fluid control mechanism, especially the renin-angiotensin-aldosterone (RAA) system.

17. Coronary resistance is generated mainly by coronary artery tension and myocardial contraction. As a result, diastolic pressure and duration of diastole of the heart are major determinants of coronary blood flow. Adenosine is the principal humoral factor in the regulation of coronary blood flow.

血液循环系统由心脏和血管组成。心脏在血液循环过程中起着泵的作用；血管是血液流动的管道，具有运输血液、分配血液和物质交换的作用；血液在其中按一定方向周而复始地流动称为血液循环（blood circulation）。

血液循环的首要任务是运输各种营养物质和代谢产物，运送 O_2 和 CO_2，保证机体新陈代谢的正常进行。此外，机体内环境的相对稳定、体液调节和血液防御功能的实现，也都有赖于血液循环。心血管活动受神经、体液、自身因素的精确调控，协调各个器官的血液供应，以适应内、外环境的变化。循环功能一旦发生障碍，机体的新陈代谢便不能正常进行，一些重要器官将受到严重损害，甚至危及生命。

近年来有研究证明，心脏、血管平滑肌细胞和内皮细胞有分泌心房钠尿肽（又称心钠素）、血管紧张素和内皮舒张因子等多种生物活性物质的功能，因此，心脏和血管不仅是血液循环的器官，亦有重要的内分泌功能。

本章分别讨论心脏和血管的生理活动，以及神经、体液因素对心血管活动的调节。

第一节　心肌的生物电现象和生理特性

心脏的壁分心内膜、心肌层和心外膜3层，其中心内膜和心外膜都很薄，心肌层较厚。心肌层有心房肌和心室肌之分。此外，心脏中还有由特殊分化了的心肌细胞构成的传导系统。在正常情况下，传导系统中的窦房结能自动地有节律地发出兴奋，兴奋在传导系统和心肌细胞间传播，有顺序地引起心房肌及心室肌兴奋和收缩，完成泵血功能。因此，心脏每一次泵血活动都是心脏一次自发产生的兴奋，经传导并引起心肌细胞收缩的结果。

根据组织学、电生理及功能特点，心肌细胞可以粗略地分为两类。一类是普通的心肌细胞（心房肌和心室肌的细胞）。这类细胞具有兴奋性、传导性和收缩性，在正常情况下，不具自动节律性，故称为非自律细胞。这些细胞的胞质中有丰富的肌原纤维，具有较强的收缩性，又称收缩细胞或工作细胞。另一类是一些特殊分化了的心肌细胞，它们组成了心脏的特殊传导系统。这类心肌细胞不仅具有兴奋性和传导性，而且具有自动节律性（包括窦房结P细胞，房室结，房室束，左、右束支和浦肯野纤维），故称为自律细胞。其细胞质中含肌原纤维很少或完全缺乏，因此基本丧失收缩功能。

心肌细胞：自律细胞：有自律性、兴奋性和传导性，无收缩性。非自律细胞：有兴奋性、传导性和收缩性，无自律性。

一、心肌细胞的生物电现象

（一）心室肌细胞的静息电位

静息电位（resting potential，RP）约 $-90\ mV$，即膜内比膜外约低90 mV。静息电位的大小主要决定于细胞内液和细胞外液的 K^+ 浓度差和膜对 K^+ 的通透性，K^+ 向膜外扩散所形成的平衡电位是静息电位的主要来源。而 Na^+、Cl^-、Ca^{2+} 和生电钠泵在静息电位的形成中也有作用，但作用很小，可以忽略。工作细胞的静息电位主要由内向整流钾通道（inward rectifier potassium channel，I_{K_1}）介导，该通道的开放不受电压和化学信号控制，属于非门控通道。

（二）心室肌细胞的动作电位

心肌细胞在兴奋时所发生的可以传播的电位变化叫动作电位（action potential，AP）。不同心肌细胞 AP 的波形各不相同。以心室肌细胞为例，其 AP 的升支和骨骼肌细胞的相仿，而降支形态则与之迥然不同，复极化速度不均一，出现复极化缓慢的平台，因而使 AP 的升支与降支不对称。由于复极化时程较长，心肌动作电位时程长达 200～300 ms。不仅波形、持续时间与骨骼肌 AP 不同，而且其形成的离子机制也较复杂，有慢通道参与。通常为便于分析起见，把心室肌细胞的动作电位图分为 5 个时相，即除极（去极化）的 0 相和复极化的 1、2 和 3 相，4 相是膜电位恢复后的时期，又称静息期。心室肌细胞 AP 各时相的特点及其形成的离子基础如下（图 6-1）。

心肌 AP 特点：①有平台，升、降支不对称；②持续时间长，复极化缓慢；③有慢通道，有多种离子参与复极化。

 参考资料 6-1

心肌细胞的跨膜离子流

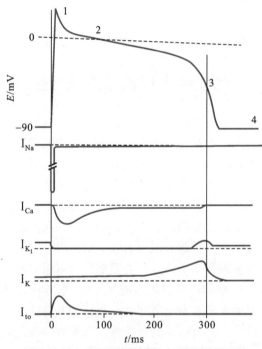

图 6-1　心室肌细胞的动作电位及其离子流

1. 0 相（除极相）　膜内电位从静息状态的 -90 mV 迅速上升到 +30 mV（上升幅度为 120 mV），即膜两侧原有的极化状态被消除和逆转，构成 AP 的除极时相（即 0 相）。0 相很短暂，仅占 1～2 ms，而除极幅度又很大，可见，心室肌细胞的除极速度很快，膜电位的最大上升速度（V_{max}）可达 800～1 000 V/s。

0 相主要由 Na^+ 内流形成，钠通道为快通道，激活和失活都很快。

0 相主要由 Na^+ 内流形成。当心室肌细胞受到刺激时，膜的静息电位减小，先发生部分除极，当除极达到阈电位（threshold potential，TP，-70 mV）时，便可激活快 Na^+ 通道使其开放。于是 Na^+ 顺浓度和电位梯度由膜外快速进入膜内，Na^+ 内流使膜除极，除极过程促进 Na^+ 内流，Na^+ 内流又进一步加速除极，这种再生式（正反馈性）的变化，造成大量 Na^+ 迅速内流，它驱使 0 相动作电位迅速除极达到一个正值（+30 mV），即接近 Na^+ 的平衡电位。

除极也启动了 Na^+ 通道的失活过程，使 Na^+ 通道开放后迅速失活而关闭，当膜除极到 0 相顶点时，Na^+ 通道已几乎完全关闭，Na^+ 通道的失活和激活过程都很迅速，故又称快钠通道（fast sodium channel）。快钠通道可被河鲀毒素（tetradotoxin，TTX）所阻断，但心肌细胞的快钠通道对 TTX 的敏感性仅为神经细胞和骨骼肌细胞的钠通道的 1/1 000 ~ 1/100。

在 0 相末尾，当膜电位除极到 –40 mV 以下时出现第二个内向离子流（Ca^{2+} 流），它仅占峰 Na^+ 电流的 1/30 ~ 1/20，也参与 0 相升支末段的形成。

2. 1 相（早期快速复极相）　AP 到达顶峰后，立即开始复极化。从复极化开始到达零电位部分，形成复极化的 1 相。0 相和 1 相形成锋电位。人和哺乳动物心室肌的锋电位约占 10 ms。

1 相时 Na^+ 通道已经失活，同时有一种瞬时性外向离子流（transient outward current，I_{to}）激活，使膜电位迅速复极化到平台期电位水平（0 mV 左右）。I_{to} 可被 K^+ 通道阻断剂 4- 氨基吡啶（4-aminopyridine，4–AP）所阻断，因此，K^+ 是 I_{to} 的主要离子成分，即 K^+ 的短暂外流是形成 1 相的离子基础。过去曾认为 1 相是 Cl^- 内流引起的，因为 1 相受到细胞外 Cl^- 浓度（$[Cl^-]_o$）的影响。新近的材料证明，$[Cl^-]_o$ 对 I_{to} 有影响，但作用很小且短暂。

K^+ 一过性（瞬时性）外流是 1 相的成因。

3. 2 相（平台期、缓慢复极化阶段）　当 1 相复极化达到 0 mV 左右之后，复极过程就变得非常缓慢，膜电位停滞于接近零电位状态，曲线比较平坦，故 2 相又称为平台期（plateau phase）。平台期持续 100 ~ 150 ms，心肌动作电位时程较长，其主要原因是 2 相持续时间长，这是心室肌细胞 AP 区别于神经细胞或骨骼肌细胞 AP 的主要特征。

2 相是 Ca^{2+} 缓慢内流和 K^+ 外流的结果。

2 相主要由 Ca^{2+} 缓慢而较持久的内流所造成。心肌细胞外液中的 Ca^{2+} 浓度远比细胞内高，静息时膜对 Ca^{2+} 的通透性很低。0 相时，膜除极到约 –40 mV 时，Ca^{2+} 通道（主要是 L 型 Ca^{2+} 通道）激活，Ca^{2+} 顺其浓度梯度向膜内扩散，这种缓慢的 Ca^{2+} 内流倾向于使膜除极，与此同时，又有少量 K^+ 的外流，使膜复极化，使平台形成。在 2 相早期，Ca^{2+} 的内流和 K^+ 的外流处于平衡状态（K^+ 外流略占优势），膜电位保持在零电位附近。随着时间的推移，逐渐增强的微弱的净外向电流导致膜电位的缓慢复极化，尔后 Ca^{2+} 内流逐渐减小到停止，K^+ 外流逐渐增强，使净电流成为一个外向电流，导致 2 相结束，3 相开始。

Ca^{2+} 通道的激活与失活均较慢，称慢通道。

L 型 Ca^{2+} 通道的激活、失活与再复活的过程均较 Na^+ 通道缓慢，因此又称慢钙通道（slow calcium channel）。慢钙通道的专一性较差，主要对 Ca^{2+} 通透，其次对 Na^+ 也有通透性，对 Ca^{2+} 的通透性比 Na^+ 大 70 ~ 100 倍。Ca^{2+} 通道可被 Mn^{2+} 和多种 Ca^{2+} 通道阻断剂（如维拉帕米）所阻断，对快钠通道的阻断剂河鲀毒素（TTX）不敏感。

4. 3 相（末期快速复极相）　3 相与骨骼肌细胞的复极化过程相似，复极化速度较快，由 0 mV 左右较快地恢复到 –90 mV 的静息电位水平。

3 相是 K^+ 快速外流的结果。

3 相时 Ca^{2+} 通道已经失活，膜对 K^+ 的通透性增大，K^+ 的外流促使膜复极化，而复极化又加速 K⁺ 的外流，因膜内电位越负，K⁺ 的通透性越高，所以，复极化中 K⁺ 的外流也是一个再生性过程。延迟整流钾电流（delayed rectifier potassium current，I_K）是 3 相复极化的外向重要离子流。

5. 4 相（静息期或电舒张期）　4 相是动作电位复极完毕即膜电位恢复后的时期，又称静息期。心室肌动作电位的 4 相保持于稳定的静息电位水平。虽已恢复到静息水平，但膜内外离子分布尚未恢复。4 相开始后，细胞膜的离子主动转运加强，心肌细胞排出 Na⁺ 和 Ca²⁺，摄回 K⁺，使细胞内、外的离子分布逐步恢复到静息时的状态。

在除极和复极化过程中，其离子转运是顺浓度差进行的，即膜电位值减小和恢复都是被动的变化过程，而钠泵的活动是恢复静息时膜内、外的离子浓度差，它是逆浓度梯度进行的主动转运过程。

Na⁺ 的外运和 K⁺ 的内运靠钠泵。Ca²⁺ 逆浓度梯度的外运与 Na⁺ 顺浓度差的内流相耦合进行，形成 Na⁺–Ca²⁺ 交换。Na⁺–Ca²⁺ 交换的比例为 3：1。Ca²⁺ 的这种主动转运依赖于 Na⁺ 的内向性浓度梯度。由于 Na⁺ 内向性浓度梯度的维持有赖于钠泵的作用，因此，Ca²⁺ 的外运也是钠泵间接提供能量的，小部分 Ca²⁺ 的排出依赖膜上的钙泵。

（三）自律细胞的电位

心肌自律细胞的膜电位不稳定，当复极化（3 相）达到最大极化状态时称最大舒张期电位（maximal diastolic potential，MDP，又称最大复极化电位）。MDP 代表静息电位值，之后就立即开始自动除极，随时间的推移而缓慢除极，直至到达阈电位时，就出现另一个 AP。不同类型的自律细胞其 4 相自动除极速度不一样。这种 4 相的缓慢自动除极是自律细胞产生自动节律性兴奋的基础。

1. 窦房结细胞的动作电位　窦房结细胞 AP 复极化中没有明显的 1 相和 2 相，因此，整个 AP 仅有 0、3 和 4 时相。0 相为除极过程，其除极的速度（V_{max} < 10 V/s）较心室肌慢，持续时间较长；AP 的幅度小，超射也较小；MDP 为 –70 mV，阈电位为 –40 mV（图 6–2）。

窦房结细胞的 0 相不受细胞外 Na⁺ 浓度的影响，对河豚毒素不敏感。相反，它受细胞外 Ca²⁺ 浓度的明显影响，并被 Ca²⁺ 通道阻断剂（如维拉帕米）所阻断，表明 0 相是由 Ca²⁺ 通过 L 型 Ca²⁺ 通道内流引起除极，除极幅度和时程分别为 70 mV 和 7 ms 左右。3 相时 Ca²⁺ 通道已关闭，K⁺ 通道被激活，K⁺ 的外流导致膜复极化。引起 4 相自动除极的因素主要有三个：一是 K⁺ 通道的逐步失活，K⁺ 外流的减少是膜电位发生自动除极的必要条件；二是当膜电位在 3 相末达到最大复极化电位时激活了 I_f 电流，负载 I_f 电流的是一类被超极化激活且受环核苷酸门控的阳离子通道（hyperpolarization–activated cyclic nucleotide–gated cation channel，HCN），有 4 个亚型（HCN1 ~ 4），其激活引起一种进行性增强的内相离子流（主要为 Na⁺），启动膜电位的自动除极；三是 Ca²⁺ 的内流，在 4 相的后半程，膜电位的除极又激活了 T 型电压门控 Ca²⁺ 通道，引起瞬时 Ca²⁺ 内流，使膜电位除极到兴奋阈值。由于 HCN 在窦房结起搏活动中发挥了重要作用，故也被称为起搏通道（pace–maker channel），其阻断剂伊伐雷

（旁注）窦房结 AP 分 0、3 和 4 相，0 相除极速度和幅度小，4 相的静息膜电位不稳定。

窦房结 AP 的成因：
0 相：Ca²⁺ 内流。
3 相：K⁺ 外流。
4 相：主要是 K⁺ 外流衰减、Ca²⁺ 内流，I_f 内流也是成因之一。

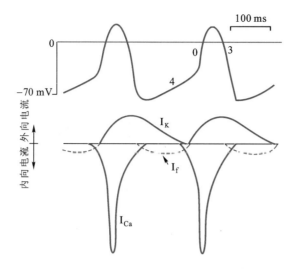

图 6-2　窦房结细胞的动作电位及其离子流

定（ivabradine）具有降低心率的效应，已在临床上用于治疗稳定型心绞痛和慢性心力衰竭。

2. 浦肯野细胞的动作电位　浦肯野细胞的 MDP 为 –90 mV，阈电位为 –70 ~ –60 mV，其 AP 的形态与心室肌 AP 类似，具有 0、1、2、3、4 相，但浦肯野细胞动作电位的时程长，1 相较心室肌明显，4 相能自动除极。I_f 离子流随时间推移而逐渐增强，直至引起 4 相自动除极。负载这种内向电流（I_f）的膜通道在 3 相复极化到 –60 ~ –50 mV 时开始被激活，其激活程度随着复极化的进行而增强，至 –90 mV 左右就充分激活。因此，内向电流表现出时间依从性增强，4 相膜的除极程度也随时间而增强，一旦达到阈电位水平，便又产生另一个 AP。与此同时，内向电流在膜除极达 –50 mV 左右时，因 I_f 通道失活而终止；可见，复极化时膜电位的变化（达 –60 ~ –50 mV）是启动和发展 I_f 的因素，这种内向电流的产生和增强，导致膜的进行性除极，达 TP 后引起另一个 AP，一方面又反过来终止这种内向电流。这种"自我"启动，"自我"发展，又"自我"限制的活动是自律细胞能够自动地、不断地产生兴奋的原因。I_f 通道虽然允许 Na^+ 通过，但并不同于快钠通道，I_f 通道是逐渐激活（其激活的程度随膜内负电位的加大而增强，至 –90 mV 时充分激活），快钠通道呈爆发性（再生性）激活；两者的通道阻断剂也不同，I_f 可被低浓度铯所阻断，而快钠通道阻断剂（如 TTX）却不能阻断它。此外，外向 K^+ 流的衰减也参与了浦肯野细胞的 4 相自动除极过程。

（四）其他心肌细胞的动作电位

房室结细胞的动作电位和窦房结类似（图 6-3），0 相的上升速度小，4 相也不稳定。

心房肌动作电位和心室肌相似，因心房肌外向 K^+ 电流较强，所以其时程和平台期比较短。与心室肌不同的是，心房肌细胞膜上存在乙酰胆碱敏感的钾通道（acetycholine-sensitive potassium channel，IK-ACh），在 ACh 的作用下，

I_f 离子流是浦肯野细胞 4 相自动除极的主要成因，外向 K^+ 电流的衰减起次要作用。

可激活开放，K⁺外流增加而出现超极
化。房室束和浦肯野纤维的AP与心室
肌相似，1相和平台期明显，4相能自动
除极，其动作电位时程较长（图6-3），
其动作电位的离子机制也有所不同。

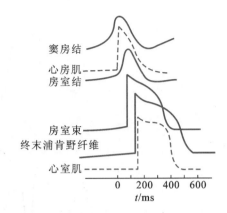

图6-3 心脏各种细胞的动作电位

（五）心肌的快反应细胞与慢反应
细胞

根据0相除极
速度和幅度，相应
将心肌细胞和AP分
为快、慢反应细胞
和快、慢反应电位。

1. 根据0相的除极速度和幅度，将
动作电位分为快反应电位和慢反应电
位，有快反应电位的心肌细胞称快反
应细胞，有慢反应电位的细胞称慢反应
细胞。

（1）快反应细胞　有心房肌细胞、心室肌细胞、房室束和浦肯野细胞等。
快反应细胞的静息电位绝对值较大，0相除极由Na⁺快速内流引起，其AP幅
度和最大上升速度（V_{max}）较大，传导速度较快。

（2）慢反应细胞　有窦房结和房室交界的细胞。慢反应细胞的膜电位较
小，0相除极由Ca²⁺内流所引起，其幅度和V_{max}较小，传导速度亦较慢。

根据快、慢反
应细胞的分类，结
合自律性的特点，
将心肌细胞分为4
类，这是常用的分
类方法。

2. 根据快、慢反应细胞的分类，再结合有无自律性，可将心肌细胞分为
以下4种类型。

（1）快反应非自律细胞　心房肌细胞和心室肌细胞（两者又可称工作
细胞）。

（2）快反应自律细胞　浦肯野起搏细胞。

（3）慢反应自律细胞　窦房结起搏细胞，房结区和结希区的起搏细胞。

（4）慢反应非自律细胞　结区细胞（有资料表明结区细胞也有自动节
律性）。

快反应细胞和慢反应细胞在某些实验条件或病理情况下，可以发生变
化。如以TTX作用于浦肯野纤维，使Na⁺不能经快通道内流，而Ca²⁺经慢通
道内流的缓慢除极作用仍然存在，其结果是原来的快反应电位变为慢反应电
位，换句话说，在TTX的作用下，使原来属于快反应细胞的浦肯野纤维变为
慢反应细胞。又如实验性逐渐减小心室肌细胞的静息膜电位（由-90 mV减
至-60 mV），或临床上冠状动脉疾病致使心肌供血严重不足时，均可使原来的
快反应细胞变为慢反应细胞，使兴奋传导速度减慢，或使原来没有自律性的细
胞出现自律性，形成异位起搏点。不但快反应细胞可以变为慢反应细胞，而且
在实验条件下，如用卡巴胆碱作用于窦房结使其超极化，窦房结细胞也可变为
快反应细胞，这证明窦房结也存在快钠通道，只不过在正常情况下，Na⁺通道
处于失活状态。

（六）不同层次心肌的动作电位

心室肌不同部位的动作电位，其动作电位时程和不应期不同，对各种生理
和病理因素反应有差异，这称为心室肌细胞电生理异质性。心内膜下心肌的
动作电位时程比心外膜下心肌的长，这和心外膜下心肌的K⁺通道密度高，复

极化速度快有关。心外膜下接近心室壁中层的部位称 M 区，在形态上和心内膜、外膜下心肌不同，其 0 相除极速率大，动作电位时程长。在高钾、缺血和 ATP 缺乏时，这种不同层次心肌的动作电位时程和不应期的差异更为明显，它是导致发生心律失常的原因之一。

二、心肌的生理特性

心肌细胞具有自律性、兴奋性、传导性和收缩性四种生理特性。自律性、兴奋性和传导性是以细胞膜的生物电活动为基础的，称为电生理特性。其中自律性是传导系统所特有。收缩性是指心肌细胞在动作电位的触发下产生收缩反应的特性，是工作细胞所特有的一种机械特性。工作细胞具有兴奋性、传导性和收缩性，无自律性；自律细胞具有兴奋性、自律性和传导性，无收缩性。

（一）自律性

心肌在没有外来刺激的条件下，能够自动地有节律地发生兴奋的能力（特性）称为自动节律性（autorhythmicity），简称自律性。自动兴奋频率的高低是衡量自律性高低的指标，特殊传导系统各个部位的自律性，在快慢程度上有差别，其中窦房结细胞的自律性最高，浦肯野纤维的自律性最低，房室交界和房室束支的自律性介于上述两者之间。

> 自动地、有节律地产生兴奋的特性称自律性。兴奋频率的高低是衡量自律性高低的指标。

1. 主导起搏点与潜在起搏点　正常情况下，由于窦房结细胞的自律性高，其冲动按一定顺序传播，促使其他部位的自律组织和心房、心室肌除极，产生与窦房结一致的节律性活动，所以窦房结是心脏的主导起搏点，也称正常起搏点或优势起搏点。其他部位的自律组织虽有起搏能力，但在正常情况下，它们只起传导兴奋的作用，而并不表现自身的节律性，称为潜在起搏点（latent pacemaker）。如果窦房结的兴奋下传受阻，它们充当备用起搏点，取代窦房结以较低频率维持心脏搏动，因而具有保护意义；或当潜在起搏点的自律性增高超过窦房结时，潜在起搏点就成为异位起搏点（ectopic pacemaker）。

> 主导起搏点：控制心脏搏动的起搏点。

> 潜在起搏点：有起搏能力，但不表现出来。

窦房结对潜在起搏点的控制是通过"抢先占领"（capture）和超速驱动抑制实现的。①抢先占领：指潜在起搏点的 4 相自动除极尚未到达 TP 之前，窦房结传来的兴奋抢先激动了它而产生 AP，使其自身的自动节律性兴奋不能表现出来；②超速驱动抑制（过度驱动抑制，overdrive suppression）：在生理情况下，潜在起搏点始终在窦房结的兴奋驱动下，被动产生兴奋，其频率超过自身兴奋频率，称为超速驱动。超速驱动一旦停止，潜在起搏点的自律性不能立即恢复。这种超速驱动后，潜在起搏点的自律活动暂时受压抑的现象称为超速抑制。潜在起搏点需经过一定时间才能从被压抑的状态中恢复其本身的自动兴奋频率。超速抑制的原因之一是生电钠泵活动的结果，每次排出 3 个 Na^+，泵回 2 个 K^+，使膜超极化，自律性降低。超速驱动抑制的程度与两个起搏点兴奋频率的差别呈平行关系，频率差别愈大，抑制效应愈强，冲动发放停止后，停搏的时间也愈长。临床上在人工起搏的情况下，中断起搏器前，应逐步减慢起搏频率，以避免发生心搏暂停。

> 窦房结通过抢先占领和超速驱动抑制控制潜在起搏点的活动，使其自律性不能表现出来，超速驱动抑制的程度与自动兴奋频率的差别呈平行关系。

> 窦房结超速兴奋对潜在起搏点造成的抑制称为超速驱动抑制。

2. 窦性心律、交界性心律和室性心律　凡是由窦房结作为起搏点所形成的心脏搏动叫窦性心律（sinus rhythm），正常人窦性心律的频率为每分钟

窦房结、房室交界和心室内的传导系统都可作为起搏点形成心脏搏动的节律，分别称窦性心律、交界性心律和室性心律。

50~90次。窦房结是心脏的主导起搏点，控制心脏兴奋的频率和节律。

冲动起源于房室结的心律称交界性心律（曾称结性心律），频率为每分钟40~60次，是心脏的次级起搏点。

室性心律的冲动起源于心室内的传导系统，如房室束、束支和浦肯野纤维，频率为每分钟15~40次，是心脏的三级起搏点。

交界性心律和室性心律都属于异位心律（ectopic rhythm）。

3. 影响自律性的因素　根据自律性发生的原理，自律性的高低取决于下列因素。

（1）4相自动除极的速度　4相自动除极速度快（如交感神经兴奋），到达TP的时间缩短，则单位时间内发生兴奋的次数多，即自律性高（图6-4A中的a），心率加快；反之，4相自动除极速度慢（如迷走神经兴奋），到达TP的时间延长，单位时间内发生兴奋的次数少，则自律性低（图6-4A中的b），心率减慢。

自律性高低主要取决于4相自动除极的速度，同时受MDP和TP之间差距的影响。

（2）MDP水平　MDP小（指绝对值），接近于TP，则除极达到TP所需时间短，因而自律性高（图6-4B中的a）；反之，MDP大（如迷走神经兴奋，窦房结细胞膜对K^+的通透性增大），则自律性低（图6-4B中的d）。

（3）TP水平　在前述的两个因素不发生改变的前提下，即MDP均处在a水平时，如TP水平下移（图6-4B阈电位1），则由MDP到达TP的距离减小，所需的时间缩短，因而自律性升高；反之，TP水平上移到阈电位2，MDP和TP之间距离增大，则自律性降低。一般条件下阈电位变化不大，故TP水平不是影响自律性的主要因素。

（二）兴奋性

心肌细胞和神经细胞、骨骼肌细胞一样，都是可兴奋组织，心肌细胞具有对刺激产生兴奋（动作电位）的能力或特性称为兴奋性（excitability）。衡量心肌兴奋性的高低用阈值作指标，阈值大表示兴奋性低，阈值小表示兴奋性高。

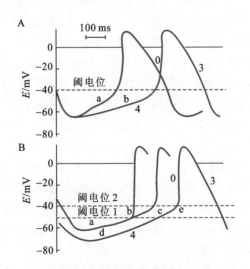

图6-4　影响自律性的因素

A. 4相自动除极速度对自律性的影响；B. TP和MDP对自律性的影响

1. 心肌细胞兴奋性的周期性变化　心肌细胞发生一次兴奋过程中，伴随着膜电位的变化，Na^+ 通道经历激活、失活和复活等状态的变化，其兴奋性发生周期性变化，表现在对第二个刺激的兴奋能力发生规律性的变化。现以快反应细胞为例，讨论其兴奋性的周期性变化（图 6-5）。

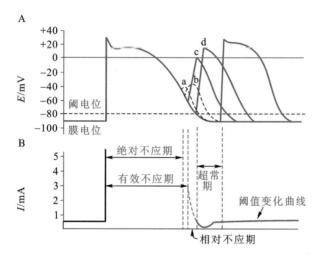

图 6-5　心肌的动作电位与兴奋性的变化

A. 在复极化的不同时期给予刺激引起的反应；B. 用阈值变化曲线说明兴奋性的变化

（1）绝对不应期（ARP）和有效不应期（ERP）　在 AP 的 0、1、2 相和 3 相的初期，即从除极开始到复极至膜电位约 −55 mV 这段时期，Na^+ 通道完全失活，在此期间无论多强的刺激，也不能使膜再发生任何程度的除极，即兴奋性下降到零，称绝对不应期（absolute refractory period，ARP）。稍后，即从 −55 mV 复极化到约 −60 mV 的期间，如有足够强度的刺激可引起幅度很小的局部除极反应（图 6-5a 和 b），但不能引起可传导的兴奋，此期称局部反应期（local response period，LRP），表明 LRP 时，Na^+ 通道仅有少量恢复。LRP 和 ARP 合称有效不应期（effective refractory period，ERP）。在 ERP 内，无论给予多强的刺激，都不能引起可传播的兴奋。

（2）相对不应期（RRP）　继有效不应期之后，从 −60 mV 复极到约 −80 mV 的时期，此时心肌的兴奋性逐渐恢复，但低于正常（图 6-5B 的阈值变化曲线），因此需用大于阈值的刺激，才能引起可传播的兴奋，这段时间称为相对不应期（relative refractory period，RRP）。因为此期膜电位仍低于静息电位，这时部分 Na^+ 通道已复活，但尚未全部复活，需阈上刺激才能引起部分快钠通道开放。在相对不应期内产生的兴奋，叫期前兴奋。由于部分 Na^+ 通道开放能力尚未恢复正常，因此，期前兴奋的 0 相除极幅度和速度比正常为小，兴奋的传导速度也比较慢。

（3）超常期（SNP）　在 3 相的后期。此期膜电位介于 −80 mV 与静息电位（−90 mV）之间，大部分 Na^+ 通道已复活。由于膜电位和 TP 之间的差距小，所以只要用阈下刺激就可使其除极产生 AP，表明心肌的兴奋性高于正常，故称为超常期（super-normal period，SNP）。但此期间膜电位仍比静息电位低，

ARP：无论多强的刺激，均不能引起兴奋，兴奋性短暂缺失或极度下降。

ERP：指对第二个刺激不能引起可传播兴奋的时期，代表兴奋性恢复所需要的时间，它是 ARP 和 LRP 之和。

RRP：阈上刺激可以引起兴奋的时期。

SNP：阈下刺激可以引起兴奋的时期，此期兴奋性升高，传导性降低。

Na⁺通道并未全部恢复到备用状态，0 相除极幅度和速度仍较小，传导兴奋的速度低于正常。

最后，达到正常静息电位水平时，兴奋性才恢复正常。有效不应期和相对不应期合称总不应期（total refractory period，TRP）。总不应期和超常期合称完全恢复时间（full recovery time，FRP）。

不应期长是心肌兴奋性变化的特点。

每次兴奋后，兴奋性发生周期性变化的现象，是所有神经、骨骼肌和心肌的共同特性，骨骼肌的绝对不应期为 2～3 ms，神经则更短（为 1 ms），但心肌兴奋后的有效不应期特别长，为 200～300 ms（平均 250 ms），相当于心肌整个收缩期和舒张早期（图 6-6）。心肌不应期要比骨骼肌和神经分别长 100 倍和 250 倍。因此，不应期长是心肌兴奋性变化的特点。在有效不应期内，心肌不能立即再产生第二次兴奋的特性称为不应性（refractoriness），此时兴奋性短暂丧失，但是可逆的。不应期较长是心肌重要的生理特性，心肌只有到舒张早期之后，才有可能接受刺激发生兴奋和收缩，从收缩开始到舒张早期之间，心肌细胞不会产生第二次兴奋和收缩，使心脏收缩后一定发生舒张，有利于心脏充盈；因此，心脏不会像骨骼肌那样产生完全强直收缩，始终保持着收缩与舒张交替的节律性活动，这样有利于实现射血和充盈功能。

心肌不应期长决定了其收缩性的特点：心肌不会发生强直收缩，收缩后一定发生舒张，保证心脏节律性收缩、舒张交替进行。

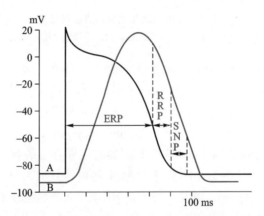

图 6-6　心室肌动作电位兴奋性的变化及其与收缩、舒张的关系

A. 动作电位；B. 机械收缩曲线

ERP: 有效不应期；RRP: 相对不应期；SNP: 超常期

2. 慢反应细胞兴奋性的变化　慢反应细胞兴奋性的变化有以下特点：有效不应期长，常超出 3 相，延续到复极化后 4 相。因此，兴奋传导的速度也相应减慢。由于不应期长，未发现存在超常期。

3. 期前收缩与代偿间歇　正常心脏按窦房结发出的兴奋节律进行活动。如在正常的窦房结节律之外，给心室肌一个额外刺激，如果这个刺激作用在心室兴奋的有效不应期之后，则心室可接受这一刺激，发生一次兴奋和收缩。因为这次兴奋和收缩发生于下次窦房结的兴奋到达之前，分别称为期前兴奋（premature excitation）与期前收缩（extrasystole）。由于期前兴奋也有自己的有效不应期，在紧接其后的一次窦房结兴奋传到心室时，常常恰好落在期前兴奋的有效不应期内，因而不能引起心室兴奋（图 6-7 的 e 与 f），要等到再下一次

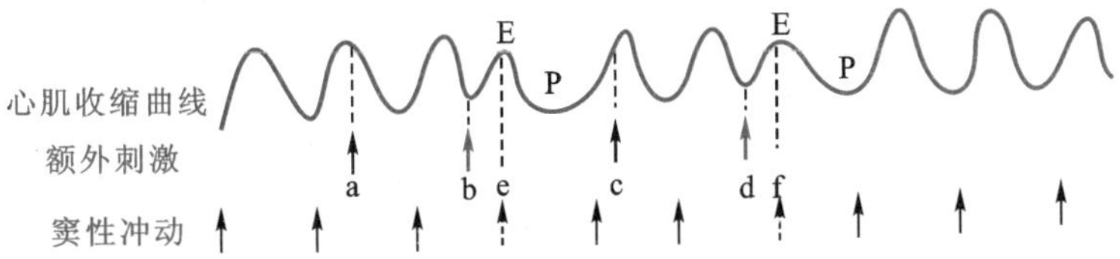

图 6-7　期前收缩与代偿间歇

E 期前收缩；P 代偿间歇；a 和 c 刺激落在有效不应期，无反应；
b 和 d 刺激都落在有效不应期之外，因而产生期前收缩与代偿间歇

窦房结的冲动到达时才能发生反应。所以在一个期前收缩之后，往往有一段较长的心舒张期，称为代偿间歇（compensatory pause）（图 6-7）。但在心率较慢时，期前收缩后的代偿间歇也可不明显或缺失。

4. 影响兴奋性的因素

（1）静息电位　静息电位增大（指绝对值），其和 TP 之间差距加大，引起兴奋所需的阈值增大，兴奋性降低；反之，静息电位减小，则兴奋性升高。

（2）阈电位　TP 水平下移（绝对值增大），则和静息电位之间差距缩小，引起兴奋所需的阈值减小，兴奋性升高；反之，TP 水平上移，兴奋性降低。

静息电位与阈电位之间的差距是决定兴奋性高低的因素。在一定范围内，静息电位减小和阈电位水平下移，使两者的差值减小，可使兴奋性升高。反之，当静息电位增大和阈电位水平上移时，两者的差距增大，兴奋性降低。

（3）Na^+ 通道的活性　心肌快反应细胞产生兴奋是以 Na^+ 通道能够被激活为前提的。Na^+ 通道有备用（可激活）、激活和失活 3 种状态。Na^+ 通道的状态是决定兴奋性正常、低下和丧失的主要因素。Na^+ 通道处于其中哪一种状态，则取决于当时的膜电位及有关的时间进程。每个 Na^+ 通道有两个控制闸门，一个为激活门（A），另一个为失活门（I），如果两个门都开启，允许 Na^+ 内流，如果一个门关闭，Na^+ 就不能通过，Na^+ 通道的上述 3 种状态的转换是电压依赖性和时间依赖性的。在静息状态下，快反应细胞正常的膜电位为 –90 mV，Na^+ 通道处于备用状态，此时 Na^+ 通道的激活门（A）关闭，失活门（I）开放；当膜除极到阈电位（–70 mV）水平时，则 Na^+ 通道被激活，Na^+ 通道的激活门立即打开，继而引起 Na^+ 迅速内流，形成 AP 的 0 相。Na^+ 通道激活后就迅速失活，原开放的失活门关闭，使 Na^+ 通道失活，Na^+ 内流停止。处于失活状态的 Na^+ 通道不仅限制了 Na^+ 的内流，并且暂时不能被激活（不能接受刺激），这是心肌不应期产生的电生理学基础。当膜电位复极化到超过 –60 mV 时，一部分失活门重新开启，Na^+ 通道复活，等膜电位恢复到静息电位水平时，Na^+ 通道复活完成，此时激活门关闭，失活门重新开放，这一过程称为复活（图 6-8），Na^+ 通道又恢复到备用状态，具有再次被激活的能力。在备用状态和失活状态时，Na^+ 通道都处在关闭状态，但备用状态时可以接受刺激产生兴奋，在失活状态时，Na^+ 通道不能接受刺激产生兴奋，是不应期发生的机制。

Na^+ 通道的状态是决定兴奋性的主要因素，不应期的机制是 Na^+ 通道的失活。Na^+ 通道的激活、失活和复活是兴奋性发生周期性改变的原因。

Na^+ 通道在失活状态时，不能接受刺激发生兴奋，它是不应期产生的原因和机制。

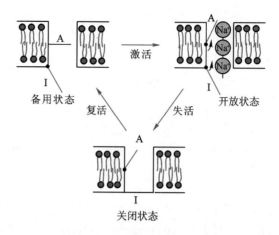

图 6-8 快钠通道的 3 种状态

A 为激活门，I 为失活门。在备用状态时，A 门关闭，I 门开放；Na^+ 通道激活后，

A 门迅速开放，Na^+ 迅速内流，历时 1 ms；I 门关闭时，Na^+ 通道失活

心肌细胞每次兴奋，其膜电位将发生一系列有规律的变化，Na^+ 通道由备用状态经历激活、失活和复活等过程，兴奋性也随之发生相应的周期性改变，对刺激呈现不同的反应能力。因此，在快反应细胞中，Na^+ 通道是否处于备用状态，便决定了该心肌细胞当时是否具有兴奋性；而膜电位水平又是决定 Na^+ 通道能否处于或能否复活到备用状态的关键。如果静息状态下，膜电位小于 –60 mV，此时 Na^+ 通道处于失活状态，无论给予多强的刺激都不能产生 AP，表现为不应性（兴奋性丧失）。窦房结起搏细胞膜上具有快 Na^+ 通道，但由于其最大舒张期电位一般在 –60 mV 左右，Na^+ 通道总是处于失活状态，因此不能被激活，在动作电位的形成中不起作用。同样，Ca^{2+} 通道的状态是决定慢反应细胞兴奋性变化的原因，慢反应细胞通道的激活慢、失活慢、复活更慢，AP 复极化后，兴奋性尚未完全恢复正常，因此，慢反应细胞的不应期比快反应细胞长。

（三）传导性

心肌细胞在一处发生了兴奋，能沿着细胞膜扩布，并能由一个肌细胞扩布到其他相邻的肌细胞，从而引起整块心肌兴奋。这种传导兴奋的能力称为传导性（conductivity）。动作电位的传导速度是衡量传导性的指标。

1. 兴奋传导的原理　心肌细胞和神经、骨骼肌细胞的兴奋传导原理相同，也是以局部电流的方式进行的。心肌一处发生兴奋后，和邻近安静部位之间发生电位差（局部电流），从而刺激安静部位的膜发生兴奋。

2. 功能性合胞体　两个邻近心肌细胞以闰盘连接，在其相互接触的部位，有电阻较小的接触点称缝隙连接，形成沟通相邻细胞间的亲水通道，因而有利于细胞间兴奋的电传递。心肌细胞在结构上虽然互相隔开，但在功能上却似一个细胞，只要有一个心肌细胞兴奋，动作电位就会扩布到其他细胞，引起其他的心肌细胞兴奋，故心肌是功能性合胞体，它是心脏全或无式反应的原因，即心脏在接受一个阈刺激后，所有的心肌细胞都将被兴奋，如刺激未达到阈值，则所有的细胞均不兴奋。

心房和心室间由结缔组织纤维环连接起来，两者间无心肌纤维的直接联系，故心脏有心房和心室两个功能性合胞体。

3. 心脏兴奋的特殊传导系统 正常情况下，窦房结发出的兴奋通过心房肌组成的优势传导通路和心房肌传播到左、右心房及房室交界区（指室结区域，包括房结区、结区和结希区），然后由房室束（希氏束）传到左、右束支，最后经浦肯野纤维网到达心内膜下心室肌先兴奋，依靠心室肌细胞的传导，将兴奋由内膜侧心室肌，经心室壁中层传播到外膜下心室肌，引起左、右心室兴奋与收缩。因此，兴奋在心脏内的传播是有序的，主要靠特殊传导系统，也需要靠心房肌和心室肌本身。

兴奋从窦房结开始传导到心室外表面为止，传导时间约为 0.22 s。其中心房内传导约需 0.06 s，房室交界区传导约需 0.1 s，而心室内传导约需 0.06 s。兴奋在浦肯野纤维中的传导速度最快，为 2 ~ 4 m/s，房室结最慢，为 0.02 ~ 0.2 m/s，心房肌和心室肌的传导速度分别为 0.4 m/s 和 0.5 m/s。

房室交界区的传导速度最慢，冲动通过这一部位要延搁 0.1 s，称房室延搁。房室交界区是兴奋由心房进入心室的唯一通道，从心房到心室保持适当的传导延搁，心室兴奋比心房迟 0.1 s，使心房和心室不至于同时兴奋与收缩，心房和心室收缩不会重叠，当心房收缩时，心室仍处于舒张状态。这对于保证心脏按顺序地活动和心室有足够的充盈时间，是有重要意义的。

心房内和心室内的特殊传导系统的兴奋传导速度较快，它可以使兴奋几乎同时传到所有的心房肌或心室肌，从而使两侧的心房肌或心室肌几乎同时发生兴奋与收缩（同步收缩），因而具有重要的生理意义。如果窦房结的兴奋不能顺利地传播到全心，将会发生传导阻滞。最常发生阻滞的部位是房室结。

4. 影响传导性的因素 心肌细胞兴奋传导的速度与细胞直径的粗细有关。直径粗者横截面积较大，对电流的阻力较小，局部电流扩布的距离远，兴奋传导速度快；反之，直径较细，则兴奋传导慢。总的来看，心房肌、心室肌和浦肯野细胞的直径大于窦房结和房室交界细胞，因此，前一类细胞的兴奋传导速度比后者快。例如，羊的浦肯野纤维直径为 70 μm，传导速度可达 4 m/s；而房室交界细胞直径为 3 μm 左右，传导速度就只有 0.05 m/s。此外，细胞间的连接方式也是影响传导性的因素。细胞间闰盘处的缝隙连接是低电阻的通道，缝隙连接越多，传导性越好。一般讲，结构是一个比较固定的因素，细胞直径不会突然发生明显的变化，因此不是改变心肌传导性的生理或病理因素。影响传导性的主要因素是 0 相除极的速度和幅度及邻近部位膜的兴奋性，另外，膜电位和阈电位水平也是影响传导性的因素。

（1）0 相除极幅度和速度 0 相除极幅度和速度大时，传导速度快，反之则慢。因为 0 相幅度大，和未兴奋部位的电位差大，形成的局部电流强；0 相上升速度快，局部电流的形成也快，因而也使兴奋传导速度加快。

（2）膜电位水平 兴奋前膜电位水平是决定 0 相幅度和上升速度的重要因素。当膜电位比静息水平增大（超极化）时，0 相幅度和速度只略增加，传导速度增快很少。但如膜电位减小，0 相除极幅度和上升速度减小，传导速度明显减慢。当膜电位在 –60 mV 以下时，动作电位便不能发生，当然谈不上传导。

0 相除极幅度和速度是影响传导性的主要生理因素。

心肌细胞的膜反应曲线反映了 Na^+ 通道开放速度，即 0 相除极的最大速度和静息膜电位值呈 S 形曲线（图6-9）。静息电位为 -90 mV 时，膜受刺激除极达阈电位水平后，Na^+ 通道快速开放，浦肯野细胞 0 相除极最大速度可达 500 V/s。如膜电位值（绝对值）降低，除极最大速度下降；若膜电位值降低到 -60 ~ -55 mV 时，Na^+ 通道已失活，不能产生动作电位。

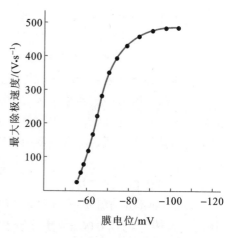

图6-9　膜反应曲线

（3）阈电位水平　邻近部位的 TP 水平下移，静息电位和 TP 的差距小，邻近部位易产生动作电位，兴奋传导快；反之，TP 水平上移，静息电位和 TP 差距增大，则兴奋传导减慢。

（4）邻近部位膜的兴奋性　兴奋在心肌细胞上的传导，就是心肌细胞膜依次逐步兴奋的过程。只有邻近未兴奋部位心肌的兴奋性是正常的，不是处于不应期时，兴奋才可以传导过去。如果邻近膜的 Na^+ 通道尚处于失活状态，兴奋性尚未恢复，则不能产生动作电位，导致传导中断。如果邻近膜处于部分失活状态，即处于相对不应期，产生 AP 的 0 相除极幅度减小，使传导速度减慢。

（四）收缩性

心肌细胞在受到刺激后能缩短其长度的特性称为收缩性（contractility）。收缩性是指肌丝滑行的能力，以肌丝收缩蛋白相互作用为基础，是机械特性。但它与电变化及特定的离子流有密切的关系。由电变化诱发机械反应的过程叫兴奋收缩偶联。就收缩性质和原理看，心肌和骨骼肌是基本相同的，但是心肌的收缩有它自己的特点。

1. 心肌收缩性的特点

（1）"全或无"式的收缩或同步收缩　心肌是功能性合胞体，兴奋一经引起，一个细胞的兴奋可以迅速传播到整个心房或整个心室，引起心房或心室肌细胞在近于同步的情况下进行收缩，同步收缩也称为"全或无"（all or none）收缩，即心房和心室的收缩分别是全心房或全心室的收缩，从收缩过程看，它是同步的。同步收缩力量大，泵血效果好。

（2）不发生强直收缩　心肌的有效不应期特别长，在收缩期和舒张早期内，任何刺激都不能使心肌组织发生兴奋，要等有效不应期过后，即舒张期早期结束，才能接受刺激产生兴奋和收缩。不应期长保证心脏收缩后一定发生舒张，使收缩与舒张交替进行，保证射血与充盈的交替。因此，心肌不会产生强直收缩。

（3）心肌收缩依赖外源性 Ca^{2+}　心肌有赖于细胞外 Ca^{2+} 的内流，经 L 型钙通道流入胞质的 Ca^{2+} 能触发肌质网终池释放大量 Ca^{2+}，使胞质内 Ca^{2+} 浓度升高约 100 倍，从而引起收缩。这种由少量 Ca^{2+} 的内流引起细胞内肌质网

释放大量 Ca^{2+} 的过程（机制），称为钙诱导钙释放（calcium induced calcium release，CICR）。

心肌收缩后，肌钙蛋白和 Ca^{2+} 的结合解离，引起心肌舒张。心肌的收缩、舒张都与胞内的 Ca^{2+} 浓度有关，Ca^{2+} 浓度升高，Ca^{2+} 和肌钙蛋白 C（TnC）结合，使肌球蛋白的横桥和肌动蛋白结合，横桥拖动肌动蛋白向肌节中线滑动，引起肌节和心肌的缩短；当胞质内 Ca^{2+} 浓度降低时，肌钙蛋白 C 和 Ca^{2+} 分离，心肌舒张。

2. 影响心肌收缩性的因素

（1）血浆中 Ca^{2+} 的浓度　心肌收缩依赖外源性 Ca^{2+}，细胞外的 Ca^{2+} 经 L 型钙通道内流，启动收缩，因此，血钙浓度变化对心肌收缩性有较大的影响。在一定范围内，血 Ca^{2+} 浓度升高，Ca^{2+} 内流增多，心肌收缩增强；反之，低 Ca^{2+} 时 Ca^{2+} 内流减少，心肌收缩减弱。在无 Ca^{2+} 环境中，心脏仍有兴奋，却不能引起收缩，这种现象称为兴奋收缩脱偶联或电机械分离。开胸狗在人工呼吸停止后，心搏只能维持 10 min 左右，而心电图维持时间可超过 10 min，甚至可达 50 min，因此在临床上，心电图不能作为检查心脏停搏与否的直接依据。

（2）神经和体液因素　交感神经和儿茶酚胺能激活心肌细胞膜上的 β 受体，cAMP 生成增加，促进 L 型钙通道开放，内流的 Ca^{2+} 触发肌质网终池释放更多的 Ca^{2+}；β 受体兴奋能促进 ATP 释放能量，故可增加心肌收缩能力。交感神经兴奋还能促进肌质网钙泵对胞质内 Ca^{2+} 的摄取，使细胞内 Ca^{2+} 浓度降低，同时加快肌钙蛋白 C 和 Ca^{2+} 解离，因此，交感神经兴奋在增强收缩的同时，也能促进舒张。而副交感神经兴奋，其末梢释放的乙酰胆碱可通过 M_2 受体，经 G 蛋白介导，cAMP 生成减少，cGMP 生成增加，减少 Ca^{2+} 内流，降低心肌（尤其是心房肌）的收缩力。

兴奋激活 L 型钙通道，引起 Ca^{2+} 内流并触发肌质网释放 Ca^{2+}，Ca^{2+} 浓度升高引起收缩；钙泵的活动使 Ca^{2+} 浓度降低，心肌舒张。

（3）低氧和酸中毒　低氧时酸性代谢产物增多，因此，低氧和酸中毒均可使 H^+ 浓度增高。H^+ 与 Ca^{2+} 竞争与肌钙蛋白结合，当 H^+ 浓度增加时，Ca^{2+} 和肌钙蛋白的结合降低，心肌收缩力减弱。此外，低氧时产生 ATP 的量减少，也会导致心肌收缩力减弱。

此外，前负荷、后负荷和心肌收缩力也是影响心肌收缩性的因素。

（曾晓荣　戎伟芳　孙益　李杨　朱妙章

杨永录　王会平　夏强　袁文俊）

第二节　心电图

在每个心动周期中，由窦房结产生的兴奋，依次传向心房和心室，兴奋产生和传导时所伴随的生物电变化，通过心脏周围的组织和体液传到体表，用引导电极置于体表的一定部位，即可记录到在每一心动周期中有规律的电变化，记录出来的心脏电变化曲线就是心电图（electrocardiogram，ECG）。心电图反映心脏兴奋的产生、传导和恢复过程中的电变化，与心脏的机械收缩活动无直接关系。

一、心电图各波、间期和段的意义

（一）各波的意义

典型的心电图具有 5 个基本波形，分别叫 P、Q、R、S 和 T 波，通常将 Q、R、S 波合称为 QRS 复合波（图 6-10）。其中 P、R、T 为正波，Q、S 为负波。

P 波代表心房兴奋，QRS 波反映心室的兴奋。

1. P 波　反映左、右两心房除极过程中的电位变化。P 波波形小而圆钝，历时 0.08 ~ 0.11 s，波幅不超过 0.25 mV。

2. QRS 波群　反映左、右两心室除极过程中的电位变化。正常 QRS 波群历时 0.06 ~ 0.10 s，代表心室肌兴奋扩布所需的时间。

3. T 波　反映左、右两心室复极化过程中的电位变化，在 R 波较高的导联中，T 波幅度不应低于 R 波的 1/10。T 波历时 0.05 ~ 0.25 s。T 波的方向与 QRS 波群的主波方向相同。

4. U 波　T 波后可能出现的一个低而宽的波，方向一般与 T 波一致。U 波的意义尚不十分清楚，推测可能与浦肯野纤维网的复极有关。

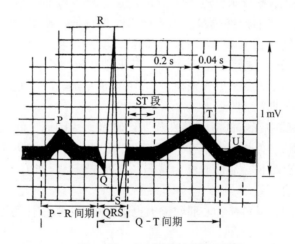

图 6-10　心电图的波形和间期

（二）心电图各间期和段的意义

在心电图中，除了上述各波有特定的意义之外，各波之间的线段和时程关系也有一定的意义。其中比较重要的有：

P-R 间期反映房室传导时间，Q-T 间期反映心室除极开始到复极化完成所需的时间。

1. P-R 间期　指 P 波起点到 QRS 波起点之间的时程，为 0.12 ~ 0.20 s。P-R 间期代表窦房结产生的兴奋经由心房、房室交界区和房室束到心室肌开始兴奋所需的传导时间，也称为房室传导时间。当发生房室传导阻滞时，P-R 间期延长。

2. PR 段　从 P 波终点到 QRS 波起点间的线段，通常与基线在同一水平。

PR 段代表兴奋通过房室交界区和房室束传导所需的时间。

3. Q-T 间期　从 QRS 波起点到 T 波终点的时程，代表心室开始除极到完全复极化所用的时间。

4. ST 段　指从 QRS 波群终点到 T 波起点之间的线段，与基线平齐，代表心室肌细胞处于复极缓慢进行的阶段（相当于动作电位 2 相平台期），各部分之间电位差很小。心肌缺血或损伤时，ST 段会出现异常压低或抬高。

二、心电图和心肌细胞电变化的关系

心肌细胞的生物电变化是心电图的来源，心电图的 P 波和 QRS 波群分别由心房肌细胞和心室肌细胞动作电位的 0 相形成，T 波由心室肌细胞复极化的 3 相形成。ST 段和心室肌细胞 AP 的 2 相一致，Q-T 间期和心室肌细胞动作电位时程一致，说明两者在时间上有一定的对应关系（图 6-11）。心电图的形成以心肌细胞的电活动为基础。但是，心电图与单细胞动作电位的记录方法与意义不同：①动作电位是用细胞内微电极记录得到的，微电极插入细胞内，另一个电极放在细胞表面，所测得的电变化反映心肌细胞膜内外的电位差，它不仅可测出膜的动作电位，也可测出膜的静息电位。心电图采用细胞外记录法，记录的是容积导体内的电变化。它只能反映体表两点间的电位差（兴奋部位和未兴奋部位，复极化部位和未复极化部位）。②心肌细胞电位变化曲线是单个细胞在静息时或兴奋时膜内外电位变化曲线，而心电图反映的是整个心脏在一次心动周期中的电变化，是许多心肌细胞电活动在体表的综合反映，电极放置的部位不同，心电图波形不一样。③细胞电变化曲线能真正反映膜内外的极化状态。在动作电位图形上，2 相是缓慢复极化阶段，膜内外极化状态近乎消失，4 相时膜处在极化状态。在心电图上，分别与 2 相、4 相对应的 ST 段和 TP 段，都表现为等电位线，说明心电图不能反映膜的极化状态。

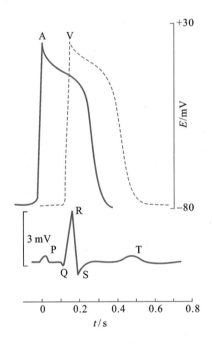

图 6-11　心肌细胞动作电位与
心电图比较

A. 心房肌细胞 AP；V. 心室肌细胞 AP

（朱敏侠　童攒　李杨　曾晓荣　杨永录　朱妙章

戎伟芳　夏强　刘远谋　赵志青）

第三节 心脏的射血与充盈

一、心动周期与心率

（一）心动周期

心脏每收缩和舒张一次，构成一个机械活动周期，称为心动周期（cardiac cycle），心房和心室的心动周期均包括收缩期（systole）和舒张期（diastole）。由于血液的离心与回心主要靠心室的舒缩活动，心室在心脏泵血活动中起主要作用，故心动周期通常是指心室的活动周期。把心室的收缩期和舒张期叫做心缩期和心舒期。心动周期是心率的倒数，其持续时间与心率有关，如以成人每分钟75次计算，每个心动周期历时0.8 s。心室收缩历时约0.3 s，心室舒张持续0.5 s。在心室舒张的最后0.1 s，心房处于收缩状态，心房收缩0.1 s，心房舒张0.7 s，在心室舒张的前0.4 s，此时心房也处于舒张状态，该期称为全心舒张期（图6-12）。

心脏收缩期耗能较多，而舒张期耗能较少，所以心脏舒张相对可以说是"休息"期。当心率加快时，收缩期和舒张期都缩短，但舒张期的缩短更为显

由图6-12可见：①心室收缩一定在心房收缩后（因为有房室延搁）；②不管是心房还是心室，舒张期均比收缩期长；③房室共同舒张期占半个心动周期，称为全心舒张期；④心脏收缩期和舒张期指心室的收缩期和舒张期。

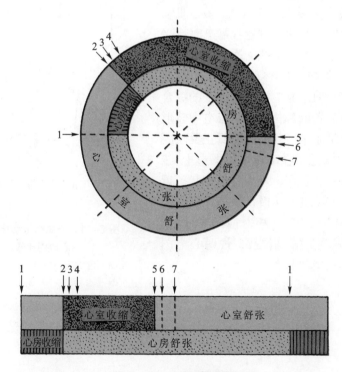

图6-12 心动周期图解

1. 心房开始收缩；2. 心房开始舒张，心室开始收缩；3. 房室瓣关闭；
4. 半月瓣开放；5. 心室开始舒张；6. 半月瓣关闭；7. 房室瓣开放

著，心肌的休息时间缩短，不利于心脏的持久活动。

（二）心率

正常成人安静状态时，心率每分钟 60～100 次。心率有明显个体差异。不同年龄、性别和生理情况下，心率都不相同。新生儿的心率很快，每分钟可达130 次以上，随着年龄增长而逐渐减慢，至青春期接近成人。在成年人中，女性的心率比男性稍快。经常进行体力劳动和体育锻炼的人，平时心率较慢。同一个人，在安静或睡眠时心率减慢，运动或情绪激动时心率加快。

二、心脏射血与充盈（充血）过程

心脏之所以能使静脉血回心，又使回心血液射入动脉，主要由两个因素决定：一是由于心脏节律性收缩和舒张，建立了心室内压与动、静脉之间的压力梯度，因为血液总是从压力高处向压力低处流动；二是心脏内部具有朝一个方向开放的瓣膜以控制血流方向。

左、右心室的射血或充盈几乎同时进行，而且相似。故以左心室为例说明一个心动周期中心脏的射血和充盈过程。右心室收缩力量较弱，其内压只有左心室的 1/6～1/4，因肺循环途径短，血流阻力较体循环小，肺动脉压也较低。两心室的射血量几乎相等。

（一）左心室收缩与射血

心房收缩后，心室立即收缩，心室内压迅速上升，很快超过心房内压，当心室内压超过心房内压时，心室内血液向心房方向反流，推动房室瓣关闭，阻止血液倒流入心房。此时心室内压仍低于主动脉压，主动脉瓣尚未推开，心室处于密闭状态，同时心室壁的肌肉继续进行着强有力的收缩，挤压心室内的血液，使压力迅速上升。从房室瓣关闭到主动脉瓣开启，这段时期由于心室的容积几乎不变，因而称此期为等容收缩期（isovolumic contraction phase）。因心肌纤维的缩短不明显，又称等长收缩期（isometric contraction phase）。当左心室压力上升超过主动脉压时，主动脉瓣被推开，心室内的血液快速、大量射入主动脉。尔后心室内压从高峰点逐步下降，排入主动脉的血量也逐步减少，从射血开始至心室内压升到顶点的时期为快速射血期，射出血量占总射血量的60%～80%，心室容积明显缩小。射血期的后一阶段，心室内血液减少及心室肌收缩强度减弱，心室容积的缩小也相应变得缓慢，射血速度逐渐减慢，这段时期称为减慢射血期（图 6-13）。在减慢射血后期，心室内压已低于主动脉压。心室内血液由于受到心室肌收缩的挤压作用而具有较大的动能，依靠其惯性作用，逆着压力梯度继续流入主动脉。

（二）左心室舒张与充盈

1. 房、室共同舒张阶段　心室开始舒张，室内压急速下降，当室内压进一步低于主动脉压时，主动脉内血液反流，冲击主动脉瓣使其关闭。这时室内压仍明显高于心房压，房室瓣依然处于关闭状态，心室又成为封闭腔。此时，心室肌舒张，室内压快速下降，但容积并不改变，从半月瓣关闭直到室内压下降到低于心房压，房室瓣开启时为止，称为等容舒张期（isovolumic relaxation phase，又称等长舒张期）。心室继续舒张，当心室内压低于心房内压时，房室

等容收缩期（心室第一次密闭状态）特点是室内压上升速度快、幅度大，而容积不变。

左心室收缩始→室内压↑

$\xrightarrow{\text{>房内压}}$ 房室瓣关

$\xrightarrow{\text{继续收缩}}$ 室内压↑↑

$\xrightarrow{\text{>主动脉压}}$ 半月瓣开

射血
容积↓

射血期特点：①心室内压大于主动脉压时，心室射血；②心室容积由大变小；③射血速度由快变慢。

等容舒张期（心室第二次密闭期）特点是室内压快速而大幅度下降，且容积不变。

充盈期的特点：①心室舒张引起室内压下降，低于房内压时，房室瓣开放；②心室容积由最小增至最大，充盈速度由快至慢。

由图 6-13 可见：
①心室压力变化幅度最大，它是循环系统中压力最高和最低的部位，心室内压最高和最低分别在快速射血期和快速充盈期，左心室内压变化的幅度远大于右心室；主动脉压力变化次之，其平均压最高；心房压力低而变化小。
②心室肌的缩舒引起了室内压的升降，心室和心房、大动脉间压力梯度的建立是充盈和射血的动力。
③瓣膜的开闭保证了室内压的变化（迅速升高和降低）和血液的单方向流动。

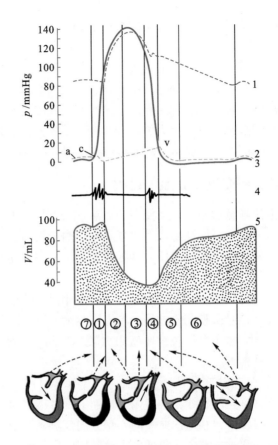

图 6-13　心动周期中左心压力、容积等的变化
1、2 和 3. 主动脉、左心房和左心室内的压力曲线；4. 心音；5. 心室容积的变化
①～⑦代表心动周期时相：①等容收缩期；②快速射血期；③减慢射血期；
④等容舒张期；⑤快速充盈期；⑥减慢充盈期；⑦心房收缩期

瓣开放，于是血液由心房流入心室。由于心房、心室同时处于舒张状态，房室内压接近于零，此时静脉压高于心房和心室，故血液顺房室压力梯度由静脉流经心房直入心室，使心室逐渐充盈。再加上心室舒张产生的抽吸作用，使室内压很快降低，血液快速流入心室，称为快速充盈期（rapid filling phase）；随后房室压力梯度减小，故充盈速度渐慢，称为减慢充盈期（reduced filling phase）。

心室充盈主要在房室共同舒张阶段完成，血液经心房（通道）进入心室，心房收缩对充盈起辅助作用。

心室舒张→室内压↓
<主动脉压\ 半月瓣关
继续舒张\ 室内压↓↓
<房内压\ 房室瓣开启
充盈
容积↑

2. 心房收缩阶段　在心动周期中，心房收缩只是在心室舒张末期。由于心房收缩，心房内压升高（约为 10 mmHg），心房内血液被挤入尚处于舒张状态的心室，使心室更加充盈。充盈主要在房室间压力差较大的共同舒张阶段完成。心房收缩对充盈起辅助作用，使心室舒张末期容积和心肌初长度增加，收缩力增大，对提高泵血功能有协助作用。由于心房肌较薄，收缩时间又短，通过心房的收缩将血液挤入心室的量仅占总充盈量的 8%～30%。当发生心房颤动时，虽然心房已不能正常收缩，心室充盈量可能稍有减少，但一般不至于严重影响心室的血液充盈和射血功能；但如果发生心室颤动，心脏泵血功能可立即停止，引起致命的严重后果。

通常把心动周期中的各种变化分为 9 个时相。各时相的主要变化见表 6-1。

表 6-1　心动周期中各时相的变化

时相	该时相开始时的变化	在该时相中的主要变化	该时相结束时的变化	所占时间 /s
1. 心缩始期	心室开始收缩	室内压升高超过房内压	房室瓣关闭	0.03
2. 等容收缩期	房室瓣关闭	室内压迅速、大幅度升高，而心室容积不变	半月瓣打开	0.06
3. 快速射血期	半月瓣打开	血液从心室迅速射出，室内压继续上升	室内压最高	0.10
4. 减慢射血期	室内压最高	射血减缓，室内压逐渐下降	心室舒张开始	0.15
5. 心舒始期	心室舒张开始	室内压下降	半月瓣关闭	0.02
6. 等容舒张期	半月瓣关闭	室内压下降迅速、幅度大，但心室容积不变	房室瓣打开	0.07
7. 快速充盈期	房室瓣打开	血液从静脉经心房迅速流入心室（快速充盈）	血液从心房流入心室减慢	0.10
8. 减慢充盈期	血液从心房流入心室减慢	心房血流入心室逐渐减慢（减缓充盈）	心房收缩开始	0.17
9. 心房收缩	心房收缩开始	使心室继续充盈一部分血液	心房收缩结束，心室舒张同时结束，下一个心动周期开始	0.10

在一个心动周期中，发生了心室的舒、缩，压力的升、降，瓣膜的开、关，血流方向（出心和回心）和容积（减少和增加）的变化。这些变化中，心室的舒缩是主要变化，由于心室的舒缩有序地引起了压力、瓣膜、血流和容积的改变，所以，心室的舒缩活动是心脏射血和充盈的动力。

1、2、3、4 为心室收缩期，5、6、7、8、9 为心室舒张期。

（三）心动周期中心房压力的变化

每一个心动周期中，左心房压力曲线中呈现 3 次轻度的升高，分别叫 a 波、c 波和 v 波（图 6-13）。a 波是心房收缩引起心房压力的升高。心房收缩后，心室的收缩引起室内压急剧升高，血液向心房方向冲击，使房室瓣关闭并凸向心房，造成心房内压的第二次升高，即 c 波。在 c 波之后，肺静脉内的血液不断流入心房，使心房内压随回心血量的增多而缓慢地升高，形成第三次向上的正波，即 v 波。心房内压变化的幅度比心室内压变动的幅度小得多，其压力变化范围在 2 ~ 12 mmHg。

三、心动周期中瓣膜的活动

瓣膜的活动保证了血液的单方向流动和室内压的急剧变化，心室的出口和入口有两套瓣膜，其生理功能是：①房室瓣的关闭，阻止心室收缩时血液倒流至心房；而主动脉瓣及肺动脉瓣的关闭，阻止大动脉内的血液在心室舒张时倒流入心室。②房室瓣的及时关闭，保证在心室收缩时，心室内压得以迅速上升；半月瓣的及时关闭，保证心室舒张时，心室内压得以迅速降低，实现等容收缩期和等容舒张期室内压的快速升高或降低。

在心动周期中，各瓣膜的开闭主要决定于心室内压的升降，即开闭完全是被动的，取决于瓣膜两侧的压力差。心室收缩使室内压升高，当室内压超过房内压时，向后的压力梯度推动血液倒流使瓣膜关闭，而向前的压力梯度推动血液向前流动使瓣膜开放。心内各类瓣膜的结构特点及乳头肌和腱索等的协同活动，也是保证瓣膜正常活动的必要条件。若这些结构因病变而损伤，将导致功能上的障碍。

四、心音和心音图

在心动周期中，心肌收缩、瓣膜启闭和血流撞击等因素引起的机械振动，可通过周围组织传到胸壁，用听诊器可在胸壁的一定部位听到由上述的机械振动所产生的声音，称为心音。每一个心动周期中，一般可听到两个心音，分别称为第一心音与第二心音。有时还可听到第三心音和第四心音。如用换能器把心音的振动转变成电信号，经放大后记录下来的曲线称为心音图。

第一心音是心室收缩及房室瓣关闭相伴随的事件而形成。

1. 第一心音　发生在心缩期，标志着心室收缩的开始，在左侧锁骨中线第 5 肋间隙听得最清楚。它的特点是：音调低、持续时间较长。它的产生是由于房室瓣突然关闭，以及心室射血引起的大血管壁和血液湍流所发生的振动。

第二心音是心室舒张及半月瓣关闭相伴随的事件而形成。

2. 第二心音　发生在心舒期，标志着心室舒张的开始，分别在主动脉瓣和肺动脉瓣听诊区听得最清楚。它的特点是：音调较高，持续时间较短。它是由于主动脉瓣和肺动脉瓣迅速关闭，血流冲击主动脉和肺动脉根部及心室壁振动而产生。其强弱可反映主动脉压和肺动脉压的高低。

3. 第三心音　发生在快速充盈期末，故也叫舒张早期音或快速充盈音，是一种低频、低振幅的心音。它的形成可能由于心室快速充盈末，血流速度突然减慢，引起心室壁发生振动。青年人可听到第三心音。

4. 第四心音　为一低频短音，出现在心室舒张晚期，又称"心房音"。正常心房收缩时一般不产生声音，在心房异常强烈收缩时和左心室壁顺应性下降时，可产生第四心音。

心音和心音图在诊察心脏瓣膜功能方面有重要意义。例如，通过第一心音和第二心音可检查房室瓣和半月瓣的功能状态。瓣膜关闭不全或狭窄时均可引起湍流而出现杂音。

五、心输出量

心脏不断地射出血液，供给机体新陈代谢的需要。心输出量是衡量心脏射血功能强弱与是否正常的指标，也是临床与实验研究中很重视的指标。

（一）评定心脏泵血功能的指标

1. 每搏量及射血分数　一侧心室每次搏动所射出的血量，称为每搏量（搏出量、每搏输出量）（stroke volume，SV）。SV 为舒张末期容积与收缩末期容积之差。正常人的左心室舒张末期容积为 120～140 mL，SV 为 60～80 mL。可见，每一次心搏，心室内血液并没有全部射出，只射出心室腔内的部分血液，SV 占心室舒张末期容积的百分比，称射血分数（cjcction fraction，EF），一般为 55%～65%。正常情况下，SV 始终与心室舒张末期容积相适应，即当心室舒张末期容积增加时，SV 也相应增加，射血分数基本不变。EF 反映心室泵血功能的效率，当心室功能减退时，尽管每搏量与正常人没有明显区别，但与增大的心室舒张末期容积不相适应，射血分数已经明显下降。因此，用 EF 评价心泵功能比 SV 更好。

> SV 为一侧心室每次搏动射出的血量，EF=SV/心室舒张末期容积。

2. 心输出量与心指数　每分钟由一侧心室排出的血量，称每分输出量（minute volume），也称心输出量（cardiac output，CO），每分输出量 = 每搏量 × 心率。如心率以每分钟 75 次计算，则心输出量在男性为 5～6 L/min，女性的心输出量比同体重男性低 10% 左右。心输出量随着机体代谢和活动情况而变化。在肌肉运动、情绪激动、妊娠等情况下，心输出量均增加。

> $CO=SV \cdot HR$
> $CI=CO/$体表面积

心输出量与体表面积有关。单位体表面积（m²）的心输出量称为心指数（cardiac index，CI），即心指数 = 心输出量 / 体表面积，安静和空腹时测定的心指数称为静息心指数。中等身材的成年人体表面积为 1.6～1.7 m²，以安静和空腹时心输出量 5～6 L/min 计算，则静息心指数为 3～3.5 L/（min·m²）。

3. 心脏做功　心肌的耗氧量与心肌做功的量是平行的，心室射血期压力和动脉血压的变动对心肌耗氧量的影响大于心输出量变动的影响，因此，用心脏做功量来评定心脏泵血功能比心输出量更为全面。心脏每收缩一次所做的功叫每搏功或搏功（stroke work），主要用于将一定容积的血液提升到一定的压力水平而增加的血液势能。此外，还有少量用于增加血液流动的动能，但动能所占的比例很小，故动能可忽略不计，以左心室为例：

每搏功 = 每搏量 ×（左心室射血期内压 − 左心室舒张末期压）

上式中，左心室射血期内压是不断变化的，测量计算较困难。由于它与动脉压很接近，所以在实际应用时，用平均动脉压代替左心室射血期内压。左心室舒张末期压用左心房平均压（约 6 mmHg）代替。于是，每搏功可以用下式表示：

每搏功（J）= 每搏量（L）× 血液密度 ×
（平均动脉压 − 左心房平均压）× 水银密度

如左心室每搏量为 0.07 L，平均动脉压为 88 mmHg，左心房平均压为 6 mmHg，血液密度为 1.055 g/cm³，水银密度为 13.6 g/cm³，则每搏功为 0.814 J。每搏功乘以心率得到每分功，如心率为每分钟 75 次，则每分功 = 0.814 × 75 = 61.1 J/min。

正常情况下，左、右心室的搏出量相等，但肺动脉压仅为主动脉压的 1/6，故右心室做功量只有左心室的 1/6。

（二）心输出量的测定方法

Fick 法原理认为：假定左心室与右心室的输出量是相等的，若知道静脉血和动脉血的氧含量及每分钟内人体由肺吸入血的氧总量，则可按下列公式算出心输出量。

$$心输出量 = \frac{每分钟的氧耗量 \times 100}{动脉血的氧含量 - 静脉血的氧含量}$$

例如，一个人在安静状态下，每分钟的氧耗量为 250 mL，右心室静脉血的氧含量为 14.5 mL/100 mL，动脉血的氧含量为 19.0 mL/100 mL，则

$$心输出量 = \frac{250 \times 100}{19.0 - 14.5} = \frac{25\,000}{4.5} = 5\,500 \text{ mL/min}$$

除 Fick 法外，还有染料稀释法、电磁流量计法测定心输出量。在临床可应用超声心动图和心阻抗微分图等方法测定心输出量。

（三）影响心输出量的因素

心输出量等于每搏量和心率的乘积，因此，凡影响每搏量和心率的因素，都能影响心输出量。

1. 每搏量的调节

（1）心肌的初长度——异长自身调节　在一定范围内，心室舒张末期充盈血量多，心肌纤维就拉得长，则 SV 增加。我们把心室舒张末期充盈的血量或压力，即心室收缩前存在的负荷称为前负荷（preload）。为观察前负荷和初长度对 SV 的影响，在实验过程中，稳定动脉压，逐步增加心室舒张末期的压力或容积，相当于心室前负荷增加（即心肌初长度增加），每搏量或每搏功也相应增加，将一系列每搏功（或 SV）和相应的心室舒张末期压力（或容积）的数据，绘制成心（室）功能曲线（ventricular function curve）。心（室）功能曲线可分 3 段：①充盈压 12～15 mmHg 是人体心室最适前负荷，位于其左侧的一段为心功能曲线的升支，每搏功随初长度的增加而增加。通常左心室充盈压为 5～6 mmHg，可见心室正常是在心功能曲线的升支段工作，前负荷和初长度尚远离其最适水平，这表明心室具有较大程度的初长度储备。而体内骨骼肌的自然长度已接近最适长度，说明初长度储备很小。②充盈压 15～20 mmHg 范围内，曲线逐渐平坦，说明前负荷在上限范围内变动时，调节收缩力的作用较小，对每搏功的影响不大。③随后的曲线仍然平坦，或轻度下倾，并不出现明显的降支，说明正常心室充盈压即使超过 20 mmHg，每搏功仍保持不变或仅略微下降（图 6-14），因为心肌含大量胶原纤维，有抗伸展性。这一点明显不同于骨骼肌。只有在发生严重病理改变的心室，心功能曲线才出现降支。

前负荷通过初长度改变调节每搏量的作用称为异长自身调节（heterometric auto-regulation）。异长自身调节的机制在于肌节的长度，肌节长度为 2.0～2.2 μm 时，正是心室肌的最适初长度，粗、细肌丝处于最佳重叠状态，收缩力最大。在达到最适水平之前，随着心室肌的初长度增加即前负荷增大时，粗、细肌丝有效重叠程度增加，横桥的利用率提高，因而心肌收缩力增强，每搏量或每搏功增加。

正常情况下，引起心肌初长度改变的主要因素是静脉回心血量和心室的剩

心脏收缩前，心室充盈的血量为前负荷，是心缩前心肌被动所承受的负荷。每搏功或 SV 与心室前负荷大小成正比。

异长自身调节：通过心肌初长度变化来调节心脏的收缩力和泵血功能，维持回心血量和搏出量之间的动态平衡。

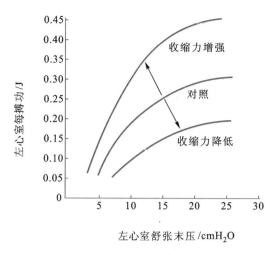

图 6-14　心（室）功能曲线
（1 cmH$_2$O = 0.737 mmHg = 0.098 kPa）

余血量。在一定范围内，静脉血回流量增多，心室充盈得较多，每搏量也就增加。静脉回心血量受心室舒张持续时间和静脉回流速度的影响，其中心室舒张时间受心率的影响，而静脉回流速度取决于外周静脉压与心房、心室压之差。当吸气和四肢的骨骼肌收缩时，压力差增大，促进静脉血回流。在生理范围内，通过异长自身调节作用，心脏能将增加的回心血量泵出，不让过多的血液滞留在心腔中，从而维持回心血量和心搏出量之间的动态平衡。这种心肌的内在调节能力适应于回心血量的变化，防止心室舒张末期压力和容积发生过久和过度的改变。

Starling 于 1914 年在狗的离体心肺标本上，观察到左心室舒张末期容量或压力（前负荷）增加，每搏量增加，表明心室肌收缩力的大小取决于左心室舒张末期容积，即心室肌纤维被拉长的程度。Starling 的工作是异长自身调节最早的实验和理论，因此，异长自身调节也称为 Starling 机制，心（室）功能曲线也称为 Starling 曲线。

（2）心肌的收缩性——等长自身调节　心肌的收缩性是一种内在特性，是决定心肌细胞功能状态高低的内在因素。心肌收缩性和心脏搏出量或每搏功呈正比关系。当心肌收缩能力增强时，搏出量和每搏功增加。搏出量的这种调节与心肌的初长度无关，而是改变心肌收缩活动的强度和速度，因此称为等长自身调节（homeometric auto-regulation）。

凡能影响心肌收缩性能的因素，都能通过等长自身调节来改变搏出量。心肌收缩性受自主神经和多种体液因素的影响，支配心脏的交感神经及血液中的儿茶酚胺是控制心肌收缩能力的最重要生理因素，它们能促进 Ca^{2+} 内流，使活化横桥数增加，因此，交感神经兴奋或在儿茶酚胺作用下，心肌收缩力增强，一方面使心肌纤维缩短程度增加，心缩末期容积更小，SV 增加；另一方面心肌纤维缩短速度增加，室内压力上升速度和射血速度加快，收缩峰压增高，搏出量和每搏功增加，心（室）功能曲线向左上方移位。而乙酰胆碱和低

决定前负荷的因素是静脉回心血量和心室射血后的剩余血量。促使静脉血回流和延长心舒期的因素均可增大前负荷。

等长自身调节：靠改变心肌变力状态（收缩强度和速度的变化）来调节 SV。

氧等因素使心肌收缩力降低，每搏量和每搏功减少，心（室）功能曲线向右下方移位（图6-14）。

（3）后负荷对搏出量的影响　心肌收缩后才遇到的负荷或阻力称后负荷（after-load）。心室射血过程中，必须克服大动脉压的阻力，才能使心室血液冲开半月瓣进入主动脉，因此大动脉血压起着后负荷的作用。心室肌的后负荷取决于动脉血压的高低，动脉血压的变化将影响心肌的收缩过程，从而影响每搏量。当动脉压升高即后负荷增加时，射血阻力增加，致使心室等容收缩期延长，射血期缩短，心室肌缩短的速度及幅度降低，射血速度减慢，每搏量减少，此时心室内剩余血量增加，如果静脉回流量不变，则心室舒张末期充盈量增加（初长度增加），使心肌收缩力增强，直到足以克服增大的后负荷，恢复每搏量到原有水平，从而使得机体在动脉压升高的情况下，能够维持适当的心输出量。

2. 心率　心率在一定范围内变化，可影响每搏量或心输出量。心率加快可增加心输出量，但有一定限度。因心率太快（如超过每分钟180次），则心舒期明显缩短，心室充盈量不足，虽然每分钟心率增加，但由于每搏量显著减少，心输出量反而降低。心率太慢（低于每分钟40次），心输出量亦减少，这是因为心舒期过长，心室的充盈量已接近限度，再增加充盈时间，也不能相应提高充盈量和每搏量。可见，心率过快或过慢，心输出量都会减少。

常锻炼的运动员因心肌收缩力强，射血分数增加，射血期可略为缩短，心舒期相对延长。还因心肌发达，舒张时心室的抽吸力也较强，两者均可使心室充盈增加。此外，交感神经－肾上腺系统的兴奋性因训练而增强。因此，运动员的心率在超过每分钟180次时，每搏量和心输出量还能增加，当心率超过每分钟200次时，心输出量才下降（图6-15）。

（四）心脏功能储备

心脏功能（心力）储备是指心输出量能随机体代谢的需要而增加的能力。例如，健康人静息时心率平均75次/min，每搏量为60~70 mL；强体力劳动时心率可达每分钟180~200次，每搏量可提高到150~170 mL，故心输出量可增大到30 L左右，即达到最大心输出量。这说明正常心脏的泵血功能有相当大的储备量。心力储备的大小反映心脏泵血功能对代谢需要的适应能力。

最大心输出量是通过最大限度地动用心率储备和搏出量储备来实现的，即主要取决于每搏量和心率能够提高的程度。一般情况下，动用心率储备是提高心输出量的重要途径（可使心输出量增加2~2.5倍）。搏出量是心舒末容积和心缩末容积

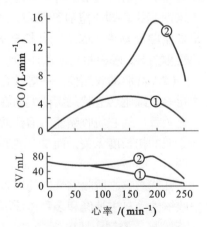

图6-15　心率对心输出量的影响

①为一般健康人的心输出量，当心率超过每分钟180次时心输出量下降；②为有体育锻炼的人的心输出量，当心率超过每分钟200次时，心输出量才下降

收缩性是决定收缩强度和速度的内在特性，是决定心泵功能的重要因素并受神经和体液的调节，前负荷和后负荷是影响心泵功能的外在因素。

心室收缩后遇到的负荷称后负荷，它是阻碍心肌缩短的力量。后负荷的大小和搏出量呈反比关系，后负荷增大时可使搏出量减少。

收缩期储备：反映最大限度收缩时能增加搏出的血量。

舒张期储备：反映最大限度舒张时，心室能进一步增加充盈的血量。

之差，故搏出量储备包括收缩期储备和舒张期储备。心缩期储备指进一步增强射血的能力，即静息状态下心缩末期容积和作最大限度射血时心缩末期容积的差值。如静息时心缩末期容积约 75 mL，当射血能力达最高水平时，心缩末期容积可减少到 20 mL 以下，故收缩期储备为 55～60 mL。舒张期储备指在心室舒张时进一步扩大的程度，即最大限度舒张所能增加的血量。静息状态下，心舒末期容积约为 125 mL，由于心室扩大程度有限，最大限度舒张时心舒末期容积为 140 mL，即舒张期储备只有 15 mL，远比收缩期储备小。所以当进行运动时，主要动用心率储备和收缩期储备使心输出量增加。

心力储备反映泵血功能的潜力。其储备能力取决于心率和 SV 的最大且最适宜的变化程度。

（朱敏侠　童攒　李杨　朱妙章　戎伟芳　刘军
曾晓荣　杨永录　夏强　王会平　马新亮）

第四节　血管生理

一、血管的结构与功能特点

由心室射出的血液流经动脉、毛细血管和静脉的血管系统，再返回心房。除毛细血管外，血管结构一般可分为三层：外膜主要由结缔组织构成；中膜包含平滑肌细胞；内膜则由内皮细胞和基膜组成，与血液直接接触。由于血管所处部位及中膜结构的不同，血管功能有很大差异。各类血管的主要功能如下。

1. 大动脉（large artery）　大动脉指主动脉、肺动脉主干及其发出的最大分支。这些血管管壁较厚，中膜富含弹性纤维，有明显的弹性和可扩张性。左心室泵血时，在收缩期仅有一部分血液流向外周，另一部分贮存在大动脉内，引起动脉扩张。在左心室舒张期动脉瓣关闭后，大动脉管壁发生弹性回缩，将贮存的血液继续向前推动，因此大动脉又可称为弹性贮器血管。

2. 动脉（artery）　动脉的功能是在较高的血压下，将血液运送到各组织，因此具有强健的管壁，血液在动脉内的流动速度很快。

3. 微动脉（arteriole）　微动脉是动脉最后的小分支，由它将血液输入毛细血管。微动脉管壁富含平滑肌细胞，收缩时可将管腔几乎完全封闭，舒张时可使管径增加数倍。因此微动脉的功能是按组织代谢的需求，调节进入毛细血管的血量。

4. 毛细血管（capillary）　毛细血管为交换血管。液体、营养物质、电解质和激素等物质经毛细血管在组织间液及血液间进行交换。毛细血管壁薄，而且富含微小孔隙，便于水分和小分子物质的交换。

5. 微静脉（venule）　微静脉将血液由毛细血管汇总输送到更大的静脉。

6. 静脉（vein）　静脉的功能有二，其一使血液由组织回流至心脏，其二具有贮血功能，约含有 64% 的总血量。由于静脉系统内血压很低，管壁也

参考资料 6-2
体液和神经因素对毛细血管运动机制的调节

就较薄，但其含有的平滑肌数量足够保证静脉的收缩和舒张功能。因此，静脉系统还可看作为一个可控制多余血量的贮血库，也称为容量血管。一旦组织对血量的需求增加，静脉随时可放出贮存的血液，以增加器官组织的供血量。

从功能上来讲，小动脉、微动脉和后微动脉可称为毛细血管前阻力血管，微静脉又称为毛细血管后阻力血管。毛细血管的前、后阻力血管都可改变毛细血管内的压力。

血管根据生理功能的不同，分别称为弹性血管（elastic vessel）、阻力血管（resistance vessel）、交换血管（exchange vessel）和容量血管（capacitance vessel）。大动脉因其弹性较大，可扩张性强，故称弹性血管。小动脉和微动脉中，血液流速快，而口径又小，故对血流的阻力很大，称其为阻力血管。真毛细血管数量多、总内表面积大，血流速度慢，是物质交换的场所，故称交换血管。容量血管系指自微静脉、小静脉、中静脉直至大静脉的整个静脉系统。

二、血管系统中的血流动力学

血液在血管内流动的力学称为血流动力学（hemodynamics），血流动力学研究血流量、阻力、压力及其相互间的关系。由于血管是有弹性的管道，血液含有血细胞和胶体物质等多种成分，它不是理想液体，因此，血流动力学除与一般流体力学有共同点外，又有它自己的特点。

（一）血流量和血流速度

1. 血流量　在单位时间内流过血管某一截面的血量称为血流量（blood flow），也称容积速度，其单位通常以 mL/min 或 L/min 表示。按流体力学的原理，血流量（Q）的大小与推动血流的压力（即血管两端压力差 ΔP）成正比，而与血流的阻力（R）成反比。就整个体循环而言，单位时间内的血流量（Q）即为心输出量，成人静息状态下的心输出量约为 5 000 mL/min，ΔP 为主动脉压（P_A）与腔静脉回右心房处压力（中心静脉压，P_V）之差，因静息状态下中心静脉压趋近于零，故 ΔP 接近于平均主动脉压（P_A），因此，$Q=（P_A-P_V）/R$ 或 $Q=P_A/R$，R 则为体循环的总阻力，也称为总外周阻力（total peripheral resistance，TPR）。就某一器官而言，上述公式中的 Q 即为器官血流量，ΔP 是灌注该器官的动脉压与静脉压之差，而 R 是该器官中的血流阻力。R 主要取决于该器官内血管的舒缩状况，改变血管的舒缩状态成为调节各器官血流量的最重要因素。

2. 血流线速度　一个质点（微粒）在血流中前进的速度称为线速度（linear velocity），通常指平均线速度。按物理学原理，在一条粗细不同的管道中，液体流动的速度与血流量成正比，与各段管道横断面的总面积（总口径）成反比，即 $v=Q/A$（v 为血流速度，A 为横断面的总面积），横断面的总面积大者，其线速度小。血流速度在主动脉最快，在毛细血管最慢，因为毛细血管的总横断面积比主动脉大得多。当血液流入静脉后，血管的总横断面积逐渐减小，血流速度也逐渐加快（图 6-16）。

血流速度还有如下特点：①流速随心脏舒缩而变化，心缩时流速快，心

动脉中的流速与离心脏的距离成反比。

舒时流速慢，到离心脏较远的微动脉时，流速的周期性变化已逐渐减少；②层流现象，各层流速不同，血管轴心处流速快，靠近血管壁的流速慢（因和血管壁发生摩擦），由轴心向管壁，各层液体的流速依次递减；③轴流现象，血细胞向血管中轴（流速较快）集中，靠近管壁的血细胞较少，最靠近管壁的一层是不含血细胞的血浆。轴流在中等以下血管比较明显。血流速度越快，则轴流现象越显著。

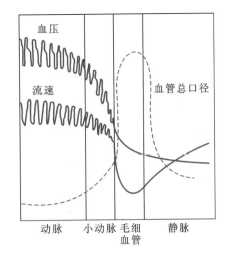

图 6-16　各段血管的血压、流速和血管总口径的关系

血流的方式有层流和涡流两种。层流的特点是液体每个质点流动方向都与血管长轴平行，但各层流速不同。当血流速度过快或流程中遇到障碍或狭窄时，血液各个质点的流动方向不再一致，出现漩涡即涡流，又称湍流，湍流的血流阻力更大。

（二）血流阻力

血流阻力是指血液在向前流动中所遇到的阻力。血流阻力来源于血液成分之间的内摩擦及血液与管壁之间的摩擦。血流阻力与血管的口径、长度及血液黏滞度密切相关，它们之间的关系可用下式表示：$R = 8L\eta/\pi r^4$（R 为血流阻力，L 为血管长度，r 为血管半径，η 为血液黏滞度）。一般说来，血管长度不变（是个常数）。如果血液黏滞度不变，血流阻力与血管半径的 4 次方成反比。在整个体循环的阻力中，小动脉和微动脉是形成血流阻力的主要部位。因此，小动脉和微动脉口径稍有变化，血流阻力就可能发生很大变化。

血流阻力一般不能直接测量，需经计算得出。总外周阻力（TPR）可按公式计算求得（TPR = ΔP/CO），如体循环两端的压力差（ΔP）为 100 mmHg，心输出量为 100 mL/s（即 6L/min），则体循环的血流阻力为 100 mmHg/100 mL·s^{-1} = 1 mmHg·s·mL^{-1}（即 1 PRU，PRU 为外周阻力单位）。肺循环的血流阻力较小（为体循环的 13%），约为 0.12 PRU。

把 $R = 8L\eta/\pi r^4$ 代入公式 $Q = \Delta P/R$，则得到：$Q = \Delta P\pi r^4/8L\eta$，这一公式称为泊肃叶（Poiseuille）定律。它表示血液流动时，单位时间内的血流量和血管两端的压力差及血管半径的 4 次方成正比，与血管长度和血液黏滞度成反比。泊肃叶定律适用于小血管或层流的情况。

（三）血压

血压（blood pressure）是指血液施加于血管壁的侧压力。根据血管不同，可分为动脉血压、静脉血压和毛细血管血压。血液流经各类血管时，受到的阻力不同，流速不同，因而各类血管的血压逐段降低（图 6-16），其中在小动脉和微动脉段降低幅度最大。医学上所指的血压，一般是指肱动脉内的血压。若在其他部位的动脉（如股动脉）测量血压，则应加以注明。血压高低用超过

动脉血压特点：①逐段降低。②随心脏舒缩而波动。③在小动脉段降落幅度最大（图 6-16）。

大气压的数值表示，血压的值在医学上用毫米汞柱（mmHg）作为单位，法定计量单位用千帕（kPa）或帕（Pa）表示，两种单位的换算关系为：1 mmHg = 0.133 kPa。

当心脏停搏时（可用人工方法使其停搏），体循环各段血管中的压力相等。此时血液对血管壁的侧压力代表循环系统内单纯由于血液充盈所产生的压力，称为体循环平均压（mean systemic pressure）或体循环充盈压（systemic filling pressure），正常值约为 7.3 mmHg。

由于心脏射血是间断的，在主动脉及中等以上动脉系统中，血压随心脏缩舒而呈现波动。但在小动脉和微动脉以下部分的血管系统中，血压波动的幅度逐渐减小，以至消失（图 6-16）。

三、动脉血压

（一）动脉血压的正常值

在一个心动周期中，动脉血压（arterial blood pressure）随着心室的收缩和舒张而发生规律性的波动。心室收缩时动脉血压的最高值称为收缩压（systolic pressure），心室舒张时动脉血压的最低值称为舒张压（diastolic pressure），收缩压与舒张压之差称为脉搏压或脉压（pulse pressure）。整个心动周期内动脉血压的平均值称为平均动脉压。由于收缩期比舒张期短，所以平均动脉压较接近舒张压，约等于舒张压 + 脉压 /3。临床上动脉血压的习惯写法是"收缩压 / 舒张压"。每搏输出量和动脉的弹性是影响脉压的主要因素。

动脉血压是推动血液循环和保持各器官足够灌注量的必要条件之一。正常人安静时动脉血压较为稳定，变动范围较小。健康成人的收缩压为 100 ~ 120 mmHg，舒张压为 60 ~ 80 mmHg，脉压为 30 ~ 40 mmHg，平均动脉压为 90 mmHg 左右。正常人的血压随性别、年龄及其他生理情况而变化。男性一般比女性略高。年龄增大，动脉血压也逐渐升高，收缩压的升高比舒张压的升高显著，表 6-2 系我国人动脉血压平均值。

表 6-2　我国人动脉血压平均值（上海十余万人调查统计）

单位：mmHg（kPa）

年龄	男		女	
	收缩压	舒张压	收缩压	舒张压
11 ~ 15	114（15.20）	72（9.60）	109（14.50）	70（9.33）
16 ~ 20	115（15.30）	73（9.73）	110（14.70）	70（9.33）
21 ~ 25	115（15.30）	73（9.73）	111（14.76）	71（9.46）
26 ~ 30	115（15.30）	75（10.00）	112（14.90）	73（9.73）
31 ~ 35	117（15.56）	76（10.10）	114（15.20）	74（9.86）
36 ~ 40	120（16.00）	80（10.70）	116（15.50）	77（10.30）
41 ~ 45	124（16.50）	81（10.80）	122（16.30）	78（10.40）

续表

| 年龄 | 男 | | 女 | |
	收缩压	舒张压	收缩压	舒张压
46～50	128（17.10）	82（10.90）	128（17.10）	79（10.50）
51～55	134（17.90）	84（11.20）	134（17.90）	80（10.70）
56～60	137（18.22）	81（10.80）	139（18.49）	82（10.90）
61～65	148（19.70）	86（11.50）	145（19.29）	83（11.10）
66～70	150（20.00）	80（10.70）	150（20.00）	81（10.80）

　　体力劳动或情绪激动时血压可暂时升高，安静睡眠时可降低。在高山居住的居民，因血液黏滞度增高（血细胞比容大），血压可升高。如安静时收缩压持续超过 140 mmHg，舒张压超过 90 mmHg，即可认为是高血压；收缩压低于 90 mmHg，舒张压低于 50 mmHg，则认为是低血压。

　　（二）血压形成的机制

　　在心血管系统内有足够血量充盈的前提下，心脏射血和外周阻力的存在是血压形成的两个基本因素（$P_A - P_V = Q \cdot R$，因 $P_V \approx 0$，$P_A = Q \cdot R$）。

　　1. 心脏的动力作用　心脏收缩时将血液射入主动脉。心室肌收缩所做的功，一部分用来推动血液在血管内向前流动（动能部分），另一部分使血液对血管壁有一定侧压力，成为使管壁扩张的压强（即势能部分），一旦心脏停止射血，血压就会立即下降。说明心脏的收缩是形成血压的动力。

心脏射血是形成收缩压的动力，外周阻力是使动力变成血压的条件。

　　2. 外周阻力的作用　除动力外，要形成血压还必须有阻力，阻止血液顺利地流向外周，才能使大动脉膨胀产生侧压。心室收缩时，将血液射入大动脉，并推动血液向前流动，而小、微动脉和毛细血管很细，血液不能顺利向前流动。动力和阻力的相互作用，使心脏射到大动脉的血液不能很快地流向毛细血管，这样，心脏收缩产生的能量不能全部变为动能，有一部分成为势能，作用于管壁形成侧压。血流阻力主要来自小动脉和微动脉。心脏和大血管位于循环系统的"中心"，而小动脉和微动脉则属外周部分，因此，生理学中常将小动脉和微动脉处的阻力简称为外周阻力。

　　3. 大动脉血管壁的弹性　大动脉（特别是主动脉弓）血管壁的中膜主要由弹性纤维构成，具有很大的弹性，因而管腔有很大的可扩张性。当心室收缩时，血液以一定的速度射入主动脉内，由于外周阻力的存在，使主动脉管壁被扩大，心脏收缩时产生的部分能量以势能的形式暂存于被牵张的血管壁内，这样血压就不会升得过高。当心室舒张时，大动脉管壁弹性回缩，将所贮存的势能变为动能推动血液向前流动。在一般情况下，左心室在每次收缩时向主动脉内射出 60～80 mL 血液，大约只有 1/3 在收缩期内流至外周，其余 2/3 被贮存在大动脉内，将大动脉膨胀。当心室舒张时，大动脉弹性回位作用将在射血期多容纳的那部分血液继续向前推动，使舒张压仍能维持在一定水平。这样，由于大动脉的弹性贮器作用使心室间断的射血变为动脉内连续的血流，可见心

大动脉膨胀的内因是大动脉有弹性，外因（条件）是心脏的收缩和外周阻力的存在。

室收缩是形成收缩压和舒张压的原动力，大动脉管壁的弹性作用使收缩压不致过高，使舒张压不致过低，缓冲和减小血压的波动。

大动脉膨胀后的弹性回位作用，实际上代替了心脏的收缩，起到了心舒期推动血液继续流动的动力作用，是形成舒张压的动力。因此，有些生理学家把它看作一个辅助泵。

综上所述，血压的形成是动力和阻力相互作用的结果。心脏收缩时射血入动脉，以一定的力量驱使血液前进，并使富于弹性的大动脉管壁扩张；心脏舒张时，大动脉管壁弹性回缩推动血液继续前进。因此，心脏的收缩和大动脉管壁弹性回缩力是形成血压的动力，外周阻力的存在阻挡血液顺利流动，迫使流动的血液对管壁施加压力，这就形成了血压。其中，心脏的射血和外周阻力的相互作用形成收缩压，大动脉管壁的弹性回缩力和外周阻力的相互作用形成舒张压。

（三）影响血压的因素

根据血压的形成原理，心脏的射血和外周阻力的存在是形成血压的基本条件，足够的血液充盈量是形成血压的物质基础，大动脉的弹性缓冲了血压的波动，因此，凡能影响动力、阻力的因素，均可影响血压。现将影响血压的因素分述如下。

1. 每搏量　心输出量增加，即射入动脉的血液量增多，管壁所受的张力增大，收缩压升高，血流速度加快。增多的血量大部分在舒张期中流至外周。因此，每搏量增大主要表现为收缩压的升高，舒张期主动脉内剩余血量增加不多，舒张压升高也就不多，故脉压增大。反之，当每搏量减少时，则主要使收缩压降低，脉压减小。可见，在一般情况下，收缩压的高低主要反映心脏每搏量的多少。

2. 外周阻力　外周阻力主要决定于小动脉和微动脉平滑肌的舒、缩状况，当血管平滑肌收缩使口径缩小和外周阻力增大时，血液不易流向外周，心缩时大动脉的扩张程度增大，心舒时大动脉的弹性回缩力量也加大，但由于外周阻力增加，在舒张期从大动脉流出的血量减少，因而舒张压升高；同时引起心缩力增强以克服增大的外周阻力，使收缩压也稍增加，但对舒张压的影响更为显著。所以，舒张压主要反映外周阻力的大小。

阻力与血管半径的 4 次方成反比，外周阻力随口径变化易发生显著变化。小动脉和微动脉又有丰富的平滑肌，极易受神经及体液因素的影响而发生舒缩，因此，小动脉和微动脉不但是形成外周阻力的主要部位，也是调节外周阻力的主要部位。

3. 大动脉的弹性　人到老年，大动脉管壁由于胶原纤维的增生逐渐代替平滑肌与弹性纤维，故弹性及可扩张性下降，大动脉的弹性贮器功能减弱，致使收缩压升高，舒张压降低，脉压增大。因而，脉压反映动脉弹性。

4. 循环血量　循环血量是影响动脉血压的重要因素。在正常机体内，循环血量与血管容积相适应，即血管系统的充盈情况变化不大，因而不是使血压升降的主要原因。但在失血时，循环血量减少，回心血量相应减少，心缩力量减弱，每搏量减少。而且循环血量减少时，血管充盈度减少，血流阻力减小，

大动脉弹性贮器作用缓冲和减小了血压的波动，使动脉血压的波动幅度明显小于心室内压的变动，大动脉弹性回位作用是形成舒张压的动力。

每搏量的改变主要影响收缩压，外周阻力的变化主要影响舒张压。

阻力血管有丰富的平滑肌，又极易受神经、体液的调节，是形成和调节外周阻力的主要部位。

这两个因素（动力↓、阻力↓）都可使血压下降。反之，循环血量增加，血压升高。在某种情况下，循环血量虽然不变，但血管容积增大（如中毒性休克），表现为循环血量的相对下降，也引起血压降低。

5. 心率　心率主要影响舒张压。心率加快时，由于心舒期缩短，流至外周的血量减少，存留在大动脉内的血量增多，舒张压升高。收缩期有较多血液流至外周，留在大动脉内的血量增加不多，故收缩压升高不如舒张压显著，脉压减小。反之，当心率减慢时，舒张压下降的幅度大，收缩压下降的幅度小，脉压增大。

6. 血液黏滞度　血液黏滞度是形成血流阻力的一个因素。如其他因素不变时，血液中有形成分或血浆蛋白的浓度增加，使血液黏滞度增大时，血流阻力增大，血压上升。相反，血液有形成分减少或血浆蛋白浓度降低时，血液黏滞度减小，血流阻力也相应减小，血压降低。正常情况下，血液黏滞度变化很小，对血压影响不大，只在严重贫血或红细胞增多症等情况下，才对血压产生较为明显的影响。

以上 6 个因素在整体情况下是密切相关的。对于血压的形成来说，循环血量是先决条件（物质基础）；心脏的射血和大动脉管壁弹性回缩力是形成血压的动力部分，是驱使血液向前流动的力量；而外周阻力和血液黏滞度是形成血压的阻力部分，是阻止血液向前流动的力量。就影响血压的 6 个因素来说，正常情况下，心脏收缩和外周阻力是影响血压的主要因素，而大动脉管壁弹性、循环血量及血液黏滞度的变动较小，对血压的影响是次要的。但遇战伤或大量失血使循环血量显著减少时，情况会发生变化，此时，循环血量就成为影响血压的首要因素。

血压是血液的推动力和阻力相互作用的结果，心缩力量和大动脉弹性回缩力属于动力一方，小动脉口径和血液黏滞度属于阻力一方，而循环血量既作用于动力，也作用于阻力，它们之间的关系见图 6–17。

> 心脏射血和外周阻力是使血压变动的因素，也是神经、体液和药物作用的主要环节。

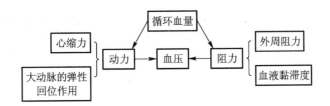

图 6-17　影响血压各因素之间的关系

四、静脉血压

1. 静脉血压的特点与正常值　静脉管壁薄，管壁的弹力纤维较少，管腔较大，常常处于充盈不足的状态，因而静脉血压（venous pressure）很低，且易受重力及血管外组织压力等因素的影响。在动脉系统中，离心脏越远的部位血压越低，在静脉系统中则相反，远心端静脉压高，近心端静脉压低。在小静脉和微静脉中，血压为 15～20 mmHg；流经下腔静脉时，静脉血压为

静脉由于管壁薄，血压低，其回流易于受到各种因素的影响。

静脉血压和右心房压力之差是血液回流入心脏的驱动力，胸腔大静脉或右心房内的压力为中心静脉压，中心静脉压低于外周静脉压。

3~4 mmHg；最后汇入体循环的终点右心房时，压力已接近零。通常将各器官静脉的血压称为外周静脉压，而胸腔大静脉或右心房内的压力则称为中心静脉压，中心静脉压低于外周静脉压。

2. 静脉对血流的阻力　在静脉系统中，由小静脉至右心房的压力降落仅约 15 mmHg，可见静脉对血流的阻力很小，占整个体循环阻力的 7%~15%。在循环系统中，静脉是将血液从组织引流回心脏的通道，并起到血液贮存库的作用，而在血流阻力中起的作用很小。小静脉和微静脉在功能上属于毛细血管后阻力血管，毛细血管后阻力的改变可调节毛细血管内压力，从而调节组织液的生成，间接地影响循环血量。此外，大静脉的管壁塌陷或周围血管组织压迫也可增加静脉对血流的阻力。

3. 静脉回流及其影响因素　静脉回流（venous return）指血液自外周静脉返回右心房的过程；静脉回心血量是指单位时间由外周静脉返回右心房的血液量，通常以 mL/min 或 L/min 表示。由于心血管系统是一个闭合系统，正常时静脉回心血量与心输出量相等，静脉回心血量增加，心输出量亦增加，反之亦然。

静脉回心血量取决于外周静脉压和中心静脉压的差值及静脉对血流的阻力，故凡影响外周静脉压、中心静脉压及静脉阻力的因素，都能影响静脉回心血量。

（1）体循环平均充盈压　体循环平均充盈压是反映循环系统充盈程度的指标，血管内血液充盈程度愈高，静脉回心血量愈多。当血量增多或容量血管收缩时，体循环平均充盈压升高，静脉回心血量增多；反之，则减少。

（2）心脏收缩力　心脏收缩力是静脉血回流的原动力。如果心脏收缩力强，射血时心室排空较完全。在心舒期心室内压较低，对心房和大静脉内血液的抽吸力量较大，所以静脉回心血量增多。反之，则减少。因此，左心衰竭会出现肺淤血和肺水肿，右心衰竭时则出现颈静脉扩张、肝充血肿大及下肢水肿等体征。

（3）体位改变和重力的影响　当人体从卧位转变为立位时，由于重力的作用，身体低垂部分静脉扩张，心脏水平以下静脉可多容纳 500 mL 血液，因此，回心血量减少，从而导致心输出量减少。长期卧床的患者，若由卧位突然站立时，大量血液积滞在下肢，回心血量下降，血压降低，脑供血不足，易引起头晕甚至昏厥。

（4）骨骼肌的挤压作用　静脉血管易受周围组织压力的影响。当肌肉收缩时，在肌肉内和肌肉间的静脉受到挤压，使静脉回流加快，由于静脉血管内有静脉瓣，使静脉血只能流向心房不能逆流。这样，在静脉瓣的帮助下，骨骼肌的收缩对静脉回流起着"泵"的作用，促进静脉回流，称为"肌肉泵"。

（5）呼吸运动　呼吸时胸腔内压随胸廓运动而改变。吸气时，胸膜腔内压降低，即负压增大，使胸腔内大静脉和右心房被扩张，所以使其内压下降，因此加大了外周静脉压与中心静脉压的差值，有利于静脉血回流。呼气时则相反，静脉回心血量相应减少。

4. 中心静脉压的测量及其意义　测量中心静脉压具有一定的临床意义，

因为它可以反映整个机体静脉血的回流情况。将静脉导管从颈外静脉、锁骨下静脉或股静脉插入，经大静脉直接进入上、下腔静脉与右心房交界处即可测量。正常人中心静脉压的变动范围为 0.39～1.18 kPa（4～12 cmH₂O）。中心静脉压的高低取决于心脏射血能力和静脉血的回流情况，射血功能好或静脉回心血量少，中心静脉压低，反之，中心静脉压高。在临床输液时，如中心静脉压超过 1.57 kPa（16 cmH₂O），提示输液要慎重或暂停输液。因此，中心静脉压的测定可反映回心血量和心脏的功能状况，作为临床控制输液速度和输液量的指标。

五、脉搏

（一）动脉脉搏

在每一个心动周期中，动脉内压力和容积发生周期性的波动，从而引起动脉血管发生搏动，称为动脉脉搏（arterial pulse），用手指可以在浅表的动脉上扪到。因此，脉搏是血液中压力与容积变化引起血管壁搏动的能量传递，为主动脉弓的搏动沿着动脉管壁向外周传播的搏动波，并非血液在血管内的流动所引起。从脉搏波的传播速度看，它远比血流速度快，如主动脉弓的脉搏波传播速度为 3～5 m/s，而其中的血流速度则只有 0.5 m/s，说明脉搏形成与血液流动无关。大动脉管壁弹性大，即可扩张性大，其传播速度慢，为 7～10 m/s；而小动脉弹性小，脉搏波传播速度比大动脉快，为 15～35 m/s；老年人可因主动脉硬化，其可扩张性减小，脉搏波的传播速度加快到 10 m/s。

1. 动脉脉搏的波形　用传感器把动脉管壁的一张一缩的波动转换成电能，并加以放大、记录的一种曲线叫脉搏图。如记录的是颈总动脉和桡动脉的脉搏就分别叫颈动脉脉搏图和桡动脉脉搏图（图 6-18）。因描记的动脉不同，脉搏图的波形有一定差异，但都由升支和降支组成。在心室快速射血期，动脉血压迅速上升，管壁被扩张而形成升支，其斜率和幅度受心输出量、射血速度、血管的可扩张性和外周阻力等影响。当射血遇到的阻力小，心输出量大，射血速度快，大动脉的可扩张性减小时，则升支幅度大而陡，反之则减小。降支反映心室射血后期和舒张时，已被扩张的动脉血管回缩的变化。在心室射血后期，射血速度慢，被扩张的血管开始回缩，形成降支的前段，接着心室舒张形成降支的后段。下降支的情况可反映外周阻力的大小。降支上常有一个切迹（降中峡），它是主动脉瓣关闭的标志，升支和切迹前的降支构成脉搏图的第一个正波叫叩击波。心室舒张时，血液向心室方向反流。反流的血液受到关闭的主动脉瓣阻挡而折返，使动脉压又轻度升高，管壁又稍扩张形成第二个正波，称重搏波（或降中波，图 6-18A）。

2. 脉搏图和切脉的意义

（1）反映心率和节律　在正常情况下，脉搏的频率与心率是一致的。在发生期前收缩时，脉搏频率可能少于心搏频率。脉搏的节律反映心脏活动的节律，如心律不齐可从摸脉中觉察出来。

（2）反映心缩力和血管弹性　脉搏的强弱可反映心脏收缩力量的大小，也可反映出血管壁的硬度。高血压患者的脉搏，摸之有紧弦的感觉。

（3）反映主动脉瓣的情况 主动脉瓣狭窄的患者，心室内血液不能通畅地射入主动脉，致使主动脉内的压力上升很慢，脉搏波的升支有切迹，速度慢，波幅低；相反，在主动脉瓣关闭不全的患者，心室收缩时，动脉血压急剧上升，心室舒张时血液反流，主动脉内压力快速下降，引起动脉血管壁的搏动性较大，反映在脉搏图的升支及降支都很陡，幅度也大（图6-18B）。

（4）用于测定射血时间 颈动脉脉搏图的起点到切迹的间期代表射血时间。

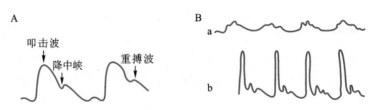

图 6-18 动脉脉搏图的波形

A. 正常颈总动脉脉搏图的波形；B. 变异的桡动脉脉搏图的波形：

a. 主动脉瓣狭窄，b. 主动脉瓣关闭不全

（二）静脉脉搏

心动周期中的血压波动，一般在到达各组织的毛细血管床时已经消失，故外周静脉血压并无波动。但右心房的压力波动可逆行传递到靠近心脏的大静脉，使这些大静脉的压力和容积发生改变，管壁搏动，形成静脉脉搏，见图6-13中的左心房内压力曲线图。

（三）毛细血管搏动

正常人在指端及唇部看不到毛细血管搏动。在脉压较大的情况下，如主动脉瓣关闭不全的患者，则可在指端或口唇部观察到毛细血管的搏动，因此可作为诊断的依据之一。

（余路阳 戎伟芳 朱妙章 杨永录 刘军

曾晓荣 刘远谋 夏强 王会平 李杨）

第五节 心血管功能的调节

心血管系统的基本功能是为机体各部分组织提供足够的血流。不同的器官组织对血液供应的需求有很大差异。例如，安静时每100 g肾组织的血流量高达360 mL/min，而每100 g骨骼肌的血流量仅为4 mL/min。同时，各器官组织对血供的需求也随其功能和代谢状态而发生很大变化。例如，运动时骨骼肌代谢活动可比平时提高60倍，其对血液的需求量也大幅增加，可达平时血流量的20倍。因此，心血管系统必须具有良好的适应功能，以保证不同状态下机

体各部分有相应量的血液供应。

循环系统是如何调节以满足不同器官组织在不同功能和代谢状态下的血供需要的呢? 对任何器官组织来说，其血流量都与灌注压（动脉端与静脉端的血压之差）成正比，与血管阻力成反比。循环系统通过改变灌注压和血管阻力来调节各器官的血流量，具体的调节途径主要有神经调节、体液调节和局部自身调节。

心血管活动通过神经调节、体液调节和自身调节进行。

一、神经调节

（一）心脏和血管的神经支配

1. 心脏的神经支配　支配心脏的传出神经主要为心交感神经（cardiac sympathetic nerve）和心迷走神经（cardiac vagus nerve）（图 6–19）。

（1）心交感神经及其作用　支配心脏的交感神经节前纤维起源于脊髓胸段 $T_{1\sim5}$ 的中间外侧柱的神经元，在星状神经节及颈交感神经节中更换神经元，节后纤维组成心脏神经丛，支配心脏的窦房结、房室交界、房室束、心房肌和心室肌。

支配心脏的传出神经主要有心交感神经和心迷走神经，前者使心脏活动加强加快，后者则抑制心脏活动。

在动物实验中看到，两侧心交感神经对心脏的支配有所差别。左侧交感神经节后纤维主要支配心房肌、房室交界及心室后壁，右侧交感神经主要支配窦房结、心房肌及心室前壁。在功能上，右侧心交感神经兴奋时以引起心率加快的效应为主，而左侧心交感神经兴奋则以加强心肌收缩力的效应为主（图 6–20）。

心交感神经节后纤维末梢释放的去甲肾上腺素（NE）与心肌细胞膜上的 β_1 受体结合，通过兴奋型 G 蛋白 – 腺苷酸环化酶信号通路，引起心率加快、心肌收缩力增强，房室交界兴奋传导速度加快。这些作用分别称为正性变时、变力和变传导作用。其具体作用机制如下：①增强自律细胞（如窦房结和浦肯野细胞）4 相跨膜内向电流 I_f，使 4 相自动除极速度加快，自律性增高，心率加快。②增强房室交界慢反应细胞 0 相 Ca^{2+} 内流，动作电位上升速度和幅度增大，使房室交界处兴奋传导速度增快。③ cAMP 增加使 L 型 Ca^{2+} 通道激活，Ca^{2+} 内流增加，肌质网释放的 Ca^{2+} 也增加，胞质中 Ca^{2+} 浓度增加，促进兴奋收缩偶联过程，引起心肌收缩能力增强。同时 NE 还能促进糖原分解，提供心肌活动所需的能量，心肌收缩力增强。正性变传导作用的结果使心肌的收缩活动更加同步化，也能增强心肌收缩力。④使复极相 K^+ 外流增快，复极期缩短，Na^+ 通道复活加快，因而不应期缩短，心率加快。⑤ NE 可降低肌钙蛋白对 Ca^{2+} 的亲和力，提高肌质网钙泵重摄取 Ca^{2+} 的速度，并可促进 Na^+–Ca^{2+} 交换，使 Ca^{2+} 的外排作用加强，有利于粗、细肌丝的分离，加速舒张过程。

心交感神经兴奋，心脏的效应为正性变时、变力和变传导作用。

NE 对心脏的作用机制：①增大 I_f，促进 Ca^{2+} 内流；②促进糖原分解；③降低肌钙蛋白对 Ca^{2+} 的亲和力，提高肌质网钙泵重摄取 Ca^{2+} 的速度；④促进 Na^+–Ca^{2+} 交换，使 $[Ca^{2+}]_i\downarrow$，加速舒张。

心交感神经在引起心率加快，使心缩期和心舒期都缩短的情况下，心肌舒张速度加快可弥补因心室舒张期缩短引起的充盈不足。由于心肌收缩能力增强，心脏射血量不至于因心缩期的缩短而减少；再加上心室肌收缩更趋同步，也促使心室的收缩速度增快，心搏出量增加或不变，心输出量因而得以大大增加。

刺激心交感神经可使心缩期缩短，收缩期室内压上升的速率加大，室内压

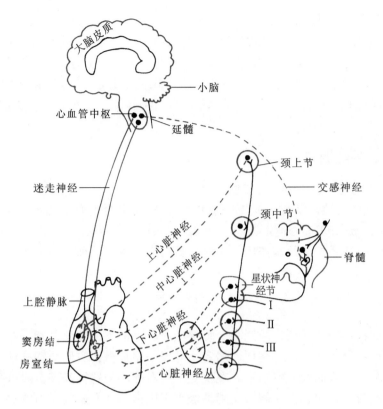

图 6-19　心脏的神经支配

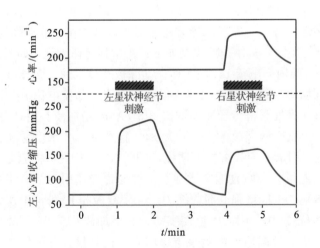

图 6-20　刺激犬星状神经节对心率和左心室收缩压的影响

峰值增高，同时使心舒早期室内压下降的速率加大，促使心室充盈量增加，舒张末期容积增大，通过心肌的异长自身调节，使心肌收缩力加强，心输出量增加。交感神经兴奋也使心房肌收缩力加强，促进心室的充盈，心室舒张末期容积增大，心室搏出量也就增多。普萘洛尔等 β 受体阻滞剂能阻断或取消交感神经对心脏的兴奋作用。

NE 对心肌的效应主要是通过 β₁ 受体实现的。心脏除了 β₁ 受体外，还存在于 β₂、β₃、α₁、α₂ 受体。β₂ 受体的心肌分布与 β₁ 受体相似，β₃ 受体只存在于心室。心肌的 α 受体主要是 α₁ 受体。冠状血管平滑肌有 α₁ 和 α₂ 受体。激活心肌的 α₁ 受体主要引起弱的正性变力和变时作用，同时引起心肌细胞动作电位时程延长。

（2）心迷走神经及其作用　支配心脏的副交感神经（心迷走神经）节前神经元的胞体位于延髓的迷走神经背核和疑核，节前神经元发出的轴突在迷走神经干中下行，在心内神经节换神经元。心迷走神经节后神经纤维末梢释放的递质是 ACh。节后纤维支配窦房结、心房肌、房室交界、房室束及其分支，心室肌也有少量迷走神经纤维支配。两侧心迷走神经对心脏的支配也有差别，但不如两侧心交感神经支配的差别显著。右侧迷走神经对窦房结的影响占优势，左侧迷走神经对房室交界的作用占优势。狗的在体实验已证明，刺激右侧心迷走神经可引起心脏窦性停搏，刺激左侧迷走神经则易引起房室传导阻滞。

心迷走神经节后纤维末梢释放的 ACh 作用于心肌细胞膜上的 M₂ 型胆碱受体，通过抑制型 G 蛋白（Gi）直接抑制腺苷酸环化酶，cAMP 生成减少，继而引起心率减慢、心房肌收缩力减弱，房室传导速度减慢，即呈现负性变时、变力和变传导效应。ACh 对心脏作用的机制如下：①提高膜对 K⁺ 的通透性，促进 K⁺ 外流，使静息膜电位增大（超极化），心肌兴奋性下降；②窦房结最大复极电位（MDP）增大，同时 4 相 K⁺ 通透性增加，使 I_K 电流衰减过程减弱，4 相自动除极速度减慢，窦房结自律性下降，心率减慢；③ ACh 与 M₂ 受体结合后，细胞内 cAMP 浓度降低，可抑制 Ca²⁺ 通道，减少 Ca²⁺ 内流，同时肌质网释放 Ca²⁺ 减少，因而使心肌收缩能力减弱；④由于房室交界区细胞 Ca²⁺ 内流减少，0 相上升速率减慢，动作电位幅度减小，使传导速度减慢。心迷走神经对心脏的抑制作用可被 M 受体阻断剂（阿托品）所阻断。

心迷走神经兴奋心脏的效应为负性变时、变力和变传导作用。

ACh 对心脏的作用机制：促进 K⁺ 外流，抑制 Ca²⁺ 通道，减少 Ca²⁺ 内流。

心脏受心迷走神经和心交感神经的双重支配，两者对心脏的作用是相对抗又相互联系的，其机制涉及突触前受体及受体后信号转导途径的相互调制。在交感节后神经末梢上有接头前 M 型胆碱受体，在迷走神经末梢上有接头前 α 肾上腺素受体。迷走神经末梢释放的 ACh 可作用于交感神经末梢的 M 受体，使交感神经末梢释放递质减少；交感神经末梢释放的 NE 也可作用于迷走神经末梢的 α 受体，使迷走神经末梢释放递质减少，这种通过接头前受体影响神经末梢递质释放的过程称为递质释放的接头前（或突触前）调制（图 6-21）。在平时，心交感和心迷走神经都发放低

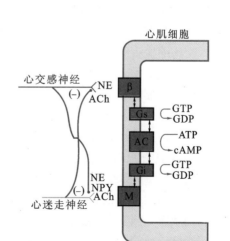

图 6-21　心交感和心迷走神经的交互作用

NPY：神经肽 Y；AC：腺苷酸环化酶

频传出冲动，分别被称为心交感紧张（cardiac sympathetic tone）和心迷走紧张（cardiac vagal tone）。在安静时，心迷走紧张占优势，使心率保持在每分钟 75 次左右，如果用阿托品和普萘洛尔同时阻断迷走神经和交感神经的作用，心率将增至每分钟 100 次左右（接近窦房结内在频率）；而在情绪激动或运动时，心交感紧张占优势，心率明显增加。

（3）支配心脏的肽能神经元　用免疫细胞化学方法证明，心脏中存在多种肽类神经纤维，其末梢释放肽类递质，如神经肽 Y（neuropeptide Y，NPY）、血管活性肠肽（vasoactive intestinal peptide，VIP）、降钙素基因相关肽（calcitonin gene related peptide，CGRP）、阿片肽（opioid peptide）、神经降压素（neurotensin，NT）和速激肽（tachykinin，TNK）等。现已知一些肽类递质可与其他递质，如单胺和 ACh 共存于同一神经元内，并共同释放，参与对心肌和冠状血管活动的调节。

2. 血管的神经支配　除真毛细血管外，所有血管壁都有平滑肌分布，绝大多数血管平滑肌都受自主神经支配。血管平滑肌通常总是处于一定程度的持续性收缩状态，即保持着一定的基础张力。微动脉等阻力血管基础张力较高，多数皮肤和骨骼肌血管的基础张力特别高，而静脉等容量血管的基础张力较低。改变阻力血管的基础张力时，则引起血管收缩或扩张，血管的口径发生变化，从而使血管阻力及局部血流量增加或减少；当改变容量血管的基础张力时，则将改变静脉回流量及心输出量。在血管平滑肌基础张力的背景上，支配血管的自主神经通过发放神经冲动的多少来控制血管的口径。作用于血管壁的神经称为血管运动神经，可分为缩血管神经和舒血管神经两大类。

（1）缩血管神经纤维及其作用　缩血管神经纤维都是交感神经纤维，故一般称为交感缩血管纤维，其节前神经元位于脊髓 $T_1 \sim L_3$ 节段的中间外侧柱内，节前纤维末梢释放的递质为 ACh。节后神经元位于椎旁和椎前神经节内，节后纤维末梢释放的递质为去甲肾上腺素（NE）。血管平滑肌细胞上有 α 和 β 两类受体。NE 与 α 受体结合，血管平滑肌收缩；与 β 受体结合，则使血管平滑肌舒张，NE 与 α 受体结合的能力较 β 受体强，故缩血管纤维兴奋时引起缩血管效应。其缩血管效能与 α 受体数量有关。

交感缩血管纤维的支配范围很广，体内几乎所有的血管都受其支配，但不同器官的血管中交感缩血管纤维的密度有差异。皮肤血管中交感缩血管纤维分布最密，骨骼肌和内脏的血管次之，冠状血管和脑血管中分布较少。在同一器官中，动脉中缩血管纤维的密度高于静脉，微动脉中密度最高，但毛细血管前括约肌中稀有神经纤维分布（图 6-22）。

多数血管只接受交感缩血管纤维的单一神经支配。在安静状态下，交感缩血管纤维持续发放每秒 0.5 ~ 2 次的低频冲动，称为交感缩血管紧张（sympathetic vasoconstrictor tone），这种紧张性活动使血管平滑肌保持一定程度的收缩状态。当交感缩血管紧张增强时，血管平滑肌进一步收缩，血管张力增大；交感缩血管紧张减弱时，血管平滑肌收缩程度减低，血管张力降低，血管舒张。α 受体阻断剂（酚妥拉明）可阻断交感神经的缩血管效应。

交感缩血管纤维的直接效应，使外周阻力增加，提高动脉血压；同时出现

血管运动神经可分为缩血管神经和舒血管神经两大类，血管的舒缩运动主要受缩血管神经的调节。

多数血管只接受交感缩血管纤维的单一神经支配，其缩血管效能与血管平滑肌上的 α 受体数量有关。

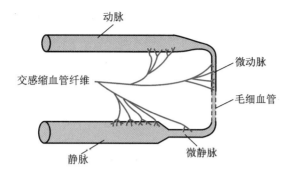

图 6-22 交感缩血管纤维在不同血管的分布

另一继发效应，收缩的血管以下部位，血流量减少，毛细血管灌注压降低，组织液回流增加，循环血量增加；同时容量血管收缩，静脉回流增加，从而增加心输出量。这两种效应相互协同，有利于动脉压的升高。

（2）舒血管神经纤维及其作用 体内有一部分血管除接受缩血管纤维支配外，还接受舒血管纤维（vasodilator fiber）支配。舒血管神经纤维主要有以下几种。

1）交感舒血管神经纤维 有些动物，如狗和猫，支配骨骼肌微动脉的交感神经中除有缩血管纤维外，还有舒血管纤维。交感舒血管神经节后纤维末梢释放的递质为 ACh，它能与血管平滑肌 M 受体结合，引起血管舒张，阿托品可阻断其效应，所以也称交感胆碱舒血管神经。这种交感舒血管神经受大脑皮质（运动区）控制，在下丘脑前端和中脑换元后，经延髓腹侧下达脊髓，在脊髓灰质侧角中换元后，发出节前纤维加入交感神经，最后到达骨骼肌。交感舒血管纤维在平时没有紧张性活动，并不参与全身血压的调节，只有在动物处于情绪激动状态和发生防御反应时才发放冲动，使骨骼肌血管舒张，血流量增多。在运动开始前，这类纤维的活动可预先增加骨骼肌的血流量，为以后肌肉活动的加强做好准备工作。

当人感受到强烈的情绪刺激时，可发生晕厥，称为情绪性晕厥，也称血管迷走性晕厥（vasovagal syncope）。情绪性晕厥可能是由于交感舒血管纤维激烈活动，使骨骼肌血管明显舒张，同时心迷走神经活动增强，使心率显著减慢，这样动脉血压瞬时下降，使大脑血供减少，导致知觉丧失。

2）副交感舒血管神经纤维 少数器官，如脑膜、唾液腺、胃肠外分泌腺和外生殖器等，其血管平滑肌除接受交感缩血管纤维支配外，还接受副交感舒血管纤维支配。例如，面神经中含有支配软脑膜血管的副交感纤维，迷走神经中有支配肝血管的副交感纤维，盆神经中有支配盆腔器官和外生殖器血管的副交感纤维等。副交感舒血管神经节后纤维末梢释放的递质为 ACh，与血管平滑肌的 M 受体结合，引起血管舒张，故称为副交感胆碱舒血管纤维。副交感舒血管纤维对局部血流量起调节作用，对循环系统的总外周阻力影响很小。阿托品能阻断交感舒血管纤维与副交感舒血管纤维对血管的舒张作用。

3）脊髓背根舒血管纤维 除上述两类舒血管纤维外，还存在脊髓背根舒血管纤维。皮肤伤害性感觉传入纤维在外周末梢处可有分支，当皮肤受到伤害

交感缩血管纤维的直接效应，使血管收缩，外周阻力增加。

舒血管神经纤维有：交感舒血管神经纤维、副交感舒血管神经纤维和脊髓背根舒血管纤维。

性刺激时，感觉冲动一方面沿传入纤维通过脊髓背根向中枢传导产生痛觉，另一方面可在末梢分叉处沿其分支逆传到受刺激部位邻近的微动脉，使微动脉舒张，局部皮肤充血出现红晕。这种仅通过轴突外周部位完成的反应，称为"轴突反射"（axon reflex），实际上并不符合反射必须有中枢神经参与的定义。这种神经纤维即称背根舒血管纤维，其释放的递质还不很清楚，可能是 P 物质、组胺、ATP 或降钙素基因相关肽。

（二）心血管中枢

在生理学中，将中枢神经系统中与控制心血管活动有关的神经元集中的部位称为心血管中枢（cardiovascular center）。控制心血管活动的神经元并不是只集中在中枢神经系统的一个部位，而是分布在中枢神经系统从脊髓到大脑皮质的各个水平，它们相互联系，根据机体的需要，协调控制整个心血管系统的活动。最重要的心血管中枢位于低位脑干，靠近呼吸中枢（图 6-23）。

1. 延髓心血管中枢　在早期的研究中，常常采用分段切脑的方法以确定中枢某部分的功能。动物实验发现，在延髓上缘横断脑干后，动物的血压并无明显的变化，刺激坐骨神经引起的升压反射也仍存在；但如果将横断水平逐步移向脑干尾端，则动脉血压逐渐降低，刺激坐骨神经引起的升压反射效应也逐渐减弱。当横断水平下移至延髓闩部（即延髓与脊髓交界处）时，血压降低至大约 40 mmHg。以上结果说明，延髓是最基本的心血管活动调节中枢。

延髓是最基本的心血管活动调节中枢。

延髓心血管中枢主要包括以下几个部分。

（1）缩血管区　位于头端延髓腹外侧区（rostral ventrolateral medulla，RVLM）（图 6-23），是前交感神经元（pre-sympathetic neurons）集中的部位，这些神经元发出的下行纤维直接支配脊髓灰质侧角的交感节前神经元，通过释放谷氨酸或肾上腺素，作用于交感节前神经元上相应的受体，引起交感节前神经元兴奋。刺激 RVLM 可引起交感缩血管神经和心交感神经活动增强，心率加快，阻力血管收缩和血压升高；而如果损毁两侧的 RVLM，则交感缩血管神经和心交感神经活动几乎完全消失，动物的血压可降低到 40 mmHg。显然，RVLM 是维持心血管交感神经紧张性的关键部位，因此又称 RVLM 为血管运动中枢。后面将提到的一些心血管反射、高位中枢（如下丘脑防御反应区和大脑皮质等）对心血管功能的调节也是通过与 RVLM 的联系而实现的。

（2）舒血管区　位于尾端延髓腹外侧区（caudal ventrolateral medulla，CVLM）（图 6-23）。CVLM 的神经元发出纤维投射到 RVLM，其末梢释放抑制性递质 γ-氨基丁酸（GABA），抑制 RVLM 前交感神经元活动。因此刺激 CVLM 可引起交感缩血管神经和心交感神经活动减弱，导致心率减慢、阻力血管舒张和血压降低。CVLM 是动脉压力感受性反射通路上的一个重要环节。

（3）心抑制区（心迷走中枢）　位于延髓的疑核和迷走运动背核，是心迷走节前神经元胞体集中的部位（图 6-23），刺激该区可

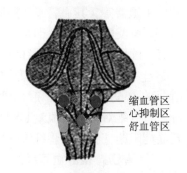

缩血管区
心抑制区
舒血管区

图 6-23　延髓心血管中枢示意图

引起迷走神经活动增强和心率减慢。心迷走中枢接受来自孤束核的纤维投射，使迷走节前神经元兴奋并进而产生心抑制效应，这是动脉压力感受性反射引起心率改变的主要机制。

（4）感受区（传入神经接替核）　孤束核（nucleus tractus solitarius，NTS）是内脏传入神经的接替核，接受来自颈动脉窦和主动脉弓等心血管感受器的传入信息，将这些信息传递到CVLM、心迷走中枢、RVLM和下丘脑等广泛区域。孤束核神经元兴奋时，可使交感神经紧张性降低，心迷走神经紧张性增强。

2. 延髓以上的心血管中枢　在延髓以上的脑干部分、中脑、小脑、下丘脑乃至大脑皮质中都存在与心血管活动有关的神经元，它们一般是通过兴奋或抑制延髓缩血管区和心抑制区来调节心血管活动的。它们在自主神经和心血管张力性活动中并不起重要的调节作用，而是在行为活动和情绪反应过程中对自主神经和心血管活动进行复杂的整合作用，引起相应的具有特定"形式"（pattern）的心血管反应。例如，下丘脑是对各种内脏功能进行整合的较高级部位，在体温调节、摄食、水平衡、睡眠与觉醒、性行为中都起重要作用，而在这些生理活动中都包含有相应心血管活动的改变。刺激边缘系统和下丘脑的"防御反应区"可引起警觉状态、骨骼肌紧张性加强及准备进攻的姿势等行为变化，同时也出现交感神经兴奋、心率加快、心脏搏动加强、皮肤和内脏血管收缩、骨骼肌血管舒张及血压升高等心血管反应。这些心血管活动改变是与机体所处状态相协调的，使骨骼肌有充分的血液供应，以适应防御、攻击、搏斗或逃跑等行为需要。有人认为，防御反应神经通路的经常被激活可能与高血压等心血管疾病有关。

（三）心血管反射

心血管活动神经调节的主要方式是心血管反射。当机体处于不同的生理状态，如变换姿势、运动、睡眠时，或当机体内、外环境发生变化时，可引起各种心血管反射，使心输出量和各器官的血管收缩状况发生相应的改变，动脉血压也发生变动。心血管反射一般都很快完成，其生理意义在于使循环功能能适应当时的状态或环境的变化。如在剧烈运动、应激等状态下，动脉血压会迅速升高，以满足对血液供应的需求。心血管反射可分为两类，即起源于心血管系统内部的内源性反射（intrinsic reflex），如压力感受性反射和化学感受性反射等；起源于其他器官和系统的外源性反射（extrinsic reflex），如躯体感受器引起的心血管反射和脑缺血反应等。

1. 颈动脉窦和主动脉弓压力感受性反射　当动脉血压发生波动时，位于颈动脉窦及主动脉弓等部位的压力感受器及其传入神经将这一信息传递至心血管中枢，通过改变交感和迷走神经传出活动，反射性地调整心脏和血管功能，这被称为动脉压力感受性反射（arterial baroreceptor reflex）。由颈动脉窦和主动脉弓压力感受器活动引起的反射，分别称颈动脉窦压力感受性反射及主动脉弓压力感受性反射。生理学上常将两者合称窦弓压力感受性反射，简称窦弓反射。当动脉血压升高时，压力感受性反射的效应是使心率减慢，外周血管扩张，外周阻力降低，血压回降；反之，血压回升。

（1）动脉压力感受器　颈动脉窦与主动脉弓压力感受器是机体最重要的

运动和应激时，动脉血压需要迅速升高，这是通过神经系统来完成的。

心血管反射可分为两类，即起源于心血管系统内部的内源性反射及起源于其他器官和系统的外源性反射。

颈动脉窦和主动脉弓压力感受性反射也称减压反射。它在平时经常起作用，是一种负反馈调节机制，通过对动脉血压的快速调节使动脉血压维持相对稳定。

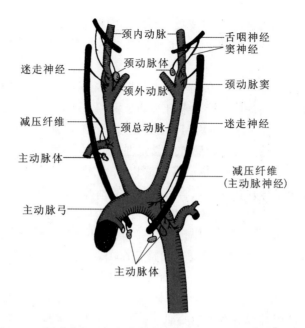

图 6-24　颈动脉窦区与主动脉弓区的压力感受器和化学感受器

动脉压力感受器（baroreceptor）（图 6-24）。颈动脉窦压力感受器位于颈总动脉分叉处，此处颈内动脉略膨大形成颈动脉窦，其管壁的外膜下分布有感觉神经末梢；主动脉弓压力感受器分布于主动脉弓及锁骨下动脉的外膜及中膜内，其结构与颈动脉窦压力感受器类似。动脉压力感受器并不是直接感受动脉血压的变化，而是感受血液对血管壁的机械牵张。在颈动脉窦内插入一个球囊，如果充胀球囊，则引起血压降低及心率减慢；若在颈动脉窦外周用石膏模罩起来，使血管不能扩张，此时充胀球囊，则不能引起上述反应；而去掉石膏模，再次充胀球囊，则上述反应恢复。因此，压力感受器实质上是机械感受器或血管壁牵张感受器。当动脉血压升高时，动脉管壁被牵张的程度增大，动脉压力感受器发放的神经冲动增多；动脉血压降低时，动脉管壁被牵张的程度减弱，压力感受器的传入冲动减少（图 6-25）。在一定范围内，动脉压力感受器传入冲动的频率与动脉血压呈正相关。从图 6-26 中可看出，动脉血压在 50 ~ 60 mmHg 及以下时，没有神经冲动发出，超过此水平，窦神经发放冲动增加，直至动脉血压在 180 mmHg 时达饱和状态。图 6-26 中箭头所指处的窦内压为 100 mmHg，相当于正常人的平均动脉压，此处曲线最陡，即压力感受性反射最为敏感，纠正血压波动的能力最强，说明压力感受性反射经常起着缓冲血压波动的作用。有人把压力感受性反射最敏感时的动脉压称为该反射的调定点（set point），认为压力感受性反射是使血压维持在调定点水平。

在一定范围内，压力感受性反射的传入冲动的频率与动脉血压成正相关，与血管壁的牵张程度（即扩张程度）成正比。

　　压力感受器传入神经末梢上表达的机械敏感离子通道（mechanosensitive ion channel）将颈动脉窦或主动脉弓的牵张刺激转化为传入神经冲动。压力感受器的反应极为敏感，甚至在心脏收缩期和舒张期的零点几秒内压力的变化都可引起发放冲动的不同（传入冲动在心缩期增多，在心舒期减少或消失），而且它对搏动性压力的变化较持续性压力的变化更敏感。

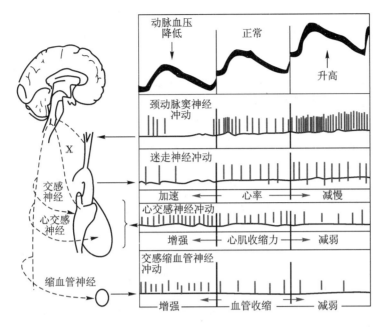

图 6-25　颈动脉窦压力感受性反射

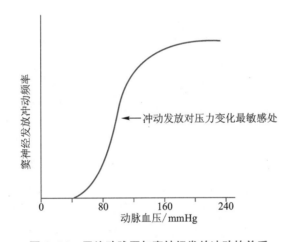

图 6-26　平均动脉压与窦神经发放冲动的关系

（2）传入神经与中枢的联系　颈动脉窦压力感受器的传入神经纤维组成窦神经（sinus nerve）。窦神经加入舌咽神经进入延髓，与孤束核的神经元发生突触联系。主动脉弓压力感受器的传入神经纤维行走于迷走神经干内，然后进入延髓孤束核。兔和鼠的主动脉弓压力感受器传入纤维自成一束，与迷走神经伴行，称为主动脉神经或减压神经，在进入颅腔前并入迷走神经。

动脉压力感受器的传入神经冲动到达孤束核后，可通过延髓内的神经通路使 RVLM 交感兴奋性神经元抑制，从而使交感神经紧张性活动减弱；孤束核神经元还与延髓内其他神经核团及脑干其他部位（如脑桥、下丘脑等）的一些神经核团发生联系，其效应也是使交感神经紧张性活动减弱。另外，压力感受器的传入冲动到达孤束核后，还与迷走神经背核和疑核发生联系，使心迷走神经的活动加强。故动脉压力感受器反射包含压力感受器－交感反射与压力感受器－迷走反射。

（3）传出神经和反射效应　动脉压力感受性反射的传出神经为交感缩血管纤维、心交感神经和心迷走神经，效应器为心脏和血管。动脉血压升高时，颈动脉窦和主动脉弓压力感受器传入冲动增多，通过中枢机制，使心迷走紧张加强，心交感紧张和交感缩血管紧张减弱，其效应为心率减慢，心输出量减少，血管扩张，外周阻力降低，动脉血压下降，因此，颈动脉窦和主动脉弓压力感受性反射又称为降压反射（depressor reflex）或减压反射。反之，当动脉血压降低时，压力感受器传入冲动减少，使心迷走紧张减弱，交感紧张加强，于是心率加快，心输出量增加，外周血管阻力增高，血压回升。表明压力感受性反射具有双向效应，在维持动脉血压的相对稳定中有重要作用，从这个意义说，压力感受性反射又称稳压反射。

（4）压力感受性反射的生理意义　压力感受性反射是一种负反馈调节机制，它在心输出量、外周阻力、血量等发生突然变化的情况下，通过快速调节使动脉血压保持相对稳定。所以压力感受性反射对维持动脉血压的稳定具有重要的生理意义，尤其对快速血压变动时（如体位变化、意外刺激）的血压调节尤为重要。当人体从卧位突然站立时，由于重力的关系，静脉回心血量减少，动脉血压突然降低，可使机体头部和上身部的血供突然下降，甚至会因脑供血减少而引起晕厥。正常情况下，动脉压力感受器反射可防止这种情况发生。由于血压的下降，对压力感受器的牵张减少，减压反射减弱，引起全身交感缩血管紧张性升高，这样使血压回升到正常水平。在安静状态下，动脉血压已高于压力感受器的阈值水平，因此压力感受性反射在平时起经常性作用。由于窦神经和主动脉神经参与压力感受性反射效应，能缓冲动脉血压的波动，所以将这两类传入神经合称为缓冲神经（buffer nerve）。

在动物实验中可看到，正常狗 24 h 内动脉血压的变动范围一般在距平均动脉压（100 mmHg）10～15 mmHg 的范围；而切除两侧缓冲神经的狗，血压经常出现很大的波动，其变动范围可超过平均动脉压上下 50 mmHg。但是，在切除缓冲神经的动物，一天中血压的平均值并不明显高于正常，表明压力感受性反射在动脉血压的长期调节中并不起重要作用，主要在血压的快速调节中起作用。

2. 心肺压力感受器引起的心血管反射　心房和肺动脉壁上也存在牵张感受器，称为低压力感受器（low-pressure receptor），它们类似于颈动脉窦和主动脉弓压力感受器，但所处环境的压力较低，且与血容量直接相关，所以心肺压力感受器也称为容量感受器，在血容量改变导致动脉血压变化中起到缓冲作用。例如，将 300 mL 血液输入狗体内，动脉血压仅升高 15 mmHg；如果去除颈动脉窦和主动脉弓的压力感受性反射，动脉血压也只升高 40 mmHg；如果把低压力感受器发出的传入神经也切断，则动脉血压可升高 100 mmHg。由此可见，与颈动脉窦和主动脉弓压力感受性反射相比，心肺压力感受器在缓冲血容量改变引起的动脉血压变化中起作用，两者共同稳定动脉血压。

心肺压力感受器作用的机制可能如下：当心房内血容量增多或压力升高

（旁注）窦弓反射具有双向调节的能力，对急骤变化的血压调节作用大，对缓慢的血压变化不敏感。

时，感受器受牵拉而发生兴奋，兴奋的结果可反射性地使肾交感神经的活动减弱，肾入球小动脉扩张，肾血流量增加，使肾小球滤过率增加，更多液体由血管进入肾小管，这被称为心－肾反射；其次，受牵拉的心房可反射性地使下丘脑的血管升压素分泌减少，肾小管重吸收水的作用下降，尿量增多。两者作用的结果使体液排出增加，血容量减少，动脉血压降低。

此外，当心房压力增大时，也可加快心率，最明显时可使心率增加75%，此作用部分是由于心房对窦房结的牵拉，使自律性活动加快所致；但更主要的是由于神经反射所致，称为班布里奇反射（Bainbridge reflex）。受牵拉的心房经迷走神经将冲动传至延髓，经交感神经传出至心脏，使心搏加快，收缩力加强，此反射辅助性地防止了血液在静脉、心房和肺循环内的淤积。

另一类心肺感受器的适宜刺激是一些化学物质，如前列腺素和缓激肽等。有些药物（如藜芦碱等）也能刺激此类心肺感受器，反射性引起心交感紧张降低，心迷走紧张加强，导致心率减慢，心输出量减少，外周阻力降低，血压下降。

3. 颈动脉体和主动脉体化学感受性反射　这是体内另一种重要的内源性心血管反射。在颈总动脉分叉处和主动脉弓区域存在一些特殊的感受装置，被称为颈动脉体和主动脉体化学感受器（chemoreceptor）。当血液中的某些化学成分发生变化时，如低氧、CO_2分压过高及H^+浓度过高等，可以刺激化学感受器；当动脉血压下降到临界水平时（如60 mmHg以下），化学感受器的血供减少，表现为缺氧、CO_2和H^+增加，此时化学感受器也受到有效的刺激。其传入冲动分别由窦神经和迷走神经传入至延髓孤束核，影响延髓内呼吸神经元和心血管运动神经元的活动。

颈动脉体和主动脉体化学感受性反射的主要效应是呼吸加深加快（见第七章呼吸生理）。当人为地控制呼吸频率和深度时，化学感受器传入冲动对心血管活动的直接效应是交感缩血管神经活动增强，骨骼肌和内脏血管收缩，外周阻力增大，故血压升高。在血压升高的同时，又通过压力感受器传入而反射性地引起心率减慢。在保持自然呼吸的情况下，化学感受器受刺激时引起的呼吸加深加快，可间接地引起心率加快，心输出量增加，外周阻力增大，血压升高。

化学感受性反射在平时对心血管活动可能并不起明显的调节作用，只是在低氧、窒息、失血和酸中毒，特别是在动脉血压过低等情况下才发生作用，通过增加外周阻力、防止血压进一步下降，以保证心、脑等重要器官的血供。阻塞性睡眠呼吸暂停（obstructive sleep apnea）患者因睡眠时出现间歇性低氧和高碳酸血症，可反复激活化学感受器－交感反射，引起心脏和血管交感神经兴奋，可能参与心脏和血管疾病的病理生理过程。

4. 脑缺血反应　当动脉血压降低时，脑干心血管中枢血液供应减少，由于局部缺氧、CO_2和H^+等大量积聚，直接刺激中枢化学感受器，使延髓的交感缩血管中枢兴奋，引起交感缩血管紧张增强和动脉血压升高，使延髓的供血得到暂时改善，这一反应被称为脑缺血反应（brain ischemic response）。

脑缺血反应一般要在动脉血压下降至60 mmHg以下才发生，特别是当血

化学感受性反射在平时对心血管活动不起明显调节作用，它主要调节呼吸运动。

脑缺血反应是机体防止血压下降的最后一道防线。

压降至 15~20 mmHg 时，反应最强烈。它在维持正常动脉血压中基本不起作用，但在病理情况下，其可能是机体防止血压下降的最后一道防线（last ditch stand），脑缺血反应是一种移缓济急的应急反应。

5. 外源性心血管反射 外源性反射的感受器位于心血管系统外。与内源性反射相比，这些反射在正常情况下对心血管系统的调节作用较小。但在某些环境、应激和病理生理情况下，外源性反射具有保护作用和重要的生理意义。

（1）躯体感受器引起的心血管反射 刺激躯体传入神经可以引起各种心血管反射。反射的效应取决于感受器的性质、刺激的强度和频率等因素。用低至中等强度的低频电脉冲刺激骨骼肌传入神经（主要是 II 和 III 类纤维），常可引起降压效应；而用高强度、高频率电刺激皮肤传入神经（主要是 IV 类纤维），则常引起升压效应。在平时，肌肉活动，皮肤冷、热刺激及各种伤害性刺激都能引起心血管反射活动。针刺穴位对正常心血管功能无明显影响，但对某些心血管病有调整作用，其原因在于刺激肌肉或皮肤的一些躯体感受器，通过中枢神经系统内复杂的机制，改变交感中枢的紧张性，使异常的心血管活动得到调整。

（2）其他器官感受器引起的心血管反射 刺激某些内脏器官也可以引起心血管活动的反射性改变。例如，扩张肺、胃、肠、膀胱等空腔器官，挤压睾丸等，常可引起心率减慢和外周血管舒张等效应，这些内脏感受器的传入神经纤维行走于迷走神经或交感神经内。压迫眼球可反射性引起心率减慢，称为眼心反射，临床上，压迫眼球可暂时缓解阵发性室上性心动过速。

二、体液调节

心血管活动的体液调节是指血液和组织液中一些化学物质对心血管系统活动的调节作用。有些体液因素是内分泌腺分泌的激素，通过血液运到全身，广泛作用于心血管系统；有些体液因素则在组织中生成，主要对局部的血管和组织起调节作用。

（一）去甲肾上腺素和肾上腺素

去甲肾上腺素（norepinephrine, noradrenaline, NE）和肾上腺素（epinephrine, adrenaline, E）在化学结构上都属于儿茶酚胺类（catecholamine）。循环血液中的肾上腺素和去甲肾上腺素主要来自肾上腺髓质的分泌。交感神经末梢释放的递质去甲肾上腺素也有小部分进入血液循环。肾上腺髓质释放的儿茶酚胺中，肾上腺素约占 80%，去甲肾上腺素约占 20%。在不同的生理情况下，两者的比例可能发生变化。

肾上腺髓质的分泌受交感神经节前纤维控制。当体力劳动或情绪激动时，交感神经中枢兴奋，支配肾上腺髓质的交感神经节前纤维释放 ACh，刺激肾上腺髓质细胞分泌大量肾上腺素和去甲肾上腺素。由交感神经节后纤维末梢释放的去甲肾上腺素，一般均在局部发挥作用，并迅速被酶分解而失活或被神经末梢重摄取，因此，它的作用快且时间短暂。但由肾上腺髓质所分泌的肾上腺素和去甲肾上腺素，进入血液循环后，作用范围广，并且在血中消除的速度慢，所以作用时间较长（10~30 s）。

肾上腺素和去甲肾上腺素是通过心肌和血管平滑肌上的 α 和 β 受体起作用的。它们对心脏和血管的作用有许多共同点，但并不完全相同，因为两者对不同肾上腺素受体的结合能力不同。肾上腺素可与 α 和 β 受体结合。在心脏，肾上腺素主要与心肌细胞的 β_1 受体结合，产生正性变时、变力和变传导作用，临床上往往作为强心急救药使用。肾上腺素对血管的作用取决于其平滑肌上受体分布的情况。在皮肤、肾、胃肠血管平滑肌上 α 受体较多，肾上腺素的作用是使这些器官的血管收缩；在骨骼肌、肝和冠状动脉的血管平滑肌上，β_2 受体占优势，小剂量的肾上腺素常以兴奋 β_2 受体的效应为主，引起血管舒张，大剂量时也兴奋 α 受体，引起血管收缩。因此，肾上腺素对血管的调节作用是使全身各器官的血流量分配发生变化。去甲肾上腺素主要与 α 受体结合，也可与心肌的 β_1 受体结合，和血管平滑肌的 β_2 受体的结合能力较弱。静脉注射去甲肾上腺素，可使体内大多数器官的血管广泛收缩，外周阻力增加，动脉血压升高，使压力感受性反射活动加强，反射性引起心率减慢，其作用超过去甲肾上腺素对心脏的直接效应，故表现为心率减慢。

肾上腺素可与心肌 β_1 受体结合，引起强心作用，对血管的作用取决于平滑肌受体的分布情况。去甲肾上腺素与血管 α 受体结合，引起血压升高，并反射性引起心率减慢。

（二）肾素 – 血管紧张素 – 醛固酮系统

肾素（renin）是由肾球旁细胞合成和分泌的一种酸性蛋白酶，相对分子质量约为 40 000，它经肾静脉进入血液循环。肾素的作用是使血浆中的血管紧张素原（angiotensinogen）水解，产生 10 肽的血管紧张素 I（angiotensin I，Ang I）。在血浆和组织，特别是在肺循环血管内皮表面的血管紧张素转化酶（angiotensin converting enzyme，ACE）的作用下，Ang I 水解，脱去 2 个氨基酸成为 8 肽的血管紧张素 II（angiotensin II，Ang II）。Ang II 在血浆和组织中的血管紧张素酶 A 的作用下，再失去一个氨基酸，成为 7 肽的血管紧张素 III（angiotensin III，Ang III）（图 6–27）。Ang II 和 Ang III 作用于血管平滑肌和肾上腺皮质等细胞的血管紧张素受体，产生相应的生理效应。需要指出的是，许多组织（如中枢神经系统、肾、血管壁、子宫和胎盘等）都能合成、分泌和降解肾素 – 血管紧张素，被称为局部肾素 – 血管紧张素系统。

肾素作用于血浆中的血管紧张素原，使其变为 Ang I，在 ACE 作用下，Ang I 水解成为 Ang II。

肾素的分泌和释放受神经和体液因素的调节，交感神经兴奋和肾血流灌注减少均可导致肾素分泌增多。Ang I 一般不具有生理活性。血管紧张素中最重要的是 Ang II，Ang II 的生理作用有：①直接使全身微动脉收缩，外周阻力增加，血压升高；使静脉收缩，回心血量增多。②作用于交感缩血管纤维末梢接头前的 Ang 受体（接头前调制作用），使交感神经末梢释放去甲肾上腺素增多。③作用于中枢神经系统内一些神经元的 Ang 受体，使交感缩血管紧张加强，外周血管阻力增大，血压升高。④强烈刺激肾上腺皮质球状带细胞合成和释放醛固酮，后者可促进肾小管对 Na^+ 的重吸收，有保 Na^+ 保水作用，使细胞外液量增加。⑤引起或增强渴觉，并导致饮水行为。由于肾素、血管紧张素和醛固酮之间存在着密切的关系，因此称其为肾素 – 血管

Ang II 的生理作用：直接收缩全身微动脉，使交感神经末梢释放去甲肾上腺素增多，中枢性加强交感缩血管紧张，刺激醛固酮释放，引起渴觉，导致饮水行为。

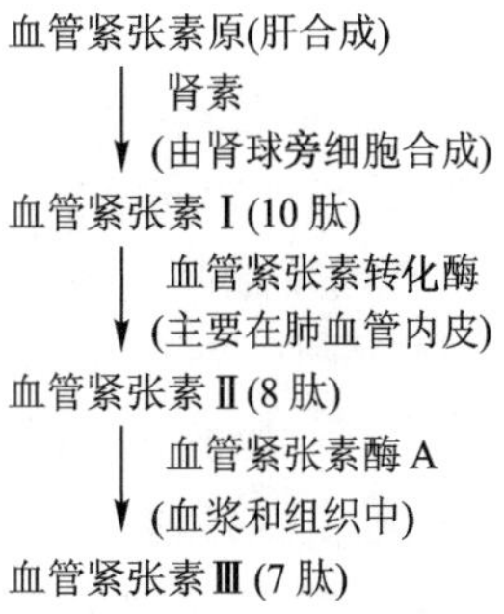

血管紧张素原(肝合成)
↓ 肾素
（由肾球旁细胞合成）
血管紧张素 I (10 肽)
↓ 血管紧张素转化酶
（主要在肺血管内皮）
血管紧张素 II (8 肽)
↓ 血管紧张素酶 A
（血浆和组织中）
血管紧张素 III (7 肽)

图 6–27　肾素 – 血管紧张素系统

紧张素 – 醛固酮系统（renin–angiotensin–aldosterone system，RAA 系统），有人认为这一系统对于血压的长期调节有重要意义。Ang Ⅲ 的缩血管效应仅为 Ang Ⅱ 的 10%～20%，但刺激肾上腺皮质合成和释放醛固酮的作用较强。

在某些病理情况下（如失血），RAA 系统的活动加强，并对循环功能的调节起重要作用。当肾血管周围发生炎症或血管壁硬化等原因，引起肾血液供应不足时，肾素分泌增加，血浆中 Ang Ⅱ 的浓度增高，可引起慢性肾性高血压。

（三）血管升压素

血管升压素在生理浓度时主要为抗利尿效应，此外，还能提高压力感受性反射的敏感性，只有当浓度明显高于正常时，才引起血压升高。

血管升压素（vasopressin，VP）是由下丘脑视上核和室旁核大细胞神经元合成的一种 9 肽激素，经下丘脑垂体束运输到神经垂体贮存，再释放入血，参与肾和心血管活动的调节。血管升压素作为循环激素主要作用于肾，可促进远曲小管和集合小管对水的重吸收，故又称为抗利尿激素（antidiuretic hormone，ADH）。

VP 作用于血管平滑肌上的相应受体，引起全身绝大多数血管平滑肌收缩，是已知的最强的缩血管物质之一。在正常情况下，血浆中 VP 浓度升高时首先出现抗利尿效应；只有当其血浆浓度明显高于正常时，才引起血压升高。

VP 的释放主要受体液渗透压的影响，当血浆渗透压升高时，VP 释放增加；血浆渗透压降低时，VP 释放减少。其次 VP 也受细胞外液量改变的影响（见第九章泌尿生理）；此外，低氧、外科手术、疼痛等伤害性刺激也能引起 VP 的释放。VP 对维持血容量和血压的稳定有重要作用。

（四）血管内皮生成的血管活性物质

血管内皮生成的舒血管物质包括：前列环素、一氧化氮、内皮源性超极化因子等。

血管内皮细胞不仅是血管内壁的屏障，也能生成并释放多种血管活性物质，引起血管平滑肌舒张或收缩，对局部血流量有重要调节作用。

1. 血管内皮生成的舒血管物质　血管内皮生成和释放的舒血管物质有多种。在内皮细胞内前列环素合成酶作用下，可合成前列环素（prostacyclin，PGI_2），血管内的搏动性血流对内皮产生的切应力可使内皮释放 PGI_2，使血管舒张。另一类是内皮细胞舒血管因子（endothelium–derived relaxing factor，EDRF），EDRF 主要是一氧化氮（nitric oxide，NO）。在 NO 合酶（NO synthase，NOS）作用下，内皮细胞利用前体 L- 精氨酸生成 NO 与胍氨酸。NOS 选择性抑制剂 N- 单甲基精氨酸（L–NMMA）能通过与 L- 精氨酸竞争 NOS 而阻断 NO 的合成。EDRF 可使血管平滑肌内的可溶性鸟苷酸环化酶激活，cGMP 浓度升高，游离 Ca^{2+} 浓度降低，故血管舒张。此外，内皮细胞表面的 P 物质受体、5- 羟色胺受体、ATP 受体、M 受体等被相应的物质激活后，可促进 EDRF 的释放。某些缩血管物质，如 NE、VP、Ang Ⅱ 等，也可使内皮释放 EDRF，后者可减弱缩血管物质对血管平滑肌的收缩作用。

NO 的作用：舒张血管、抗血小板聚集、抑制血小板和白细胞黏附、抑制血管平滑肌细胞增生等。

血管内皮细胞在 ACh 作用下除产生 PGI_2 和 EDRF 外，还可以释放内皮源性超极化因子（endothelium–derived hyperpolarizing factor，EDHF）。EDHF 通过血管平滑肌细胞膜 K^+ 通道的开放，使膜发生超极化，引起血管扩张。

NO 除了舒张血管的作用外，还有抗血小板聚集、抑制血小板和白细胞黏附、抗血管平滑肌细胞增生作用，这些作用对防止血栓形成与动脉粥样硬化有重要意义。

2. 血管内皮生成的缩血管物质　血管内皮细胞也可产生多种缩血管物质，称为内皮源性缩血管因子（endothelium–derived vasoconstrictor factor，EDCF）。内皮素（endothelin，ET）是其中的一种。它是内皮细胞合成和释放的多肽，人及哺乳动物体内有 ET-1、ET-2 和 ET-3 等 3 种异构体。ET-1 是目前已知的最强烈的缩血管物质之一，比 Ang Ⅱ 至少强 10 倍。给动物注射内皮素可引起持续时间较长的升血压效应，但在升血压之前常先出现一个短暂的降血压过程，这可能因为内皮素引起 EDRF 释放所致。

血管内皮生成的缩血管物质包括：内皮素、Ang Ⅱ 与 TXA$_2$ 等。

近年的研究认为，EDCF 除内皮素外，还有下列物质：①血管壁内存在的局部肾素 – 血管紧张素系统生成的 Ang Ⅱ。②环氧化酶产生的前列腺素 H$_2$（PGH$_2$）与血栓烷 A$_2$（TXA$_2$）。③缺氧诱发的内皮收缩因子。④超氧阴离子等。

（五）激肽

激肽释放酶是体内的一类蛋白酶，可使某些激肽原分解为激肽。激肽具有舒血管活性，参与对血压和局部组织血流的调节。

激肽释放酶可分为两大类：一类存在于血浆，称为血浆激肽释放酶；另一类存在于肾、唾液腺、胰腺等器官组织内，称为腺体激肽释放酶或组织激肽释放酶。激肽原分为高相对分子质量激肽原和低相对分子质量激肽原。血浆激肽释放酶作用于血浆中高相对分子质量激肽原，使之水解，产生一种 9 肽，即缓激肽（bradykinin）。在肾、唾液腺、胰腺、汗腺及胃肠黏膜等组织中，腺体激肽释放酶作用于血浆中的低相对分子质量激肽原，产生一种 10 肽的赖氨酰缓激肽，也称胰激肽或血管舒张素（kallidin）。后者在氨基肽酶的作用下失去赖氨酸，成为缓激肽。缓激肽在激肽酶的作用下水解失活。

缓激肽和血管舒张素有强大的舒张血管作用，并能增加毛细血管壁的通透性，参与血压和局部组织血流的调节。当两者使腺体附近局部的血管舒张时，能增加腺体分泌时的血流量，为腺体细胞的分泌活动提供充足的代谢原料。

缓激肽还是血管内皮 NO 合酶的激活剂，使 NO 合成增加，具有扩张血管和抑制血小板聚集功能。

血管紧张素转化酶除了使 Ang Ⅰ 水解产生 Ang Ⅱ 外，也可使缓激肽水解失活，因此，ACE 抑制剂（ACEI）不但使 Ang Ⅱ 生成减少，也可使缓激肽含量增加，发挥降压作用。

（六）心房钠尿肽

心房钠尿肽（atrial natriuretic peptide，ANP）是由心房肌细胞分泌的一种多肽，具有较强的利尿和排钠作用。ANP 抑制血管平滑肌对缩血管物质的反应，引起血管舒张和血压降低，并能抑制肾素分泌，减少血管紧张素 Ⅱ 形成和醛固酮分泌，还抑制血管升压素合成与分泌。

人为地提高中心静脉压或心房压，血浆 ANP 的浓度增加，而离体的心房肌受到牵张时也可释放 ANP。这些证据说明心房充盈是使心房肌细胞释放 ANP 的生理刺激，在血容量增加时，心房肌释放 ANP 增加，产生利尿排钠效应。因此，ANP 和 VP 共同调节机体的水电解质平衡。

（七）前列腺素

前列腺素（prostaglandin）是一族二十碳不饱和脂肪酸，其前体是花生四烯酸或其他二十碳不饱和脂肪酸。全身各部的组织细胞几乎都含有生成前列腺素的前体及酶，因此都能产生前列腺素。

前列腺素的心血管作用主要有：

1. 调制其他激素及神经递质的作用　血管平滑肌生成前列腺素 E_2（PGE_2）和前列环素（PGI_2）。PGE_2 和 PGI_2 可使血管平滑肌对 NE 和 Ang Ⅱ 的敏感性降低。另一方面，血管平滑肌生成的前列腺素又可通过神经 – 平滑肌接头间隙作用于交感神经纤维末梢接头前的前列腺素受体，使交感纤维末梢释放递质减少。前列腺素在交感神经 – 血管平滑肌接头处起着一种局部负反馈调节作用。

2. 调节血压和局部组织的血流量　前列腺素有多种类型，各种前列腺素对血管平滑肌的作用不同，如 PGE_2 和 PGI_2 有舒血管作用，而前列腺素 $F_{2\alpha}$（$PGF_{2\alpha}$）可使静脉收缩。

（八）其他体液因素

1. 阿片肽（opioid peptide）　体内的阿片肽包括 β– 内啡肽（β–endorphin）、脑啡肽（enkephalin）和强啡肽（dynorphin）3 类。各类阿片肽对心血管系统的作用不同，依作用部位和受体亚型而异。β– 内啡肽有扩张血管和降压作用，有负性变力和变时作用，它的降压作用可能主要是中枢性的，血浆中的 β– 内啡肽可进入脑内并作用于某些与心血管活动有关的神经核团，使交感神经活动抑制，心迷走神经活动增强。针刺穴位可引起脑内阿片肽释放，这可能是针刺使高血压患者血压下降的机制之一。

除中枢作用外，阿片肽也可作用于外周的阿片受体。阿片肽可导致血管平滑肌舒张。脑啡肽和强啡肽存在于支配心脏的自主神经纤维中，也可由心房和心室肌合成。脑啡肽和强啡肽对心肌有负性变力作用。另外，交感缩血管纤维末梢也存在接头前阿片受体，这些受体被阿片肽激活时，可使交感神经纤维释放递质减少。

2. 组胺　组胺是由组氨酸在脱羧酶的作用下产生的，许多组织，特别是皮肤、肺和肠黏膜的肥大细胞中含有大量的组胺，当组织受到损伤或发生炎症和过敏反应时，都可释放组胺。组胺有强烈的舒血管作用，并能使毛细血管和微静脉的管壁通透性增加，血浆漏入组织，导致局部组织水肿。

3. 血管活性肠肽　血管活性肠肽由 21 个氨基酸组成，可增加心肌收缩力，使心、脑、肾、肺和骨骼肌的血管舒张，增加心脑血流量，因此，它在休克早期具有代偿意义。

4. 降钙素基因相关肽　降钙素基因相关肽为 37 肽，常与速激肽共存于感觉神经末梢内。降钙素基因相关肽对心脏有正性变时和变力作用，使心率加快，心肌收缩力加强，心输出量增加。对血管平滑肌有直接舒张作用，是体内最强的扩血管物质之一，且作用缓慢而持久。

5. 神经肽 Y　神经肽 Y 由 36 个氨基酸组成，主要分布于心脏神经节、心房、心室、窦房结和冠状动脉周围，在动脉系统分布较静脉多。神经肽 Y 对心脏有负性变力作用。它的缩血管效应发生快而持久。

6. 神经降压素　神经降压素为 13 肽，在心脏主要分布于窦房结、房室结、心房、心室和乳头肌。它对心房有正性变时和变力作用，具有扩血管作用，但对冠状血管和门脉有收缩作用。

7. 速激肽 速激肽是一类单链多肽，主要有 P 物质、K 物质、神经肽 B 和神经肽 K 等。速激肽具有扩张血管的作用，可以对抗 NE 引起的缩血管效应。

8. 抗心律失常肽（antiarrhythmic peptide，AAP） 抗心律失常肽主要分布在心脏，它的抗心律失常作用类似奎尼丁，但作用较奎尼丁约强 20 倍。此外，它还有抗血栓形成的作用。

9. 内源性洋地黄样因子或物质（endogenous digitalis-like factor or substance，EDLF 或 EDLS） 内源性洋地黄样因子或物质也称内洋地素（endodigin）或内地高辛素（endoxin），主要存在于脑、心、肾上腺及肝内。在心肌和血管，EDLS 通过抑制 Na^+-K^+-ATP 酶使细胞内 Na^+ 浓度升高，导致细胞内 Ca^{2+} 浓度升高，产生强心和缩血管作用。

三、自身调节

心脏和血管在没有神经和体液因素调节时，器官、组织的血流量可通过自身存在的机制进行适当的调节，以适应机体功能与代谢活动的需要，这种调节机制存在于器官组织或血管本身，称为自身调节（autoregulation）。心脏泵血功能的自身调节已在前面述及。在一定的血压变化范围内，通过局部血管的自身调节机制，器官、组织的血流量可保持稳定。自身调节机制主要有以下两类：

（一）代谢性自身调节机制

该机制的主要内容是在器官灌注压不变的情况下，器官血流量的多少主要由局部组织中代谢产物的浓度决定。组织细胞进行新陈代谢需要消耗氧，并产生各种代谢产物，当组织代谢活动增强时，局部组织中氧分压降低，代谢产物积聚增加（如 CO_2、H^+、腺苷、ATP、K^+ 等），都能使局部微动脉和毛细血管前括约肌舒张，局部血流量增多，故能向组织提供更多的氧，并带走代谢产物。当代谢产物被清除后，局部组织中氧分压回升，导致局部微动脉和毛细血管前括约肌收缩，血流阻力增加，血流量降到原先水平。

（二）肌源性自身调节机制

该机制的主要内容是许多血管平滑肌本身经常保持一定的紧张性收缩，称为肌源性活动。血管平滑肌还有一个特性，当其被牵张时肌源性活动加强，反之则减弱。这种现象在毛细血管前阻力血管段特别明显。当器官的灌注压突然升高时，血管平滑肌的肌源性活动加强，其结果是器官的血流阻力增大，器官的血流量不致因灌注压升高而明显增多，从而使器官血流量保持相对稳定。当器官内血管的灌注压突然降低时，则发生相反的变化，即阻力血管舒张，血流量仍保持相对稳定。这种肌源性的自身调节现象，对重要器官（脑、心、肾）的血液供应有重要意义。

四、动脉血压的长期调节

自主神经系统通过改变外周血管阻力和心脏泵血能力而快速地调节动脉血

器官组织血流量的自身调节机制包括代谢性自身调节机制和肌源性自身调节机制。

压，协调机体各部分的血供分配，以适应整体的需求，这是血压的短程调节。动脉血压的长期水平是由循环血量来决定的，肾起着十分重要的作用。在体内细胞外液量（包括血量）增多时，血压升高，此时肾排水排钠增加，将过多的体液排出体外，从而使血压恢复正常水平。相反，当动脉血压下降时，通过对水、电解质排出的减少，维持体液和循环血量，使血压恢复正常值。因此，这一调节机制也被称为肾－体液系统（renal-body fluid system）。有人提出肾－体液系统存在一个调定点，该调定点决定了体液总量和动脉血压的长期水平。肾－体液系统异常与高血压有密切的关系。

肾－体液系统受肾素－血管紧张素－醛固酮系统、血管升压素、心房钠尿肽和内皮素等激素的调控。需要指出的是，交感神经和动脉压力感受性反射对肾－体液系统也有影响，可能也参与动脉血压的长期调节和高血压的病理生理过程。

（戎伟芳　余路阳　曾晓荣　李雪　刘远谋
王会平　夏强　李杨　朱妙章）

第六节　微循环、组织液与淋巴循环

一、微循环

微循环（microcirculation）是指微动脉和微静脉之间的血液循环。血液循环最根本的功能是进行血液和组织之间的物质交换，这一功能就是在微循环实现的。

微循环最主要的功能是进行血液和组织之间的物质、气体交换。

（一）微循环的组成

由于各器官、组织的结构和功能不同，微循环的结构和组成也不同。典型的微循环由微动脉、后微动脉、毛细血管前括约肌、真毛细血管、通血毛细血管、动静脉吻合和微静脉等部分组成（图6-28）。微动脉是动脉系统的最后分支，有完整的环行平滑肌，在神经和体液因素的调控下，可收缩或舒张，控制与其相连的整个微循环的血流量，微动脉起着微循环"总闸门"的作用。微动脉分支后成为管径更细的后微动脉，其管壁有一层平滑肌细胞。真毛细血管通常从后微动脉以直角方向分出。在真毛细血管起始端通常有1~2个平滑肌细胞，形成毛细血管前括约肌，它受交感神经的影响较小，但对CO_2、H^+、激肽及组胺等物质却很敏感。该括约肌的舒缩状态决定进入真毛细血管的血流量，在微循环中起着"分闸门"的作用。毛细血管的血液经微静脉进入静脉。最细的微静脉管径不超过20 μm，管壁没有平滑肌，在功能上属于交换血管。较大的微静脉管壁有平滑肌，在功能上是毛细血管后阻力血管。微静脉的舒缩状态可影响毛细血管血压，从而影响毛细血管处的液体交换和静脉回心血量。从微动脉到微静脉有3条途径。

微动脉、后微动脉和毛细血管前括约肌是微循环的前阻力血管，小静脉和微静脉属于毛细血管后阻力血管。

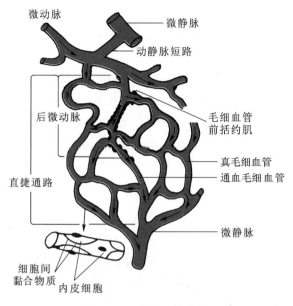

图 6-28　微循环模式图

1. **直捷通路**　血液从微动脉经后微动脉和通血毛细血管进入微静脉的通路称为直捷通路（thoroughfare channel）。通血毛细血管是后微动脉的直接延伸，其管壁平滑肌逐渐稀少以至消失。直捷通路经常处于开放状态，血流速度较快，很少进行物质交换，其主要功能是使一部分血液能迅速通过微循环而进入静脉。直捷通路在骨骼肌组织的微循环中较为多见。

2. **动静脉短路**　血液从微动脉经动静脉吻合直接回流到微静脉，此通路称为动静脉短路（arterio-venous shunt）。其管壁结构类似微动脉，管壁较厚，血流迅速。在人体某些部分的皮肤和皮下组织，特别是手指、足趾、耳郭等处，这类通路较多。动静脉吻合在功能上不是进行物质交换，而是在体温调节中发挥作用。当环境温度升高时，动静脉吻合开放增多，皮肤血流量增加，皮肤温度升高，有利于发散身体热量。环境温度降低时，则动静脉短路关闭，皮肤血流量减少，有利于保存体热。

3. **迂回通路**（circuitous channel）　迂回通路指血液从微动脉经后微动脉、毛细血管前括约肌、真毛细血管网后汇集到微静脉的通路。迂回通路的途径长，流速缓慢，且真毛细血管管壁很薄，通透性好，因此它是血液与组织细胞进行物质交换的主要场所，又称为"营养通路"（nutritional channel）。

（二）毛细血管的数量和交换面积

据粗略估计，人体全身约有 400 亿根毛细血管。不同器官组织中毛细血管的密度有很大差异，如在心肌、脑、肝和肾，毛细血管密度为每立方毫米 2 500~3 000 根；在骨骼肌为每立方毫米 100~400 根；骨、脂肪和结缔组织中毛细血管密度较低。假设毛细血管的平均半径为 3 μm，平均长度为 750 μm，则每根毛细血管的表面积约为 14 000 μm²。由于微静脉的起始段也有交换功能，故估计每根毛细血管的有效交换面积为 22 000 μm²。由此可以估计全身毛细血管（包括有交换功能的微静脉）总的有效交换面积将近 1 000 m²。

微循环由直捷通路、动静脉短路和迂回通路 3 条通路组成。

（三）毛细血管壁的结构和通透性

毛细血管壁由单层内皮细胞构成（图6-29），外面有一层基膜包围，其总厚度约 0.5 μm，在细胞核的部分稍厚。内皮细胞之间相互连接处存在着细微的裂隙，成为沟通毛细血管内外的孔道。另外，可见内皮细胞膜有许多凹陷。内皮细胞内还有许多小泡，提示毛细血管内皮细胞具有胞饮功能。肝内的毛细血管壁的裂隙较大，白蛋白可自由通过；脑内毛细血管的内皮细胞之间为紧密连接，这是血脑屏障的结构基础。水和脂溶性物质可直接通过内皮细胞，但离子和非脂溶性的氨基酸、葡萄糖则必须由特异的载体转运。

毛细血管壁由单层内皮细胞和基膜构成，有多条途径沟通毛细血管的内外。

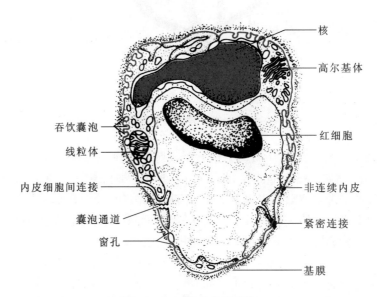

图 6-29　毛细血管壁结构

毛细血管内皮有 4 种主要类型。

1. 连续内皮　分布在皮肤、骨骼肌、平滑肌、心肌、肺等多数器官组织。内皮细胞厚度为 0.1 ~ 0.2 μm，细胞核处稍厚。细胞之间有紧密连接，其裂隙大小一般小于血浆蛋白质分子，故水、离子和小于血浆蛋白的溶质分子都可以通过，血浆蛋白质的通透性很小。脂溶性物质（如 O_2 和 CO_2 及水分子）可以直接通过内皮细胞的细胞膜和胞质。内皮细胞还有吞饮功能，在细胞内可看到吞饮囊泡，囊泡内容是血浆或组织液，包含蛋白质分子。有时数个囊泡可融合成一个贯通内皮细胞的暂时通道。

2. 有孔内皮　分布在胃肠黏膜、腺体、肾小球和肾小管周围毛细血管。这类内皮有小孔。在肾小球毛细血管，管壁小孔的直径为 50 ~ 60 nm，小孔是开放的，外面被基膜覆盖。有孔内皮对水和小分子溶质的通透性高于连续内皮，但对血浆蛋白质的通透性仍很小。

3. 非连续内皮　分布在肝、骨髓、脾的血窦。内皮细胞的间隙可宽达 1 μm，并且基膜也是不连续的，蛋白质和其他大分子可以自由通过这些间隙。

4. 紧密连接内皮　分布在中枢神经系统和视网膜。内皮细胞之间都是紧密连接，内皮细胞内很少见到吞饮囊泡。水和脂溶性分子可直接通过内皮细胞，一些离子和小分子非脂溶性物质（如葡萄糖、氨基酸）则只能由特异的载体转运。

（四）微循环的血流动力学

　　血液在流经微循环血管网时血压逐渐降低。在直径为 8 ~ 40 μm 的微动脉处，对血流的阻力最大，血压降落也最大。到毛细血管的动脉端，血压为 30 ~ 40 mmHg，毛细血管中段血压 25 mmHg，静脉端 10 ~ 15 mmHg。毛细血管血压的高低取决于毛细血管前阻力和毛细血管后阻力的比值。一般说来，当这一比值为 5：1 时，毛细血管的平均血压约为 20 mmHg。这一比值增大时，毛细血管血压就降低，比值变小时毛细血管血压升高。根据泊肃叶定律，某一组织微循环中的血流量与微动脉、微静脉之间的压力差成正比，与微循环中总血流阻力成反比。由于在总血流阻力中，微动脉处的阻力占较大比例，故微动脉的缩舒对血流量的控制起主要作用。

微动脉的缩舒对微循环的血流量起主要调节作用。

　　正常时，某个器官的血流量在单位时间内是相对稳定的。但微循环中的所有毛细血管并非永远处于开放状态，即不同微循环单位的血流量在同一时间内可有很大差别，每条毛细血管在不同时间内的血流量也有较大变化。其原因是后微动脉和毛细血管前括约肌按每分钟 5 ~ 10 次的交替性舒张和收缩，称为血管舒缩活动。后微动脉和毛细血管前括约肌收缩，其后的真毛细血管网关闭，舒张时真毛细血管网开放。在静息的骨骼肌中，在同一时间内只有 20% ~ 35% 的真毛细血管处于开放状态。血管舒缩活动主要与局部组织的代谢活动有关。

后微动脉和毛细血管前括约肌发生每分钟 5 ~ 10 次交替性舒张和收缩的血管舒缩活动，其下游的毛细血管网也随之交替开放。其原因主要与局部组织的代谢活动有关。

　　微动脉口径的变化控制了血液流经每一组织区域的血流量，而局部组织内部的变化，特别是其缺氧或代谢产物又反过来影响微动脉的舒缩变化。因此，对每一组织来讲，其血流量是按其本身代谢的需求自动进行调节的。

（五）血液和组织液之间的物质交换

　　微循环最主要的功能是进行血液和组织之间的物质交换。从毛细血管到组织细胞，依次经过毛细血管内皮、基膜、组织间隙、组织细胞膜等结构。组织间隙中充满组织液，组织液与血液之间通过毛细血管壁进行交换，组织细胞通过细胞膜和组织液发生交换。因此，细胞和血液之间的交换需以组织液作为中介。血液和组织液之间的物质交换主要是通过以下几种方式进行的。

血液和组织液之间的物质交换主要是通过扩散、滤过和重吸收、吞饮方式进行的，其中通过扩散进行的物质交换量较大。

　　1. 扩散　扩散是血液和组织液之间进行交换的最主要的方式。毛细血管内外液体中的分子，只要其直径小于毛细血管壁的孔隙，就能通过管壁进行扩散运动。扩散的动力是该物质在管壁两侧的浓度差，即从浓度高的一侧向浓度低的一侧发生净移动。溶质分子在单位时间内通过毛细血管壁进行扩散的速率与溶质分子的浓度差、通透性和有效交换面积等因素成正比，与毛细血管壁的厚度（即扩散距离）成反比。脂溶性物质（如 O_2 和 CO_2）等可直接通过内皮细胞进行扩散，而水溶性物质（如 Na^+、Cl^-、葡萄糖和尿素等）则只能通过毛细血管壁的小孔进行扩散。毛细血管壁对水溶性物质的通透性与被扩散分子的大小有关。

　　2. 滤过和重吸收　当毛细血管壁两侧的静水压不等时，水分子就会通过毛细血管壁从压力高的一侧向压力低的一侧移动。水中的溶质分子，如其分子直径小于毛细血管壁的孔隙，也能随同水分子一起滤过。另外，当毛细血管壁两侧的渗透压不等时，可以导致水分子从渗透压低的一侧向渗透压高的一侧移动。由于血浆蛋白质等胶体物质较难通过毛细血管壁的孔隙，因此，血浆的胶体渗透压能限制血浆的水分子向毛细血管外移动；同样，组织液的胶体渗透压则限制组织液的水分子向毛细血管内移动。在生理学中，将由于管壁两侧静水压和胶体渗透压的差异而引起的液体由毛细血管内向毛细血管外的移动称为滤过（filtration），而将液体向相反方向的移动称为重吸收（reabsorption）。血液和组织液之间通过滤过和重吸收方式发生的物质交换，与扩散方式的物质交换相比，仅占很小一部分，但对组织液的生成具有重要的意义。

3. 吞饮（pinocytosis） 在毛细血管内皮细胞一侧的液体和较大分子可被内皮细胞膜包围并吞饮入细胞内，形成吞饮囊泡，囊泡被运送至细胞的另一侧，并被排出至细胞外。这也是血液和组织液之间通过毛细血管壁进行物质交换的一种方式。如血浆蛋白等用这种方式通过毛细血管壁进行交换。

（六）微循环的调节

微循环中的血流受微动脉、后微动脉、毛细血管前括约肌和微静脉的控制，而它们又接受神经和体液因素（包括血管内皮生成的血管活性物质）的调节。当交感神经兴奋时（如低氧、损伤和疼痛等），微动脉、后微动脉和微静脉收缩，使微循环的血液灌流量减少。E、NE、Ang Ⅱ、血管升压素、内皮素、$PGF_{2\alpha}$ 和 TXA_2 等可使微动脉、后微动脉、毛细血管前括约肌和微静脉收缩，血流量减少，而 ACh、缓激肽、5-羟色胺、NO、PGI_2 和 PGE_2 等可使上述血管舒张。微循环主要受局部代谢产物的调节，如乳酸、腺苷、CO_2 及 H^+ 等的积聚可使微动脉、后微动脉和毛细血管前括约肌舒张及其下游的毛细血管开放，从而增加微循环的血流量，于是局部组织内代谢产物浓度降低，微动脉、后微动脉和毛细血管前括约肌又收缩，使毛细血管关闭，又使真毛细血管灌流量减少，如此周而复始，这一过程称为微循环的自我调节。

微循环中的血流受微动脉、后微动脉及毛细血管前括约肌和微静脉的控制，它们的舒缩活动除受神经和体液因素的调节外，更重要的是受局部体液因素的调节。

二、组织液的生成与回流

组织液（tissue fluid）是存在于组织细胞间隙内的细胞外液，其绝大部分呈胶冻状，不能自由流动，因此不会因重力作用而流至身体的低垂部分。将注射针头插入组织间隙内，也不能抽出组织液。组织液凝胶的基质是胶原纤维和透明质酸细丝。组织液中有极小一部分呈液态，可自由流动。组织液中各种离子成分与血浆基本相同，也存在各种血浆蛋白质，但其浓度明显低于血浆。

（一）组织液的生成

组织液是血浆滤过毛细血管壁而形成的。液体通过毛细血管壁的滤过和重吸收取决于 4 个因素，即毛细血管血压、组织液静水压、血浆胶体渗透压和组织液胶体渗透压。其中，毛细血管血压和组织液胶体渗透压是促使液体由毛细血管内向血管外滤过的力量，而血浆胶体渗透压和组织液静水压是将液体从血管外重吸收入毛细血管内的力量。滤过的力量和重吸收的力量之差，称为有效滤过压，即生成组织液的有效滤过压 =（毛细血管血压 + 组织液胶体渗透压）-（血浆胶体渗透压 + 组织液静水压）（图 6-30）。单位时间内通过毛细血

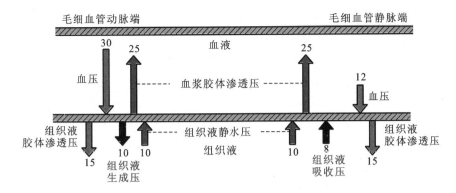

图 6-30　组织液生成与回流

管壁滤过的液体量等于有效滤过压与滤过系数的乘积，滤过系数的大小取决于毛细血管壁对液体的通透性和滤过面积。

经测量，人体血浆胶体渗透压约为 25 mmHg，毛细血管动脉端血压平均为 30 mmHg，静脉端平均为 12 mmHg，组织液静水压为 10 mmHg，组织液胶体渗透压为 15 mmHg。这样，毛细血管动脉端的有效滤过压 =（30 + 15）-（25 + 10）= 10 mmHg，液体从毛细血管动脉端滤出，组织液生成；而毛细血管静脉端的有效滤过压 =（12 + 15）-（25 + 10）= -8 mmHg，组织液回流，即重吸收。由于有效滤过压是逐渐变化的，故毛细血管中液体的滤过和重吸收也是逐渐变化的。

总的说来，流经毛细血管的血浆，有 0.5% ~ 2% 在毛细血管动脉端以滤过的方式进入组织间隙，其中约 90% 在静脉端被重吸收回血液，其余（约 10%）进入毛细淋巴管，成为淋巴液。

（二）影响组织液生成与回流的因素

正常情况下，组织液不断生成，又不断重吸收到血管中，保持动态平衡，故血量和组织液量能维持相对稳定。如果因为某种原因使组织液生成过多或重吸收减少，以至组织间隙中有过多的液体潴留，则形成组织水肿。原则上，构成有效滤过压的 4 个因素发生改变，均会影响组织液的生成和重吸收。

1. 毛细血管血压　毛细血管血压升高，组织液生成增多；反之，毛细血管血压降低，组织液生成减少。右心衰竭时，静脉回流受阻，使毛细血管血压逆行性升高，组织液的生成增加，可引起水肿。

2. 血浆胶体渗透压　血浆胶体渗透压降低时，有效滤过压增大，组织液生成增多。如某些肾病，大量血浆蛋白质随尿排出，使血浆胶体渗透压下降，有效滤过压增大，引起水肿。

3. 淋巴回流　正常时，一部分组织液经淋巴管回流入血液，保持组织液生成量和回流量的平衡。淋巴回流受阻（如丝虫病）时，可导致组织水肿。

4. 毛细血管壁的通透性　在烧伤、过敏反应时，局部组织释放大量组胺，使毛细血管壁的通透性增高，一部分血浆蛋白质也可滤过进入组织液，使组织液胶体渗透压升高，故组织液生成增多，发生局部水肿。

组织液是在有效滤过压的作用下由毛细血管动脉端生成，静脉端被重吸收。有效滤过压的变化、淋巴回流及毛细血管壁的通透性是影响组织液生成与回流的重要因素。

三、淋巴循环

淋巴管系统是组织液向血液回流的重要辅助系统。淋巴液的生成与回流对于组织液中蛋白质的回收、脂肪和其他营养物质的运输及体液平衡的调节起重要作用。

淋巴管系统是组织液向血管系统回流的一个辅助系统。源自血浆的组织液，进入毛细淋巴管成为淋巴液。毛细淋巴管以稍膨大的盲端起始于组织间隙，彼此吻合成网，并逐渐汇合成大的淋巴管，全身的淋巴液经淋巴管收集，最后由右淋巴导管和胸导管导入静脉。

（一）淋巴液的生成及回流

组织液进入淋巴管，即成为淋巴液。因此，来自某一组织的淋巴液的成分和该组织的组织液非常接近。在毛细淋巴管起始端，内皮细胞的边缘呈叠瓦状，形成向管腔内开启的单向活瓣，组织液及悬浮于其中的物质可经活瓣进入毛细淋巴管而不倒流。当组织液增多时，组织中的胶原纤维和毛细淋巴管之间的胶原细丝可将互相重叠的内皮细胞边缘拉开，使内皮细胞之间出现较大的缝隙。因此，组织液包括其中的血浆蛋白质分子可以自由地进入毛细淋巴管。

正常成人在安静状态下，每天生成的淋巴液总量为 2~4 L，大致相当于全身血浆总量。组织液和毛细淋巴管内淋巴液之间的压力差是组织液进入淋巴管的动力，组织液压力升高时，能加快淋巴液的生成速度。毛细淋巴管汇合形成集合淋巴管，后者的管壁中有平滑肌，可以收缩。另外，淋巴管中有瓣膜，使淋巴液不能倒流。淋巴管壁平滑肌的收缩活动和瓣膜共同构成"淋巴管泵"，能推动淋巴回流。淋巴管周围组织对淋巴管的压迫（如肌肉收缩、相邻动脉的搏动，以及外部物体对身体组织的压迫和按摩等），都能增加淋巴液的回流量。由此可见，淋巴回流主要由组织间液的压力及淋巴管泵的活动来决定。

（二）淋巴液回流的生理意义

1. 回收蛋白质　由毛细血管动脉端滤出的血浆蛋白分子只能通过毛细淋巴管进入淋巴液，再转运到血液。从而维持血浆蛋白的正常浓度，并使组织液中蛋白质浓度保持较低水平。

2. 调节体液平衡　淋巴管系统是血液循环系统的辅助回流管道，淋巴回流的速度虽较缓慢，但一天回流的淋巴液相当于全身血浆总量，故淋巴液回流在组织液生成和重吸收的平衡中起着一定的作用。

3. 运输脂肪及其他营养物质　淋巴液回流对营养物质特别是脂肪的吸收起重要作用。由肠道吸收脂肪的 80%~90% 是经小肠绒毛的毛细淋巴管途径进入血液的，因此小肠的淋巴呈乳糜状。少量的胆固醇和磷脂也经淋巴管吸收入血。

4. 防御和免疫功能　当组织受损伤时，有红细胞、异物、细菌等进入组织间隙，这些物质可被回流的淋巴液带走。淋巴液在回流的途中，要经过多个淋巴结，在淋巴结的淋巴窦内有大量巨噬细胞，能将红细胞、细菌或其他微粒清除掉。此外，淋巴结还产生具有免疫功能的淋巴细胞和浆细胞，参与机体的细胞免疫和体液免疫。

（戎伟芳　曾晓荣　陈迈　王会平　夏强　刘远谋　李杨　朱妙章）

第七节　重要器官循环的特点

　　由于各器官的结构、功能、内部的血管分布各不相同，因此其血流量的调节除服从前面叙述的一般规律外，还有其本身的特点。本节叙述心、肺、脑几个重要器官的血液循环特点，肾血液循环的特征在第九章中介绍。

一、冠脉循环

　　心脏的血液循环称为冠脉循环（coronary circulation），其作用是为心脏提供血液供应。

（一）冠脉循环的解剖特点

　　心肌的血液供应来自左、右冠状动脉（coronary artery）。冠状动脉的主干走行于心脏的表面，其小分支可呈锐角方向自主干分出，穿入外层心肌并分支成丛；也可呈直角方向自主干分出，并以垂直于心脏表面的方向穿透心肌至心内膜下分支成网（图 6-31）。这种分支方式使冠状动脉容易在心肌收缩时受到压迫。左、右冠状动脉及分支的走向可有多种变异。但在多数人中，左冠状动脉主要供应左心室的前部，右冠状动脉供应左心室的后部和右心室，其血液主要经心前静脉直接流入右心房，小部分经心最小静脉直接流入左、右心房和心室腔内。

　　心肌的毛细血管网分布非常丰富。毛细血管数和心肌纤维数的比例为1∶1。在心肌横截面上，每平方毫米面积内有 2 500～3 000 根毛细血管。因此，心肌和冠脉血液之间的物质交换可迅速进行。当心肌发生病理性肥厚时，肌纤维直径增大，但毛细血管数量并无相应增加，所以肥厚的心肌容易发生供血不足。冠状动脉之间有侧支互相吻合。这种吻合支在心内膜下较多，正常心

> 冠脉循环的结构特点：①途径短；②小分支呈直角从主干发出；③末梢分支吻合虽多，但较细，中等分支吻合少；④心肌毛细血管密度高。

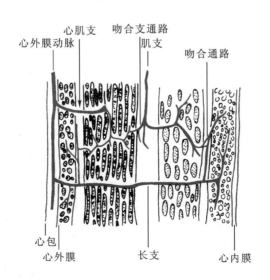

心外膜动脉　心肌支　吻合支通路　肌支　吻合通路

心包　心外膜　长支　心内膜

图 6-31　冠状动脉的分支在心室壁的分布与走向

脏的冠脉侧支较细小，血流量很少。因此，当冠状动脉突然阻塞时，不易很快建立侧支循环，常易导致心肌梗死。但如果冠脉阻塞是缓慢形成的，则侧支可逐渐扩张，并可建立新的侧支循环，起到一定的代偿作用。

（二）冠脉循环的生理特点

1. 途径短，流速快　血液从主动脉根部起，经过全部冠状血管到右心房只需 6~8 s。

2. 血流量大　心脏质量 300 g 左右（占体重 0.5%），在安静状态下，总的冠脉血流量为 250 mL/min，占心输出量的 5%；当运动时，冠脉血流量还可增加为安静时的 5 倍。

3. 动静脉血氧差大（氧提取率大）　冠状动脉血氧含量为 20 mL/100 mL，冠状窦静脉血氧含量为 6 mL/100 mL，摄氧量为 14 mL/100 mL。其他器官的摄氧量为 5~6 mL/100 mL，这说明心脏从血液中摄取的氧远多于其他器官，也表明心肌耗氧量大。当心肌的代谢活动增强时，如运动时，其提高从单位血液中摄取氧的潜力较小。此时，心脏主要通过扩张冠脉，增加冠脉血流量，来增加心脏的氧供。

4. 灌注压较高　冠状动脉直接开口于主动脉根部，再加上冠状血管的途径短，因而在冠状血管较细的分支内，其血压仍能维持在较高水平。

5. 血流量有明显的时相性　与其他器官循环不同的是，冠脉血流量在心缩期和心舒期中有明显的时相性。心缩时，心肌壁的张力突然升高，可将各肌纤维之间的小血管压闭，使血流减慢或暂停；心舒时，心肌壁受到的挤压力减小，冠状血管开放，血流量增多。因此，冠脉血流有明显的断续性。

（三）决定冠脉血流量的因素

1. 主动脉血压　因冠脉血流量与压差（主动脉压与右心房压之差）成正比，又因右心房压低（接近于零）而变化小，所以推动冠脉血流的动力主要取决于主动脉血压。在心脏射血开始时，主动脉血压较高，冠脉血流量随之增多。到缓慢射血期，主动脉压力下降，冠脉血流量又下降。

2. 冠脉阻力　冠脉血流量和阻力成反比，冠脉阻力不仅取决于冠状血管本身的紧张度，还受心肌收缩对冠脉挤压的影响。

（1）冠脉血管本身的舒缩状态　小冠脉的舒缩对冠脉阻力有很大影响。因冠脉血流量和冠脉半径的四次方成正比（$Q = P \cdot \pi r^4 / 8\eta L$），所以，冠脉舒张，冠脉血流量可显著增加。

（2）心肌收缩的挤压力　由于冠脉的大部分分支深埋于心肌内，所以心肌收缩的挤压作用是构成冠脉阻力的重要因素。在一个心动周期中，冠脉血流量随心脏节律性舒缩而发生周期性（时相性）变化（图 6-32）。在左心室的等容收缩期，由于心肌强力收缩对冠脉的挤压作用，致使冠脉血流量急剧减少或断流。当主动脉瓣开放之后，射血期的冠脉血流量随主动脉压的变动而变化；心舒期的主动脉压虽有所降低，但由于冠脉受挤压程度减轻，阻力减小，故冠脉血流量显著地增加，在舒张早期达到高峰。心舒期是冠脉血流量最多的阶段，约占心肌供血的 80%。在等容舒张期，冠脉血流量突然增加，在舒张早期达到最高峰，然后随主动脉压的降低而回降。由此可见，主动脉舒张压的高低和

冠脉循环的生理特点：

一快：流速快。

二高：灌注压高。

三大：①血流量大，②动静脉血氧差大（心肌摄氧率高）。

四时相性：心缩时血流量↓，心舒时血流量↑。

参考资料 6-3
器官循环内容拓展

影响冠脉血流动力的因素：主动脉血压。影响冠脉阻力的主要因素：①冠脉的口径。②心肌收缩对冠脉的挤压力。③左室内压的作用。

决定冠脉血流量的重要因素是舒张压的高低和舒张期的长短。

心舒期的长短是影响冠脉血流量的重要因素。如主动脉粥样硬化患者，因血管壁弹性差，舒张压降低，可导致冠脉血流量减少。又如，心动过速患者，由于心动周期的缩短主要是心舒期缩短，冠脉的血流量也减少。

心肌收缩不但造成对冠脉的直接挤压作用，还引起室内压的升高，升高的室内压主要压迫心内膜处心肌，近心外膜处心肌受压较小，因此，心内膜心肌更易发生缺血性损害与心肌梗死。挤压力的大小和心肌发达程度有关，右室心肌较薄，收缩挤压的力量较小，故右冠状动脉血流量在整个心动周期中的周期性变化较左冠状动脉小（图6-32）。

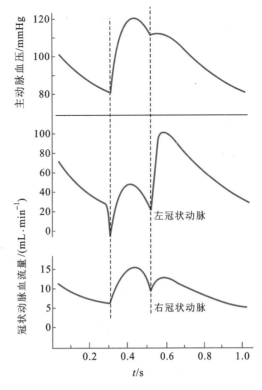

图6-32　一个心动周期中左、右冠状动脉血流量的变化

（四）冠脉血流量的调节

1. 心肌代谢水平对冠脉血流量的调节　冠脉血流量主要受心肌代谢水平影响。实验证明，冠脉血流量与心肌代谢水平成正比，切断支配心脏的神经后也是如此。也就是说，当心肌耗氧量增加或心肌组织中的氧分压降低时，都可引起冠脉舒张，增加心肌血流量。

心肌组织中氧分压降低引起的冠脉血管舒张，是由于心肌的某些代谢产物引起的。在各种代谢产物中，腺苷（adenosine）起主要作用。当心肌代谢增强而使局部组织中氧分压降低时，心肌细胞中的ATP分解为ADP和AMP，5-核苷酸酶可使AMP分解产生腺苷，腺苷对冠脉有很强的舒张作用。心肌的其他代谢产物，如H^+、CO_2、乳酸、缓激肽、前列腺素E等，也有舒张冠脉的作用。

2. 神经对冠脉血流量的调节　冠状动脉受交感神经和迷走神经的双重支配。冠状动脉平滑肌上有α和β肾上腺素受体。α受体激活引起冠脉收缩，β受体激活引起冠脉舒张。在一般情况下，α受体的作用占优势；但在整体中，心交感神经活动加强时却引起冠脉血流量增加。这是由于交感神经兴奋引起心肌代谢活动加强，通过局部代谢产物增多引起冠脉舒张，冠脉血流量增加，也就是说，交感神经对血管平滑肌的直接收缩效应可在短时间内被局部代谢产物的舒血管效应所掩盖。迷走神经一方面能使冠脉舒张，另一方面又使心脏活动减弱，心肌代谢率降低，继发性引起冠脉收缩。这两方面的作用互相抵消，故迷走神经对冠脉血流量的影响较小。总之，安静时神经因素对冠脉血管的舒缩

冠状动脉受神经和体液调节，体液调节作用大于神经调节，体液调节因素中以腺苷的作用最重要。

活动影响不大。

3. 激素的调节 肾上腺素和去甲肾上腺素主要通过增强心肌代谢作用使冠脉扩张，血流量增加；也可直接作用于冠脉血管上的肾上腺素受体，引起冠脉血管收缩或舒张。甲状腺激素增多时，心肌代谢水平提高，耗氧量增加，冠状动脉舒张，因而冠脉血流量增加。血管紧张素Ⅱ和大剂量血管升压素能使冠状动脉收缩，冠脉血流量减少。

二、肺循环

肺和支气管有两套血管系统：一是从肺动脉到肺静脉的肺循环（pulmonary circulation），其功能是在血液流经肺泡时与肺泡气之间进行气体交换；一是从支气管动脉到支气管静脉的支气管循环，属于体循环分支，其功能是为呼吸性细支气管以上的呼吸道及肺提供营养。两套血管的末梢之间有吻合支相通，有一部分支气管静脉的血液可经过这些吻合支进入肺静脉，因此使主动脉血液中掺有 1%～2% 未与肺泡气进行气体交换的静脉血。

（一）肺循环的特点

肺循环特点：①分支短而粗，管壁薄；②可扩张性大（血容量大）；③阻力小，血压低；④低氧和 CO_2 增多引起肺血管收缩，与在体循环中上述因素引起血管舒张的效应不同。

1. 循环途径短，血流阻力小 肺动脉主干长约 4 cm，随即分为左、右两支，再分为许多小支，分布至细支气管和肺泡，形成毛细血管网，最后汇入肺静脉并到达左心房。整个肺循环途径比体循环短很多，而且由于肺循环的血管口径较粗，总横截面积大，加上肺循环的全部血管都位于胸腔内，受胸腔内负压影响而常处于扩张状态，因此肺循环的血流阻力很小，只是体循环阻力的 1/10。

2. 血压较低 因右心室的收缩力较左心室弱，故肺循环的血压较低，在正常人右心室收缩压平均为 22 mmHg，舒张压为 0～1 mmHg。肺动脉的收缩压与右心室的收缩压相同，舒张压约为 8 mmHg。平均肺动脉压约为 13 mmHg。用间接法测得肺循环毛细血管平均血压为 7 mmHg，肺静脉和左心房内压为 1～4 mmHg，平均静脉压为 2 mmHg。可见肺循环的血压较低，属于一个低压力系统。由于肺毛细血管的血压（7 mmHg）低于血浆的胶体渗透压（25 mmHg），肺部组织液的压力为负压，使肺泡膜与毛细血管壁相互紧密相贴，有利于肺泡与血液之间的气体交换；这一负压有利于组织液被吸收入毛细血管，避免肺泡内液体积聚。在左心衰竭时，肺静脉压及肺毛细血管压升高，可导致液体积聚在肺泡的组织间隙中和肺泡内形成肺水肿。

3. 血容量大、变化大 通常肺循环血量约为 450 mL，约占全身血量的 9%。由于肺组织和肺循环血管可扩张性大，故血容量的变化也大。用力呼气时，肺部血容量可减少到 200 mL，而用力吸气时可增加到 1 000 mL 左右。因此，肺循环血管起到贮血库的作用。当人体失血时，肺循环血管收缩，可输出部分血液补充体循环血量。正常呼吸时，肺循环血量随呼吸周期而发生周期性变化，吸气时增多，呼气时减少。肺循环血量的这种变化引起心输出量的变化，从而使体循环动脉血压亦随呼吸周期而发生变化，一般波动幅度为 4～6 mmHg。这种呼吸周期中出现的血压波动，称为动脉血压的呼吸波。

（二）肺循环血流量的调节

1. 神经调节　肺循环血管受交感神经和迷走神经的双重支配。交感神经兴奋引起肺血管收缩和血流阻力增大，但在整体情况下，交感神经兴奋时，体循环血管也收缩，将一部分血液挤入肺循环，使肺循环血流量增加。迷走神经兴奋可使肺血管舒张；乙酰胆碱也使肺血管舒张，但在流经肺部后又很快分解失活。

2. 肺泡气的氧分压　急性或慢性的低氧都能使肺部血管收缩，血流阻力增大。引起肺血管收缩的原因是肺泡气的氧分压低。当一部分肺泡内气体的氧分压降低时，这些肺泡周围的微动脉收缩。尤其在肺泡气的 CO_2 分压升高时，低氧引起的肺部微动脉收缩更加显著。可见肺循环血管对局部低氧发生的反应和体循环血管不同（在体循环，低氧使血管舒张）。关于肺部血管对低氧发生缩血管反应的机制，目前尚不完全清楚。肺泡气低氧引起局部缩血管反应，具有一定的生理意义。当一部分肺泡因通气不足而氧分压降低时，这些肺泡周围的血管收缩，血流量减少，可使较多的血液流经通气充足、肺泡气氧分压高的肺泡。当吸入气氧分压过低时，可引起肺循环微动脉广泛收缩，血流阻力增大，故肺动脉压显著升高。长期居住在高海拔地区的人，常可因肺动脉高压使右心室负荷长期加重而引起右心室肥厚。

3. 血管活性物质对肺血管的影响　肾上腺素、去甲肾上腺素、血管紧张素 II、血栓烷 A_2、前列腺素 F_{2a} 等可使肺循环的微动脉收缩。组胺、5- 羟色胺等能使肺循环的微静脉收缩，ACh 和异丙肾上腺素则引起肺血管舒张。

三、脑循环

脑组织的血液循环称为脑循环（cerebral circulation）。脑循环中脑动脉的血液供给来自颈内动脉和椎动脉，在脑底吻合成大脑动脉环，其分支供给脑的不同部位；脑静脉多不与脑动脉伴行，汇集静脉血入静脉窦，主要经颈内静脉回流。脑组织与其他组织器官相比代谢率高，需要充分的血液供应，以获得氧气和营养物质（特别是葡萄糖）来维持正常的代谢活动。因此，即使是短暂的血液供应减少或阻断，也可能造成脑组织严重的损伤。脑供血停止 5 ~ 10 s 即可导致意识丧失，停止 5 min 以上，大脑功能将出现不可逆的损伤。

（一）脑循环的特点

1. 血流量大、耗氧量多　在安静情况下，脑组织的血流量大，约 800 mL/min，相当于心输出量的 15%。脑组织的耗氧量高，约为 50 mL/min，占全身总耗氧量（250 mL/min）的 20%。而脑的质量只占体重 2% 左右，说明脑组织代谢水平较高。因此，脑组织对缺氧、缺血的耐受性较低。

2. 血流量变化小　脑位于骨性构成的颅腔内，其容积是不变的，整个颅腔为脑、脑脊液和脑血管所充满，三者容积的总和与颅腔容积相等，由于脑组织和脑脊液均不可压缩，故脑血管的舒缩程度受到相当大的限制，变动范围很小，血流量的变化自然就比其他器官小得多。因此，增加脑的血液供给主要靠提高脑循环的血流速度。

3. 存在血 – 脑脊液屏障和血 – 脑屏障。

脑循环的特点：①血流量大，变化小；②耗氧量大；③ CO_2 是扩张脑血管的主要因素；④神经对脑血管的作用小；⑤脑屏障对脑有保护作用。

（二）血－脑脊液屏障和血－脑屏障

在脑室和蛛网膜下隙中充满脑脊液（cerebrospinal fluid）。成年人脑脊液总量约为 150 mL。脑脊液主要由脑室脉络丛上皮细胞和室管膜细胞分泌，还有一部分来自软膜血管滤过后液体。脑脊液主要经蛛网膜绒毛进入硬膜静脉窦的血液。脑脊液一方面不断地产生，另一方面又不断地被重吸收入血液，处于动态平衡中。脑脊液与血浆的成分不同，脑脊液中蛋白质含量极微，葡萄糖含量也较血浆少，但 Na^+ 和 Mg^{2+} 的浓度较血浆高，K^+、HCO_3^- 和 Ca^{2+} 的浓度则比血浆低，表明脑脊液的形成不是简单的血浆滤过，而是选择性主动转运过程。

脑脊液的功能：①保护作用，能在脑、脊髓和颅腔、椎管之间起缓冲作用，当头部受到外力冲击时，可因脑脊液的缓冲而大大减少脑的震荡或移位；②作为脑、脊髓神经组织与血液之间物质交换的媒介；③由于脑周围有脑脊液包围，对脑有一定的浮力，使脑的质量减轻到仅 50 g 左右，也就减轻脑对颅底部神经和血管的压迫；④因脑组织中没有淋巴管，由毛细血管壁漏出的少量蛋白质可随脑脊液回流入血液，成为回收蛋白质的一个途径。

血流与脑组织之间也存在着特殊的屏障，可限制物质在血液和脑组织之间的自由交换，称为血－脑屏障（blood-brain barrier）。脂溶性物质，如 CO_2、O_2、某些麻醉药及乙醇等，很容易通过血－脑屏障。不同的水溶性物质的通透性不同，葡萄糖和氨基酸的通透性较高，而甘露醇、蔗糖和许多离子的通透性则很低，甚至不能通透，这说明脑内毛细血管处的物质交换也是一个主动转运过程。

血－脑脊液屏障和血－脑屏障对保持脑组织内环境理化因素的相对稳定和防止血液中有害物质进入脑组织有重要意义。在脑组织缺氧、损伤及脑肿瘤部位，毛细血管的通透性增高，可使平时不易通过血－脑屏障的物质进入病变部位，并导致脑脊液的理化性质、血清学和细胞学特性发生改变。临床上检查脑脊液标本，对神经系统某些疾病的诊断有重要参考价值。在临床上还可将不易通过血－脑屏障的药物直接注入脑脊液，使之能较快地进入脑组织。

（三）脑循环的调节

1. 脑血管的自身调节 由于脑血管舒缩活动范围很小，故脑血流量主要取决于脑的动、静脉之间的压力差。压力差大，血流速度快，则血流量大；反之，则血流量小。正常情况下，颈内静脉压接近右心房压，且变化不大，影响脑血流量的主要因素是颈动脉血压。脑血管存在自身调节机制。当平均动脉压在 60~140 mmHg 的范围内变动时，血压升高，脑血管会"自发"地收缩；血压降低时，脑血管"自发"地舒张，脑血管通过自身调节机制使脑血流量保持稳定。超出这一范围，脑血流量就随血压的变化而增减，可导致脑功能异常。动脉压低于 60 mmHg 时，脑血流量明显减少；动脉压高于 140 mmHg 时，脑血流量随血压升高而明显增加。

2. 体液调节 脑血管的舒缩活动主要受血液中化学因素，如 CO_2、O_2 和 H^+ 等的影响，其中 CO_2 起着主导作用。脑动脉血液中 CO_2 含量可使脑血管明显舒张。局部脑组织中的 CO_2 含量增加，也对局部血管有舒张作用。因此，在脑力劳动时，脑代谢增强，CO_2 增多，使整个脑的血流量增大，还可使活动最多的脑局部组织得到更多的血液供给。反之，过度通气使 CO_2 呼出过多时，脑血流量减少，可引起头晕。此外，脑动脉血液中 O_2 含量降低亦可使脑血管舒张，血流量增大；呼吸纯氧时，脑血流量减少。脑组织的其他代谢产物，如腺苷、K^+ 等也具有舒血管效应，脑组织的代谢产物还可以通过神经细胞释放 NO 引起脑血管扩张。

　　3. 神经调节　脑血管也受交感缩血管纤维和副交感舒血管纤维的支配，但神经因素在脑血管活动中调节作用小。刺激和切断上述支配脑血管的神经后，脑血流量并无明显改变。此外，在各种心血管反射中，脑血流量的变化一般都很小。

（童攒　朱敏侠　何争　杜友爱　曾晓荣　朱妙章
戎伟芳　夏强　王会平　赵志青　张淑苗）

◆ 复习题 ◆

　　1. 名词解释
　　自动节律性　超速驱动抑制　窦性心律　潜在起搏点　有效不应期　期前收缩　代偿间歇　房室延搁　心动周期　等容收缩期　等容舒张期　每搏输出量　心输出量　心指数　射血分数　心力储备　等长自身调节　异长自身调节　前负荷　后负荷　心电图　血流量　血压　收缩压　舒张压　平均动脉压　脉搏压　外周阻力　中心静脉压　动脉脉搏　微循环　迂回通路　动静脉短路　颈动脉窦压力感受性反射　心房钠尿肽
　　2. 心室肌细胞和窦房结细胞的动作电位有何特征？各时相产生的离子机制是什么？
　　3. 说明窦房结和浦肯野细胞自律性的发生机制。
　　4. 与骨骼肌相比，心肌有哪些生理特性？
　　5. 试述影响心肌自律性、兴奋性、传导性和收缩性的因素，何者更为重要？
　　6. 试述心脏正常兴奋传导的顺序、特点及房室延搁的意义。
　　7. 说明心肌细胞在一次兴奋过程中兴奋性的周期性变化，有何意义？
　　8. 简述快、慢反应细胞的不同。
　　9. 说明第一心音、第二心音的产生原因及特点。
　　10. 以心脏的缩舒、压力的升降、瓣膜的开关、血流方向和容积的变化为基础说明射血和充盈的过程（原理）。
　　11. 说明评定泵血功能的指标及生理意义。
　　12. 说明心输出量的调节，并简述其机制。
　　13. 心电图各波、段和间期的意义是什么？
　　14. 阐述血压形成的原理及影响因素。
　　15. 简述影响静脉回心血量的因素。
　　16. 说明微循环的通路及其主要功能，微循环如何受调节？
　　17. 说明组织液的生成及其影响因素。

18. 淋巴液如何生成? 如何回流? 有什么生理意义?

19. 说明心交感和心迷走神经的作用及其机制。支配血管的神经有哪些? 简述其作用及机制。

20. 人体动脉血压是如何保持稳定的? 简述调节心血管活动的反射。

21. 心脏压力感受器引起的心血管反射效应是什么? 有何意义?

22. "肾 – 体液系统"在动脉血压的长期调节中是如何起作用的?

23. 试述肾上腺素和去甲肾上腺素作用的异同点。

24. 血管紧张素Ⅱ的生理作用是什么?

25. 说明调节心血管活动的体液因素及其作用。

26. 冠脉循环有何特点? 冠脉血流量受哪些因素的调节?

27. 肺循环和脑循环各有何特点? 其特点是如何与其功能相匹配的? 其血流量是如何进行调节的?

◆ 网上更多 ◆

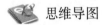 思维导图　　 选择题　　 思考题　　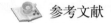 参考文献

第七章

呼 吸 生 理

◆ 要点 ◆

1. 机体与外界环境之间的气体交换过程称为呼吸。呼吸过程包括外呼吸（肺通气、肺换气）、气体在血液中的运输、内呼吸（血液与组织细胞之间的气体交换及细胞呼吸）3个环节。

2. 肺通气指肺泡与外界大气之间的气体交换。实现肺通气的动力是呼吸运动。呼吸肌的节律性收缩与舒张导致胸廓和肺跟着扩大和缩小，从而使气体吸入或呼出肺泡。

3. 肺通气阻力由弹性阻力和非弹性阻力两部分构成，前者主要来源于肺泡表面张力和肺组织的弹性回缩力，后者主要包括气道阻力、惯性阻力、组织黏滞阻力等。

4. 肺泡 II 型上皮细胞分泌的表面活性物质具有降低肺泡表面张力、稳定肺泡容积的功能。

5. 平静呼吸时每次吸入或呼出的气体量称为潮气量。平静呼气末肺内存留的气体量称为功能残气量。功能残气量对于稳定肺泡内 CO_2 和 O_2 的浓度具有重要意义。用力呼气量不仅能反映一次肺通气的最大能力，还能反映肺通气阻力的变化，

◆ Outline ◆

1. Respiration is the exchange of gases between the body and its environment. The three processes involved are: the external respiration (pulmonary ventilation and the exchange of O_2 and CO_2 between the lungs and the blood), the transportation of O_2 and CO_2 by the blood, and the internal respiration (the exchange of O_2 and CO_2 between blood and tissue and the cellular respiration)

2. Pulmonary ventilation means the exchange of air between the lung alveoli and the atmosphere. Air flows into (inhalation) and out of (exhalation) the lungs because of pressure gradients created by respiratory muscles.

3. Ventilation resistance consists of elastic recoil and air-way resistance. The elastic recoil partially comes mainly from surface tension and elastic retraction of lung tissue. The non-elastic resistance includes the airway resistance, inertial resistance, and resistance due to tissue viscosity.

4. Type II alveolar epithelial cells secret surfactant. This chemical's functions are to reduce the alveolar surface tension, prevent the infiltration of fluid into the alveoli, and stabilize the size of the alveoli.

5. The volume of air in a single normal inspiration or expiration is known as the tidal volume. The amount of air that remains in the lungs at the end of normal expiration is called the functional residual capacity (FRC). With FRC, gas composition in the alveoli varies little during normal breathing. Forced expiratory volume (FEV) reflects the maximal ability of ventilation and also the

是评价肺通气功能的较好指标。

6. 肺换气指肺泡气与血液之间通过扩散而进行的气体交换。影响肺换气的因素有呼吸膜面积与厚度、气体分压差、气体相对分子质量、气体的溶解度、通气血流比值。

7. 气体在血液中通过物理溶解和化学结合两种方式运输。O_2 主要通过与红细胞中血红蛋白（Hb）相结合的方式运输，CO_2 主要以与 H_2O 结合形成 HCO_3^- 和与 Hb 结合成氨基甲酰血红蛋白的方式运输。

8. 呼吸运动是呼吸肌的节律性收缩和舒张引起胸廓扩大和缩小。呼吸基本节律发源于延髓呼吸中枢。

9. 肺牵张感受器存在于细支气管平滑肌层内。当肺扩张或缩小到一定程度时，肺牵张感受器受刺激而兴奋，导致吸气抑制或兴奋。这一反射被称为黑－伯反射。

10. 体内存在探测 $[H^+]$、CO_2 和 O_2 分压的结构，即中枢和外周化学感受器。中枢化学感受器位于延髓腹侧面，具有探测脑脊液中 CO_2 分压和 $[H^+]$ 的功能。外周化学感受器位于颈动脉体和主动脉体，具有探测动脉血 O_2 分压、CO_2 分压和 pH 的功能。化学感受器将探测到的信息反馈到脑干呼吸中枢，调节呼吸运动的频率和深度，最终达到保持动脉血 CO_2 和 O_2 分压稳定于正常水平的目的。

changes of airway resistance.

6. Pulmonary gas exchange is the exchanges of gases between the alveolar gas and blood through diffusion. Factors that affect the pulmonary gas exchange include the area and the thickness of the alveolar membrane, partial pressure gradient, molecular weight and solubility of the gas in water, and ventilation/perfusion ratio.

7. Oxygen is primarily transported through the blood by binding to hemoglobin. About 98.5% oxygen binds to hemoglobin and only 1.5% of oxygen dissolves in the plasma and transported. As the partial pressure of oxygen increases, the more readily hemoglobin binds to oxygen. Carbon dioxide is transported in blood by three different mechanisms: as dissolved carbon dioxide (10%), as bicarbonate (70%), or as carbaminohemoglobin (20%).

8. Respiratory movement is the rhythmic contraction and relaxation of respiratory muscles. The rhythmic activity arises from the medullary respiratory center.

9. Pulmonary stretch receptors in the layer of smooth muscles of small bronchioles are stimulated when the lungs expand or deflate to a certain degree and signal the brain stem to terminate or excite the inspiration. This reflex is called the Hering–Breuer reflex and prevents overexpansion or over–deflation of the lungs during strenuous exercise.

10. Chemoreceptors are sensory neurons that detect the changes of carbon dioxide and oxygen partial pressures. The central chemoreceptors on the ventral surface of the medulla monitor the pH and CO_2 partial pressure of cerebrospinal fluid. The peripheral chemoreceptors are located in the aortic body and carotid bodies and sense changes in O_2 and CO_2 partial pressure and pH. The control center responds to both sets of chemoreceptors by sending signals to regulate the rate and depth of breathing and thus to keep O_2 and CO_2 partial pressures within the normal range.

生物体在新陈代谢过程中需要不断从外界环境摄取 O_2，排出所产生的 CO_2。这种机体与外界环境之间的气体交换过程称为呼吸（respiration）。正常成年人在安静状态下每分钟大约要消耗 250 mL O_2，同时产生大约 200 mL CO_2。机体 O_2 最大储存量为 1 000 mL 左右，因此，呼吸停止几分钟即可导致机体严重缺氧。呼吸停止的另一后果是 CO_2 在体内积聚，CO_2 与 H_2O 生成 H_2CO_3，使血液 pH 下降，引起呼吸性酸中毒。可见，呼吸是维持生命活动的基本生理过程之一，一旦呼吸停止，生命也将终止。

单细胞生物及某些简单的多细胞生物通过细胞膜或体表扩散即可实现与环境的气体交换。较为高等的生物则在进化过程中形成了专门的呼吸器官，如鱼类的鳃、两栖类的气囊肺等。恒温动物的呼吸器官高度发达，具备功能完善的肺及与之配套的呼吸道、呼吸肌等辅助结构。恒温动物的呼吸全过程包括三个相互联系的环节：①外呼吸，指外界空气与肺泡之间的气体交换（肺通气）和肺泡与肺毛细血管血液之间的气体交换（肺换气）；②气体在血液中的运输；③内呼吸，指血液与组织液及组织液与组织细胞之间的气体交换和细胞呼吸。

第一节　肺通气

肺通气（pulmonary ventilation）是指肺与外界之间的气体交换过程，即气体的入肺与出肺。实现肺通气的结构包括呼吸道、胸廓、呼吸肌等。呼吸道是气体进出肺的通道；肺位于胸廓内，两者之间有密闭的胸膜腔。附着于胸廓的呼吸肌通过收缩及舒张活动改变胸廓容积，引起肺的张缩，为肺通气提供动力。

一、呼吸道的功能

呼吸道是气体进出肺的通道，包括鼻、咽、喉、气管、主支气管及各级支气管。通常将鼻、咽、喉称为上呼吸道，气管及以下的部分称为下呼吸道（图7-1）。呼吸道（气道）也可分为传导气道（conduct airways）和终末呼吸单元（terminal respiratory unit）。传导气道主要起加温加湿和过滤清洁的作用，终末呼吸单元是气体交换的场所。

1. 加温加湿作用　人的鼻腔黏膜总面积达 160 cm^2，血液供应非常丰富。空气流经鼻腔时被鼻黏膜加温、湿润。一般情况下，吸入的空气在到达气管时温度已接近体温，相对湿度达到 97%~98%。上呼吸道的这种"空气调节"功能对下呼吸道和肺有重要保护作用。如经气管插管直接吸入空气，失去上呼吸道的"空气调节"作用，可使呼吸道上皮、纤毛及腺体因干燥、低温而受到损伤。

2. 清洁过滤作用　鼻毛具有过滤大颗粒异物的作用。空气流经鼻腔时形成涡流，导致空气中的异物颗粒与鼻黏膜反复碰撞而沉积在黏膜上。研究表明，鼻腔几乎可以把直径大于 6 μm 的异物颗粒完全清除掉。直径在 1~5 μm

鼻甲的存在极大地增加了鼻黏膜的面积。鼻黏膜具有分泌黏液的作用。

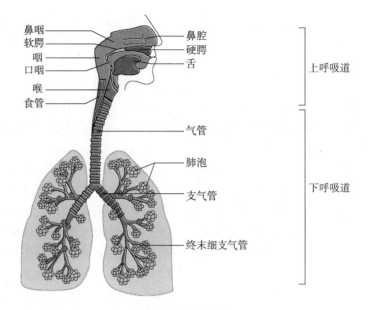

图 7-1　呼吸道

的颗粒可通过鼻腔进入下呼吸道，最终被下呼吸道黏膜所吸附。下呼吸道黏膜
上皮细胞顶部有纤毛，上皮细胞之间还有分泌黏液的杯状细胞。杯状细胞分泌
的黏液覆盖于纤毛上。众多纤毛向咽喉方向协调地有节律摆动，推动黏液和附
着于其上的颗粒向咽喉方向移动，最后排出呼吸道。小于 1 μm 的颗粒可进入
肺泡并附着于肺泡壁上，肺泡巨噬细胞可以将它们吞噬，然后移出肺泡。

　　细支气管平滑肌受副交感神经和交感神经双重支配。副交感神经兴奋时释
放 ACh，作用于平滑肌细胞膜上的 M 受体，导致平滑肌收缩，使气管口径缩
小、气流阻力增大。某些刺激性气体（NH_3、SO_2）、尘埃、烟雾等被吸入呼吸
道后可刺激呼吸道感受器，通过反射兴奋副交感神经，最终导致细支气管平滑
肌收缩，严重时可导致哮喘发作。细支气管交感神经支配较少，但交感神经
兴奋导致肾上腺髓质释放肾上腺素，经血液循环作用于细支气管平滑肌 β 受
体（以 $β_2$ 受体为主），导致平滑肌舒张，使气管口径扩大，呼吸道阻力减小。
肺组织本身释放的某些物质，如组胺、慢反应物质、内皮素、前列腺素 F_2 等，
可导致细支气管平滑肌强烈收缩。这些物质在过敏性哮喘发作中起重要作用。

二、肺通气原理

（一）肺通气的动力

　　气体进出肺取决于推动气体流动的动力和阻止气体流动的阻力。动力必须
克服阻力，才能实现肺通气。

　　肺通气的动力
来自呼吸肌收缩。
膈肌和肋间外肌是
最重要的吸气肌。
　　1. 呼吸运动是肺通气的原动力　肺本身不具有主动张缩的能力，由于
肺的弹性及胸膜、胸膜腔的特殊结构，肺的张缩是由胸廓的扩大和缩小所引
起的。呼吸肌收缩与舒张引起胸廓扩大和缩小，称为呼吸运动（respiratory
movement）。主要吸气肌有膈肌和肋间外肌。此外，还有胸锁乳突肌、斜角肌。
主要呼气肌有肋间内肌和腹肌。以下两种运动方式均可导致胸廓容积的变化。

（1）横膈的上下运动　横膈位于胸腔和腹腔之间，构成胸腔的底。膈肌肌纤维呈辐射状排列，舒张时由于腹内压较高，被推向较高的位置。膈肌收缩时肌纤维缩短，则表面积减小，于是横膈对抗腹内压向腹腔方向移动，增大了胸廓的上下径，使胸廓容积增大（图 7-2）。膈肌舒张时向上移动，恢复至收缩前的位置。平静呼吸时横膈的移动范围在 1～2 cm，深呼吸时可达 7～10 cm。平静呼吸时因膈肌收缩而增加的胸廓容积相当于总吸入气量的 4/5，所以膈肌是最重要的吸气肌。膈肌收缩而向下移动时腹腔内压力增大，腹壁向外突出。膈肌舒张时腹壁回位。因此，膈肌舒缩引起的呼吸运动伴以腹壁的起伏，这种形式的呼吸运动又称为腹式呼吸（abdominal breathing）。

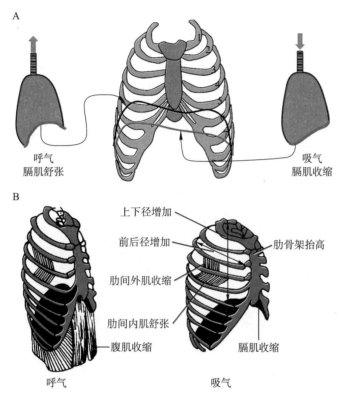

参考资料 7-1
呼吸肌——肋间内肌与肋间外肌

图 7-2　呼气末和吸气末膈肌状态（A）与胸廓状态（B）

A. 呼气末，膈肌舒张，在黑线位置，胸廓上下径小；吸气末，膈肌收缩，下移至蓝线位置，胸廓上下径增大；B. 吸气末肋骨及胸骨上抬、前移，胸廓前后左右径增大

（2）肋骨的升降运动　由于脊柱对肋骨背侧端的固定作用，因此肋间外肌收缩时，肋骨腹侧端向上抬起，并连带胸骨向前移动，胸廓前后径变大，胸廓容积变大。平静呼气末肋骨呈自然下垂状态，这使得胸骨向脊柱方向回落，胸廓前后径变小，胸廓容积变小。由于肋骨和胸骨移位而产生胸廓运动，这种形式的呼吸运动称为胸式呼吸（thoracic breathing）。

平静呼吸时，呼气肌基本上没有收缩活动，因此呼气是被动的。吸气结束后膈肌、肋间外肌等吸气肌舒张，胸廓和肺依靠自身的弹性回缩力回位，产生呼气。用力呼吸时，肋间内肌等呼气肌才出现收缩活动，以加速、增强胸廓的

平静呼吸时呼气是被动的。

缩小，促进呼气。

支配膈肌的膈神经发自颈段脊髓 3~5 节段，支配肋间肌的肋间神经发自胸段脊髓。因此，当脊髓在颈段 6 节以下水平受损伤时不会导致所有呼吸肌瘫痪，膈肌仍可以收缩。这一水平以上损伤脊髓则导致全部呼吸肌瘫痪，呼吸运动完全消失。此时，需立刻进行人工呼吸以维持肺通气，否则将危及生命。

肺内压是指存在于肺内气道和肺泡内的压力。

2. 肺内压与大气压之间的压力差推动气体进出肺　气体之所以能被吸入或被呼出，是因为在呼吸过程中形成了肺内压与大气压之间的压力差（压力差 = 肺内压 − 大气压）。肺内压（intrapulmonary pressure）是指存在于肺内气道和肺泡内的压力。肺泡通过呼吸道与大气相沟通，因此在没有呼吸运动时肺内压与大气压相等，压力差为零，无气体流动。在吸气过程中吸气肌收缩，胸廓扩张，肺随之扩张，于是肺容积增加，肺内压下降至略低于大气压水平，这时空气在此压力差的推动下经呼吸道流入肺内。吸气末，肺容积不再增加，肺内压与大气压之间达到新的平衡，压力差为零，无气体流动。呼气过程中胸廓和肺回缩，肺容积缩小，肺内压上升至高于大气压，这时肺内气体在压力差的推动下经呼吸道流出肺外。

3. 胸膜腔内负压维持肺处于扩张状态　在肺的表面及胸廓内侧面均覆盖有胸膜。覆盖于肺表面的胸膜称为脏胸膜，覆盖于胸廓内表面的胸膜称为壁胸膜。这两部分胸膜之间的空间称为胸膜腔。正常情况下脏胸膜和壁胸膜紧贴在一起，且在肺门部相互延续，因此胸膜腔是一个潜在的封闭空间。胸膜腔中仅有少许浆液，起润滑作用。呼吸过程中两层胸膜可以相互滑动，就如同两片用水粘起来的玻璃。肺的自然容积（离体容积）远小于胸廓的自然容积，在肺泡表面张力和肺弹性组织回缩力的作用下，生理状态下的肺总是倾向于回缩。而胸廓不会跟随肺回缩，因此造成了胸膜腔内压（intrapleural pressure）低于大气压的情况，称为胸膜腔负压，约 −4 mmHg（设大气压为 0）。胸膜腔负压的大小与肺回缩力成正比。吸气时肺被扩张，肺回缩力增大，胸膜腔内压力降低（负值增大）；呼气时肺回缩，但回缩不到离体自然容积，胸膜腔内压力仍然低于大气压。

胸膜腔内压 = 大气压 − 肺回缩力。

将一与测压计（大气压下调零后）相连的粗针头刺穿胸壁进入胸膜腔内，即可检测到胸膜腔内压。平静呼吸时，吸气末胸膜腔内压为 −5.5 mmHg，呼气末为 −3.7 mmHg（图 7−3）。

胸膜腔负压的生理意义：①保持肺处于扩张状态。②促进血液及淋巴液的回流。

胸膜腔负压具有重要的生理意义：①保持肺处于扩张状态，并使肺跟随胸廓的运动而张缩。胸膜腔是一封闭的空间，而肺泡则通过呼吸道与外界大气相通。肺泡及气道内压力（肺内压）与胸膜腔内压之间的压力差是维持肺处于扩张状态的动力。这一压力差又称为跨肺压（transpulmonary pressure）。吸气时胸廓压力扩大，胸膜腔内压力下降至更低，因而跨肺压增大，促使肺跟着扩大。②促进血液及淋巴液的回流。胸膜腔负压作用于胸腔内静脉、淋巴管，使其扩张；胸膜腔负压具有"抽吸"作用，促进血液、淋巴液向心脏方向流动。

胸膜腔封闭性被破坏，气体进入胸膜腔，这种状态称为气胸（pneumothorax）。外伤导致胸壁破损，胸膜腔与大气直接相通，称为开放性气胸。此时胸膜腔内压力与大气压相等，跨肺压近于零。肺在肺泡表面张力和肺弹性组织回

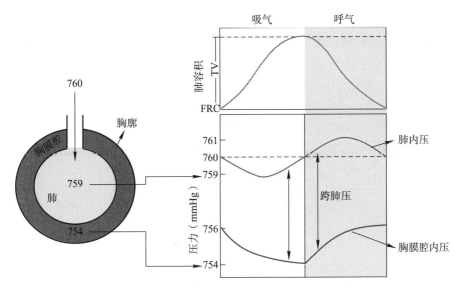

图 7-3　平静呼吸时肺内压、胸膜腔内压及肺容积的变化
FRC：功能残气量，约 2.5 L；TV：潮气量，约 0.5 L

缩力的作用下回缩至自然容积。胸廓的呼吸运动亦再不能引起肺的张缩。同时血液和淋巴液回流障碍。如不及时治疗，则导致呼吸、循环衰竭而危及生命。血液及炎症渗出液大量进入胸膜腔也会导致肺扩张受阻，严重时影响肺通气功能。

（二）肺通气阻力

肺通气阻力有两种，一是弹性阻力，包括肺的弹性阻力和胸廓的弹性阻力，是平静吸气时的主要阻力；二是非弹性阻力，包括气道阻力、惯性阻力和组织黏滞阻力。

1. 弹性阻力　弹性阻力是平静呼吸时肺通气的主要阻力，约占总阻力的70%。肺因吸气而被扩张时会产生弹性回缩力。弹性回缩力与肺扩张的方向相反，因而是吸气阻力。肺的回缩力由两部分组成：①肺组织本身的弹性回缩力。肺泡壁、小气道的管壁等组织富含弹力纤维和胶原纤维。当肺扩张时，这些纤维因被拉长而倾向于回缩。肺扩张程度越大，回缩力也越大。②肺泡表面张力导致的回缩力。

（1）肺弹性阻力的大小用肺顺应性表示　顺应性（compliance）是指在外力作用下弹性组织的可扩张性。肺顺应性（C_L）由胸廓顺应性与肺弹性组织膜的顺应性共同决定，因此用单位跨肺压变化（ΔP）所导致的肺容量变化（ΔV）来表示，单位是 L/mmHg，即 $C_L = \Delta V / \Delta P$。正常成年人两肺的总顺应性约为0.15 L/mmHg。肺顺应性大，说明肺的回缩力小，肺易于扩张；肺顺应性小，说明肺的回缩力大，肺不易扩张。测定肺顺应性时，逐步吸气（或充气入肺）或呼气（或从肺放气），每步吸入或呼出一定量空气后即测定胸膜腔内压和肺容量，绘制容量–压力曲线，即肺的顺应性曲线（跨肺压＝肺内压－胸膜腔内压，因测定时无气体流动，肺内压＝大气压，以大气压为0，则跨肺压＝－胸膜腔内压）。从图 7–4 可以看出，肺顺应性曲线由吸气顺应性曲线和呼气顺应

（右侧栏） 顺应性反映肺扩张的难易程度。顺应性与弹性阻力成反比。顺应性大，说明肺容易扩张；顺应性小，说明肺不易扩张。

性曲线两部分构成。呼气段顺应性会因肺处于已充气状态（已有体积）而表现出顺应性曲线滞后的现象。肺部疾病，如肺纤维化或哮喘，会导致顺应性的改变（图 7-5）。

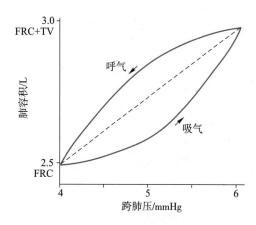

图 7-4　肺静态顺应性曲线
FRC：功能残气量；TV：潮气量

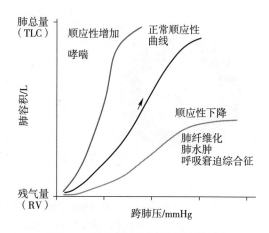

图 7-5　病理状态下肺顺应性的改变

表面张力使液体表面面积尽量缩小，增加了肺的回缩力，构成了弹性阻力的主要成分。

（2）肺泡表面张力是弹性阻力的主要来源　图 7-6 显示的是分别用生理盐水和空气扩张离体肺时各自的顺应性曲线。可以看出，如将肺扩张到某一容量，用空气扩张比用生理盐水扩张所需的跨肺压要大得多，前者约为后者的 3 倍。要解释产生这一现象的原因，要从肺泡表面张力谈起。

肺泡是由上皮细胞构成的微小气泡样结构，平均直径在 200 μm 左右。两肺共有肺泡约 300 万个。肺泡的内表面覆有一薄层液体，与肺泡内的气体构成了液 – 气界面。液 – 气界面具有表面张力（surface tension），而表面张力有使液体表面面积尽量缩小的作用，这也是水滴、气泡总是呈球形的原因（同等体积下球形的表面积最小）。肺泡内表面的液体层在表面张力作用下面积倾向于缩小，表现为肺泡直径倾向于缩小。用生理盐水扩张肺，消除了肺泡内的液 – 气界面。此时肺回缩力完全来自肺本身的弹性组织，仅为空气扩张肺时的 1/3。由此可见，肺泡表面张力所形成的回缩力占总回缩力的 2/3。

表面张力起因于液体分子之间的引力。这个指向液体内部的作用力致使液体具有尽可能小的表面积。液体的表面张力就是这种收缩趋势的表现。肺泡表面薄层液体的表面张力（T）产生一个使肺泡缩小（指向肺泡中央）的力量（P），根据 Laplace 定律，

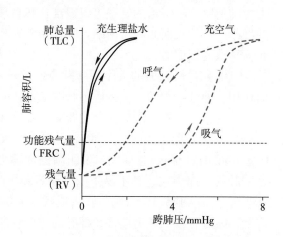

图 7-6　用空气和生理盐水扩张肺时，
肺的顺应性曲线

这个回缩力 P 与肺泡的曲率半径成反比，即 $P = 2T/R$。那么，如果相通的两个肺泡的表面张力相同，则小肺泡的回缩力（P_1）大于大肺泡（P_2），气体从小肺泡流入大肺泡（图 7-7）。但事实上虽然肺泡大小不一，但体积各自相对稳定，不会出现小肺泡更快回缩塌陷的情况，这就得益于表面活性物质的作用。

（3）肺泡表面活性物质　能够使某液体表面张力减小的物质，称为该液体的表面活性物质（surfactant）。肺泡Ⅱ型上皮细胞具有分泌表面活性物质的作用。这是一种成分复杂的混合物，有效成分是二棕榈酰磷脂酰胆碱（dipalmitoyl phosphatidyl choline）。该物质分子的一端是非极性疏水的脂肪酸，另一端是亲水的胆碱。当分散于肺泡内液体层表面时呈垂直状态排列。亲水端位于液体中，疏水端朝向肺泡气，单位面积内的分子密度随肺泡的张缩而改变（图 7-7）。

肺泡表面活性物质具有很强的降低表面张力的作用。不存在肺泡表面活性物质时，肺泡内表面液体的表面张力系数为 50×10^{-3} N/m，存在时降至 $5 \times 10^{-3} \sim 30 \times 10^{-3}$ N/m。肺泡表面活性物质的这一作用具有重要的生理功能：①大幅度降低肺回缩力。肺回缩力的 2/3 来自肺泡表面张力，肺泡表面活性物质的存在使肺泡表面张力降低为原来的 1/10 ~ 1/2。②防止液体渗入肺泡。表面张力具有吸引肺泡毛细血管中液体进入肺泡的作用，这会严重影响肺泡内气体与肺泡壁毛细血管血液之间的气体交换。肺泡表面活性物质通过降低表面张力防止液体的渗出。③稳定肺泡容积。从 Laplace 定律 $P = 2T/R$ 可以看出，肺泡半径（R）越小，由表面张力导致的回缩力就越大。因此，如果相邻的两个相通的肺泡大小不等，则小肺泡会逐渐塌陷而大肺泡被过度扩张。肺泡内表面存在表面活性物质时这一现象就不会发生。这是因为当肺泡体积缩小时，内表面的表面活性物质分子密度变大，降低表面张力的作用也变大，使小肺泡不至于塌陷（图 7-7）。因此，不同直径的肺泡可以稳定共存。

肺泡Ⅱ型上皮细胞具有分泌表面活性物质的作用。

肺泡表面活性物质的作用：①大幅度降低肺回缩力。②防止液体渗入肺泡。③稳定肺泡容积。

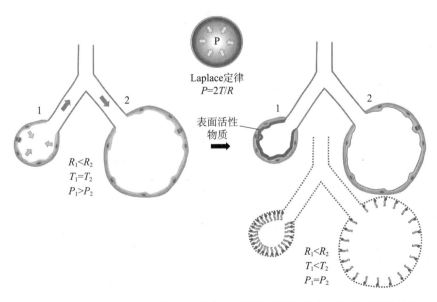

Laplace定律
$P=2T/R$

表面活性物质

$R_1 < R_2$
$T_1 = T_2$
$P_1 > P_2$

$R_1 < R_2$
$T_1 < T_2$
$P_1 = P_2$

图 7-7　表面活性物质降低表面张力（T），调节肺回缩力（P），稳定肺泡容积

成年人患肺炎、肺血栓栓塞症等疾病时，可因表面活性物质减少而发生肺不张。胎儿在妊娠6~7个月后肺泡Ⅱ型上皮细胞才开始分泌表面活性物质，因此早产儿可因缺乏表面活性物质而发生弥漫性肺不张和新生儿肺透明膜病（hyaline membrane disease，HMD）。在需要提前结束妊娠的情况下，为保证新生儿成活，应抽取羊水检查表面活性物质含量。如果缺乏，则应尽量延长妊娠时间，同时使用某些药物（如糖皮质激素类）促进胎儿肺泡表面活性物质的合成。

胸廓也具有弹性，因而也具有弹性阻力。胸廓的弹性阻力是否构成吸气阻力，则取决于胸廓的位置。这与肺弹性阻力不同。胸廓处于自然位置时的肺容量相当于肺总容量的67%。只有当胸廓超出其自然位置时（肺容量大于总容量的67%），胸廓的弹性阻力才构成吸气阻力。

2. 非弹性阻力   非弹性阻力包括气道阻力、惯性阻力、组织黏滞阻力。健康人在平静呼吸时非弹性阻力仅占总阻力的30%。用力呼吸时或在病理情况下，非弹性阻力显著增大，成为制约肺通气能力的重要因素。非弹性阻力主要来自呼吸道阻力，占非弹性阻力的80%~90%。肺容积和支气管平滑肌的舒缩是影响呼吸阻力的主要因素。肺体积增大，位于其内部的支气管也会受到牵拉，口径变大，阻力变小；支气管平滑肌收缩会减小呼吸道口径，增大阻力。

呼吸道阻力（airway resistance）是吸气和呼气期间，空气流经呼吸道遇到的阻力。阻力水平取决于许多因素，特别是呼吸道的直径及气体流动是层流还是湍流。平静呼吸情况下，呼吸道对气流的阻力极小，为1~3 mmHg/（L·s）。呼吸道阻力主要存在于主支气管等大气道。细支气管、终末细支气管尽管口

> 气道阻力（R）与气道半径（r）的4次方成反比，因此细支气管口径的轻微变化即可导致气道阻力的明显变化。

径很小，但数量极多，两肺共有终末细支气管65 000余支，因而总阻力很小。然而，在病理情况下，细支气管对气道阻力影响很大，因为：①细支气管因口径小而易于被异物、炎性分泌物等堵塞；②细支气管壁主要由平滑肌构成，平滑肌收缩时细支气管口径缩小，呼吸道阻力急剧升高。另外，用力呼吸时气流速度加快，出现大量涡流；气道中存在黏液、肿瘤、异物等亦导致涡流的出现。出现涡流时呼吸道阻力明显增高，呼吸道阻力增高可导致呼吸困难。

（三）呼吸功

呼吸肌收缩以克服阻力实现肺通气所做的功，称为呼吸功（work of breathing），通常以单位时间内的压力变化乘以容积变化来计算。平静呼吸情况下，只有在吸气时有骨骼肌收缩，呼气几乎完全是被动的。吸气时呼吸肌要克服的阻力有以下3类：①弹性阻力。②肺、胸廓等结构的惯性阻力和组织黏滞阻力。③呼吸道阻力。克服这些阻力所做的功分别称为弹性功、组织阻力功、气道阻力功，其中弹性功占2/3。呼吸做功取决于机体对氧的需求量和机体需要克服的阻力大小。正常平静呼吸的情况下，呼吸做功所消耗的氧占总耗氧量的5%，而患肺部疾病时，该比例可能增至50%左右。

三、肺通气功能的评价指标

（一）肺容积和肺容量

1. 肺容积（pulmonary volume）   肺容积是指在不同状态下肺所容纳的气体

量，有 4 种基本肺容积（图 7-8）。

（1）潮气量（tidal volume，TV） 平静呼吸时每次吸入或呼出的气体量。正常成年人平静呼吸时平均为 500 mL。

（2）补吸气量（inspiratory reserve volume，IRV） 平静吸气末再尽力吸气所能增加的吸入气体量。正常成年人为 2 000 ~ 3 000 mL。

（3）补呼气量（expiratory reserve volume，ERV） 平静呼气末再尽力呼气所能增加的呼出气体量。正常成年人为 900 ~ 1 200 mL。

（4）残气量（residual volume，RV） 最大呼气末尚存留于肺中不能呼出的气体量。正常成年人为 1 000 ~ 1 500 mL。残气量只能用间接方法测定。

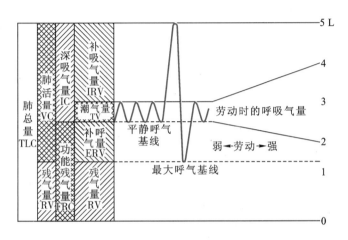

图 7-8 肺容积曲线

2. 肺容量 两项或两项以上的肺容积相加，为肺容量（pulmonary capacity）。

（1）深吸气量（inspiratory capacity，IC） 深吸气量 = 潮气量 + 补吸气量，即平静呼气末做最大吸气所能吸入的气体量。

（2）功能残气量（functional residual capacity，FRC） 功能残气量 = 补呼气量 + 残气量，即平静呼气末肺内存留的气体量（约 2.5 L）。

残气量 = 功能残气量 - 补呼气量。

肺泡气 O_2 分压低于空气中的 O_2 分压，CO_2 分压则高于空气中的 CO_2 分压（表 7-1）。这是由于肺泡内的气体不断与流经肺泡毛细血管的血液进行气体交换的结果。平静呼吸时，每次吸气吸入肺泡内的新鲜空气仅有 350 mL 左右，

表 7-1 在海平面时几种混合气体的分压　　　　单位：mmHg

	空气	肺泡气	呼出气
N_2	598.0（78.62%）	569.0（74.90%）	566.0（74.50%）
O_2	158.0（20.84%）	104.0（13.60%）	120.0（15.70%）
CO_2	0.3（0.04%）	40.0（5.30%）	27.0（3.60%）
H_2O	3.7（0.50%）	47.0（6.20%）	47.0（6.20%）
合计	760.0（100.00%）	760.0（100.00%）	760.0（100.00%）

即 500 mL 潮气量 –150 mL 呼吸道内（无效腔）气体，远低于功能残气量（2 500 mL），因此肺泡气中 O_2 和 CO_2 的分压基本上不随呼吸运动而变化。可见功能残气量对于稳定肺泡气和动脉血 O_2 和 CO_2 分压有重要生理意义。

（3）肺活量（vital capacity，VC） 肺活量 = 潮气量 + 补吸气量 + 补呼气量，即最大吸气后从肺内所能呼出的最大气体量。肺活量反映肺一次通气的最大能力。限制性肺疾病时，VC 低于正常值（图 7–9）。

（4）用力呼气量（forced expiratory volume，FEV） 测肺活量时让受试者尽力最大吸气后以最快速度用力呼气，计算在一定时间内所呼出的气体量占肺活量的百分比。正常约为 80%。用力呼气量不仅反映一次肺通气的最大能力，还能反映肺通气阻力的变化，是评价肺通气功能的较好指标。阻塞性肺疾病患者肺活量可能正常，但第一秒用力呼气量（FEV1）显著降低（图 7–9）。

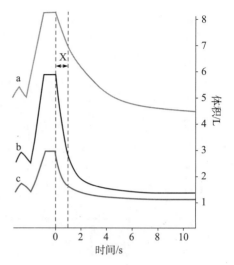

图 7–9 阻塞性和限制性肺疾病的 VC 和 FEV1 的变化

b 为正常个体的肺活量测试曲线；限制性肺疾病患者（c）肺活量显著低于正常个体；阻塞性肺疾病患者（a）肺活量与正常个体相当，但呼出气体初始速度（各曲线 X 区段下降速度）受到呼吸道阻力影响显著慢于正常个体

（5）肺总量（total lung capacity，TLC） 肺总量 = 潮气量 + 补吸气量 + 补呼气量 + 残气量，即肺所能容纳的最大气体量。

肺容积的变化是肺部疾病的早期指标，如 RV 和 TLC。正常的 RV/TLC 比值小于 0.25，即在肺内不能进行交换的气体约占肺总体积的 25%。在阻塞性肺疾病中，RV 增加，从而导致 RV/TLC 增加；在限制性肺疾病中，肺部能被正常充盈，导致 RV/TLC 也增加，但是由于 TLC 下降所致（图 7–10）。

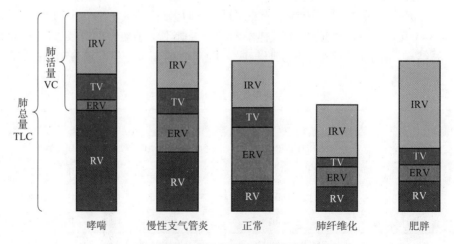

图 7–10 阻塞性和限制性肺疾病的肺容积变化

（二）肺通气量

1. 每分通气量（minute ventilation volume） 每分通气量指每分钟进或出肺的气体总量，等于潮气量 × 呼吸频率。正常成人平静呼吸时呼吸频率为每分钟 12～18 次，潮气量平均 500 mL，每分通气量为 6 000～9 000 mL/min。

运动时呼吸频率和潮气量均增大，每分通气量随之增大。以最快速度、最大深度呼吸时的每分通气量为最大通气量（maximal voluntary ventilation），可达平静呼吸时的 20 倍之多，为 70～120 L/min。测定最大通气量可了解肺通气功能的储备能力，通常用通气储量百分比表示：通气储量百分比 =（最大通气量 – 每分通气量）/ 最大通气量。正常值大于或等于 93%。

2. 肺泡通气量 在正常成人，从鼻至终末细支气管之间的呼吸道容积约为 150 mL，这部分气体基本上不能与血液进行气体交换，故称为解剖无效腔（anatomical dead space）。吸气时解剖无效腔内的气体先进入肺泡，然后才是从外界吸入的新鲜空气。呼气时则先将解剖无效腔中的气体呼出，然后才将肺泡内的气体呼出。因此真正有效的通气量应以肺泡通气量（alveolar ventilation）为准。

肺泡通气量 =（潮气量 – 解剖无效腔容量）× 呼吸频率

例如，潮气量 500 mL，呼吸频率 16 次 /min，则每分通气量为 8 000 mL/min，肺泡通气量 5 600 mL/min。又例如，潮气量 250 mL，呼吸频率 32 次 /min，则每分通气量同样为 8 000 mL/min，而肺泡通气量仅为 3 200 mL/min。可见从气体交换而言，浅而快的呼吸是低效的。提升肺泡通气量，增加呼吸的深度比提高呼吸频率更有效。

（乔卉 谢冬萍 安书成 安书成 谢冬萍

王立伟 何建平 肖赞英 宋刚 张衡）

第二节 呼吸气体的交换

一、气体交换原理

1. 气体的扩散 肺泡气与血液之间的气体交换、血液与组织细胞和组织液之间的气体交换都是通过扩散进行的。扩散是物质由高密度或高浓度的地方转移到低密度或低浓度的地方。物质扩散所需的能量来源于物质分子的热运动。气体由于分子的热运动而具有压力，气体的压力与气体分子的密度成正比，因此，气体由压力高的区域向压力低的区域扩散。空气是混合气体，由 O_2、N_2、CO_2 等组成。根据 Dalton 定律，在混合气中，每种气体分子运动所产生的压力称为该气体的分压（partial pressure），各气体分压之和为气体总压力。因此，如 O_2 在空气中所占的体积百分比为 20.84%，在海平面，空气的压力为 760 mmHg，则由 O_2 构成的压力为 158.4 mmHg（760 mmHg × 20.84%），

即为 O_2 的分压力，简称 O_2 分压。表 7–1 显示了在海平面时几种呼吸气体的分压。从表中可以看出，肺泡气中的 O_2 分压低于空气的 O_2 分压，而 CO_2 分压则远大于空气的 CO_2 分压。气体分压差是气体扩散的动力，也决定气体扩散的方向。肺泡气中的 O_2（CO_2）分压受机体耗氧量（CO_2 释放量）和肺泡通气量的双重影响，其关系见图 7–11。

安静时，机体耗氧量约为 250 mL/min，此时，较低的肺泡通气量（小于 5 L/min）即可维持正常的肺泡气 O_2 分压（点 a），这是保证血液摄氧与耗氧平衡的前提。当机体耗氧量增至 1 000 mL/min 时，肺泡通气量需增加至约 20 L/min，才可以保证正常的肺泡气 O_2 分压（点 a′）。CO_2 的释放同上。

2. 影响气体扩散的因素　气体分子在气体或液体中扩散时同样遵循从压力高的区域向压力低的区域扩散的原则。影响气体分子在气体、液体和液 – 气之间扩散速率（D）的因素有：①气体在液体中的物理溶解度（S）。②气体相对分子质量（M_r）。③扩散面积（A）。④压力梯度（ΔP）。⑤扩散距离（d）。⑥温度（T）。

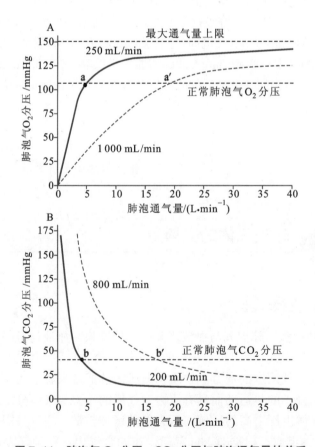

图 7–11　肺泡气 O_2 分压、CO_2 分压与肺泡通气量的关系
A. 机体耗氧量分别为 250 mL/min（实线）和 1 000 mL/min（虚线）时的肺泡气 O_2 分压与肺泡通气量的关系曲线；B. 机体 CO_2 释放量分别为 200 mL/min（实线）和 800 mL/min（虚线）时的肺泡气 CO_2 分压与肺泡通气量的关系曲线

$$D = \frac{\Delta P \cdot A \cdot T \cdot S}{d \cdot M_r}$$

其中气体在液体中的物理溶解度和气体相对分子质量取决于气体分子本身，因此，$S/\sqrt{M_r}$ 又称为某气体的扩散系数（diffusion coefficient）。CO_2 在水中的物理溶解度远大于 O_2（表 7-2），设 O_2 扩散系数为 1.0，则 CO_2 扩散系数为 20.3，可见在相同的扩散面积、距离和温度条件下，同等的压力梯度下，CO_2 在液体中的扩散速率为 O_2 的 20 倍。N_2 在海平面气压下几乎不溶于水，因此虽然肺泡气中 N_2 含量很高，但并不能发生气体交换入血。

参考资料 7-2
气体交换中的理化定律

参考资料 7-3
氮气麻醉

表 7-2　血液和组织中气体的分压

	M_r	溶解系数*	动脉血 /mmHg	混合静脉血 /mmHg	组织 /mmHg
O_2	32	0.024	100	40	30
CO_2	44	0.570	40	46	50

*：37℃、一个大气压（760 mmHg）条件下，单位体积水中某气体的物理溶解体积数，为溶解系数。

二、肺泡气与血液中的气体通过呼吸膜的扩散

1. **呼吸膜的结构**　肺泡内气体与肺泡外毛细血管血液之间共有 6 层结构，构成呼吸膜（respiratory membrane）。这 6 层结构是：①肺泡内表面的液体层及其表面的表面活性物质。②肺泡上皮细胞。③上皮基膜。④弹力纤维和胶原纤维构成的网状间隙。⑤毛细血管基膜。⑥毛细血管内皮细胞（图 7-12）。尽管如此，呼吸膜厚度平均仅为 0.6 μm 左右。正常成人两肺呼吸膜总面积约 70 m²。在肺泡毛细血管内流动的血量为 60～140 mL。如果将 140 mL 的血液均匀分布于 70 m² 的面积，理论上厚度只有 1～2 μm，可见血液与肺泡气之间完成气体交换所需的时间是极短的。另外，肺毛细血管直径只有 5 μm 左右，略小于红细胞的直径（6～8 μm）。因此红细胞是"挤"过肺泡毛细血管的，与肺泡气之间的距离几乎等于呼吸膜。

呼吸膜即肺泡气与血液之间的物理屏障。气体具有较高的脂溶性，可以通过简单扩散穿过呼吸膜。

2. **通过呼吸膜的气体交换**　血液进入肺泡毛细血管之前为静脉血，从表 7-1 和表 7-2 中可以看出，静脉血的 O_2 分压远低于肺泡气的 O_2 分压，而 CO_2 的分压则大于肺泡气 CO_2 分压。血液流入肺泡毛细血管

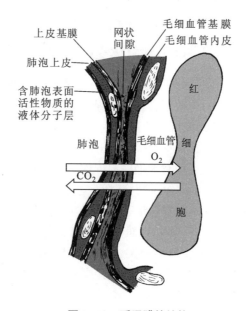

图 7-12　呼吸膜的结构

后迅速与肺泡气通过扩散进行气体交换。在这一过程中，O_2 从肺泡气扩散至血液，而 CO_2 则从血液扩散至肺泡。血液在离开肺泡时已成为动脉血，其 CO_2 分压从 46 mmHg 降至 40 mmHg，O_2 分压从 40 mmHg 升高至 100 mmHg，与肺泡气基本持平（仍略低于肺泡气的部分原因是一部分呼吸道管周血液未进行气体交换）。由于扩散距离极短、扩散面积极大，因此交换过程极为迅速，仅需约 0.3 s 即可达到平衡。通常情况下血液流经肺泡毛细血管所需时间约 0.7 s，所以当血液流经肺泡毛细血管全长 1/3 ~ 1/2 时已基本上完成了气体交换过程。

肺泡气与静脉血之间的 O_2 分压差为 60 mmHg，是 CO_2 分压差（6 mmHg）的 10 倍。但 CO_2 的扩散系数是 O_2 的 20 倍，因此，反而是 CO_2 先完成交换。

3. 肺扩散容量（pulmonary diffusion capacity） 气体在单位分压差作用下每分钟通过呼吸膜扩散的体积，称为该气体的肺扩散容量。如 O_2 肺扩散容量 $DLO_2 = O_2$ 摄取量 $/O_2$ 分压差。其中 O_2 分压差 = 肺泡毛细血管内的 O_2 分压 − 肺泡气 O_2 分压。因为扩散入血的 O_2 会立即与血红蛋白结合，所以此处肺泡毛细血管内的 O_2 分压是低于总动脉血 O_2 分压的。

（1）O_2 的肺扩散容量 正常成年人在安静状态下为 21 mL/（min·mmHg）。剧烈运动时 O_2 的肺扩散容量可增加到 100 ~ 120 mL/（min·mmHg）。这是因为：①剧烈运动时肺血流量增加，使许多处于关闭状态的肺泡毛细血管开放，因而增加了交换面积；②肺泡的通气/血流变得更加匹配。可见剧烈运动时机体不仅通过增加肺通气量，而且通过调节肺部血流量以增加气体交换量来满足代谢的需要。

（2）CO_2 的肺扩散容量 由于 CO_2 在液体中溶解度大，呼吸膜两侧的 CO_2 分压差平均值不到 1 mmHg，因此，难以准确测定 CO_2 的肺扩散容量。根据 CO_2 的扩散系数推测，安静时 CO_2 的肺扩散容量在 400 ~ 450 mL/（min·mmHg），运动时在 1 200 ~ 1 300 mL/（min·mmHg）。

临床检测中，利用 CO 与血红蛋白迅速结合的特性，CO 的肺扩散容量（DLCO）经常被用来检测和评价呼吸膜的功能。

三、影响肺气体交换的因素

1. 呼吸膜的厚度 正常情况下呼吸膜厚度平均仅为 0.6 μm，气体通过呼吸膜的扩散非常迅速。某些病理情况下呼吸膜厚度可显著增加，如肺纤维化（即肺泡壁纤维组织增生）、肺水肿（肺泡壁内液体积聚、肺泡内液体层增厚）等，呼吸膜厚度增加 1 倍，气体扩散速率即降低 1 倍。厚度变化对气体交换的影响在运动时更加明显，因为运动时机体耗氧量增加，同时肺血流速度加快，又进一步缩短了交换时间，导致气体交换不良，运动能力下降。呼吸膜厚度变化严重时在安静状态亦可因气体交换不良而出现缺氧。

2. 呼吸膜的面积 正常成人呼吸膜总面积达 70 m^2。安静状态时仅有 40 m^2 参与气体交换，故有很大的储备面积。肺不张、肺气肿、肺叶切除等情况下呼吸膜面积减小，轻则导致运动能力下降，重则不能维持安静状态下的机体代谢需要。

3. 气体分压差及气体扩散系数 分压差决定气体扩散方向，分压差和扩

气体在单位分压差作用下每分钟通过呼吸膜扩散的体积，称为该气体的肺扩散容量。

影响气体交换的因素有呼吸膜厚度与面积、气体分压差与气体扩散系数、通气/血流比值

散系数也影响扩散速度，分压差和扩散系数越大，气体扩散速度越快。因此临床上经常通过给患者吸入高浓度氧来提高肺泡气 O_2 分压，以促进 O_2 的扩散，增加机体供氧量。

4. 通气 / 血流比值（ventilation/perfusion ratio）　通气 / 血流比值是指肺泡通气量（V_A）和肺血流量（Q）之间的比值，简写为 V_A/Q。正常成人安静时约为 0.84（肺泡通气量 4 200 mL/ 肺血流量 5 000 mL）。气体交换是在肺泡气和流经肺泡毛细血管的血液之间进行的，因此只有在适宜的 V_A/Q 情况下才能进行有效且高效的气体交换。

（1）V_A/Q 下降　则意味着通气不足。部分流经通气不良肺泡的静脉血未进行充分的气体交换就回到心脏，犹如发生了动静脉短路。

（2）V_A/Q 增大　就意味着通气过剩，血流相对不足。部分肺泡气体未能与血液进行充分气体交换，相当于增加了无效腔。

正常人在直立体位时，由于重力的影响，两肺顶部的通气量和血流量均低于底部，其血流量的减少尤为明显（图 7-13）。因此两肺顶部的 V_A/Q 远高于正常值（可达正常值的 2.5 倍），部分肺泡通气量被浪费掉，即出现了肺泡无效腔。相反，两肺底部血流量较大，V_A/Q 低于正常值（为正常值的 0.6 倍），小部分血液未能得到充分的气体交换就回到了心脏，即出现了生理性动静脉短路。这是动脉血 O_2 分压（100 mmHg）略低于肺泡气 O_2 分压（104 mmHg）的另一个主要原因。

在肺气肿等阻塞性肺疾病情况下，部分细支气管被阻塞，导致流经阻塞区域的血液无法进行有效的气体交换（V_A/Q 接近于零）。阻塞性肺疾病还导致某些区域肺泡壁的破坏，使这些区域的通气量被浪费（V_A/Q 异常增大）。这些病变严重损坏肺的气体交换功能。

组织换气的机制和影响因素与肺换气相似，不同的是气体的交换发生于液相（血液、组织液、细胞内液）介质之间。

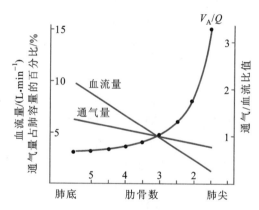

图 7-13　正常人直立时肺通气量和血流量的分布

（乔卉　谢冬萍　安书成　王立伟　何建平　肖赞英　宋刚　王桂敏）

第三节　气体运输

由肺泡扩散入血液的 O_2 通过血液循环运送到全身组织细胞。同样，组织

细胞代谢产生的 CO_2 扩散入血液后也通过血液循环运送到肺泡排出体外。作为呼吸过程的一个重要环节，气体运输沟通内呼吸与外呼吸，是实现呼吸功能所必不可少的。

一、氧的运输

正常情况下，在血液中运输的 O_2，98.5% 是以与红细胞内血红蛋白（Hb）相结合的方式存在的，其余 1.5% 以单纯物理溶解方式存在。

（一）O_2 与 Hb 的可逆性结合

1 个 Hb 分子由 1 个珠蛋白和 4 个血红素构成。每个珠蛋白分子有 4 条肽链，1 条肽链与 1 个血红素相连构成 1 个亚单位。4 个亚单位之间通过离子键相连接，构成 1 个 Hb 分子。1 个亚单位可结合 1 个 O_2 分子，因此 1 个 Hb 分子可结合 4 个 O_2 分子。一旦 Hb 分子中的某个亚单位与 O_2 分子结合或解离，会导致 Hb 分子的四级结构发生改变，使其他亚单位与 O_2 分子的亲和力升高或降低。这是氧解离曲线呈 S 形的原因。

> 1 mol Hb 能结合 4 mol O_2，1 g Hb 所能结合的 O_2 量最大为 1.39 mL，通常以 1.34 mL 计算。

成人 Hb 相对分子质量为 64 458。1 mol Hb 能结合 4 mol O_2，所以 1 g Hb 可结合的最大 O_2 量为 1.39 mL。正常红细胞中含有少量不能结合 O_2 的高铁 Hb，因此实际结合 O_2 量低于 1.39 mL，通常按 1.34 mL 计算。100 mL 血液中的 Hb 所能结合的最大 O_2 量，称为 Hb 氧容量。如果每 100 mL 血液含 Hb 15 g，则 Hb 氧容量为 20.1 mL。而实际结合的 O_2 量，称为 Hb 氧含量。Hb 氧含量和 Hb 氧容量的百分比，称为 Hb 氧饱和度。由于血液中 O_2 的物理溶解量极少（占总量的 3%），可忽略不计，因此 Hb 氧含量、Hb 氧容量、Hb 氧饱和度分别可被看做是血氧含量（oxygen content）、血氧容量（oxygen capacity）、血氧饱和度（oxygen saturation）。

与 O_2 结合的 Hb 称为氧合 Hb，呈鲜红色。与 O_2 解离的 Hb 称为去氧 Hb，呈蓝紫色。当血液中去氧 Hb 含量超过 5 g/100 mL 时，皮肤、黏膜呈蓝色，称为发绀。出现发绀往往意味着机体缺氧。

（二）氧解离曲线

氧解离曲线（oxygen dissociation curve）是表示 O_2 分压与 Hb 氧饱和度关系的曲线（图 7-14A）。当 O_2 分压升高时，曲线反映 O_2 与 Hb 结合情况；当 O_2 分压下降时，曲线反映 O_2 与 Hb 解离情况。因此，氧解离曲线又可称为氧合曲线。

> O_2 与 Hb 的可逆性结合受 O_2 分压的影响。当血液流经 O_2 分压高的肺部时，O_2 与 Hb 结合，形成氧合 Hb；当血液流经 O_2 分压低的组织时，氧合 Hb 迅速解离，释放 O_2，成为去氧 Hb。

1. 静脉血流经肺泡毛细血管时 Hb 与 O_2 的结合　血液流经肺泡毛细血管时 O_2 由肺泡扩散入血液，使血 O_2 分压迅速升高。随着血 O_2 分压的升高，Hb 开始与 O_2 结合。从氧解离曲线可以看出，血 O_2 分压从 40 mmHg 上升到 100 mmHg 时，血氧含量从 14.4 mL/100 mL 升高到 19.4 mL/100 mL，Hb 氧饱和度从 75% 升高到 97%（设 Hb 氧容量为 20 mL/100 mL），即每 100 mL 血液增加氧含量 5 mL。

2. 动脉血流经外周组织毛细血管时 Hb 与 O_2 的解离　安静状态下外周组织 O_2 分压在 40 mmHg 左右，动脉血流经外周组织毛细血管时，O_2 从血液向组织扩散，血 O_2 分压下降，O_2 与 Hb 解离。从氧解离曲线可以看出，血 O_2 分

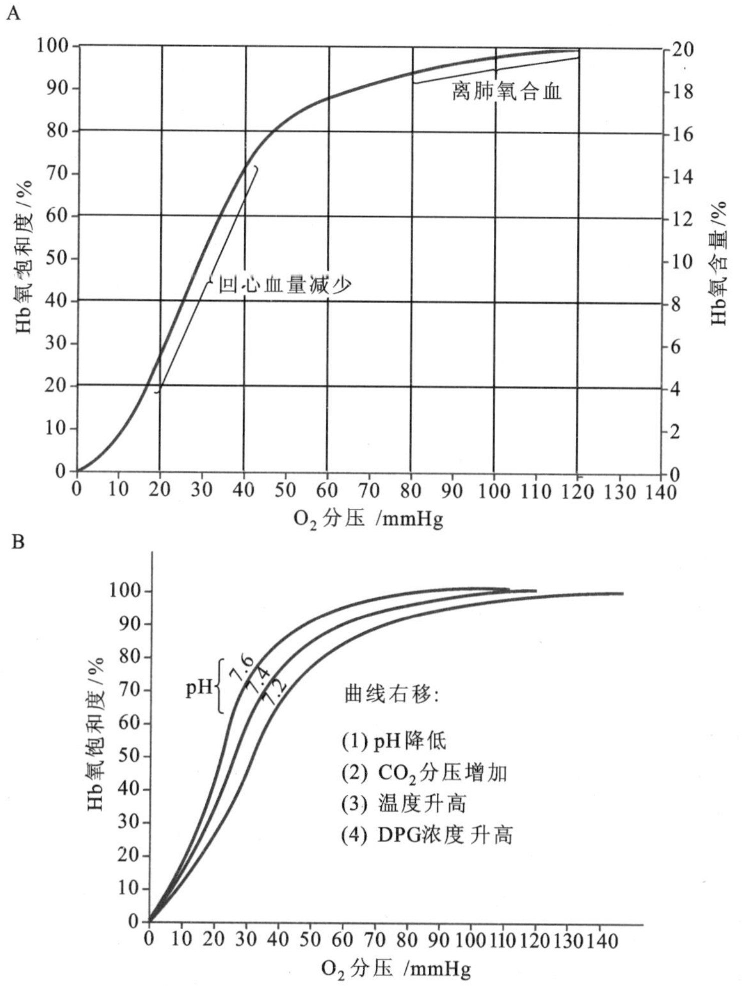

A

B

图 7-14 氧解离曲线（A）及影响氧解离曲线的主要因素（B）
注：在血液 pH7.4，CO_2 分压 40 mmHg，温度 37℃，Hb 浓度为 15 g/100 mL 时测定

压从 100 mmHg 下降到 40 mmHg 时，Hb 氧饱和度从 97% 下降到 75%，血氧含量从 19.4 mL/100 mL 下降到 14.4 mL/100 mL，即每 100 mL 血液释放了 5 mL O_2。可见，在一般情况下，每 100 mL 血液可以将 5 mL 的 O_2 运输到外周组织。

3. 组织耗氧量增加促进 Hb 与 O_2 的解离 氧解离曲线下段（O_2 分压 10 ~ 40 mmHg）是曲线坡度最陡的一段。O_2 分压稍有变化即引起 Hb 氧饱和度大幅度变化。安静情况下，外周组织的 O_2 分压在 40 mmHg 左右，对 O_2 运输能力的要求为每 100 mL 血液释放 5 mL O_2。组织耗氧量大幅度增加时，组织 O_2 分压从 40 mmHg 下降至 15 mmHg，每 100 mL 血液释放 O_2 增加到 15 mL，是安静状态时的 3 倍。这也说明血液 O_2 运输能力的储备是很大的。

氧解离曲线上段坡度平缓，O_2 分压从 100 mmHg 上升或下降几十毫米汞柱时，Hb 氧饱和度的变化仅在 10% 左右（从 140 mmHg 时的 100% 至 60 mmHg 时的 89%）。表明肺泡气或吸入的空气 O_2 分压在较大范围内变化时对 O_2 的运输影响不大。

影响 Hb 与 O_2 亲和力的因素有 CO_2 分压、pH、温度和 DPG 等。pH 对 Hb 与氧亲和力的影响称为波尔效应。

（三）影响氧解离曲线的因素

Hb 与 O_2 的结合和解离受很多因素的影响，表现为氧解离曲线位置的偏移。其中生理因素有温度、血 CO_2 分压、pH、2，3- 二磷酸甘油酸（DPG）等（图 7-14B）。

1. CO_2 分压和 pH 的影响　CO_2 分压升高或 pH 降低均可使 Hb 和 O_2 的亲和力降低（促进解离），氧解离曲线右移。CO_2 分压降低或 pH 升高则导致 Hb 和 O_2 的亲和力增高（促进结合），氧解离曲线左移。pH 对 Hb 与氧亲和力的这种影响称为波尔效应（Bohr effect）。CO_2 分压的变化一方面通过改变 pH 对 Hb 与 O_2 的亲和力产生间接效应，另一方面也通过与 Hb 结合直接影响 Hb 与 O_2 的结合。

波尔效应有重要生理意义。在肺部，CO_2 从血液扩散入肺泡，血 CO_2 分压降低，氧解离曲线左移，这有利于 Hb 与 O_2 的结合。在外周组织，组织细胞代谢产生的 CO_2 扩散入血液，血 CO_2 分压升高，氧解离曲线右移，这有利于 Hb 与 O_2 的解离。

2. 温度的影响　温度升高时氧解离曲线右移，温度降低时左移。组织代谢增强时产热增加，温度升高，氧解离曲线右移有利于 Hb 与 O_2 解离，增加组织供氧以适应代谢的需要。

3. DPG 的影响　DPG 是红细胞无氧糖酵解的产物，能降低 Hb 与 O_2 的亲和力，使氧解离曲线右移。低氧时红细胞内 DPG 增加，有利于 Hb 向组织释放 O_2，这可能是机体对缺氧的适应机制之一。但 DPG 也妨碍了 Hb 在肺部与 O_2 结合，不利于 O_2 的运输。

一氧化碳（CO）与 Hb 的结合点与 O_2 相同，但亲和力远高于 O_2，为 O_2 的 250 倍。因此，肺泡气中存在 0.053% 的 CO（分压 0.4 mmHg）即可使 Hb 氧饱和度下降一半。空气中 CO 分压略高于 0.4 mmHg（0.6 mmHg，或 0.1%）即可致命。高压氧疗是治疗 CO 中毒的最有效方法。吸入高压纯氧可以极大地提高血 O_2 分压，促使 O_2 与 Hb 结合，将结合在 Hb 上的 CO 置换下来呼出体外。

二、二氧化碳的运输

（一）CO_2 的运输方式

CO_2 在血中溶解度远高于 O_2，以物理溶解方式运输的 CO_2 约占总运输量的 7%。

血液中的 CO_2 也以物理溶解和化学结合两种形式运输。化学结合的形式主要是碳酸氢盐和氨基甲酰 Hb。物理溶解的 CO_2 约占总运输量的 7%，化学结合的占 93%。

1. 物理溶解方式　静脉血 CO_2 分压为 46 mmHg，CO_2 物理溶解量为 2.7 mL/100 mL；动脉血 CO_2 分压为 40 mmHg，CO_2 物理溶解量为 2.4 mL/100 mL。因此通过物理溶解方式每 100 mL 的血液只能运输 0.3 mL 的 CO_2。

2. 碳酸氢盐结合方式　从组织扩散入血液的 CO_2 进入红细胞后在碳酸酐酶催化下与 H_2O 形成 H_2CO_3，进一步解离成 HCO_3^- 和 H^+。HCO_3^- 通过红细胞膜上的 HCO_3^--Cl^- 载体扩散入血浆（Cl^- 同时进入红细胞），多余的 H^+ 与 Hb 结合（图 7-15）。

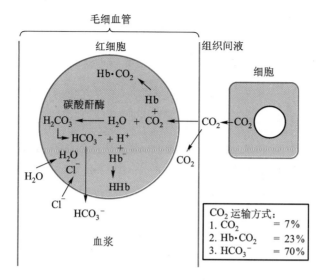

图 7-15 CO$_2$ 在血液中的运输

3. 氨基甲酰 Hb 结合方式 一部分 CO$_2$ 与 Hb 的氨基结合生成氨基甲酰 Hb。

$$HbNH_2O_2 + H^+ + CO_2 \rightleftharpoons H\text{-}HbNHCOOH + O_2$$

这一反应是可逆性的，且 CO$_2$ 与 Hb 的结合较为松散。在外周组织，CO$_2$ 分压较高，反应向右侧进行；在肺泡，CO$_2$ 分压较低，反应向左侧进行。血浆蛋白与 CO$_2$ 也可以发生类似的反应。

（二）CO$_2$ 解离曲线

CO$_2$ 解离曲线是表示血液中 CO$_2$ 含量与 CO$_2$ 分压之间关系的曲线（图 7-16）。从图中可以看出，血液中 CO$_2$ 的含量随 CO$_2$ 分压的上升而上升，几乎呈线性关系。外周组织 CO$_2$ 分压较高，血液流经外周组织后 CO$_2$ 分压及 CO$_2$ 含量升高；肺泡气 CO$_2$ 分压较低，血液流经肺泡后 CO$_2$ 分压及 CO$_2$ 含量亦降低。

血 O$_2$ 分压对 CO$_2$ 解离曲线的影响：如图 7-17 所示，血 O$_2$ 分压升高时 CO$_2$ 解离曲线下移，这是由于 O$_2$ 与 Hb 的结合促使了 CO$_2$ 的释放，这一效应

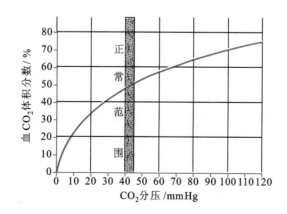

图 7-16 CO$_2$ 解离曲线

称为霍尔丹效应（Haldane effect）。霍尔丹效应的机制是：① Hb 与 O_2 结合后酸性增强，与 CO_2 的亲和力下降，使结合于 Hb 的 CO_2 释放出来；②酸性的氧合 Hb 释放出 H^+，与 HCO_3^- 结合成 H_2CO_3，进一步解离成 CO_2 和 H_2O。

在外周组织，由于 Hb 与 O_2 解离，霍尔丹效应促进 Hb 与 CO_2 的结合；在肺泡，由于 Hb 与 O_2 结合，霍尔丹效应促进血液释放 CO_2。从图 7-17 可以看出，外周组织 O_2 分压为 40 mmHg，CO_2 分压为 45 mmHg，血液 CO_2 含量为 52 mL/100 mL（A 点）。在肺泡，血液 O_2 分压升高到 100 mmHg，CO_2 分压降低到 40 mmHg，血液 CO_2 含量降低至 48 mL/100 mL（B 点）。血液 CO_2 运输量为 4 mL/100 mL。如果没有霍尔丹效应，血液 CO_2 运输量仅为 2 mL/100 mL。

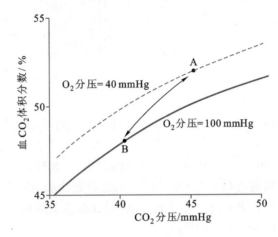

图 7-17　血 O_2 分压对 CO_2 解离曲线的影响（霍尔丹效应）

（谢冬萍　乔卉　王立伟　安书成　何建平　肖赞英　宋刚）

第四节　呼吸运动的调节

根据肺气体交换原理，动脉血 CO_2 和 O_2 分压取决于肺泡气 CO_2 和 O_2 分压，而肺泡气 CO_2 和 O_2 分压取决于机体 CO_2 释放量、耗氧量和肺泡通气量。机体的 CO_2 释放量和耗氧量与代谢水平是一致的。肺泡通气量取决于呼吸运动的深度和频率。机体通过调节呼吸运动的深度和频率以维持肺泡气 CO_2 和 O_2 分压的稳定，进而稳定动脉血 CO_2 和 O_2 分压，保证机体代谢的需要。呼吸运动由呼吸肌的节律性收缩、舒张所引起。呼吸肌是普通的骨骼肌，不具备自动节律性收缩的能力，它的节律性收缩活动是在神经系统的严格控制下进行的。

一、脑干呼吸神经元

> 与呼吸节律呈现同步节律性放电的神经元称为呼吸神经元。

将微电极插入脑干某些区域后，可记录到一些与呼吸节律呈现同步节律性放电的神经元，这些神经元被称为呼吸相关神经元或呼吸神经元（respiratory neuron ）。

（一）呼吸神经元分类

根据呼吸神经元放电与呼吸节律的关系，将呼吸神经元分为吸气神经元、呼气神经元、跨时相神经元等多种类型（图 7-18）。

1. 吸气神经元　吸气神经元放电出现在呼吸周期的吸气期，在呼气期基本呈静息状态。

2. 呼气神经元　呼气神经元放电出现在呼吸周期的呼气期，在吸气期基本呈静息状态。

3. 跨时相神经元　该类神经元放电跨越两个呼吸时相，存在两类跨时相神经元。放电从呼气相延续到吸气相的，称为呼 – 吸跨时相神经元；放电从吸气相延续到呼气相的，称为吸 – 呼跨时相神经元。

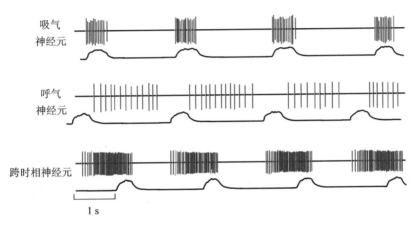

图 7-18　细胞外记录到的脑干呼吸神经元放电

（二）呼吸神经元的分布

呼吸神经元集中分布于脑干以下几个区域（图 7-19）。

1. 背侧呼吸组（dorsal respiratory group，DRG）　DRG 存在于靠近延髓背侧的孤束核腹外侧区域，主要由吸气神经元构成。这些吸气神经元多呈递增型放电，轴突投射到颈段脊髓 3~5 节段的前角，与膈肌运动神经元形成突触联系，控制膈肌舒缩活动。

2. 腹侧呼吸组（ventral respiratory group，VRG）　VRG 存在于靠近延髓腹侧的疑核 – 后疑核区域，构成一个头—尾走向的柱状结构。VRG 头端与面神经核相邻，尾端延伸到颈段脊髓 1~2 节段中间外侧区。VRG 尾段（位于后疑核区域）由呼气递增神经元构成，神经元轴突投射到胸段脊髓前角，控制肋间内肌等呼气肌的活动。VRG 中段（旁疑核区域）主要由吸气神经元构成，神经元轴突投射到脊髓颈段及胸段前角，控制膈肌、肋间外肌等吸气肌活动。VRG 头段的构成较为复杂。邻近面神经后核部分主要为呼气神经元，又称为包钦格复合体（Bötzinger complex）。包钦格复合体神经元为抑制性神经元，轴突投射到脊髓膈肌运动神经元群、DRG 及 VRG 的其他部分。位于包钦格复合体腹尾侧的部分称为前包钦格复合体（pre-Bötzinger complex），由多种类型的

脑干中存在 3 群呼吸神经元，即背侧呼吸组、腹侧呼吸组、脑桥呼吸组。VRG 只有在用力吸气和呼气时才被激活，DRG 在平静呼吸和用力呼吸的吸气相均被激活。PRG 在吸气相和呼气相均被激活，调节呼吸节律。

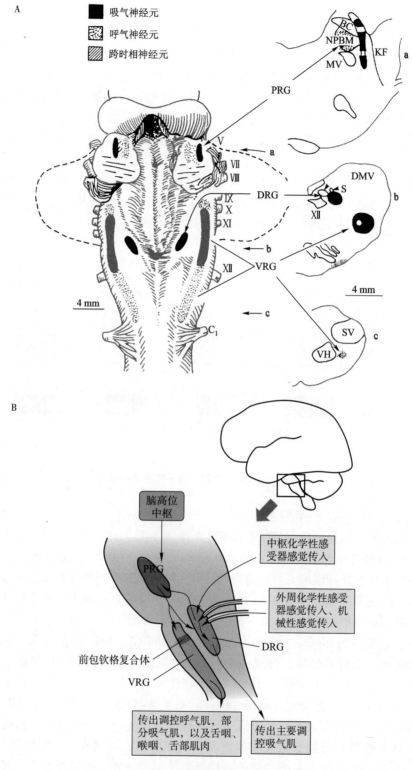

图 7-19 呼吸中枢示意图

A. 呼吸神经元群在脑干背侧面的投影；B. 呼吸神经元群在脑干侧面观中的示意图

a、b、c：呼吸神经元群在脑干不同横断面上的分布

呼吸神经元构成。前包钦格复合体被认为是呼吸节律的发起部位，推测该处神经元能自发地产生电节律，进一步调控 DRG 神经元的放电活动。但具体机制尚未研究清楚。

3. 脑桥呼吸组（pontine respiratory group，PRG） PRG 位于脑桥嘴段背外侧的臂旁内侧核和 Kölliker-Fuse 核。其中臂旁内侧核中存在呼气神经元和跨时相神经元，Kölliker-Fuse 核中存在吸气神经元。PRG 与 DRG、VRG 之间存在双向联系。

二、呼吸节律形成机制

（一）呼吸节律起源于延髓

20 世纪 20 年代的研究显示，在中脑上、下丘之间切断脑干，动物呼吸节律无明显变化；在延髓 – 脊髓交界水平切断脑干呼吸运动消失；在脑桥中、上部之间横断脑干后再切断双侧迷走神经，导致动物呈"长吸呼吸"，即吸气显著延长、呼气短暂且仅偶尔出现。如进一步在脑桥 – 延髓交界水平再次切断脑干，则动物恢复节律性呼吸。证明延髓可独立地产生呼吸节律，而在脑桥上部存在促进吸气向呼气转换的呼吸调整中枢。

分段切除脑干的实验显示基本呼吸节律起源于延髓。

（二）前包钦格复合体是新生大鼠呼吸节律的发起部位

1991 年 Smith 在新生大鼠（出生后 1~5 天），以精确微切实验从头端到尾端切除延髓，当切割至前包钦格复合体时导致灌流脑干呼吸节律突然消失。在包含前包钦格复合体的舌下神经根记录到"呼吸节律"样放电，并发现前包钦格复合体区域存在一类"条件起搏细胞"。"条件起搏细胞"具有自发产生节律性兴奋的功能。Smith 等认为，前包钦格复合体是新生大鼠呼吸节律的发起部位。

前包钦格复合体是新生大鼠呼吸节律的发起部位。该结构在成年动物呼吸节律形成中亦起重要作用。

成年动物呼吸节律与新生大鼠灌流脑干标本呈现的呼吸节律有较大的差别。例如，成年动物吸气时程较长，呈递增型。新生大鼠灌流脑干吸气时程短暂，呈递减型。但研究者在成年动物延髓相当于前包钦格复合体的区域也记录到了多种类型的呼吸神经元，特别是记录到了较大比例的吸气前神经元。这些呼吸神经元多为中间神经元（轴突局限于延髓内）。局部损毁或阻滞这一区域可导致呼吸节律紊乱或消失，提示前包钦格复合体在成年动物呼吸节律形成中亦起重要作用。对于前包钦格复合体神经元自律性的产生机制，以及其与 VRG、DRG 等其他呼吸调控相关区域的联系尚未研究清楚。

三、呼吸运动的随意调节

脑干对呼吸运动的控制属于不随意的自主控制。脑干根据机体代谢需要自动调节呼吸运动的深度和频率，以保持动脉血 O_2 和 CO_2 分压的稳定。大脑皮质通过皮质脊髓束和皮质 – 红核 – 脊髓束直接控制膈肌、肋间肌等呼吸肌的活动，可以随意控制呼吸运动，使呼吸运动与其他躯体运动相协调，完成诸如发声、讲话、歌唱等动作。这种随意控制是有一定限度的。例如，潜水时需要屏气，但不能无限制屏气。屏气后动脉血 O_2 分压逐渐下降，CO_2 分压逐渐升高，对呼吸中枢的刺激越来越强，最终将克服高级中枢的随意控制而出现呼吸运动。呼吸运动的自主控制和随意控制通过不同的下行路线到达脊髓。自主控制路线在脊髓背外侧索下行，随意控制路线在背内侧索下行。在临床上有时可以观察到自主呼吸和随意呼吸分离现象。例如，当自主控制路线受损伤后，自主呼吸运动消失，在这种情况下患者必须"记住"要进行呼吸，一旦入睡或注意力转移，呼吸运动即停止。如先天性中枢性低通气综合征（congenital central hypoventilation syndrome，CCHS），患者因自主呼吸调节异常，清醒时肺通气良好，睡眠期间则呼吸运动减弱。

四、呼吸运动的反射性调节

（一）肺及胸廓感受器反射

肺及气道内存在多种类型的感受器，如存在于支气管、细支气管平滑肌层内的牵张感受器，存在于气道黏膜内的激惹感受器，以及存在于肺泡壁内的 C 类无髓纤维末梢等。这些感受器的传入纤维在迷走神经内上行至脑干，终止于孤束核。

1. 黑 - 伯反射（Hering-Breuer reflex）　黑 - 伯反射又称肺牵张反射（pulmonary stretch reflex），包括肺扩张反射（pulmonary inflation reflex）和肺缩小反射（pulmonary deflation reflex）。吸气时支气管、细支气管被扩张，管壁平滑肌层内的牵张感受器受到牵拉刺激而兴奋，牵张感受器的兴奋导致吸气抑制，促使吸气向呼气转化，这一反射称为肺扩张反射。肺缩小反射是肺容积缩小引起的吸气兴奋反射，其感受器也位于气道平滑肌内，但性质尚不明确。

> 黑 - 伯反射具有促使吸气向呼气转化、防止吸气过深过长的作用。

有人比较了 8 种动物的黑 - 伯反射，发现有种属差异。兔的最强，人的最弱。切断麻醉家兔的双侧迷走神经导致吸气幅度加深、吸气时程延长。在人体，黑 - 伯反射参与了婴儿的平静呼吸，但成人只有当潮气量增加至 1~1.5 L 或在较强的缩肺时，才能引起黑 - 伯反射。这可能是由于人体黑 - 伯反射的中枢阈值较高所致。黑 - 伯反射在人的平静呼吸调节中意义不大，但对防止肺过度扩张和呼气过深（或肺不张）起一定作用。

2. 防御性呼吸反射　气道黏膜内的激惹感受器对众多化学刺激物和物理刺激敏感，常见的化学刺激物有二氧化氮、二氧化硫、氨、花粉、尘埃、炎性分泌物等。物理刺激有冷刺激（吸入冷空气）、机械刺激（气道异物）等。激惹感受器受到刺激可引起咳嗽反射。咳嗽时，先是短促的深吸气，接着声门紧闭，呼气肌强烈收缩，肺内压急剧升高。然后声门突然打开，由于气压差极大，气体从肺内高速冲出，将呼吸道内的刺激物排除。激惹感受器受到刺激还导致支气管收缩、黏液分泌、一过性窒息、浅快呼吸等。这些防御性反射能在一定程度上起到限制有害刺激物进入肺内的作用。

叹息反射的感受器亦为激惹感受器。叹息能促进肺泡表面活性物质的更新，并能使一些闭合的肺泡张开。

C 类纤维感受器对肺间质的变形敏感，对一些化学刺激物也有敏感性。C 类纤维感受器兴奋时导致一过性窒息及浅快呼吸。肺栓塞、肺水肿、肺炎等病理情况下的急促呼吸可能与该类感受器有关。

3. 胸廓感受器反射　胸廓感受器包括关节感受器、肌腱感受器、肌梭感受器等。关节感受器的活动随肋骨的运动幅度和速度而变化；肋间肌和膈肌的肌腱感受器检测这些肌肉的收缩强度，抑制吸气。肌梭感受器存在于肋间肌、腹壁肌，膈肌中数量较少。肌梭对机械牵拉敏感。支配肌梭的γ运动神经元兴奋时肌梭本身收缩，相当于肌梭被牵拉。肌梭感受器的兴奋导致同一肌肉的反射性收缩，称为骨骼肌牵张反射。

有些肌梭感受器有呼吸节律性放电，在吸气期放电增强、呼气期放电减弱，表明支配肌梭的γ运动神经元有吸气节律性放电；其他呈紧张性放电。如果没有呼吸节律性活动，当肋间外肌收缩时（吸气），肋间外肌的肌梭放电将减弱。γ运动神经元与支配肋间外肌的α运动神经元的同步兴奋使肌梭能始终受到牵拉而兴奋，从而起到增强肋间外肌收缩的作用。当吸气阻力升高时，肌梭感受器传入增强，反射性增强吸气肌收缩力，以克服阻力保证肺通气量。肌梭感受器传入兴奋还到达皮质，使人感觉到呼吸运动。

（二）化学感受器反射

哺乳动物体内存在探测脑脊液 CO_2 分压及 H^+ 浓度的中枢化学感受器，以及探测动脉血 O_2 和 CO_2 分压及 H^+ 浓度的外周化学感受器。化学感受器将探测到的有关信息反馈回脑干呼吸中枢，对呼吸运动的频率和幅度进行调节，从而维持组织 O_2、CO_2 和 H^+ 在适当浓度。

> 通过化学感受器反射对呼吸运动的深度和频率进行调节，从而稳定动脉血 O_2、CO_2 分压。

1. 中枢化学感受器（central chemoreceptor）　中枢化学感受器位于延髓腹侧表面下 0.2 mm 的区域，可分为头（R）、中间（I）、尾（C）三个部分。R、C 两个区域的神经元具有化学敏感性，I 区不具有感受性（图 7-20）。

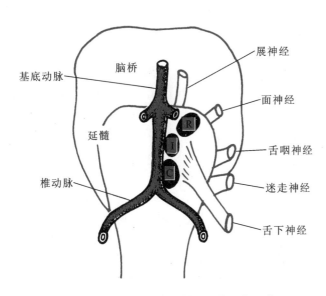

图 7-20　延髓腹侧面化学感受器所在区域

化学敏感神经元对 H^+ 高度敏感，然而血液中的 H^+ 不易穿过血 – 脑脊液屏障和血 – 脑屏障，因此血液中 H^+ 浓度的变化对化学敏感神经元的作用较小。CO_2 可以自由通过血 – 脑脊液屏障和血 – 脑屏障，但 CO_2 对化学敏感神经元没有直接刺激作用。CO_2 与 H_2O 形成 H_2CO_3，再解离成 HCO_3^- 和 H^+。解离

> 中枢化学感受器探测脑脊液 H^+ 浓度的变化。

出的 H^+ 发挥对化学敏感神经元的刺激作用。

升高浸润延髓腹侧表面化学感受区的脑脊液 CO_2 分压对呼吸的刺激作用比升高脑组织间液 CO_2 分压对呼吸的刺激作用强且速度快。前者的潜伏期为数秒，后者则在 1 min 左右，这是脑脊液中蛋白质含量远低于脑组织的缘故，蛋白质具有结合 H^+、缓冲 pH 的作用。CO_2 进入脑脊液后立刻导致脑脊液 H^+ 浓度上升。然而 CO_2 进入脑组织后由于蛋白质的缓冲作用，H^+ 浓度的上升较为缓慢。

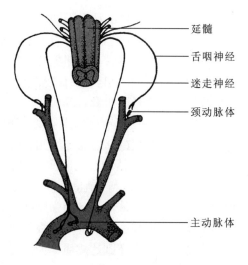

图 7-21　外周化学感受器及其神经支配

2. 外周化学感受器（peripheral chemoreceptor）　外周化学感受器存在于颈动脉体和主动脉体（图 7-21），前者主要参与呼吸调节，后者则在循环调节方面较为重要。颈动脉体体积较大，易于解剖，所以对外周化学感受器的研究主要集中在颈动脉体。

外周化学感受器探测动脉血 O_2 和 CO_2 分压及 H^+ 浓度的变化。

颈动脉体内含有 Ⅰ 型球细胞和 Ⅱ 型鞘细胞，它们周围包绕以毛细血管窦，血液供应非常丰富，每分钟的血流量达颈动脉体自身质量的 20 倍。Ⅱ 型细胞包绕 Ⅰ 型细胞、神经纤维和神经末梢，功能上相当于神经胶质细胞。Ⅰ 型细胞直接或间接与神经末梢形成突触联系，被认为是化学感受细胞。然而，也有研究显示神经末梢本身即具有化学感受功能。外周化学感受器对血 O_2 分压和 H^+ 高度敏感。在离体灌流条件下，降低灌流液 O_2 分压、升高 CO_2 分压或 H^+ 浓度导致颈动脉体传入神经放电频率显著增加。贫血或 CO 中毒时，血 O_2 分压基本正常，但血 O_2 含量降低，此时，颈动脉体传入冲动并不增加。可见颈动脉体对 O_2 分压的降低敏感，对 O_2 含量的降低不敏感。颈动脉体传入神经纤维加入窦神经（Hering 神经），最后加入舌咽神经进入延髓，终止于孤束核。

3. CO_2、H^+ 和低氧对呼吸的影响

CO_2 是兴奋呼吸的生理性体液因子。CO_2 通过两条途径兴奋呼吸：①刺激中枢化学感受器。②刺激外周化学感受器。

（1）CO_2 对呼吸的影响　吸入含有一定浓度 CO_2 的混合气体导致肺泡气 CO_2 分压升高，动脉血 CO_2 分压也随之升高，呼吸加深加快，肺通气量及肺泡通气量增加。图 7-22 显示了动脉血 CO_2 分压与肺泡通气量的关系，当 CO_2 分压由 40 mmHg（正常值）上升至 60 mmHg 时，肺泡通气量增加近 5 倍。相反，当 CO_2 分压下降至 20 mmHg 时，肺泡通气量减少至正常值的 40% 左右。由此可见，CO_2 是兴奋呼吸的生理性体液因子。

过度通气导致肺泡气 CO_2 分压下降，动脉血 CO_2 分压也随之下降，在麻醉状态下可导致呼吸停止。然而在清醒状态下，由于呼吸中枢还接受其他兴奋性传入，过度通气一般不会导致呼吸停止。

CO_2 通过两条途径兴奋呼吸：①刺激中枢化学感受器。②刺激外周化学感受器。在这两条途径中，前者是主要的，但潜伏期较长；后者是次要的，但潜

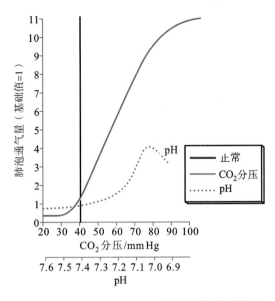

图 7-22 动脉血 CO_2 分压对肺泡通气量的影响

伏期较短。在切断外周化学感受器传入神经后，吸入 CO_2 仍能引起呼吸加强，肺通气量的增加仅下降约 20%（图 7-23B）。然而在某些情况下，CO_2 对外周化学感受器的刺激可能起重要作用。例如，动脉血 CO_2 分压突然增高所导致的快速呼吸反应就是通过刺激外周化学感受器所致。又例如，当动脉血 CO_2 分压超过一定水平时（ > 60 mmHg），肺通气量不能相应增加，CO_2 在体内蓄积，抑制中枢神经活动，出现 CO_2 麻醉。在这种情况下，CO_2 对外周化学感受器仍有刺激作用，起到维持呼吸中枢兴奋性的作用。

如前所述，CO_2 对化学感受器的刺激作用是间接的。CO_2 分压的升高导致脑脊液或血液 H^+ 浓度升高，进而兴奋中枢或外周化学感受器。

（2）H^+ 对呼吸的影响　动脉血 H^+ 浓度升高导致呼吸加深加快，降低则导致呼吸抑制。H^+ 通过刺激外周化学感受器和中枢化学感受器兴奋呼吸。尽

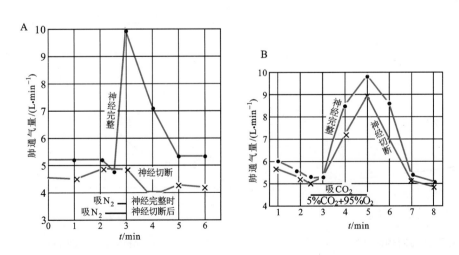

图 7-23 切断窦神经前、后吸入 N_2（A）和 CO_2（B）引起的呼吸效应

管中枢化学感受器对 H^+ 的敏感性远高于外周化学感受器，但血液中的 H^+ 难以通过血 – 脑脊液屏障和血 – 脑屏障，因此，外周化学感受器在 H^+ 浓度升高导致的呼吸反应中起主要作用。但 H^+ 对肺泡通气量的影响不如 CO_2 的作用重要。

（3）低氧对呼吸的影响 动脉血 O_2 分压的下降导致强烈的呼吸兴奋，这一效应完全是通过刺激外周化学感受器所致。切断颈动脉窦神经的动物，缺 O_2 不再引起呼吸加强（图 7-23A），表明缺 O_2 刺激呼吸是通过外周化学感受器（尤其是颈动脉体化学感受器）反射。图 7-24 显示了不同动脉血 O_2 分压水平对颈动脉体传入放电频率的作用。可以看出，动脉血 O_2 分压在 30 ~ 60 mmHg 范围内变化时对颈动脉体传入放电影响最大。

动脉血 O_2 分压的轻度下降对呼吸的影响较弱。只有在 O_2 分压低于 80 mmHg 之后通气量才逐渐增大。在保持动脉血 CO_2 分压不变的情况下，O_2 分压下降至 60 mmHg 肺泡通气量增加 1 倍，下降至 40 mmHg 时增加近 3 倍（图 7-25）。然而在自然呼吸条件下，肺泡通气量的增加导致动脉血 CO_2 分压的下降，这在很大程度上抵消了低氧对呼吸的兴奋作用。

低氧对呼吸中枢
的直接作用是抑制。动脉血 O_2 分压的降低对呼吸中枢本身的直接作用是抑制。严重缺氧时，当外周化学感受器的传入兴奋不足以克服低氧的直接抑制作用时，终将导致呼吸抑制。严重肺气肿、肺心病患者，动脉血长期处于低氧和高 CO_2 状态。长期的高 CO_2 使中枢化学感受器发生适应，而外周化学感受器一般对低氧不发生适应。此时低氧对外周化学感受器的刺激成为驱动呼吸的主要刺激。如给予患者吸入高浓度 O_2，使动脉血 O_2 分压上升至正常范围，则会因呼吸中枢失去兴奋来源而导致呼吸停止。

（4）pH、O_2 分压对 CO_2 呼吸效应的影响 整体条件下，一个因素的改变往往引起其他一两个因素的相继改变，三者之间相互影响、相互作用。图 7-26 显示了在不同 O_2 分压和 pH 条件下，CO_2 分压对肺泡通气量的影响。在某一 pH（7.4 或 7.3）条件下随着 O_2 分压的升高（由 40 mmHg 到 100 mmHg），

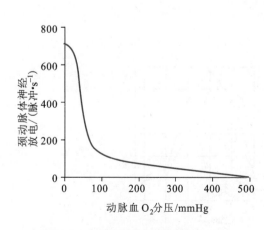

图 7-24 动脉血 O_2 分压对颈动脉体
传入放电频率的影响

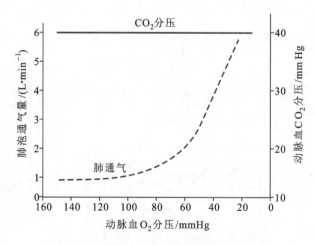

图 7-25 在动脉血 CO_2 分压保持不变情况下
动脉血 O_2 分压下降对肺泡通气量的影响

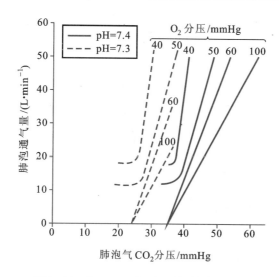

图 7-26　O_2、pH 对 CO_2 呼吸效应的影响

曲线的斜率逐渐降低。pH = 7.3 时曲线集中于左侧，pH = 7.4 时曲线集中于右侧。这些现象表明 pH 和 O_2 分压对 CO_2 的呼吸效应具有一定的影响。

五、异常呼吸

1. 陈 – 施呼吸（Cheyne–Stoke breathing）　特点是呼吸逐渐增强、增快又逐渐减弱、减慢与呼吸暂停交替出现，每个周期 45 s ~ 3 min。在陈 – 施呼吸过程中血 O_2 和 CO_2 分压出现大幅度波动。在缺氧、睡眠、脑干损伤等情况下可出现陈 – 施呼吸。出现陈 – 施呼吸的主要原因是肺 – 脑循环时间延长和呼吸中枢反馈增益增加。前者导致肺泡气的 O_2 和 CO_2 分压的信息不能及时传递到中枢及外周化学感受器，后者导致对 O_2 和 CO_2 分压变化的肺通气反应过强。

2. 比奥呼吸（Biot breathing）　特点是一次或多次强呼吸后，继以较长时间的呼吸停止，之后又出现第二次这样的呼吸。Biot 呼吸出现于脑损伤、脑脊液压力升高、脑膜炎等疾病，是病情危急的表现。

3. 睡眠呼吸暂停（sleep apnea）　大约有 1/3 的正常人在睡眠时会出现周期性的呼吸暂停。呼吸暂停持续 10 s 以上，并伴有动脉血氧饱和度的下降（可下降至 75% 或更低）。在睡眠的各个时相中均可出现呼吸暂停，但以浅慢波睡眠期和 REM 睡眠期为多见。

睡眠呼吸暂停分为中枢性和阻塞性两大类型。中枢性睡眠呼吸暂停的特征是呼吸运动完全消失，膈神经无放电活动。阻塞性睡眠呼吸暂停是上呼吸道塌陷阻塞所致，因而有呼吸运动但无气流。觉醒是中断睡眠呼吸暂停的主要原因。打鼾是上呼吸道吸气阻塞的早期表现。长期发生睡眠呼吸暂停会导致嗜睡、肺动脉高压、右心衰竭等疾病。

（谢冬萍　乔卉　王立伟　宋刚　安书成　何建平　肖赞英　王桂敏）

◆ 复习题 ◆

1. 胸膜腔负压是如何形成的？有什么生理意义？

2. 什么叫肺泡表面张力？肺泡表面活性物质有什么生理意义？

3. 为什么用生理盐水扩张肺阻力较小？

4. 无效腔对肺泡通气量有何影响？

5. 为什么说第一秒用力呼气量更能反映肺通气功能？

6. 影响肺气体扩散的因素有哪些？

7. 通气/血流比值偏离正常范围对肺气体交换有何不良影响？

8. 为什么 CO_2 扩散速度高于 O_2？

9. 呼吸膜由哪些结构组成？

10. 氧解离曲线特征如何？其生理意义如何？

11. 波尔效应与霍尔丹效应有何生理意义？

12. O_2 分压、CO_2 分压和 H^+ 变化对呼吸运动有何影响？其影响途径是什么？

13. 什么是呼吸神经元？分布于脑干哪些区域？

14. 前包钦格复合体被认为是新生大鼠呼吸节律的发源部位，有何根据？

◆ 网上更多 ◆

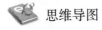 思维导图　　 选择题　　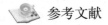 思考题　　参考文献

第八章

消化和吸收生理

◆ 要点 ◆

1. 食物在消化道内被分解成小分子的过程称为消化，包括机械性消化和化学性消化。食物经过消化后的可吸收成分透过消化道黏膜进入血液或淋巴液的过程称为吸收。消化道平滑肌除具有肌肉组织的共同特性外，又有自己的特点。其生物电有静息电位、基本电节律和动作电位3种。

2. 消化道有许多内分泌细胞，分泌胃肠激素。胃肠激素的化学本质是肽类，对消化道的运动和分泌起调节作用。

3. 胃液的成分有盐酸、胃蛋白酶原、黏液和内因子。盐酸有激活胃蛋白酶原和引起促胰液素分泌等作用。胃蛋白酶使蛋白质部分水解。黏液与胃黏膜分泌的 HCO_3^- 构成"黏液 –HCO_3^- 屏障"，有防止胃酸和胃蛋白酶侵蚀胃黏膜的作用。内因子有保护维生素 B_{12} 并促进其吸收的作用。

4. 促进胃液分泌的内源性物质有 ACh、促胃液素和组胺等。消化期的胃液分泌分头期、胃期和肠

◆ Outline ◆

1. Digestion is the process that food is hydrolyzed to small products in digestive tract, including mechanical digestion and chemical digestion. Absorption is the process that the compositions of digested food go through gastrointestinal（GI）mucosa and enter blood and lymph. GI smooth muscle is unique in that it has three types of membrane potential: resting potential, basic electrical rhythm and action potential.

2. There are a large number of endocrine cells secreting gut hormones in the GI tract. These gut hormones are generally peptides, and regulate the movements, secretions of the alimentary tract.

3. Gastric juice contains HCl, pepsinogen, mucus and intrinsic factor. HCl activates pepsinogens, produces suitable acid environment for pepsins, kills germs, stimulates secretin secretion after entering small intestine and thereby leads to secretions of pancreatic juice, bile and small intestinal juice. Pepsinogen can change to active pepsin by HCl or active pepsin. Pepsins partially hydrolyze protein. Mucus and HCO_3^- secreted by mucus cells create the "mucus bicarbonate barrier" that protects the mucosa from the caustic action of gastric acid and pepsins. Intrinsic factor binds to and protects vitamin B_{12} for absorption in the terminal ileum.

4. Acetylcholine, gastrin and histamine are stimuli for gastric secretion. Gastric juice secretion is divided into three phases: the cephalic phase, the gastric phase and

期。头期分泌受到神经－体液调节，胃期分泌通过迷走神经、内在神经丛和促胃液素等引起胃液分泌，肠期分泌主要靠体液因素。盐酸、脂肪和高张溶液是胃肠腔内抑制胃液分泌的 3 个重要因素。

5. 胃的运动形式有容受性舒张、紧张性收缩和蠕动。胃内容物进入十二指肠的过程称为胃的排空。胃内容物和促胃液素促进胃的排空，肠－胃反射和十二指肠分泌的激素抑制胃的排空。

6. 胰液中含有消化三大营养物所需的酶，是最重要的消化液。唾液、胃液中不含脂肪酶，脂肪的消化主要靠胰脂肪酶，消化蛋白质的酶要被激活才有活性。胰液的分泌受神经－体液调节，以促胰液素和缩胆囊素的体液调节为主。

7. 胆汁对脂肪的消化和吸收有重要意义，胆汁的分泌和排出受神经－体液调节，以体液调节为主。促进胆汁分泌的因素有促胰液素、促胃液素、胆盐和高蛋白食物，促进胆汁排出的是缩胆囊素。

8. 糖类分解为单糖，蛋白质分解为二肽、三肽和氨基酸时被小肠上皮细胞主动吸收，与 Na^+ 的吸收相偶联。脂肪的分解产物中，甘油和单糖一起被吸收，其余成分的吸收需胆盐的帮助，以淋巴途径吸收为主。

9. 消化道运动形式有咀嚼和吞咽、紧张性收缩、蠕动、容受性舒

the intestinal phase. The control of the cephalic phase is neurohumoral. The regulation of the gastric phase is predominantly via local reflexes of intrinsic nerves, vagal reflexes and gastrin release. The secretion of the intestinal phase is mainly regulated by humoral factors. HCl, fat and hypertonic solutions are three important factors that inhibit gastric secretion in the GI tract.

5. Gastric motion can occur in three ways: receptive relaxation, contraction and peristalsis. Gastric emptying is the course when the gastric contents are slowly pushed into the duodenum. It is accelerated by gastric contents and gastrin, while it is inhibited by the enterogastric reflex and duodenal hormones.

6. The pancreatic juice includes pancreatic amylase, pancreatic lipase, trypsinogen and chymotrypsinogen. It is the most important digestive juice, and contains the required enzymes that are essential for the digestion of carbohydrates, proteins, and fats. There is no lipase in saliva or gastric juice. The digestion of fat depends entirely on pancreatic lipase. The digestive enzymes of protein must be activated before functioning. The secretion of pancreatic juice is regulated by neurohumoral factors, especially secretin and cholecystokinin（CCK）.

7. The bile plays a vital role in the digestion and absorption of lipids. The secretion and excretion of bile are regulated by neural and humoral factors, especially humoral factors. Among the factors that enhance bile secretion are secretin, gastrin, bile salt and food rich in protein. Cholecystokinin promotes the excretion of bile.

8. Carbohydrates, proteins are absorbed actively through intestinal epithelial cells along with Na^+ after being digested into simple sugar, dipeptides, tripeptides and amino acids respectively. Among the fat digestion products, glycerin is absorbed along with simple sugar. Others are absorbed with the help of bile salts and transported mainly via lymphatic system.

9. The motility of gastrointestinal tract is featured by mastication, deglutition, tonic contraction, peristalsis,

张、分节运动和袋状往返运动等，一般上段消化道的活动促进下段消化道的运动和分泌，下段消化道抑制上段消化道的运动和分泌。整个消化道都存在机械性与化学性消化，在口腔中以机械性消化为主，在小肠中以化学性消化为主。

10. 消化活动受自主神经、胃肠激素和内在神经丛的调节，副交感神经通常促进运动和分泌，而交感神经则起抑制作用。唾液分泌完全受神经调节，胃液分泌的过程中神经与体液调节都很重要，而胰液、胆汁分泌则主要受体液调节，胃肠运动和分泌还受内在神经丛调节。

receptive relaxation, segmentation and haustration movement, etc. In general, the actions of the superior segment of digestive tract promote the ones of the inferior segment, but the inferior segment inhibits the superior segment. Both mechanical digestion and chemical digestion take place all the way down the alimentary tract. Mechanical digestion is dominant in the mouth and chemical digestion in the intestine.

10. The digestive process is regulated by the autonomic nervous system, gut hormones and intrinsic plexuses of the gut. The parasympathetic system promotes the movement and secretion of the GI tract, whereas the sympathetic system inhibits them. The secretion of saliva is primarily neural regulation, the gastric secretions are regulated by both neural and humoral factors, whereas the bile and pancreatic secretions are predominantly regulated by humoral factors. The motion and secretion of GI tract are also affected by intrinsic nervous plexus.

第一节　概述

人体在进行新陈代谢的过程中，必须不断地从外界摄取营养物质，以合成自身组织和供给能量，完成各种生理活动。食物是营养物质的来源，但食物中的蛋白质、脂肪和糖类都是结构复杂的大分子有机物，不易被人体吸收。它们必须在消化道内被分解为易于吸收的小分子物质，如氨基酸、甘油、脂肪酸和葡萄糖等，才能透过消化道黏膜上皮进入血液和淋巴而被机体利用。食物在消化道内被分解为小分子物质的过程称为消化（digestion），食物消化后的可吸收成分透过消化道黏膜进入血液或淋巴液的过程称为吸收（absorption）。

人的消化系统由消化道及与其相连的大、小消化腺组成。通过消化道的运动，将食物磨碎，使之与消化液混合，并不断向前推进和促进消化，这一过程称为机械性消化（mechanical digestion）；通过消化腺分泌的各种消化酶，将食物大分子分解成小分子的过程（表8-1），称为化学性消化（chemical digestion）。两种消化过程互相配合，同时进行。消化道的运动，除了入口（口腔、咽、食管上段）及出口（肛门外括约肌）由骨骼肌舒缩完成外，其余

消化系统有消化、吸收、内分泌和免疫功能。消化和吸收是两个紧密相连的过程。

表 8-1 消化液的成分及其作用

消化液	分泌量 / (L·d⁻¹)	pH	主要成分	酶的底物	酶的水解产物
唾液	1.0 ~ 1.5	6.6 ~ 7.1	黏液		
			唾液淀粉酶	淀粉	麦芽糖
胃液	1.5 ~ 2.5	0.9 ~ 1.5	盐酸		
			胃蛋白酶（原）	蛋白质	多肽
			内因子		
			黏液		
胰液	1.0 ~ 2.0	7.8 ~ 8.4	HCO₃⁻		
			胰蛋白酶（原）	蛋白质	寡肽、氨基酸
			糜蛋白酶（原）	蛋白质	寡肽、氨基酸
			羧基肽酶（原）	肽	氨基酸
			胰脂肪酶	三酰甘油	脂肪酸、甘油、单酰甘油
			胆固醇酯酶	胆固醇酯	脂肪酸
			磷脂酶	磷脂	脂肪酸
			胰淀粉酶	淀粉	麦芽糖、寡糖
			核糖核酸酶	RNA	单核苷酸
			脱氧核糖核酸酶	DNA	单核苷酸
胆汁	0.8 ~ 1.0	6.8 ~ 7.4	磷脂酰胆碱		
			胆盐		
			胆固醇		
			胆色素		
小肠液	1.0 ~ 3.0	7.6	黏液		
			肠激酶	胰蛋白酶原	胰蛋白酶
大肠液	0.5	8.3	黏液		
			HCO₃⁻		

部位均由平滑肌舒缩完成。消化系统除了消化与吸收两大功能外，还有内分泌与免疫功能。

一、消化道平滑肌的生理特性

（一）一般特性

消化道平滑肌具有肌肉组织的共同特性，如兴奋性、传导性和收缩性，但这些特性的表现有其自身特点。

1. 兴奋性较低 平滑肌兴奋性较骨骼肌低，且收缩缓慢，其收缩的潜伏期、收缩期和舒张期的时间比骨骼肌长得多，而且变异较大。

2. 自动节律性低且不规则 消化道平滑肌在体外适宜的环境内，仍能进行节律性舒缩运动。这种节律性收缩是肌源性的，每分钟数次至十余次，远不如心肌规则。

3. 一定的紧张性 平滑肌经常处于微弱而持续的收缩状态，使消化道各部分具有一定张力并保持一定的形状和位置。消化道各种形式的运动都是在此紧张性收缩的基础上发生的。

4. 较大的伸展性 消化道平滑肌能适应实际需要做较大的伸展，常可容纳几倍于自身原来容积的食物。这种特性与中空器官可容纳食物的生理功能相适应。比如人在饱餐后，胃的体积比进食前的可增大数倍，而其中的压力并无明显升高。

5. 对刺激的特异敏感性 消化道平滑肌对电刺激较不敏感，而对温度、机械牵张和化学刺激则很敏感。这是与消化道的环境相适应的。消化道内的食物和消化液是平滑肌活动的自然刺激物，消化道内容物对平滑肌的牵张刺激对于内容物的推进和排空也有重要的生理意义。

（二）电生理特性

消化道平滑肌细胞的电活动形式比骨骼肌复杂很多，主要有静息电位、慢波和动作电位三种。

1. 静息电位 消化道平滑肌细胞的静息电位较小，为 $-60 \sim -50$ mV，主要因 K^+ 外流造成，但也与 Na^+、Cl^-、Ca^{2+} 及钠泵的生电作用有关。钠泵的生电作用是指钠泵将膜内 Na^+ 运出膜外的量超过同时运进膜内的 K^+ 量，致使膜内负电荷相对增加而言。许多因素可以影响静息电位的水平，如机械牵张、刺激迷走神经、ACh 及某些胃肠激素可使静息电位水平上移，而肾上腺素、去甲肾上腺素和交感神经兴奋可使静息电位水平下移。

2. 慢波 平滑肌静息电位并不恒定地维持在一定水平上，它能够自发地周期性地除极和复极形成缓慢的波，称为慢波（slow wave）或基本电节律（basic electrical rhythm，BER）（图 8-1）。慢波的波幅变动在 $10 \sim 15$ mV，持续时间为数秒至十几秒。慢波的频率变动在每分钟 $3 \sim 12$ 次，随消化道的部位而异：胃体约每分钟 3 次，十二指肠每分钟 12 次，终末回肠每分钟 $8 \sim 9$ 次。一般认为，慢波起源于纵行肌和环行肌之间的间质 Cajal 细胞（interstitial Cajal

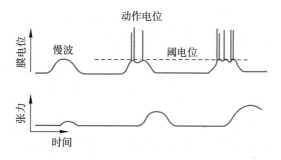

图 8-1 慢波、动作电位与平滑肌收缩的关系

cell，ICC）。ICC 是一种兼有成纤维细胞和平滑肌细胞特性的间质细胞，它与两层平滑肌细胞均形成紧密的缝隙连接，可将慢波传给平滑肌。目前认为 ICC 是胃肠运动的起搏细胞。慢波产生的原因可能和细胞膜生电性钠泵的波动性活动有关。切断支配胃肠的神经，或用药物阻断神经冲动后，慢波电位依然存在，表明它的产生不依赖于神经的存在。还有实验表明，机械牵张、神经和体液因素可影响慢波的产生。

研究表明，平滑肌细胞存在两个临界膜电位值，即机械阈（mechanical threshold）和电阈（electrical threshold）。当慢波除极使膜电位达到或超过机械阈时，细胞内 Ca^{2+} 浓度增加，引发平滑肌轻度收缩（收缩幅度与慢波幅度呈正相关），此时肌细胞的收缩反应不一定通过动作电位引发；当慢波除极化使膜电位达到或超过电阈时，则可引发动作电位，使更多的 Ca^{2+} 进入细胞内，使平滑肌收缩幅度明显增大。慢波上出现的动作电位数目越多，肌细胞收缩就越强，每个慢波上出现的动作电位数目可作为平滑肌收缩力大小的指标（图 8-1）。

3. 动作电位　与神经细胞和骨骼肌细胞的动作电位不同，平滑肌细胞动作电位的除极过程产生的机制主要不是 Na^+ 内流而是 Ca^{2+} 内流，其时程较长（10~20 ms）而幅值较低。消化道平滑肌动作电位的复极化也由 K^+ 外流所致。

消化道平滑肌慢波、动作电位和机械收缩之间的关系可归纳为：平滑肌的收缩通常继动作电位之后产生，而动作电位是在慢波除极的基础上发生的。慢波被认为是消化道平滑肌收缩的起步电位，是平滑肌收缩节律的控制波，它决定消化道平滑肌蠕动的节律、方向和速度。

> 平滑肌的收缩通常继动作电位之后产生，而动作电位是在慢波基础上发生的。因此，慢波被认为是消化道平滑肌收缩的起步电位，控制着平滑肌收缩的节律、方向和速度。

二、消化腺的分泌功能

消化腺包括存在于消化道黏膜的许多腺体和附属于消化道的唾液腺、胰腺和肝。每天分泌的消化液总量达 6~8 L。消化液的主要成分是水、无机物和有机物，后者包括各种消化酶、黏液、抗体等（表 8-1）。消化液的功能主要有：①分解食物中的营养物质；②为各种消化酶提供适宜的 pH 环境；③稀释食物，使消化道内容物的渗透压与血浆渗透压接近，有利于营养物质的吸收；④所含的黏液、抗体等有保护消化道黏膜的作用。

三、消化道的神经支配

（一）自主神经

几乎整个消化道（除口腔、食管上段和肛门外括约肌外）都受交感神经和副交感神经的双重支配，其中副交感神经的作用是主要的（图 8-2）。

支配消化道的副交感神经主要来自迷走神经，只有进入大肠下段的副交感神经为起源于骶髓的盆神经。到达胃肠道的副交感神经纤维都是节前纤维，它们终止于胃肠壁内的神经元，其节后纤维支配消化道内的肌肉和黏膜内的腺体，大部分释放 ACh，后者通过 M 受体对胃肠运动和消化腺分泌起促进作用，这一作用可被阿托品阻断。副交感神经节后纤维中也有一部分是抑制性的，释放肽类递质，如血管活性肠肽（VIP）、P 物质、脑啡肽和生长抑素等。

> 神经对消化系统的调节以副交感神经的兴奋作用为主，交感神经的作用主要是抑制性的。

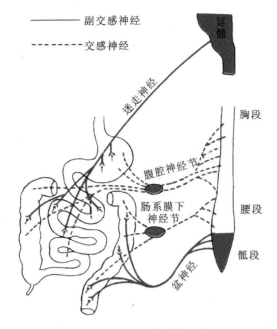

图 8-2 胃肠道的自主神经支配

支配消化道的交感神经起源于脊髓的第 5 胸段至第 3 腰段侧角。在腹腔神经节、肠系膜上、下神经节换神经元，其节后纤维末梢释放去甲肾上腺素，后者主要通过抑制内在神经丛或迷走神经传递的反射，对胃肠运动和消化腺分泌起抑制作用。

在支配消化道的交感神经和副交感神经中，有半数以上是感觉传入纤维，可将胃肠感受器信号传入中枢，引起反射调节，如"迷走 – 迷走反射"。

（二）内在神经丛

胃肠壁的内在神经丛（intrinsic nervous plexus）亦称肠神经系统（enteric nervous system），位于黏膜下层的称为黏膜下神经丛（submucosal plexus），位于纵行肌和环行肌之间的称为肌间神经丛（myenteric plexus）（图 8-3）。内在神经丛有多达 10^8 个的神经元，包括感觉神经元、中间神经元和运动神经元，它们通过大量的神经纤维（包括进入消化道管壁的交感和副交感纤维）交织成网，将消化道管壁的各种感受器、效应细胞、外来神经和壁内神经元紧密联系在一起，构成一个完整的、既接受自主神经的影响又相对独立的整合系统，通过局部反射过程对胃肠活动发挥重要的调节作用。内在神经丛释放的递质有 ACh、去甲肾上腺素、血管活性肠肽（VIP）、生长抑素和一氧化氮（NO）等。

内在神经丛是消化道平滑肌所特有的，在胃肠活动的调节中具有重要作用。

四、消化器官的内分泌功能

调节消化器官活动的体液因素主要是胃肠激素。这些激素大多由胃肠道黏膜内的内分泌细胞所分泌，故称为胃肠激素（gut hormone 或 gastrointestinal hormone）。胃肠激素在化学结构上都是由氨基酸残基组成的肽类，相对分子质量大多数在 5 000 以内。

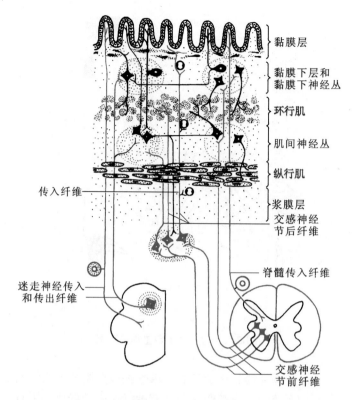

黏膜层

黏膜下层和
黏膜下神经丛

环行肌

肌间神经丛

纵行肌

传入纤维

浆膜层
交感神经
节后纤维

脊髓传入纤维

迷走神经传入
和传出纤维

交感神经
节前纤维

图 8-3 小肠内在神经丛

（一）胃肠内分泌细胞

胃肠激素由散在的内分泌细胞所分泌，其化学成分为多肽，可作为循环激素起作用，也可以旁分泌、神经分泌或腔内分泌的方式发挥作用。

消化系统内存在有 40 多种内分泌细胞（表 8-2）。这些内分泌细胞有下列特点：①分布分散。与经典内分泌器官不同，胃肠内分泌细胞并不聚集在一起，而是分散地分布于黏膜层的非内分泌细胞之间。②数量巨大。胃肠内分泌

表 8-2 消化系统主要内分泌细胞的名称、产物及分布部位

细胞名称	分泌产物	分布部位
A 细胞	胰高血糖素	胰岛
B 细胞	胰岛素	胰岛
D 细胞	生长抑素	胰岛、胃、小肠、结肠
G 细胞	促胃液素	胃窦、十二指肠
I 细胞	缩胆囊素	小肠上部
K 细胞	抑胃肽	小肠上部
M_0 细胞	胃动素	小肠
N 细胞	神经降压素	回肠
PP 细胞	胰多肽	胰腺、胃、小肠、大肠
S 细胞	促胰液素	小肠上部

细胞的总数大大超过了体内所有内分泌腺中内分泌细胞的总和，因此，消化道
不仅仅是消化器官，还是体内最大、最复杂的内分泌器官。③分为开放型细胞
与闭合型细胞。开放型细胞顶端有微绒毛伸入胃肠腔，可直接感受胃肠腔内食
物成分和 pH 的刺激而分泌；闭合型细胞无微绒毛，与胃肠腔无直接接触，不
能直接感受胃肠腔内食物成分和 pH 的刺激，但可由神经兴奋或局部组织液的
变化而引起分泌（图 8-4）。

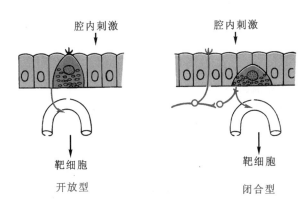

图 8-4　开放型与闭合型胃肠内分泌细胞

　　大多数胃肠内分泌细胞属开放型，如胃窦部的分泌促胃液素（gastrin）
的 G 细胞等；少数内分泌细胞属闭合型，如胃泌酸腺区分泌生长抑素
（somatostatin）的 D 细胞。无论开放型还是闭合型细胞，其分泌颗粒均位于基
底部，激素分泌后进入组织间液或血液。

　　（二）胃肠激素的作用途径

　　胃肠激素释放后主要通过血液循环到达靶细胞发挥作用，这种方式称为内
分泌（endocrine），如促胃液素、促胰液素、缩胆囊素和胰多肽等。但有一些
胃肠激素释放后，通过组织间液弥散至邻近的靶细胞发挥作用，这种局部信
息传递方式称为旁分泌（paracrine），如胃窦部或胰岛内的 D 细胞释放的生长
抑素，很可能以这种方式对邻近的 G 细胞或胰岛 B 细胞发挥抑制性调节作用。
从神经末梢释放到邻近的靶细胞发挥作用，称神经分泌。还有一些激素释放
后，从细胞间隙透过紧密连接弥散至胃肠腔内，称腔内分泌，它们进入胃肠腔
后的生理意义还不清楚。

　　（三）胃肠激素的作用

　　1. 调节消化腺的分泌和消化道的运动　不同的胃肠激素对不同的消化腺、
平滑肌和括约肌产生不同的调节作用。几种主要激素的作用：①促胃液素，促
进胃酸和胃蛋白酶分泌，促进胃肠运动和胃肠上皮生长；②促胰液素，刺激
胰液及胆汁中的 HCO_3^- 分泌，抑制胃酸分泌和胃肠运动，使幽门括约肌收缩，
抑制胃排空，促进胰腺外分泌部生长；③缩胆囊素，刺激胰液分泌和胆囊收
缩，使幽门括约肌收缩，抑制胃排空，使 Oddi 括约肌松弛，促进胆汁排出，
促进胰腺外分泌部生长；④抑胃肽，刺激胰岛素分泌，抑制胃酸和胃蛋白酶分
泌，抑制胃排空。

胃肠激素与支
配胃肠道的神经一
起，共同调节消化
道的运动和分泌。

参考资料 8-1
生长抑素与临床

2. 调节其他激素释放 例如，胃窦部 D 细胞释放的生长抑素可抑制 G 细胞释放促胃液素，进而引起胃液分泌的减少；抑胃肽有很强的刺激胰岛素分泌的作用；此外，生长抑素、胰多肽、血管活性肠肽等对生长激素、胰岛素、胰高血糖素和促胃液素等激素的释放均有调节作用。

3. 营养作用 一些胃肠激素具有促进消化道组织代谢和生长的作用，称为营养作用。例如，促胃液素能刺激胃泌酸部位黏膜和十二指肠黏膜 DNA、RNA 和蛋白质的合成。给动物长期注射五肽促胃液素（一种人工合成的促胃液素，含有促胃液素活性的最小片段——羧基端的 5 个氨基酸片段），可引起壁细胞增生。在临床上也观察到，切除胃窦的患者，血清促胃液素水平下降，同时可发生胃黏膜萎缩；相反，在患有促胃液素瘤的患者，血清促胃液素水平很高，这种患者多伴有胃黏膜增生肥厚。

近年来的研究发现，一些胃肠肽，也存在于中枢神经系统，作为神经递质或调质从神经末梢释放出来发挥作用；而原来认为只存在于中枢神经系统的神经肽，也在消化道中发现。这种双重分布的肽被统称为脑-肠肽（brain-gut peptide），如促胃液素、缩胆囊素、生长抑素和血管活性肠肽等。脑-肠肽的存在揭示了神经系统与消化道之间存在密切的内在联系。

（马宝慧　石瑞丽　郑丽飞　时静华　齐瑞芳　杨秀红　潘桂兰
陈晓东　柯道平　王烈成　马静　孔德虎　王竹立）

第二节　口腔内的消化

消化过程是从口腔开始的，食物在口腔内停留时间仅有 $15 \sim 20 \, s$，在这里食物被咀嚼、被唾液湿润形成食团而便于吞咽。食物中的部分淀粉被分解为麦芽糖。

一、唾液分泌

人的口腔内有 3 对唾液腺（腮腺、下颌下腺和舌下腺）导管的开口，口腔黏膜中还有许多小的唾液腺。这些唾液腺分泌的液体统称为唾液（saliva）。

（一）唾液的性质和成分

唾液是无色无味近于中性的液体，含有大量的水分（约占 99%）、少量的无机物和有机物。无机物的种类与血浆大致相同，有 Na^+、K^+、HCO_3^-、Cl^- 和一些气体分子。有机物主要有黏蛋白、唾液淀粉酶、溶菌酶、免疫球蛋白 A（IgA）、乳铁蛋白、激肽释放酶等。

（二）唾液的作用

1. 消化作用 唾液中的液体可湿润食物，利于咀嚼和吞咽；溶解于水的食物作用于味蕾可引起味觉；唾液淀粉酶可将淀粉分解为麦芽糖，此酶的最适 pH 为 6.8。食团入胃后，唾液淀粉酶仍可继续发挥作用，直至胃酸浸入食团，使 pH 降至 4.5 以下时为止。

2. 清洁作用 当有害物质进入口腔时可引起唾液大量分泌，以中和、稀释和清除有害物质；溶菌酶还有杀菌作用。

3. 排泄作用 有些异物（如铅、汞、碘等）进入体内后，可随唾液排出一部分；有些毒性很强的微生物（狂犬病和脊髓灰质炎的病毒）也可随唾液排出。唾液内还含有免疫球蛋白（抗体），可直接对抗细菌，当其缺乏时易患龋齿。

（三）唾液分泌的调节

唾液分泌的调节完全是神经反射性的，包括非条件反射与条件反射。

非条件反射过程如下：食物对口腔机械、化学和温度的刺激，引起口腔黏膜和舌的神经末梢（感受器）兴奋，冲动沿传入神经纤维（在舌神经、鼓索神经支、舌咽神经和迷走神经中）到达延髓的泌涎核（初级中枢）、下丘脑和大脑皮质（高级中枢）等处，再经副交感神经（如第Ⅶ、第Ⅸ对脑神经）和交感神经（来自胸髓，在颈上神经节换元）传出到唾液腺，引起唾液分泌。其中副交感神经作用是主要的，它兴奋时引起唾液分泌的量较多而黏蛋白较少；交感神经兴奋时引起唾液分泌的量较少而黏蛋白较多。

唾液分泌的条件反射是由食物的形状、颜色、气味及谈论食物等引起的。历史上"望梅止渴"的故事就是条件反射性唾液分泌的一个典型例子。

> 唾液分泌属于纯神经反射性调节。

> 📖 参考资料 8-2
> 唾液分泌的调节——经典条件反射学说

二、咀嚼和吞咽

（一）咀嚼

咀嚼（mastication）是由咀嚼肌顺序收缩所组成的复杂的反射性动作。咀嚼的主要作用是：①切割、磨碎、湿润食物，并使食物与唾液充分混合，形成食团以便吞咽，也可减少大块、粗糙食物对胃肠黏膜的机械损伤；②使食物与唾液淀粉酶接触，开始淀粉的化学性消化；③反射性地引起胃、胰、肝和胆囊的活动，为食物的进一步消化做好准备。

（二）吞咽

吞咽（deglutition）是指食团由口腔经食管进入胃的过程。吞咽反射由食团作用于咽部的压力感受器而引起，经三叉神经、舌咽神经和迷走神经传至延髓的吞咽中枢，传出冲动经三叉神经、迷走神经和舌下神经到达舌、咽、喉和食管等处的肌肉。吞咽的反射动作可分为 3 期：

1. 第一期 由口腔至咽部，是一种随意动作，主要依靠舌的运动将舌面上的食团推向咽部。

2. 第二期 由咽至食管上端，是食团刺激软腭感受器所引起的一系列快速反射动作，包括软腭上举，咽后壁向前，封闭由咽至鼻腔的通路；声带内收，喉头升高且紧贴会厌，封闭由咽至气管的通路，此时呼吸暂停；由于喉头前移，食管上口张开，于是食团经咽而至食管。这一时期通常只需 0.1 s。

3. 第三期 沿食管下行入胃，由食管蠕动（peristalsis）来完成。蠕动是指空腔器官平滑肌的顺序收缩。蠕动波包括两个部分，食团的下面是舒张波，上面是收缩波，于是食团被收缩波推挤而向前方运行（图 8-5）。

> 蠕动是一种向前推进的波形运动，是消化道运动的重要形式。

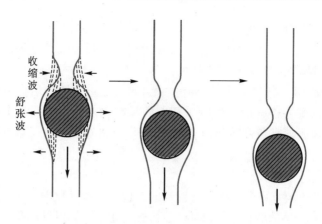

图 8-5 食管蠕动

参考资料 8-3
食管高压区 – 贲
门失弛缓症与
胃食管反流病

参考资料 8-4
食管抗反流的生
理性防御机制

安静时食管中段内压约等于胸膜腔内压，而食管两端的内压却高于食管中段的内压。食管上端的咽与食管连接处有一段 1~3 cm 的高压区，压力达 6.67~10.7 kPa，它既可防止吸入的空气进入食管，又可避免食管内的食物被吸入肺。在食管和贲门连接处的上方，也有一段长 3~6 cm 的高压区，其内压比胃高 0.67~1.33 kPa，可防止胃内容物反流入食管，起到类似生理性括约肌的作用，通常将这一段食管称为食管下括约肌。当食团经过食管时，刺激食管壁上的机械感受器，可反射性地引起食管下括约肌舒张，食团便能入胃。食物入胃后引起促胃液素释放，后者可加强该括约肌的收缩，对防止胃内容物反流入食管有一定作用。食管下括约肌的舒张可能是由于迷走神经抑制性纤维释放 VIP 所致。

（马宝慧　石瑞丽　郑丽飞　时静华　齐瑞芳　杨秀红　潘桂兰

陈晓东　柯道平　孔德虎　殷玥　王烈成　王竹立）

第三节　胃内的消化

胃是消化道中最膨大的部分，通常分为贲门部、胃底、胃体和胃窦四部分。贲门部是胃与食管相连的部分。贲门主要由平滑肌组成，肌肉能够进行舒缩，可以防止胃内胃酸和食糜（chyme）等反流入食管。胃底和胃体近端组成胃的头区，其主要功能为储存食物；胃体的远端和胃窦组成胃的尾区，主要功能是使食物与胃液充分混合，产生消化作用，形成半流体状的食糜，并将食糜逐次少量地排入十二指肠。

一、胃的分泌

（一）收集胃液的方法

胃液（gastric juice）的收集通常是用胃管经口插入胃内直接抽取，在收集空腹胃液后，给受试者注射促分泌的药物如组胺、促胃液素等，以观察胃的分泌反应。

　　胃液分泌的研究大多采用经过特殊手术的动物进行慢性实验。用特制的套管安置于狗胃上，套管的一端通于腹部外形成人工胃瘘（gastric fistula）。平时用管塞将瘘管外口堵住，收集胃液时取出管塞。此法的缺点是收集的胃液不纯净，常混有食物残渣等。后来改为在安装胃瘘管的同时，在狗的颈部切开食管，安装一个食管瘘管，让吃下的食物从食管瘘管流出体外，不进入胃内，而胃液则可经胃瘘管流出。这一实验方法称为假饲（sham feeding）（图 8-6）。

假饲实验的目的有两个：一是可获得纯净的胃液，二是使食物仅仅作用于头面部感受器，而不直接刺激胃肠感受器，故常用于头期胃液分泌研究。

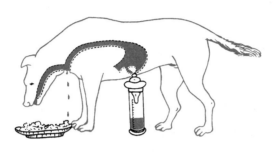

图 8-6　假饲实验

　　另一种为小胃法（图 8-7），即从狗的胃体部用手术方法分离一部分，将其缝合成一个小胃，通过一个瘘管开口于腹壁皮外。主胃则仍与十二指肠相通，但不与小胃相通。这样，从小胃可收集到纯净的胃液。由于在分离的过程中，小胃的外来神经已被切断（只有部分交感神经随血管进入小胃），这种无迷走神经支配的小胃称为海登海因小胃（Heidenhain pouch）。由于其血管仍被部分保留，可用于研究体液因素对胃液分泌的影响。为了使小胃能更全面地反映主胃的变化，巴甫洛夫创制了另一种手术，既保留了小胃的血液供应，又保留了部分支配小胃的迷走神经，这种有神经支配的小胃称为巴甫洛夫小胃（Pavlov pouch），其分泌受神经与体液因素的共同作用。

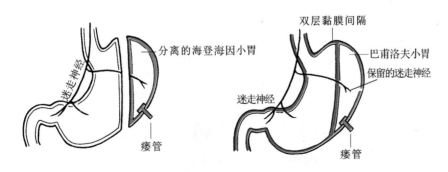

图 8-7　海登海因小胃（左）和巴甫洛夫小胃（右）

（二）胃液的成分和作用

　　纯净的胃液是一种无色透明的酸性液体，pH 0.9～1.5，正常成人每日分泌胃液量为 1.5～2.5 L。贲门腺区和幽门腺区的腺细胞分泌黏液（mucus），泌

在胃内至少有6种细胞：贲门腺细胞、幽门腺细胞、壁细胞、主细胞、颈黏液细胞、表面上皮细胞。

盐酸由壁细胞主动分泌，它可使胃蛋白酶原转变为有活性的胃蛋白酶，并为胃蛋白酶活动提供所需的酸性环境。

酸腺区（相当于胃底和胃体部黏膜）的壁细胞分泌盐酸和内因子（intrinsic factor），主细胞分泌胃蛋白酶原，颈黏液细胞分泌黏液。在整个胃的内表面还衬有一层表面上皮细胞，也分泌黏液。在黏膜内还有一些散在分布的内分泌细胞，如分泌生长抑素的 D 细胞、分泌促胃液素的 G 细胞等。

1. 盐酸 盐酸即胃酸，有两种形式，一种是解离的，称游离酸；一种是与蛋白质结合的，称结合酸，两者合称总酸。在纯净胃液中，总酸为 125 ~ 165 mmol/L，其中游离酸为 110 ~ 135 mmol/L。正常人空腹时基础胃酸排出量为 0 ~ 5 mmol/h，在组胺或促胃液素刺激下，盐酸最大排出量可达 20 mmol/h。盐酸最大排出量与黏膜的壁细胞数量及功能状态有关。

壁细胞分泌盐酸的过程是逆浓度差的主动转运过程。壁细胞与细胞间隙接触的质膜部分称为基底侧膜，膜上有钠泵（即 Na^+-K^+-ATP 酶）、Cl^--HCO_3^- 逆向交换体和 K^+ 通道分布。细胞膜面向胃腺腔的部分称为顶端膜。细胞内有从顶端膜内陷形成的分泌小管，小管膜上镶嵌有氢泵（H^+ pump，也称质子泵，proton pump，即 H^+-K^+-ATP 酶）、K^+ 通道和 Cl^- 通道。壁细胞内含有丰富的碳酸酐酶（carbonic anhydrase，CA），可促进细胞代谢产生的和从血液进入细胞的 CO_2 与 H_2O 结合，形成 H_2CO_3 并迅即解离为 H^+ 与 HCO_3^-。细胞内的 H^+ 逆着浓度梯度被分泌小管膜上的氢泵泵入分泌小管腔，再进入腺泡腔，K^+ 则进入细胞内；而 HCO_3^- 则在基膜上通过 Cl^--HCO_3^- 反向转运体与 Cl^- 交换，被转运出细胞，并经组织间液进入血液，Cl^- 则进入细胞内，再通过分泌小管的 Cl^- 通道进入小管腔和腺泡腔，与 H^+ 形成 HCl。壁细胞基底侧膜上的钠泵将细胞内的 Na^+ 泵出，细胞外 K^+ 泵入，维持细胞内的低 Na^+ 浓度和高 K^+ 浓度；进入细胞内的 K^+ 可经分泌小管膜及基底侧膜上的 K^+ 通道扩散出细胞（图 8-8）。氢泵分泌 H^+ 的前提是分泌小管内有 K^+ 的存在。在消化期，由于胃酸大量分泌，同时有大量 HCO_3^- 进入血液，形成所谓的餐后碱潮。

氢泵是一种镶嵌于膜内的转运蛋白，兼有转运 H^+、K^+ 和催化 ATP 水解的功能。当壁细胞处于安静状态时，胞质内有大量封闭的管状囊泡，氢泵即储存在管状囊泡的膜上；壁细胞受刺激时，由于管状囊泡迅速地与细胞顶膜内陷所形成的分泌小管融合，氢泵便转移至分泌小管的膜上；刺激停止后，壁细胞内

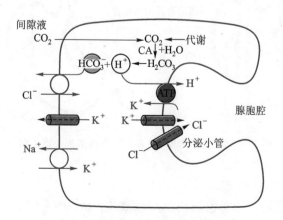

图 8-8　壁细胞分泌盐酸的基本过程

上述过程反转。

盐酸的生理作用：①盐酸在胃内能激活胃蛋白酶原（pepsinogen），使之成为胃蛋白酶（pepsin）发挥作用，盐酸还提供胃蛋白酶活性所需的 pH 环境；②促进食物中蛋白质变性，使之易于消化；③有抑菌与杀菌作用；④盐酸在十二指肠内可促进促胰液素分泌，进而引起胰液、胆汁和小肠液的分泌；⑤造成十二指肠的酸性环境，可促进小肠对铁和钙的吸收。

2. 胃蛋白酶　主细胞分泌的无活性的胃蛋白酶原在盐酸的作用下被激活成胃蛋白酶，后者又可激活新的胃蛋白酶原。胃蛋白酶主要作用于蛋白质和多肽分子中含酪氨酸和苯丙氨酸的肽腱，其主要产物是胨、胨、少量多肽及氨基酸。胃蛋白酶的最适 pH 为 $1.8 \sim 3.5$，pH 超过 5.0 即失活。

3. 黏液和碳酸氢盐　胃分泌黏液的细胞有表面上皮细胞、贲门腺和幽门腺细胞、泌酸腺区的颈黏液细胞。黏液的主要成分是糖蛋白，具有黏滞性和形成凝胶的特性，能在黏膜表面形成一层厚 $0.5 \sim 1$ mm 的黏液凝胶层，具有润滑和保护作用，可减轻粗糙食物对黏膜的机械损伤。胃内的 HCO_3^- 主要由胃黏膜非泌酸细胞分泌，其分泌速率仅为 H^+ 分泌速率的 $5\% \sim 10\%$，对胃内 pH 影响不大。

长期以来人们对胃黏膜处于高酸（胃内 H^+ 浓度要比血浆中 H^+ 浓度高 300 万 $\sim$ 400 万倍）和胃蛋白酶的环境中不被消化而百思不得其解。黏液 – 碳酸氢盐屏障（mucus–bicarbonate barrier）的提出是这个问题的答案之一。黏液凝胶层的黏稠度为水的 $30 \sim 260$ 倍，使 H^+ 和 HCO_3^- 在其中的扩散速度明显减慢。当 H^+ 从胃腔向黏膜扩散时，在黏液层中不断地与从上皮细胞分泌并向胃腔扩散的 HCO_3^- 相遇而发生中和（图 8-9）。此时在黏液层中可测得一个 pH 梯度：靠近胃腔面一侧呈酸性，pH 为 2 左右；靠近胃黏膜面呈中性或弱碱性，pH 为 7 左右。因此，由黏液和 HCO_3^- 共同构成的"黏液 – 碳酸氢盐屏障"在一定程度上能保护胃黏膜免受 H^+ 的侵蚀，黏膜表面的中性 pH 环境还使胃蛋白酶失去活性，避免胃蛋白酶对组织的消化。

除了上述黏液 – 碳酸氢盐屏障外，胃上皮细胞的顶端膜及细胞间存在的

胃蛋白酶原由主细胞分泌，在胃酸和已激活的胃蛋白酶的作用下变成有活性的胃蛋白酶。

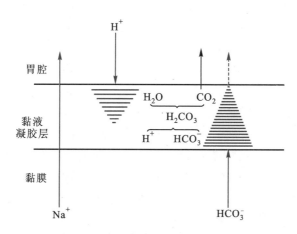

图 8-9　胃内的黏液 – 碳酸氢盐屏障

紧密连接也起重要作用，它们对 H^+ 相对不通透，因此，可以阻止胃腔内的 H^+ 进入黏膜层内，这称为胃黏膜屏障（gastric mucosal barrier）。

近年来胃肠道细胞保护（cytoprotection）概念的提出进一步解答了正常时胃为什么不会消化它自己这一问题。细胞保护是指某些物质具有防止或减轻有害因素对细胞的损伤和致坏死作用的能力。这些物质既可是内源性的，又可是外源性的。例如，胃黏膜内含有丰富的前列腺素（PG）、非蛋白结合巯基物质（NPSH）等，这些物质能使胃黏膜细胞抵抗强酸、强碱、乙醇和胃蛋白酶等有害因素所致的损伤，这种作用又被称为直接细胞保护（direct cytoprotection）。近年来还发现，预先给予胃黏膜一些弱刺激，可以防止或减轻随后给予的强刺激所致的胃黏膜损伤，这种现象被称为适应性细胞保护（adaptive cytoprotection）。例如，预先用 20% ~ 25% 的乙醇给大鼠灌胃，可明显减轻以后给予的无水乙醇所致的胃黏膜损伤。王志均等认为，胃黏膜经常受到食物成分、胃酸、胃蛋白酶及反流的胆汁等构成的弱刺激，因此能不断合成和分泌前列腺素等物质，保护胃黏膜免受较强刺激的损伤。大量服用吲哚美辛和阿司匹林等药物可引起胃出血和溃疡，其重要原因之一就是抑制了前列腺素合成酶，使胃黏膜前列腺素含量减少。一些胃肠激素如生长抑素、胰多肽等也有细胞保护作用。

总之，胃黏膜存在被侵蚀和受保护两个方面的因素。对胃构成侵蚀的有胃酸、胃蛋白酶、反流的胆汁及幽门螺杆菌等；而保护胃黏膜的有胃黏膜屏障、黏液 – 碳酸氢盐屏障、前列腺素等内源性物质的细胞保护作用，丰富的血液供应及上皮细胞的快速更新等。当胃内侵蚀因子增强和（或）胃保护机制减弱时，胃就有可能受到损害甚至形成溃疡。

参考资料 8-5
幽门螺杆菌与 2005 年诺贝尔生理学或医学奖

目前已公认，多数消化性溃疡的发病是由幽门螺杆菌的感染所导致。幽门螺杆菌能够在酸度很高的胃内生存，因为它可以产生大量活性很高的脲酶，将尿素分解为氨和 CO_2，氨能够中和胃酸。氨和脲酶的积聚还会损伤胃黏液层和胃黏膜细胞，从而破坏黏液 – 碳酸氢盐屏障和胃黏膜屏障，致使 H^+ 向胃黏膜逆向扩散，导致消化性溃疡的发生。

4. 内因子　内因子为壁细胞分泌的一种糖蛋白。它有两个活性部位，一个活性部位可与进入胃内的维生素 B_{12} 结合形成内因子 – 维生素 B_{12} 复合物，使维生素 B_{12} 不被蛋白酶水解而破坏。另一个活性部位可与回肠黏膜上的特异性受体结合，当内因子 – 维生素 B_{12} 复合物运至回肠末端时，可促进维生素 B_{12} 吸收。当壁细胞受损或减少时，内因子分泌减少，可造成维生素 B_{12} 缺乏而发生巨幼细胞贫血。

（三）胃液分泌的调节

在空腹时（消化间期）胃只分泌少量胃液，称为基础胃液分泌或消化间期胃液分泌。强烈的情绪刺激可使消化间期的胃液分泌明显增加（高达 20 mL/h），且为高酸度、高胃蛋白酶的胃液。有人认为，这可能是产生应激性溃疡的一个因素。进食后，在神经和激素的调节下，胃液大量分泌。

1. 刺激胃酸分泌的内源性物质

（1）乙酰胆碱（ACh）　乙酰胆碱是大部分支配胃的迷走神经末梢所释放

的递质。它作用于壁细胞上的胆碱（M_3）受体，引起胃酸分泌增加。胆碱受体阻断剂（如阿托品）可阻断其作用。

（2）促胃液素　促胃液素由胃窦部和十二指肠黏膜内的 G 细胞分泌，释放后以内分泌的方式作用于壁细胞上的特异性受体（缩胆囊素 B/ 促胃液素受体），刺激其分泌盐酸。丙谷胺（proglumide）是该受体的阻断剂。

（3）组胺　正常情况下胃黏膜肥大细胞或肠嗜铬样细胞（enterochromaffin-like cell，ECL 细胞）恒定地释放少量组胺，通过旁分泌方式作用于壁细胞上的 H_2 受体，刺激其分泌。H_2 受体阻断剂西咪替丁（cimetidine）等可阻断其作用。

上述 3 种内源性物质一方面可直接作用于壁细胞上各自的受体发挥作用，另一方面又互相影响，如促胃液素和 ACh 还可作用于 ECL 细胞，通过增加组胺释放来刺激胃酸分泌。在体内当两个因素同时作用时，胃酸分泌反应往往比这两个因素单独作用时反应的总和要大，这种现象被称为加强作用（potentiation）。因此临床上用组胺受体拮抗剂西咪替丁治疗胃溃疡时，不仅抑制了壁细胞对组胺的反应，还使壁细胞对促胃液素和（或）ACh 的反应也有所降低。

近年来的研究表明，ACh、促胃液素和组胺与壁细胞膜上相应的受体结合后，通过不同的信号转导途径刺激壁细胞分泌盐酸。组胺以 Gs 蛋白为中介激活 AC-cAMP 系统，而 ACh 和促胃液素通过激活磷脂酶 C，生成第二信使 IP_3 使细胞内 Ca^{2+} 贮库的 Ca^{2+} 释放。cAMP 和 Ca^{2+} 通过激活蛋白激酶，使更多的 Cl^- 和 H^+-K^+-ATP 酶分子镶嵌于壁细胞膜的分泌小管膜上，从而增加 HCl 的分泌（图 8-10）。

目前临床上除用 H_2 受体阻断剂治疗消化性溃疡外，还采用质子泵抑制剂如奥美拉唑等进行治疗，后者的抑酸作用更加强大而持久。

ACh、促胃液素和组胺是 3 种可直接兴奋壁细胞的内源性活性物质，三者之间有相互加强的作用。

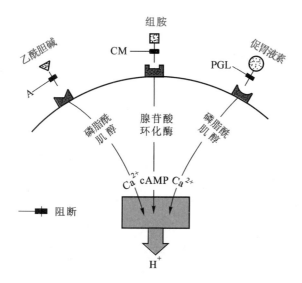

图 8-10　3 种刺激胃酸分泌的内源性物质的作用和相互关系
A：阿托品；CM：西咪替丁；PGL：丙谷胺

刺激胃酸分泌的其他因素有 Ca^{2+}、低血糖、咖啡因和乙醇。

促进壁细胞分泌盐酸的大多数物质均能促进主细胞分泌胃蛋白酶原，促进黏液细胞分泌黏液。促胃液素、促胰液素和缩胆囊素可促进胃蛋白酶原的分泌，ACh 也是主细胞分泌胃蛋白酶原的强刺激物。

2. 抑制胃液分泌的内源性物质　生长抑素（somatostatin）、前列腺素（PGE_2、PGI_2）及表皮生长因子（epidermal growth factor，EGF）通过激活 Gi，可抑制壁细胞的腺苷酸环化酶，降低胞质内的 cAMP 含量，从而抑制胃酸分泌。生长抑素是一种十四肽的激素，对胃酸分泌有很强的抑制作用。它既可通过直接作用于壁细胞上的受体，又可通过抑制 G 细胞释放促胃液素和抑制 ECL 细胞释放组胺而抑制胃酸分泌。促胃液素促进生长抑素释放，ACh 则抑制其释放。

3. 消化期的胃液分泌　胃在没有受到刺激的情况下只分泌很少量的胃液，进食 5 ~ 10 min 后分泌则大大增加。为了研究方便，可根据感受食物刺激的部位，将消化期的胃液分泌分为头期、胃期和肠期 3 个时期。实际上这 3 个时期几乎是同时开始，互相重叠的（图 8-11）。

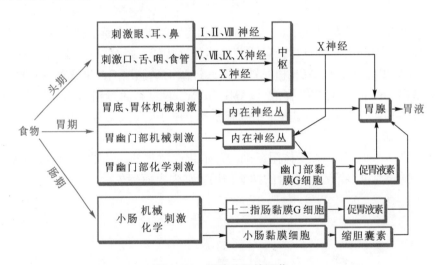

图 8-11　胃液分泌的调节

（1）头期（cephalic phase）　头期胃液分泌是由于食物刺激了头面部感受器而引起的。研究头期胃液分泌常常用假饲实验。给狗进行 5 ~ 10 min 假饲，胃液分泌显著增多，时间长达 1 ~ 2 h 之久。进一步分析发现，头期胃液分泌中包括条件反射性和非条件反射性两种分泌。前者是由和食物有关的形象、气味、声音等刺激了视、嗅、听觉等感受器而引起的，传入神经为第 Ⅰ、Ⅱ、Ⅷ 对脑神经；后者则是咀嚼和吞咽食物时，刺激了口、咽、喉等处的化学与机械感受器而引起的，传入神经为第 Ⅴ、Ⅶ、Ⅸ、Ⅹ 对脑神经。反射中枢包括延髓、下丘脑、边缘叶和大脑皮质等。事先切断支配胃的迷走神经干，再进行假饲，则胃液分泌增多不再出现，说明迷走神经是头期胃液分泌唯一的传出神经。迷走神经将来自中枢的信息传至末梢，通过释放 ACh 引起胃腺的分泌。这种机制称为纯神经机制。

头期胃液分泌机制以神经调节为主，食物通过条件和非条件刺激作用于头面部感受器，引起有关中枢兴奋，再通过纯迷走神经机制和迷走-促胃液素机制引起胃液分泌。

过去曾认为，头期胃液分泌机制中只有上述神经反射机制存在。但这种纯神经机制不能解释为何假饲 5 ~ 10 min，就能引起 1 ~ 2 h 的胃液分泌。后来许多实验证明，头期胃液分泌中还有迷走 – 促胃液素机制存在，即迷走神经除了直接支配胃腺引起胃液分泌外，还通过分支作用于胃窦部 G 细胞，引起促胃液素释放，促胃液素通过内分泌方式进一步引起胃液分泌。切除胃窦部后进行假饲，胃液分泌增加的程度将大大减小。目前认为，引起胃窦部释放促胃液素的迷走神经末梢释放的递质不是 ACh，而是促胃液素释放肽（gastrin-releasing peptide，GRP），又称铃蟾素。

头期分泌的特点是胃液的酸度和胃蛋白酶含量均很高，故消化力很强。其分泌量占整个消化期分泌量的 30%。在人体观察的资料表明，头期分泌量还与食欲及精神因素有关。

（2）胃期（gastric phase） 胃期的胃液分泌是由食物直接刺激胃部的感受器引起的。食物在胃内可通过机械扩张与化学刺激两方面引起胃液分泌，其主要途径为：①扩张胃体和胃底，通过迷走 – 迷走反射和内在神经丛反射作用于胃腺，引起胃液分泌。②扩张胃窦部，通过内在神经丛反射，引起促胃液素释放；或通过迷走 – 迷走反射引起促胃液素释放，促胃液素作用于胃腺，引起胃液分泌。③化学刺激，如蛋白质消化产物（如多肽）直接作用于胃窦部开放型 G 细胞顶部微绒毛上的感受器，引起促胃液素释放，进而引起胃液分泌。

胃期分泌的特点是胃液的酸度很高，但胃蛋白酶含量较头期低。其分泌量占整个消化期分泌量的 60%。

（3）肠期（intestinal phase） 食物刺激肠道感受器也可引起胃液分泌。肠期与胃期相似，食物也是通过机械扩张和化学刺激两方面发挥作用的。但切除支配胃的外来神经后，食物对小肠的刺激仍能引起胃液分泌，说明在肠期机制中神经调节并不重要，体液调节才是主要因素。有人认为，在食糜作用下，小肠能释放一种"肠泌酸素"（entero-oxyntin），但这种激素至今未能提纯。促胃液素也可能是体液因素之一。静脉注射氨基酸也可引起明显的胃液分泌，提示小肠吸收的氨基酸可能参与了肠期分泌的调节。

肠期分泌的量、总酸度和胃蛋白酶含量均较低。其分泌量占整个消化期分泌量的 10%。消化期胃液分泌机制总结见图 8-11。

4. 胃液分泌的抑制因素 正常消化期胃液分泌还受到各种抑制性因素的调节，实际表现出来的胃液分泌是兴奋和抑制性因素共同作用的结果。抑制胃液分泌的因素除精神、情绪因素之外，主要有盐酸、脂肪和高张溶液。

（1）盐酸 盐酸是壁细胞活动的产物，但当盐酸分泌过多，导致胃内 pH ≤1.2 或十二指肠内 pH≤2.5 时，胃液分泌即受到抑制，这是一种典型的负反馈调节。其机制可能有下列几个方面：①胃窦部 pH 降低直接抑制 G 细胞释放促胃液素；②盐酸刺激了胃窦部 D 细胞生长抑素的释放，后者以旁分泌的方式抑制 G 细胞释放促胃液素；③胃底和胃体部 D 细胞释放的生长抑素还可直接抑制壁细胞分泌；④盐酸作用于十二指肠黏膜，使之释放促胰液素（secretin）和球抑胃素等，进而抑制促胃液素和胃液分泌。

（2）脂肪 脂肪及其消化产物的抑酸作用发生在食糜进入十二指肠以后，

胃窦部 D 细胞为开放型，可感受胃腔内的化学刺激而分泌，通过抑制 G 细胞而间接抑制胃酸分泌；胃底和胃体部的 D 细胞为闭合型，可感受细胞间液内的变化或接受其他激素的刺激而分泌，通过直接抑制壁细胞而发挥作用。

可能通过释放一种叫"肠抑胃素"的激素而发挥作用。不少人认为,"肠抑胃素"可能不是一种独立的激素,而是几种具有此种作用的激素(如促胰液素、缩胆囊素、抑胃肽和神经降压素等)的总称,这些激素都具有抑制胃液分泌和胃运动的作用。

(3)高张溶液 十二指肠内的高张溶液对胃液分泌的抑制作用可能通过两种途径来实现,一种是刺激小肠内的渗透压感受器,通过肠 – 胃反射(enterogastric reflex)引起胃酸分泌的抑制;另一种是通过刺激小肠释放一种或多种抑制性激素而抑制胃液分泌。

胃黏膜与肌层内的前列腺素对进食、组胺和促胃液素引起的胃液分泌均有明显的抑制作用,迷走神经兴奋和促胃液素都能引起前列腺素释放。

二、胃的运动

胃的头区运动较弱,其主要功能是储存食物;胃的尾区则有较明显的运动,主要功能是磨碎食物,使食物与胃液充分混合以形成食糜,并逐步将食糜排至十二指肠。

(一)胃运动的形式

胃运动有容受性舒张、紧张性收缩和蠕动3种形式。

1. 容受性舒张(receptive relaxation) 食物对口、咽和食管等处感受器的刺激,可反射性地引起胃底和胃体平滑肌的舒张,使胃的容积由空腹时的约50 mL,增加到1.5 ~ 2.0 L。这是胃所特有的一种运动形式,其生理意义是使胃能容纳和储存较多的食物,同时胃内压基本保持不变,从而防止食糜过早地排入十二指肠,有利于食物在胃内充分消化。这一反射的传出神经是迷走神经中的抑制性纤维,递质可能是血管活性肠肽(VIP)或 NO。

2. 紧张性收缩 紧张性收缩是指胃壁平滑肌缓慢而持续的收缩。胃充盈食物后,紧张性收缩增强使胃内压升高,有助于胃液渗入食物和促进胃排空;还可保持胃的正常形状和位置,不致出现胃下垂。此外,紧张性收缩是胃其他运动形式的基础。

3. 蠕动 食物入胃后约5 min,胃即开始蠕动。蠕动波起自胃体中部,逐步向幽门方向推进。在人体中,蠕动的频率为3次/min,约需1 min到达幽门。因此,通常是一波未平,一波又起。

蠕动初起时较弱,传播过程中逐渐加强加快,接近幽门时更加明显,每次可将一部分食糜(1 ~ 2 mL)推入十二指肠,故有幽门泵之称。但并不是每个蠕动都能到达幽门,有一些到胃窦部就消失了。当蠕动波超越胃内容物到达胃窦终末时,由于胃窦终末有力收缩,部分胃内容物将被反向推回,经过多次这样的往返运动,食物与胃液充分混合并受到反复研磨,形成直径为0.1 ~ 0.5 mm 的颗粒,才与液体一道通过幽门排入十二指肠。

(二)胃运动的调节

迷走神经的兴奋纤维增强胃运动,迷走神经的抑制纤维引起胃的容受性舒张。

1. 神经调节 迷走神经末梢释放的 ACh,可使胃的慢波和动作电位频率增加,胃蠕动加强加快。交感神经末梢释放去甲肾上腺素,可降低慢波的频率和传播速度,使胃蠕动减弱。在正常情况下,迷走神经作用较大,交感神经影响较小。

食物对胃壁的机械和化学刺激，可通过内在神经丛局部地引起平滑肌紧张性收缩加强，蠕动波的传播速度加快。

2. 体液调节　许多胃肠激素在调节胃肠运动中具有重要作用。促胃液素可使慢波和动作电位的频率加快，因而胃蠕动加强。胃动素也可使胃蠕动加强，而缩胆囊素、促胰液素、抑胃肽等则抑制胃运动。

（三）胃的排空

食物由胃排入十二指肠的过程称为胃排空（gastric emptying）。食物入胃后，一般 5 min 左右即开始排空，胃排空的速度因食物的种类、性状和胃的运动情况而异。液体食物的排空远比固体食物快；稀的食物比稠的食物排空快；小分子食物比大分子食物排空快；等渗内容物比高渗或低渗内容物排空快。在 3 种主要食物成分中，糖类排空最快，蛋白质次之，脂肪最慢。混合食物由胃全部排空的时间为 4～6 h。

1. 胃内因素促进排空

（1）胃内食物量对胃排空的促进　一般来说，胃内容物的容量与胃排空速度呈线性关系。胃的内容物作为扩张胃的机械刺激，通过内在神经丛反射或迷走 – 迷走神经反射，引起胃运动的加强。

（2）促胃液素对胃排空的促进　扩张刺激及食物的某些成分，主要是蛋白质消化产物，可引起胃窦黏膜释放促胃液素，促胃液素促进胃壁肌肉收缩提高了胃的运动，可促进胃排空；但同时也会促进幽门括约肌收缩，总体效应是使食物较长时间停留在胃内，延缓了胃排空。两者都有利于食物在胃内消化。

2. 十二指肠因素抑制排空

（1）肠 – 胃反射对胃排空的抑制　酸、脂肪、渗透压及机械扩张，都可刺激十二指肠壁上的多种感受器，通过肠 – 胃反射抑制胃运动，引起胃排空减慢。肠 – 胃反射对酸的刺激特别敏感，当 pH 降到 3.5～4.0 时，反射即可引起。

（2）十二指肠激素对胃排空的抑制　当过量的食糜，特别是酸或脂肪由胃进入十二指肠后，可引起小肠黏膜释放促胰液素、抑胃肽等（统称为"肠抑胃素"），抑制胃的运动，延缓胃排空。

胃内因素与十二指肠因素相互配合，共同作用，使胃排空速度与消化吸收进程相适应。食物初入胃时，胃内食物较多，而肠内食物较少，排空速度较快；之后十二指肠内抑制胃运动的因素逐渐占优势，胃排空减慢；随着盐酸在肠内被中和，消化的食物成分被吸收，它们对胃的抑制性影响渐渐消失，胃排空速度则又加快。

食物的组成和性状影响胃排空。胃内因素促进胃排空，十二指肠因素抑制胃排空。

（郑丽飞　马宝慧　石瑞丽　时静华　齐瑞芳　杨秀红　潘桂兰
柯道平　陈晓东　孔德虎　王烈成　董明清　王竹立）

小肠内消化是整个消化过程中最重要的阶段，在小肠内食糜受到胰液、胆汁和小肠液的化学性消化及小肠运动的机械性消化。许多营养物质也都在小肠内被吸收。食物通过小肠后，消化吸收过程基本完成，未被消化和吸收的食物残渣则从小肠进入大肠。食物在小肠内停留的时间一般为 3～8 h。

一、胰液分泌

胰腺包括外分泌腺和内分泌腺（胰岛）。内分泌腺 B 细胞和 A 细胞分别分泌胰岛素和胰高血糖素，主要参与糖代谢的调节。外分泌腺的腺泡细胞和小导管细胞分泌胰液（pancreatic juice），参与脂肪、糖类和蛋白质的消化过程。胰液是最重要的消化液。

（一）成分和作用

胰液是无色、无臭的碱性液体，pH 为 7.8～8.4，渗透压接近血浆。人每日分泌的胰液量为 1～2 L，其中包含无机物和有机物。

1. 水和碳酸氢盐　小导管管壁细胞含有丰富的碳酸酐酶，可催化 CO_2 和水反应生成 H_2CO_3，后者可解离成 HCO_3^-，其主要作用为中和胃酸，保护肠黏膜免受强酸的侵蚀，同时为小肠内多种消化酶提供适宜的弱碱性环境（pH 7～8）。

2. 胰酶　胰酶由腺泡细胞分泌，是多种消化酶的总称，分述如下：

（1）胰蛋白酶和糜蛋白酶　它们是消化蛋白质的主要消化酶，均以无活性的酶原形式分泌并存在于胰液中。肠液中的肠激酶（enterokinase）、盐酸、组织液和胰蛋白酶本身均能将无活性的胰蛋白酶原（trypsinogen）激活成胰蛋白酶（trypsin），而胰蛋白酶还能激活无活性的糜蛋白酶原（chymotrypsinogen），使其变为有活性的糜蛋白酶（chymotrypsin）。胰蛋白酶和糜蛋白酶单独作用时能将蛋白质分解为䏡或胨，当它们协同作用时，则使蛋白质进一步分解成小分子的多肽和氨基酸。

（2）胰脂肪酶（pancreatic lipase）　胰脂肪酶是消化脂肪的主要消化酶，能在胆盐（bile salt）和辅脂酶（colipase）的协同下，水解三酰甘油为甘油、单酰甘油和脂肪酸。辅脂酶是胰腺分泌的另一种小分子蛋白质，可将脂肪酶"锚定"在胆盐微胶粒上。胰液中还有一定量的胆固醇酯酶和磷脂酶 A_2，分别水解胆固醇酯和磷脂酰胆碱（卵磷脂）。

（3）胰淀粉酶（pancreatic amylase）　胰淀粉酶能水解淀粉为麦芽糖和糊精，效率高，速度快。在小肠内，淀粉与胰液接触约 10 min 就能全部水解。

（4）其他酶类　胰液中还有羧基肽酶、核糖核酸酶和脱氧核糖核酸酶等，它们同样以酶原的形式分泌，被激活后分别水解多肽为氨基酸，水解核糖核酸和脱氧核糖核酸为单核苷酸。

> 分解脂肪、淀粉的酶一分泌出来就有活性，而分解蛋白质的酶如胃蛋白酶、胰（糜）蛋白酶则以酶原形式存在，只有在胃肠腔内才被激活，这样可避免对胃肠道壁本身的消化。

综上所述，在所有消化液中，胰液消化食物最广泛、消化能力最强。如果胰液分泌障碍，即使其他消化液分泌正常，也会影响脂肪和蛋白质的消化和吸收。例如，由于大量的蛋白质和脂肪不能消化、吸收而随粪便排出，产生胰性腹泻。脂肪吸收障碍又可影响脂溶性维生素的吸收，产生相应的维生素缺乏症。但糖的消化和吸收一般不受影响。

3. 胰蛋白酶抑制物　正常情况下，胰液中的蛋白水解酶并不消化胰腺本身，这除了胰蛋白酶以酶原形式分泌外，还因为胰液中含有胰蛋白酶抑制物。它的作用是使胰蛋白酶失活，并能部分抑制糜蛋白酶的活性。因此一般情况下，它能抵抗胰腺内少量活化的胰蛋白酶对胰腺本身的消化。但因它的量少、作用小，当暴饮暴食、大量饮酒、胆石症等原因引起胰液分泌增多时，胰管内压力升高，导致胰腺小导管和胰腺腺泡破裂，胰蛋白酶原大量溢入胰腺间质，并被组织液激活，大大超过胰蛋白酶抑制物的作用能力，于是引起胰腺自身消化而发生急性胰腺炎。

（二）胰液分泌的调节

在非消化期，胰液几乎不分泌或很少分泌。进食开始后，胰液便开始分泌。胰液分泌受神经和体液双重调节，但以体液调节为主。

1. 神经调节　与胃液分泌调节类似，食物有关的形象、气味、声音等对视、嗅、听觉感受器的刺激，食物对口腔、咽喉、食管、胃和小肠感受器的刺激，都可通过条件与非条件神经反射引起胰液分泌。作为反射传出的神经，迷走神经既可通过释放 ACh 直接作用于胰腺（神经机制），也可通过引起胃窦和小肠释放促胃液素，后者再经血液循环作用于胰腺，引起胰液分泌（神经－体液机制）。迷走神经主要作用于胰腺的腺泡细胞，对小导管管壁细胞的作用较弱，因此，迷走神经兴奋引起的胰液分泌特点是：水和碳酸氢盐较少，酶的含量较多。交感神经对胰液分泌的影响不明显。

2. 体液调节

（1）促胰液素（secretin）　当酸性食糜进入小肠，使 pH 降至 4.5 以下时，可刺激小肠上段黏膜的 S 细胞释放促胰液素，其主要作用于胰腺的小导管管壁细胞，故引起水和碳酸氢盐分泌较多，而酶的分泌较少。盐酸是刺激促胰液素分泌的最强因素，蛋白质分解产物和脂酸钠也有一定作用，糖类几乎没有作用。

（2）缩胆囊素（cholecystokinin，CCK）　缩胆囊素也称促胰酶素（pancreo-zymin，PZ），是由小肠黏膜的 I 细胞分泌的一种肽类激素，它主要作用于胰腺的腺泡细胞，促进胰酶分泌，此外还具有收缩胆囊平滑肌的作用。缩胆囊素对胰腺组织还有营养作用，可促进胰腺组织蛋白质和核糖核酸的合成。引起缩胆囊素释放的因素由强至弱依次为：蛋白质分解产物、脂酸钠、盐酸、脂肪，糖类没有作用。

促胃液素和小肠分泌的血管活性肠肽对胰液分泌也有调节作用，它们的作用特点分别与缩胆囊素和促胰液素相似。

促胰液素和缩胆囊素之间作用互相加强。研究表明，促胰液素和缩胆囊素对胰液分泌的作用是通过不同机制实现的，前者以 cAMP 为第二信使，后者则

迷走神经和缩胆囊素引起胰液的分泌，主要作用于胰腺的腺泡细胞，特点是酶多，水和碳酸氢盐较少；促胰液素引起的胰液分泌主要来自小导管管壁细胞，特点是酶少，而水和碳酸氢盐多。

胰液分泌以体液调节为主，包括促胰液素、缩胆囊素和促胃液素等的作用。

参考资料 8-6
　促胰液素的发现

蛋白质最难消化，糖类最易消化，故蛋白质降解产物通常是刺激胃肠激素分泌的主要因素。

通过磷脂酰肌醇系统，在 Ca^{2+} 介导下起作用。此外，迷走神经也会加强促胰液素的作用。

二、胆汁的分泌与排出

（一）胆汁的性质和成分

胆汁（bile）是一种较浓的具有苦味的有色液体。人的肝胆汁（由肝细胞直接分泌的胆汁）呈金黄色，弱碱性，pH 为 7.4；而胆囊胆汁（在胆囊中储存的胆汁）则因浓缩而颜色变深，呈棕黄色，弱酸性，pH 为 6.8。成年人每日分泌胆汁 800 ~ 1 000 mL。

胆汁是一种不含消化酶，却有促进脂肪消化和吸收作用的消化液。

胆汁的成分很复杂，除水分和钠、钾、钙、碳酸氢盐等无机成分外，其有机成分包括胆盐、胆色素、脂肪酸、胆固醇、磷脂酰胆碱（卵磷脂）和黏蛋白等。胆汁中没有消化酶。

胆盐是肝细胞分泌的胆汁酸与甘氨酸或牛磺酸结合形成的钠盐或钾盐，它是胆汁参与脂肪消化和吸收的主要成分。胆汁中的胆色素是血红蛋白的分解产物，包括胆红素和它的氧化物——胆绿素。胆色素的种类和浓度决定了胆汁的颜色。

参考资料 8-7
胆石症的形成

胆固醇是肝脂肪代谢的产物，不溶于水，其中约一半转化成胆汁酸，剩下的则随胆汁进入胆囊或排入小肠。在正常情况下，胆汁中的胆盐（或胆汁酸）、胆固醇和磷脂酰胆碱的适当比例是维持胆固醇呈溶解状态的必要条件。当胆固醇分泌过多，或胆盐、磷脂酰胆碱合成减少时，胆固醇就容易沉积下来，形成胆固醇胆石。在某些情况下，游离胆红素增多，能与 Ca^{2+} 结合形成胆红素结石。

（二）胆汁的作用

胆汁对脂肪的消化和吸收具有重要意义：

1. 促进脂肪的消化　胆汁中的胆盐和磷脂酰胆碱等都可作为乳化剂，降低脂肪的表面张力，使脂肪乳化成微滴，分散在肠腔内，从而增加胰脂肪酶的作用面积，使脂肪分解加速。

2. 促进脂肪和脂溶性维生素的吸收　小肠绒毛表面的静水层阻止脂溶性的物质吸收。胆盐可聚合成微胶粒，肠腔中脂的分解产物，如脂肪酸、单酰甘油等均可渗入到微胶粒中，形成水溶性复合物（混合微胶粒）。因此，胆盐便成了不溶于水的脂肪分解产物到达肠黏膜表面所必需的运载工具，对于脂肪消化产物的吸收具有重要意义。

一些脂溶性维生素（维生素 A、D、E、K）也可溶于微胶粒中而促进其吸收。

3. 中和胃酸和促进胆汁自身分泌　在十二指肠内胆汁可以中和一部分胃酸，胆盐通过门静脉回到肝，还能够进一步促进胆汁分泌。

胃黏膜具有很强的对抗酸侵蚀的能力，但反流胆汁能够抑制黏液分泌使凝胶层变薄，故十二指肠内容物经常发生反流易致胃溃疡；相反，长期胃排空太快易致十二指肠溃疡。

（三）胆汁分泌和排出的调节

胆汁是由肝细胞的分泌而不断生成的，生成后由肝管流出，经胆总管而至十二指肠，或由肝管转入胆囊管而存贮于胆囊，当消化时再由胆囊排出至十二指肠。胆囊可以吸收胆汁中的水分和无机盐，使肝胆汁浓缩 4 ~ 10 倍。在消化道内的食物是引起胆汁分泌和排出的自然刺激物。其中，高蛋白食物（蛋黄、肉、肝）的作用最明显，高脂肪或混合食物的作用次之，而糖类食物的作用较小。在胆汁排出过程中，胆囊和 Oddi 括约肌的活动通常表现出相互协调的关系，胆囊收缩时，Oddi 括约肌舒张；相反，胆囊舒张时，Oddi 括约肌则收缩。

> 胆囊胆汁的排放主要有赖于胃肠激素的调节，特别是缩胆囊素的作用。后者可引起胆囊的强烈收缩，Oddi 括约肌松弛。

1. 神经调节 进食动作或食物对胃、小肠的刺激可通过神经反射引起肝胆汁少量分泌和胆囊轻度收缩。反射的传出途径是迷走神经，迷走神经除了直接作用于肝细胞和胆囊外，还可通过引起促胃液素释放而间接导致肝胆汁分泌和胆囊收缩。

2. 体液调节

（1）促胃液素 促胃液素可直接刺激肝胆汁的分泌及胆囊收缩，也可先引起胃酸分泌，后者再作用于十二指肠黏膜，引起促胰液素释放而促进肝胆汁分泌。

> 促进胆汁分泌的因素有高蛋白食物、迷走神经兴奋、促胃液素、促胰液素和胆盐等。

（2）促胰液素 促胰液素主要作用于胆管系统而非作用于肝细胞，它主要导致胆汁分泌的总量和 HCO_3^- 含量增加，而胆盐的分泌并不增加。其作用在调节胆汁分泌的胃肠激素中最明显。

（3）缩胆囊素 缩胆囊素可引起胆囊的强烈收缩，Oddi 括约肌松弛，促使胆汁大量排放。由于蛋白质和脂肪消化产物能引起缩胆囊素释放，因此，临床上作胆囊造影时，常让受试者食用高脂肪食物或蛋黄以便检查胆囊收缩功能。

（4）胆盐 胆盐刺激肝胆汁分泌，是临床上常用的利胆剂，但对胆囊收缩没有影响。胆汁中的胆盐或胆汁酸排至十二指肠后，绝大部分（90% 以上）被小肠（主要为回肠末端）黏膜吸收入血，通过门静脉返回肝，再成为合成胆汁的原料，然后胆汁又分泌入肠，这一过程称为胆盐的肠肝循环（enterohepatic circulation of bile salt）。

三、小肠液的分泌

（一）小肠液的组成、性状及作用

小肠液是一种弱碱性液体，pH 约为 7.6，渗透压与血浆相等，成年人每日分泌量为 1 ~ 3 L。小肠液由十二指肠腺和小肠腺两种腺体分泌。十二指肠腺又称布伦纳腺（Brunner gland），分布在十二指肠黏膜下层，分泌碱性液体，内含黏蛋白，因而黏稠度很高。这种分泌物的主要功能是保护十二指肠上皮不被胃酸侵蚀。小肠腺又称李氏腺（Lieberkühn gland），分布于全部小肠的黏膜层内，其分泌液量大，可稀释和溶解消化产物，使其渗透压下降。小肠液分泌后又很快被绒毛重新吸收，其流动为小肠内营养物质的吸收提供了媒介。

> 小肠腺可分泌肠激酶，能激活胰蛋白酶原。肠上皮细胞可合成肽酶和双糖酶等。

目前认为，真正由小肠腺分泌的酶只有肠激酶一种。小肠液中的肠激酶能激活胰蛋白酶原，使之成为有活性的胰蛋白酶。肠上皮细胞存在一种特殊的消化方式，当多肽与纹状缘接触后，被膜上的多肽酶水解成二肽或三肽，然后进入上皮细胞内，再被二肽酶或三肽酶水解成氨基酸。当双糖与纹状缘接触后，被膜上的蔗糖酶、麦芽糖酶及乳糖酶水解成单糖。这些酶可随脱落的肠上皮细胞进入肠腔内，但同时也失去了消化食物的作用。此外，小肠黏膜上皮细胞还可分泌免疫球蛋白，特别是 IgA 和 IgM，这些抗体覆盖在黏膜上，可防止病菌入侵肠壁。

综上所述，在五种主要消化液中，唾液含有唾液淀粉酶，胃液含有胃蛋白酶，因此，淀粉的水解从口腔开始，蛋白质的水解从胃内开始。只有胰液中含有脂肪酶，所以，脂肪的水解只有到小肠内才能进行。胆汁虽不含消化酶，但对脂肪的消化和吸收有重要的作用。胰液中含有几乎消化全部食物成分的消化酶，消化力最强。小肠液对食物的消化作用很小，进一步的消化主要在肠上皮细胞纹状缘及上皮细胞内进行。食物的消化经过小肠阶段后已基本结束。

（二）小肠液分泌的调节

小肠液的分泌主要受局部因素调节。食糜对肠黏膜的机械和化学刺激均可通过内在神经丛的局部反射引起小肠液的分泌。刺激迷走神经可引起十二指肠腺的分泌，但对其他部位的肠腺作用并不明显。促胃液素、促胰液素、缩胆囊素和血管活性肠肽都有刺激小肠液分泌的作用。

四、小肠的运动

（一）小肠运动的形式

1. 紧张性收缩　小肠的紧张性可对肠内容物施加一定的压力，并作为分节运动和蠕动的基础。当小肠紧张性降低时，肠内容物的混合与运送减慢，相反则增快。

2. 分节运动（segmentation movement）　分节运动是小肠运动的特有形式。在同一时间内，每相隔一段距离的环行肌同时收缩，把肠内的食糜分割成许多节段；随后原收缩点的肌肉同时舒张，而原舒张点的肌肉同时收缩，使肠腔内的食糜重新组合成新的节段，如此反复交替进行，使食糜合了又分，分了又合地来回搅拌（图 8-12），与消化液充分混合，有利于化学性消化；同

分节运动能促进食糜与消化液充分混合，有利于消化和吸收。

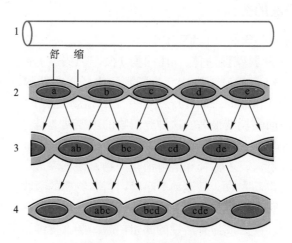

图 8-12　小肠分节运动

时使食糜与肠壁紧密接触并挤压肠壁促进血液和淋巴液回流，有利于吸收。由于小肠各段分节运动的频率不同，由上至下频率递减（十二指肠为每分钟11次，回肠末段则为每分钟8次），形成一个活动和压力的梯度，对食糜有一定的推进作用。

3. 蠕动　小肠的蠕动速度为 0.5～2.0 cm/s，近端的速度大于远端。小肠蠕动波较弱，推进的距离也较短，约数厘米即消失。蠕动的作用是使经过分节运动的食糜向前推进一步。小肠还有一种推进速度快、传播距离远的蠕动，称为蠕动冲（peristaltic rush）。蠕动冲可以一次就把食糜从小肠始段推送到末端，有时可一直推送到大肠。这种运动多由小肠黏膜在受到强烈刺激（如肠道感染、使用泻药等）作用下产生。在十二指肠和回肠末段还可出现一种与蠕动方向相反的运动，称为逆蠕动（antiperistalsis），食糜可在这两段肠中往返运行，使食糜的消化和吸收更为充分。

肠运动时，由于肠腔内容物被推动，可产生一种声音，称为肠鸣音。肠蠕动亢进时，肠鸣音增强；肠麻痹时，肠鸣音减弱或消失。

（二）回盲括约肌的功能

回肠末端与盲肠交界处的环行肌显著加厚，称为回盲括约肌。回盲括约肌在平时保持轻微的收缩状态，一方面可防止小肠内容物过快排入大肠，有利于小肠的完全消化和吸收；另一方面可阻止大肠食物残渣倒流入回肠。食物入胃可引起胃回肠反射，使回肠蠕动增强。当蠕动波到达回肠末端时，括约肌舒张，有 3～4 mL 食糜由回肠进入结肠。正常情况下，每天有 450～500 mL 食糜进入大肠。

（三）小肠运动的调节

1. 内在神经丛的作用　肌间神经丛对小肠运动起主要调节作用。当机械和化学刺激作用于肠壁感受器时，通过局部反射可引起小肠的蠕动。切断小肠的外来神经，小肠的蠕动仍可进行。

2. 外来神经的作用　一般来说，副交感神经的兴奋能加强小肠运动，而交感神经兴奋则产生抑制作用。上述效果还与肠肌当时的状态有关。如肠肌的紧张性高，则无论副交感或交感神经兴奋，都使之抑制；相反，如肠肌的紧张性低，则这两种神经兴奋都有增强其活动的作用。

3. 体液因素的作用　促胃液素、P物质、脑啡肽和5–羟色胺等有促进肠运动的作用，促胰液素、生长抑素和肾上腺素则有抑制作用。

（杨秀红　张小郁　石瑞丽　时静华　马宝慧　齐瑞芳

柯道平　王烈成　孔德虎　陈晓东　潘桂兰　王竹立）

大肠没有重要的消化功能，其主要作用是吸收水分和无机盐，储存粪便（feces）并排出体外。

一、大肠液的分泌及肠内细菌的作用

大肠液是由大肠黏膜的柱状上皮细胞和杯状细胞分泌的，主要成分为黏液和碳酸氢盐（pH 8.3 ~ 8.4）。大肠液的主要作用是保护肠黏膜免遭机械损伤和润滑大便。大肠液的分泌主要由食物残渣对肠壁的机械性刺激所引起。

大肠内有许多细菌，主要是大肠埃希菌、葡萄球菌等。它们来自空气和食物，由于大肠内的酸度和温度适宜，故得以大量繁殖。细菌产生的酶能使糖及脂肪发酵、蛋白质腐败，其中有的成分由肠壁吸收后需经肝解毒。大肠内细菌还能利用食物残渣合成 B 族维生素和维生素 K，这些维生素吸收后对人体有营养作用。

二、大肠的运动和排便

大肠的运动比较缓慢，对刺激的反应也较迟钝，这些特点有利于粪便的形成和储存。

（一）大肠的运动形式

1. 袋状往返运动（haustration movement） 袋状往返运动是在空腹时最多见的一种运动形式，类似小肠的分节运动。由环行肌无规律地收缩所引起，能使结肠袋中的内容物向两个方向作短距离的位移，但并不向前推进。

2. 多袋推进运动（multiple haustrum propulsive movement） 多袋推进运动是一个或一段结肠袋收缩，将内容物推移到下一肠段的运动。进食或给予拟副交感神经药时，这种运动增多。

3. 蠕动 大肠的蠕动与小肠相似，蠕动波以 1 ~ 2 cm/min 的速度将肠内容物向前推进。大肠还有一种速度很快，且前进很远的蠕动，称为集团蠕动（mass peristalsis），多在早餐或进食后产生，每日可发生 3 ~ 4 次。通常开始于横结肠，可将一部分内容物推送至降结肠或乙状结肠。

（二）排便

食物残渣在大肠内停留的时间一般在 10 h 以上，因水分绝大部分被吸收而逐渐浓缩成粪便。粪便的成分很复杂，除食物残渣外，还有脱落的肠上皮细胞、大量的细菌和代谢终产物，如胆色素等。人的直肠内通常没有粪便。当粪便被推入直肠时，可刺激直肠壁内的感受器，冲动经盆神经和腹下神经传至脊髓腰骶段的初级排便中枢，同时上传到大脑皮质的高级排便中枢引起便意。如果条件许可发生排便反射（defecation reflex），此时传出冲动经盆神经下传引起降结肠、乙状结肠和直肠收缩，肛门内括约肌舒张，同时阴部神经传出冲动减

> 蠕动可发生在食管、胃、小肠与大肠，容受性舒张只发生在胃，分节运动主要发生在小肠，袋状往返运动则出现在大肠。

少，引起肛门外括约肌舒张，使粪便排出体外。此外，膈神经和肋间神经兴奋，引起膈肌和腹肌收缩，腹内压增加，可协助排便。如果条件不许可，皮质发出冲动，抑制初级排便中枢的活动，则使排便暂时抑制。

正常人的直肠对粪便的压力刺激有一定的阈值，当达到此阈值时则可引起便意。如大脑皮质经常抑制排便，则直肠感受器对粪便的刺激逐渐变得不敏感，阈值升高，使粪便在肠腔内停留时间过久，水分吸收过多而干硬，不易排出，这是产生便秘的常见原因之一。

消化器官各种运动形式和作用见表 8-3。

表 8-3　消化器官运动形式和作用

消化器官	运动形式	主要作用
口腔	咀嚼	切割、磨碎食物，促进食物与唾液混合
	吞咽	推送食物入胃
胃	紧张性收缩	增加胃内压，促进胃内容物排出；促进食物与胃液混合；保持胃的形状与位置
	容受性舒张	容纳和储存食物
	蠕动	促进食糜与胃液混合，磨碎食物，推进与控制胃内容物排空
小肠	紧张性收缩	促进食糜与小肠液混合；使肠内容物与肠壁保持接触，有利于消化与吸收，有利于食物的推进
	分节运动	促进食糜与小肠液混合，磨碾食物；促进血液与淋巴回流，有利于吸收；有一定的推进食物作用
	蠕动	推进食糜，速度慢，距离短
	蠕动冲	推进食糜，速度快，距离长
	逆蠕动	使食糜反向运动，有利于消化与吸收
大肠	袋状往返运动	使肠内容物双向短距离位移
	多袋推进运动	使肠内容物向下一节段推进
	蠕动	推进肠内容物，速度慢，距离短
	集团蠕动	推进肠内容物，速度快，距离远

近年来，食物中纤维素对肠功能和肠疾病发生的影响，引起了医学界极大的重视。适当增加纤维素的摄取有增进健康，预防便秘、痔、结肠癌等疾病的作用。食物中纤维素对胃肠功能的影响主要有：①大部分多糖纤维能与水结合而形成凝胶，从而限制了水的吸收，使肠内容物容积膨胀加大；②纤维素多能刺激肠运动，缩短粪便在肠内停留时间和增加粪便容积；③纤维素可降低食物中热量的比率，减少能量物质的摄取，有助于纠正肥胖。

（杨秀红　张小郁　石瑞丽　时静华　马宝慧　齐瑞芳　柯道平
王烈成　孔德虎　陈晓东　潘桂兰　马静　王竹立）

第六节　吸收

吸收（absorption）是指食物的成分或其消化后的产物通过消化道黏膜上皮细胞进入血液和淋巴液的过程。人体每天完成各种活动，消耗许多能量，食物中的糖、脂肪和蛋白质是人体能量的主要来源，但是这些大分子营养物质必须先经过消化、分解才能被吸收，所以吸收是在消化的基础上进行的。消化道不同部位的吸收能力差异很大，这主要与消化道各部位的组织结构，以及食物在各部位被消化的程度和停留时间的长短有关（表8-4）。口腔和食管基本上没有吸收功能，但有些药物如硝酸甘油含在舌下可被口腔黏膜吸收。胃仅能吸收一些高脂溶性的物质（如乙醇等）、少量水分和某些药物（如阿司匹林）等。大肠主要吸收水分和无机盐，如果将葡萄糖和某些药物由肛门灌入直肠，也可缓慢地被吸收，但在正常进食时，并没有多少可供吸收的营养物质进入大肠（图8-13）。

表8-4　主要营养物质的吸收

营养物质		吸收部位	吸收机制	吸收的特点
无机盐	Na^+	小肠	主动转运	先由基底侧膜钠泵进行主动转运，再与葡萄糖等其他物质同向转运
	Fe^{2+}	小肠上端	被动转运	吸收量根据体内需要而定，转铁蛋白具有重要作用；二价铁、酸性环境易被吸收
	Ca^{2+}	小肠	主动转运	维生素 D、脂肪食物、酸性环境易被吸收
	负离子	小肠	被动转运	Na^+ 被钠泵泵入细胞内，吸引负离子进入细胞内
水		胃、肠	被动转运	各种溶质（尤其 Na^+）吸收后产生的渗透梯度是吸收的主要动力
糖类		小肠上部	继发性主动转运为主	葡萄糖、半乳糖为继发性主动转运，果糖为易化扩散
蛋白质		小肠上部	继发性主动转运	分解成二肽、三肽、氨基酸后才能被吸收
脂肪		小肠	被动转运为主	胆盐促进吸收。长链脂肪酸吸收入淋巴，中、短链脂肪酸则直接吸收进入静脉
脂溶性维生素		小肠	单纯扩散	脂溶性维生素（维生素 A、D、E、K）在脂肪存在时易被吸收，胆盐促进其吸收
水溶性维生素		小肠	易化扩散	大多数水溶性维生素（如维生素 B_1、B_2、B_6、PP 等）在小肠上端需通过依赖 Na^+ 的同向转运体以易化扩散方式被吸收。维生素 B_{12} 须与内因子结合才能被回肠吸收（主动吸收）

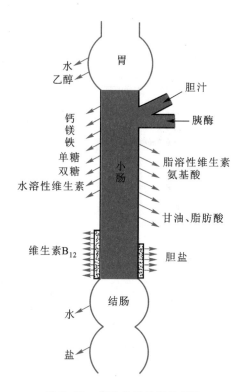

图 8-13 各种物质的吸收部位

　　小肠是营养物质吸收的主要部位。一般认为，蛋白质、脂肪和糖类的消化产物大部分在十二指肠和空肠吸收，而胆盐和维生素 B_{12} 则在回肠吸收。食物经过小肠后，吸收已基本完成。这是因为小肠具备以下有利条件：①有较大的吸收面积。经过黏膜上的许多环形皱襞、皱襞上的许多绒毛、绒毛表面柱状上皮细胞上微绒毛的几级放大，使大约 4 m 长的小肠的吸收面积增大约 600 倍，达到 200 m^2 左右（图 8-14），这比人的体表面积大约 110 倍。②能提供较强的吸收动力。绒毛内平滑肌、神经、毛细血管和毛细淋巴管十分丰富。平滑肌运动受神经支配可使绒毛作有节律的伸缩和摆动，促进食糜与黏膜接触，并能加速绒毛内血液和淋巴液的流动，从而有利于吸收。③有充足的吸收时间。食物在小肠内停留时间长，为 3~8 h，使它有充分的时间被吸收。④有易于吸收的物质。小肠内消化酶丰富，内容物停留时间长，食物在小肠已被充分消化成可吸收的小分子物质。

　　除吸收营养物质外，小肠每日分泌多达 6~7 L 的各种消化液的水量，绝大部分也在小肠内被重新吸收。

　　营养物质和水既可以通过绒毛柱状上皮细胞的腔面膜进入细胞内，再通过细胞基底侧膜进入血液或淋巴液（跨细胞途径）；又可以通过细胞间的紧密连接进入细胞间隙，然后再转入血液或淋巴液（旁细胞途径）（图 8-15）。营养物质通过细胞膜的吸收机制包括被动转运（单纯扩散、易化扩散等）、主动转运及胞吐和胞吞作用等。

　　小肠是营养物质吸收的主要部位，有吸收的有利条件。三大营养物质的消化产物大多在十二指肠和空肠吸收，胆盐和维生素 B_{12} 则在回肠吸收。

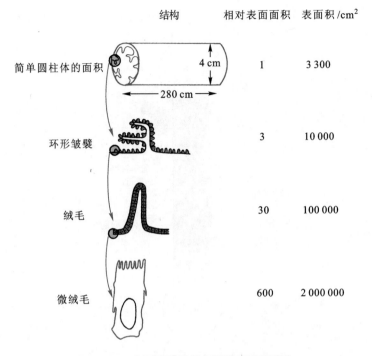

结构	相对表面面积	表面积 /cm^2
简单圆柱体的面积	1	3 300
环形皱襞	3	10 000
绒毛	30	100 000
微绒毛	600	2 000 000

图 8-14　小肠黏膜结构与黏膜表面积增大

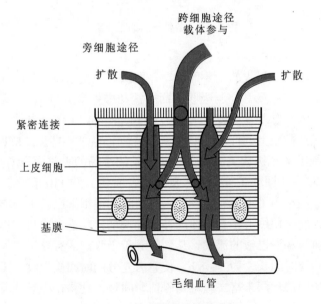

图 8-15　物质吸收的两种途径

一、钠及相关物质的吸收

小肠黏膜上皮细胞以主动转运的方式通过跨细胞途径吸收钠，需要消耗能量。正常成人每日摄入的钠为 250～300 mmol，消化腺大致分泌相同数量的钠，但从粪便中排出的钠不到 4 mmol，说明肠内容物中 95%～99% 的钠都被吸收了。钠吸收的同时往往还伴有水、葡萄糖、氨基酸和负离子等物质的吸收，用抑制钠泵的毒毛花苷 G（哇巴因），或用能与 Na^+ 竞争转运体蛋白的 K^+，均能抑制上述物质的吸收。

（一）钠的吸收

钠吸收的原动力来自肠黏膜上皮细胞基底侧膜上的钠泵。钠泵通过分解 ATP 获得能量，将细胞内的 Na^+ 主动转运到细胞间隙或组织间隙中。这样造成了细胞内 Na^+ 的减少和正电荷的减少（因为钠泵在每转运出 3 个 Na^+ 的同时，只将 2 个 K^+ 转运入细胞内），细胞内 Na^+ 浓度较管腔内低，电位也较膜外肠腔内低 40 mV 左右，因此，管腔内的 Na^+ 在电化学梯度的共同推动下，通过细胞黏膜面上载体的帮助以易化扩散的方式进入细胞。由于钠泵继续将细胞内的 Na^+ 泵出到细胞外，故管腔内的 Na^+ 也源源不断地进入细胞内。细胞间隙与组织间隙中 Na^+ 浓度的升高，导致渗透压的上升，吸引管腔内的水分通过细胞膜和细胞之间的紧密连接进入细胞和组织间隙，最后由于细胞和组织间隙静水压的升高，使得 Na^+ 和 H_2O 一道进入毛细血管被血流带走（图 8-16）。

> 钠的吸收是通过钠泵而主动转运的。

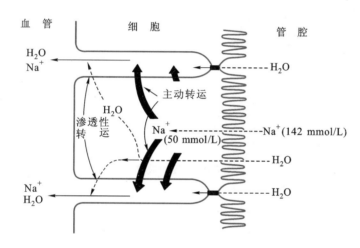

图 8-16 Na^+ 和 H_2O 的吸收

钠吸收的主要部位在小肠，但大肠也可根据机体的需要吸收一定量的钠。小肠对钠的主动转运与葡萄糖、氨基酸和 HCO_3^- 的同向转运密切相关，但在结肠则没有这种关联。

（二）水的吸收

水的吸收是被动的，各种溶质，特别是 Na^+ 的主动吸收所产生的渗透压梯度是水吸收的主要动力。驱使水吸收的渗透压一般只有 3~5 mOsm/L，但由于细胞膜和细胞之间的紧密连接对水的通透性都很大，故人每日由胃肠吸收的液体量可达 8 L 之多。水吸收的过程已如前述。

（三）糖类的吸收

食物中的淀粉经唾液淀粉酶和胰淀粉酶水解成麦芽糖，后者与蔗糖、乳糖等被小肠黏膜上皮细胞上的双糖酶进一步分解为单糖（80% 为葡萄糖，是主要吸收形式；10% 为半乳糖；10% 为果糖）后才能被吸收（图 8-17）。葡萄糖和半乳糖的吸收依赖于继发性主动转运。位于小肠黏膜上皮细胞基底侧膜上的

> 糖类只有分解成单糖才能吸收，以 Na^+-葡萄糖转运体形式进入细胞后，葡萄糖以易化扩散方式入血。

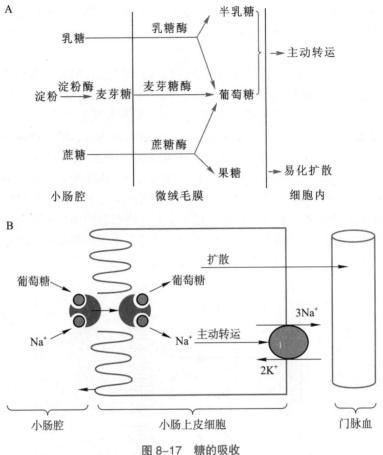

图 8-17 糖的吸收

A. 糖类在小肠腔和上皮细胞微绒毛膜上的消化；B. 葡萄糖吸收的机制

钠泵，不断地将细胞内 Na^+ 主动转运入细胞间隙，以致出现细胞内的 Na^+ 浓度明显降低。而在小肠黏膜上皮细胞的管腔面上存在一种 Na^+ 依赖载体（sodium dependent carrier），也称为 Na^+-葡萄糖转运体，当肠腔中 Na^+ 浓度较高时，载体便与 Na^+ 结合，结合后的载体对葡萄糖的亲和力最大，于是载体便又与葡萄糖结合，该载体将 Na^+ 和葡萄糖同向转运入细胞内，葡萄糖和 Na^+ 在细胞内与载体分离后，Na^+ 继续通过钠泵转运至基底侧膜的细胞间隙，而葡萄糖则以易化扩散方式通过基底侧膜入血。因此，把基底侧膜上的钠泵对 Na^+ 的主动转运过程称为原发性主动转运，而把小肠黏膜上皮细胞的管腔面上的 Na^+-葡萄糖转运体对葡萄糖转运的过程称为继发性主动转运。由于各种单糖与载体的亲和力不同，因而吸收率也各异。

果糖的吸收机制不同，在细胞两侧都是通过非 Na^+ 依赖性葡萄糖转运体进行的非耗能过程，不能逆浓度差转运，它是以易化扩散方式被吸收的。

（四）蛋白质的吸收

蛋白质在胃蛋白酶、胰蛋白酶和糜蛋白酶的相继作用下，分解成小分子肽（由 2~6 个氨基酸组成）和氨基酸，小分子肽在小肠黏膜上皮细胞纹状缘的羧基肽酶和氨基肽酶的作用下，进一步分解成二肽、三肽和氨基酸。蛋白质主要是以二肽、三肽和氨基酸的形式被小肠吸收的，肠腔内的氨基酸吸收机制与葡萄糖相似，也是通过钠依赖性转运系统以继发性主动转运的方式进入小肠上皮细胞内。其中二肽和三肽进入细胞后，又在胞质内二肽酶和三肽酶作用下分解成氨基酸，所以进入血液的形式主要是氨基酸。目前已证明有4种不同氨基酸的特殊运载系统，它们分别转运中性、碱性、酸性氨基酸和亚氨基酸。

　　新生儿的小肠黏膜上皮细胞可通过胞吞作用吸收多肽和蛋白质，故可从母乳中吸收抗体，对病原体感染产生被动免疫作用。在成人体内，完整的蛋白质可否被吸收尚有争论，一般认为，多数人的肠黏膜可吸收微量的未经消化的蛋白质，这些蛋白质不仅无营养作用，相反可作为抗原而引起过敏反应。

　　（五）负离子的吸收

　　在小肠内吸收的负离子主要是 Cl^- 和 HCO_3^-。由 Na^+ 主动吸收产生的电位差可促使肠腔内的负离子向细胞内移动。但也有证据表明，负离子也可独立跨膜移动。

二、其他物质的吸收

（一）铁的吸收

　　人每日吸收的铁约为1 mg，仅为每日膳食中含铁量的1/10。食物中的铁大部分是三价高铁，不易被吸收，必须还原为亚铁后才容易被吸收。维生素C能使高铁还原成亚铁而促进铁的吸收，胃酸可使铁溶解并使高铁易于转变为亚铁，故也可促进铁的吸收。胃酸减少的患者，可发生缺铁性贫血。食物中的植酸、草酸、磷酸等与铁形成不溶性化合物而妨碍铁的吸收。

　　铁的吸收还与机体对铁的需要量有关。急性失血后，铁的需要量增加，铁的吸收也增加。由肠吸收入黏膜细胞内的无机铁，大部分被氧化为三价铁，并和细胞内存在的去铁铁蛋白结合，形成铁蛋白，暂时贮存在细胞内，慢慢地向血液中释放。一小部分被吸收入黏膜细胞而尚未与去铁铁蛋白结合的亚铁，则以主动吸收的方式转移到血浆中。当黏膜细胞在刚刚吸收铁而尚未能转移至血浆中时，则暂时失去其由肠腔再吸收铁的能力。这样，存积在黏膜细胞内的铁就成为再吸收铁的抑制因素。

　　铁的吸收部位主要在十二指肠和空肠上段。近来发现，这些部位的肠上皮细胞能向肠腔内释放一种叫转铁蛋白（transferrin，T_f）的物质，后者与铁离子结合成复合物，进而以受体介导式的胞吞作用入胞。转铁蛋白在胞内释放出铁离子后，再被重新释放入肠腔。

（二）钙的吸收

　　食物中的钙仅有一小部分被吸收，大部分随粪便排出。影响钙吸收的主要因素是维生素D和机体对钙的需要。维生素D有促进小肠对钙吸收的作用。

　　儿童和乳母对钙的吸收增加。此外，钙盐只有在呈溶液状态（如氯化钙、葡萄糖酸钙溶液），而且在未被肠腔中任何其他物质沉淀的情况下才能被吸收。酸性环境促进钙吸收，在pH约为3时，钙呈离子化状态，吸收最好。肠内磷酸盐过多，会与钙形成不溶解的磷酸钙，使钙不能被吸收。此外，脂肪食物对

促进铁吸收的因素有胃酸、维生素C，抑制铁吸收的因素有黏膜细胞含铁量、植酸、草酸、磷酸等。

促进钙吸收的因素有胃酸、维生素D、脂肪酸等，抑制钙吸收的因素有磷酸盐等。

钙的吸收也有促进作用，脂肪分解释放的脂肪酸，可与钙结合形成钙皂，后者可和胆汁酸结合，形成水溶性复合物而被吸收。

钙吸收的部位在小肠上段，其中十二指肠的吸收能力最大。钙的吸收主要是通过主动转运完成的。钙主要通过纹状缘膜上的钙通道进入细胞，然后经基底侧膜上的钙泵转运入血；还有一小部分钙在基底侧膜通过 Ca^{2+}–Na^+ 交换机制进入血中。

（三）脂肪的吸收

脂肪分解成甘油、单酰甘油、游离脂肪酸和胆固醇而被吸收，吸收途径以淋巴为主。

脂肪吸收的主要形式是甘油、单酰甘油、游离脂肪酸和胆固醇。甘油溶于水，同单糖一起被吸收。其余形式均不溶于水，而肠黏膜上皮细胞表面有一非流动水层，因此，它们必须先与胆盐结合形成水溶性的混合微胶粒，才能透过水层到达细胞膜。其中，单酰甘油、脂肪酸和胆固醇溶于细胞膜的脂双层内而进入上皮细胞，而胆盐因不溶于脂质膜，一部分留在肠腔继续发挥作用，另一部分在回肠内靠主动重吸收进入血液。

脂肪酸进入肠上皮细胞后的变化，视其分子大小而异。长链脂肪酸（12 个碳原子以上）和单酰甘油重新合成为三酰甘油，胆固醇重新酯化为胆固醇酯，两者再与细胞中生成的载脂蛋白形成乳糜微粒，然后以胞吐方式进入淋巴液（图 8–18）。中、短链脂肪酸因能溶于水而直接进入血液，无需重新合成三酰甘油。由于人体摄入的动、植物油中含长链脂肪酸较多，故脂肪分解产物的吸收途径以淋巴为主。

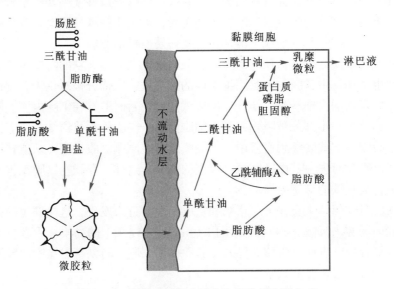

图 8–18 脂肪在小肠内消化和吸收的主要方式

（四）维生素的吸收

维生素可分为水溶性和脂溶性两类。大多水溶性维生素（如维生素 B_1、B_2、B_6、PP 等）主要通过依赖 Na^+ 的同向转运体在小肠上段以易化扩散方式被吸收，只有维生素 B_{12} 必须与壁细胞分泌的内因子结合成复合物，才能在回肠被主动吸收。脂溶性维生素 A、D、E、K 的吸收机制与脂肪相似。它们溶于脂肪，先与胆盐结合成水溶性复合物通过小肠黏膜表面的静水层，然后与胆盐分离，溶于细胞膜进入淋巴液或血液。

（张小郁　杨秀红　石瑞丽　时静华　马宝慧　齐瑞芳　柯道平

王烈成　孔德虎　潘桂兰　陈晓东　陈宝英　王竹立　张淑苗）

◆ **复习题** ◆

1. 消化系统有哪些功能？
2. 什么是机械性消化和化学性消化？
3. 消化道平滑肌有哪些生理特性？
4. 简述消化道的神经支配及特点。
5. 试述胃肠激素的化学本质、分泌细胞、作用途径和生理作用。
6. 唾液有哪些作用？
7. 胃内有几种细胞？各有何功能？
8. 说明胃液的成分、作用与胃酸分泌机制。
9. 试述头期、胃期与肠期胃液分泌机制。
10. 胃肠腔内有哪些抑制胃酸分泌的因素？
11. 试述盐酸的负反馈抑制机制。
12. 什么叫加强作用？试举例说明。
13. 哪些因素可影响胃排空？请说明其机制。
14. 消化道有哪些运动形式？各有何意义？
15. 胰液有哪些成分？各种成分由哪些细胞分泌？各有何作用？
16. 试述胰液分泌的神经 – 体液调节。
17. 试述胆汁的作用。
18. 大肠内的细菌有何作用？
19. 试述排便反射过程。
20. 为什么说小肠是营养物质最重要的吸收部位？
21. 试述 Na^+ 和水的吸收过程。
22. 食物中的糖、脂肪和蛋白质是怎样吸收的？
23. 试述影响铁和钙吸收的因素。

◆ **网上更多** ◆

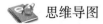 思维导图　　 选择题　　 思考题　　 参考文献

第九章

泌 尿 生 理

◆ 要点 ◆

1. 肾是人体最重要的排泄器官与渗透调节器官，因其排泄的代谢废物种类多、数量大，在维持内环境恒定特别是渗透压的恒定中起重要作用。

2. 肾单位由肾小体和肾小管组成，是尿生成的基本结构，分为两种类型，即皮质肾单位和近髓肾单位。肾的血流量大，约为 1 200 mL/min，肾有两套毛细血管网，即肾小球毛细血管网和管周毛细血管网。肾血流量在自身调节、神经调节和体液调节的作用下保持相对恒定，从而保持尿生成过程的稳定。

3. 尿的生成过程包括肾小球滤过、肾小管和集合小管的重吸收和分泌作用 3 个环节。经肾小球滤出的超滤液称为原尿，再经肾小管和集合小管的重吸收和分泌作用形成终尿。

4. 肾小球滤过决定于肾小球滤过膜的通透性和推动血浆滤过的有效滤过压。肾小球滤过是尿生成的关键步骤，临床上的少尿或无尿往往是肾小球滤过功能发生障碍。小

◆ Outline ◆

1. The kidney is the most important excretory and osmoregulatory organ of the human body. It plays an important role in eliminating waste products of metabolism as well as the constancy of the internal environment, especially osmotic homeostasis.

2. The functional unit of the kidney is nephron. There are two types of nephrons: cortical nephrons and juxtamedullary nephrons. Urine is produced in the glomerulus of the nephron (also called the renal corpuscle). It is then processed in the tubules and the collecting tubule. Blood flows to two sets of capillaries as it passes through the nephron: the glomerular capillaries and the peritubular capillaries. The renal blood flow is autoregulated to remain relatively constant at about 1 200 mL/min so as to ensure the constancy of urine formation.

3. Formation of urine involves three basic processes: ultrafiltration of plasma by the glomerulus, reabsorption of water and solutes from the ultrafiltrate, and secretion of selected solutes into the tubular fluid by the renal tubules.

4. Glomerular filtration depends on the permeability of the glomerular membrane and the effective filtration pressure. The key step of urine formation is filtration. Uropenia and anuria are always caused by impediment of filtration. Solute concentration in tubular fluid and

管液中溶质的浓度、球管平衡是影响肾小管重吸收与分泌功能的主要因素。影响尿量的主要因素是肾小管的转运，利尿的主要办法是减少肾小管的重吸收。

5. 近端小管是主要的重吸收部位。葡萄糖、氨基酸和维生素等在近端小管全部被重吸收，Cl^-、HCO_3^-和水大部分被重吸收，肌酐完全不被重吸收。近端小管重吸收的特点是量大、面广、有选择性，等渗性重吸收。其中，Na^+、K^+等阳离子是主动重吸收，葡萄糖、氨基酸等是继发性主动重吸收（与Na^+的重吸收相偶联），水、Cl^-、HCO_3^-是被动重吸收。远曲小管和集合小管重吸收剩余的Na^+、Cl^-、K^+、HCO_3^-和水分，转运受血管升压素和醛固酮的调节。此外，肾小管细胞能分泌K^+、H^+和NH_3，通过分泌H^+和NH_3还促进血液HCO_3^-的重吸收，这对于保持血液HCO_3^-的含量，维持血液的酸碱平衡具有重要作用，对调节体内水、电解质平衡也具有重要意义。

6. 肾对尿液具有较强的浓缩与稀释功能。髓袢升支粗段对Na^+、Cl^-的主动重吸收，髓袢升支细段对Na^+、Cl^-的被动重吸收是形成髓质高渗梯度的主要原因。肾内尿素循环在内髓质高渗梯度的建立中有重要作用。髓质高渗梯度的形成与维持，是通过髓袢的逆流倍增作用和直小血管的逆流交换作用完成的。

7. 肾泌尿功能主要受血管升压素［VP，又称抗利尿激素（ADH）］和醛固酮的调节。VP的作用是提高远曲小管和集合小管上皮细胞对

glomerulotubular balance are the main factors influencing the reabsorption and secretion of renal tubule. The main factor influencing urine volume is tubular transportation, and decreasing tubular reabsorption is the most commonly used protocol of diuresis.

5. The proximal tubule is the main site of reabsorption where glucose, amino acids and vitamins are completely reabsorbed. Cl^-, HCO_3^- and water are partially reabsorbed, while creatinine is not absorbed at all. The reabsorption in promixal tubule is selective and iso-osmotic. Na^+ and K^+ are reabsorbed actively, glucose and amino acids are transported by secondary active mechanism correlated with Na^+, whereas H_2O, Cl^- and HCO_3^- are transported passively. The distal convoluted tubule and collecting tubule reabsorb NaCl, K^+, HCO_3^- in a hormone-dependent manner, which is regulated by vasopressin and aldosterone. The secretion of K^+, H^+ and NH_3 by the tubule cells promote reabsorption of plasma HCO_3^-, which plays a predominant role in homeostatic regulation.

6. The kidney demonstrates a powerful function of urine concentration and dilution. Na^+ and Cl^- are reabsorbed actively in the thick ascending limbs and passively in the thin ascending limbs, causing a large osmotic gradient in the medulla. The renal urea cycle plays a great part in the formation of osmotic gradient in inner medulla. The formation and maintenance of increasing osmotic gradient depends on the operation of countercurrent multiplication and countercurrent exchange in the vasa recta.

7. Vasopressin (VP), also known as antidiuretic hormone (ADH), and aldosterone act on kidneys to regulate the volume and osmolality of the urine. Vasopressin increases the permeability of distal convoluted

水的通透性，促进水的重吸收，从而控制尿液浓缩与稀释的程度，维持机体的水平衡；VP分泌的有效刺激是血浆晶体渗透压的升高和循环血量的减少。醛固酮的作用是保 Na^+ 排 K^+，同时保水，导致细胞外液量增加，其分泌受肾素-血管紧张素-醛固酮系统和血 K^+、Na^+ 浓度的调节。通过对水、Na^+ 的重吸收和 K^+、H^+ 和 NH_3 分泌的调节，对维持细胞外液量、渗透压和电解质平衡有重要意义。

tubule and the collecting tubule to water and thus enhances water reabsorption. Vasopressin, therefore, controls the concentration and dilution of urine. The secretion of vasopressin is influenced by plasma osmolality, blood volume and blood pressure. Aldosterone promotes both sodium and water reabsorption as well as potassium secretion in the distal convoluted tubules and collecting tubules, resulting in an increase of extracellular fluid volume. Its secretion is regulated by the renin-angiotensin-aldosterone system (RAAS) and also serum sodium and potassium concentrations. Through regulating water and sodium reabsorption as well as potassium, ammonia, and proton secretion, the kidney maintains the extracellular fluid volume, osmolality and electrolyte balance.

肾是人体最重要的排泄与渗透调节器官，参与机体酸碱平衡与电解质平衡的调节，并有重要的内分泌功能。

肾是人体最重要的排泄与渗透调节器官，体内物质代谢的终末产物（如尿素、尿酸和肌酐）、多余的物质（水、电解质）及进入体内的异物等以尿的形式从肾排出体外，这一排泄过程对维持人体内环境的恒定特别是渗透压的恒定具有极为重要的作用。肾的主要功能包括下列五个方面：①调节细胞外液的量与渗透浓度。②调节细胞外液的电解质平衡。③参与机体酸碱平衡的调节。④排出机体代谢终末产物和进入体内的异物（如药物）。⑤生成与分泌激素（如促红细胞生成素、肾素、1，25-二羟维生素 D_3 和前列腺素等）。上述功能主要是通过尿的生成过程来实现的。本章主要阐述肾的结构特征及其血液循环，尿生成的过程及其调节机制，输尿管和膀胱的排尿功能。

第一节　肾的功能解剖学和血液循环

一、肾的功能解剖学

（一）肾单位

肾单位包括肾小体和肾小管，是尿生成的基本结构。

肾单位（nephron）包括肾小体和肾小管两部分，是尿生成的基本结构。人体每一侧肾有100万~120万个肾单位。肾小体（renal corpuscle）位于肾的皮质部分，由肾小球和肾小囊组成，其核心是由一簇毛细血管袢组成的血管球，血管球外包以肾小囊。肾小管（renal tubule）由近端小管、髓袢细段、远端小管3部分组成。近端小管包括近曲小管和髓袢降支粗段，远端小管包括远

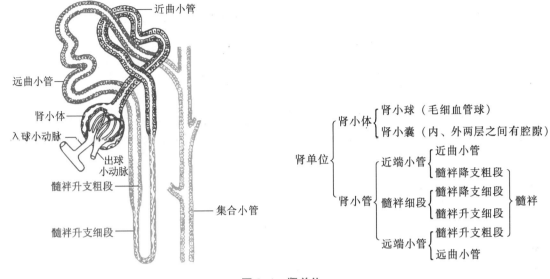

图 9-1　肾单位

曲小管和髓袢升支粗段（图 9-1）。

在结构上，集合小管不属于肾单位，但在功能上却与肾小管密切相关，它在尿生成的过程中，特别是在尿液的浓缩过程中起重要作用。因此，在讨论肾小管功能时，常常把集合小管看作肾小管的组成部分。

肾单位可分为两种类型：皮质肾单位和近髓肾单位。皮质肾单位（cortical nephron）的肾小球位于肾皮质外层 2/3 处，其数量约占肾单位总数的 85%。结构特点是：肾小球较小，肾小管的髓袢较短，髓袢顶部一般不超过髓质外带。近髓肾单位（juxtamedullary nephron）的肾小球位于肾皮质内 1/3 层，约占肾单位总数的 15%。结构特点是：肾小球较大，髓袢较长，髓袢顶部可达髓质内带深部直至乳头部（图 9-2）。

肾单位可分为皮质肾单位和近髓肾单位。

（二）肾单位的血液供应

每一个肾单位的入球小动脉分成 20～40 条毛细血管袢组成毛细血管球，后者汇合于出球小动脉离开肾小球。出球小动脉再一次分支为毛细血管网，缠绕于肾小管和集合小管的周围，称为管周毛细血管，输送血液以供应这些肾小管壁的细胞。这样，肾动脉的血流要通过两次小动脉（入球与出球小动脉）和两套毛细血管网（肾小球毛细血管网和管周毛细血管网），然后汇合于肾静脉。

皮质肾单位与近髓肾单位的血液供应具有不同的特征。在皮质肾单位，入球小动脉的口径略大于出球小动脉。出球小动脉的分支互相吻合形成的管周毛细血管网缠绕在皮质的近曲小管、远曲小管、髓袢降支和升支粗段及集合小管周围。每个肾单位的管周毛细血管网之间可自由流通。毛细血管与微静脉相接，最后进入叶间静脉（图 9-2）。在近髓肾单位，入球小动脉口径与出球小动脉相同或略小。关于出球小动脉，特别要指出的是皮质肾单位的出球小动脉分支形成管周毛细血管网，近髓肾单位的出球小动脉分支则有两部分，一部分在该肾单位周围形成毛细血管网，另一部分分支向髓质内延伸，形成直小血

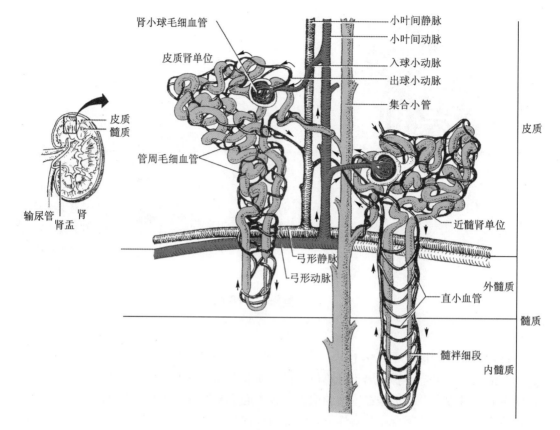

图 9-2 肾血管

管，提供髓质的全部血液供应。

（三）肾小球旁器

肾小球旁器由球旁细胞（颗粒细胞）、远曲小管的致密斑和肾小球外系膜细胞组成，它是肾内高度分化的结构（图9-3）。球旁细胞处于入球小动脉接近肾小球的一小段上，由血管壁中膜的平滑肌细胞分化而来，其细胞核呈圆形，细胞质内含有分泌颗粒，是分泌肾素的细胞。致密斑位于远曲小管起始部靠近肾小球一侧，其管壁的上皮细胞呈柱形，细胞核聚在一起，染色较浓。致密斑对远曲小管液中 Na^+、Cl^- 浓度变化敏感，可影响肾素的释放。系膜细胞有两种类型，即肾小球内系膜细胞（intraglomerular mesangial cells，亦称肾小球系膜细胞，glomerular mesangial cells）和肾小球外系膜细胞（extraglomerular mesangial cells）。肾小球内系膜细胞存在于肾小球中心的毛细血管之间，是肾小球内的一种独立类型的细胞（图9-4）；而构成肾小球旁器的系膜细胞是肾小球外系膜细胞，它存在于由入球小动脉、出球小动脉和致密斑围成的三角区内（图9-3）。一般认为肾小球旁器具有介导管球反馈的作用，而肾小球外系膜细胞在管球反馈的信号转导中起关键作用。

（四）肾的神经支配

肾交感神经纤维主要从脊髓胸段第12节和腰段第1、2节发出，大部分分

肾小球旁器由球旁细胞、致密斑和肾小球外系膜细胞组成。

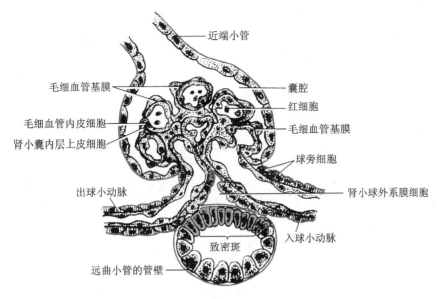

图 9-3　肾小球和肾小球旁器

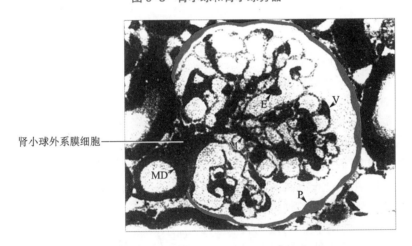

图 9-4　正常肾小球的几种主要细胞成分的光镜照片

MD：致密斑；E：毛细血管内皮细胞；M：肾小球内系膜细胞；

V：肾小囊内层上皮细胞；P：肾小囊外层上皮细胞

布于入球小动脉、出球小动脉和髓质的直小血管降支。当肾交感神经兴奋时，可引起肾血管收缩。它还支配球旁细胞及近端小管、远端小管与集合小管的细胞。刺激肾交感神经可直接增加球旁细胞对肾素的释放和肾小管与集合小管对Na^+的重吸收。迄今尚未发现肾有副交感神经支配。

二、肾的血液循环

（一）肾血液循环的特征

1. 血流量大　两肾约重 300 g，仅占全身体重的 0.5%，但肾血流量却占心输出量的 20% ~ 25%。正常成人在静息时，两肾的总血流量约为 1 200 mL/min。如果将全身各器官每 100 g 组织每分钟血流量进行比较，则肾为 400 mL，肝为

肾血液循环的特点：①肾血流量大；②有两套毛细血管网；③皮质血流量大，髓质血流量小。

100 mL，脑组织为 57 mL。肾血流量大，对于保持正常尿生成过程具有重要意义。因为肾血流量大才能保持大量的血浆从肾小球滤过，同时也有利于肾小管液中大量的水分和溶质的重吸收，从而满足肾排泄大量代谢废物与维持渗透压恒定的功能需求。

2. 血液分布不均匀　肾皮质的血流量最大，约占 90%；其次是肾髓质，为 8%~10%；肾乳头部最少，仅为 1%~2%。肾皮质与肾髓质血流量的差异不是由于单位容积组织血管数量不同造成的，因为无论是肾皮质还是肾髓质，其血管容积均占组织总容积的 20% 左右。肾髓质血流量小是由于髓质的肾小体数量远少于肾皮质，且髓质的直小血管具有较高阻力的缘故。肾髓质的血流量小，对于尿液浓缩与稀释功能具有重要作用。

> 肾小球毛细血管血压高，有利于肾小球滤过；而肾小管周围毛细血管血压低，有利于肾小管重吸收。

此外，肾血液循环有两套毛细血管网，即肾小球毛细血管网与肾小管、集合小管周围毛细血管网。肾小球毛细血管接受来自入球小动脉的血液供应，同时通过出球小动脉再次注入肾小管周围的毛细血管网。由于出球小动脉较细，阻力较大，以致肾小球毛细血管血压较高，而肾小管周围毛细血管的血压较低。肾小球毛细血管血压高，有利于肾小球滤过；肾小管周围毛细血管血压低，有利于肾小管重吸收。

（二）肾血流量的自身调节

> 动脉血压在 80~180 mmHg 范围内变动时，肾血流量能保持相对恒定，称为肾血流量的自身调节。

在离体肾动脉灌流实验中，当灌注压在 80~180 mmHg 范围内变动时，肾血流量基本保持恒定；如低于 80 mmHg 或高于 180 mmHg，肾血流量则随着动脉灌注压的升降而变化（图 9-5）。由于离体肾动脉的灌流实验已排除了肾神经与血液中各种激素的影响，表明这种调节机制是在肾的内部。所以把这种调节机制称为肾血流量的自身调节（autoregulation of renal blood flow）。其生理作用在于：当肾动脉压发生变化时，通过肾的自身调节机制使肾血流量维持恒定，这对于尿生成过程的稳定具有重要意义。

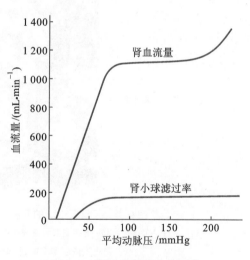

图 9-5　肾血流量的自身调节

另外，从图 9-5 还可以看出在相同的动脉血压变化范围内，肾小球滤过率也受到相应的调节，从而也保持相对恒定。

> 肾血流量的自身调节是由肌源机制和管球反馈共同完成的。

肾血流量和肾小球滤过率自身调节机制有两个：一个是对动脉压变化起反应的肌源机制；另一个是对肾小管液流量变化起反应的管球反馈。两者都是通过调节入球小动脉的紧张性实现的。

1. 肌源机制（myogenic mechanism）　肌源机制与血管平滑肌的内在特性有关，即当血管平滑肌受到牵张刺激时能发生收缩反应。当动脉血压升高时，入球小动脉受到牵张，入球小动脉的血管平滑肌发生收缩反应，口径相应地缩小，血管阻力增加，使肾血流量在一定范围内保持相对恒定，从而肾小球滤过率在一定范围内也保持相对恒定。换句话说，只要使动脉血压（P）与肾血管阻力（R）的比值保持恒定，肾血流量和肾小球滤过率就能保持相对恒定。动物离体肾灌注实验表明：当灌注压在 80~180 mmHg 范围内变动时，肾血流量和肾小球滤过率均能保持稳定（图 9-5）。当灌注压低于 80 mmHg 时，肾血流量和肾小球滤过率急剧下降，这是由于入球小动脉血管平滑肌舒张达到极限的缘故。当灌注压升高超过 180 mmHg 时，肾血流量和肾小球滤过率急剧升高，这是由于入球小动脉血管平滑肌收缩达到极限的缘故。如果用罂粟碱（papaverine）等药物抑制血管平滑肌的活动，那么肾血流量的自身调节和肾小球滤过率的自身调节将消失。

2. 管球反馈　肾血流量和肾小球滤过率自身调节的第二个机制是肾小管液流量依赖机制。

当肾血流量和肾小球滤过率增加时，到达髓袢的小管液的流量增加，致密斑感受到小管液流量增加，将此信息传递给入球小动脉，使入球小动脉发生收缩，入球小动脉的阻力增加，从而使肾血流量和肾小球滤过率恢复到正常水平。反之，当肾血流量和肾小球滤过率降低时，到达髓袢的小管液的流量也将减少，致密斑感受到小管液流量减少，传递信息引起入球小动脉的阻力下降，从而使肾血流量和肾小球滤过率增加达到正常水平。这种通过肾小管液流量的变化调节肾血流量和肾小球滤过率，使它们保持稳定的现象，称之为管球反馈（tubuloglomerular feedback）。

关于管球反馈的机制，尚未完全阐明。研究发现在管球反馈中，小管液中的 Na^+ 与 Cl^- 含量对致密斑的信息传递可能起重要作用。参与管球反馈的体液因素包括肾素-血管紧张素系统、花生四烯酸代谢产物、激肽释放酶-激肽系统、腺苷，以及近年来报道的致密斑合成的一氧化氮（NO）等。

尽管肾血流量和肾小球滤过率存在两方面自身调节机制（即肌源机制和管球反馈），并在维持肾血流量和肾小球滤过率中起关键作用；但在神经和激素作用下，肾血流量和肾小球滤过率仍能发生改变。这些改变是神经调节、体液调节与自身调节机制共同作用的结果，从而使肾血流量与全身血液循环相配合。

（三）肾血流量的神经和体液调节

肾交感神经缩血管纤维支配肾动脉、微小动脉和静脉，其中以入球小动脉和出球小动脉的神经支配最为丰富，其缩血管作用也最强。在不同生理情况下，肾血流量的变化与肾神经活动的改变密切相关。人体在清醒、静息与平卧的情况下，肾交感神经的传出冲动极少，这时的肾血流量最大。此时如阻断肾交感神经活动，则肾血流量没有显著变化。当人体站立或精神紧张时，肾交感神经紧张性活动增强，缩血管作用增强，于是肾血流量降低。在肌肉运动或情绪激动时，肾交感神经的紧张性活动更强，肾血流量明显减少。

除神经调节外，体液因素也能引起肾血流量的显著变化。如去甲肾上腺素、肾上腺素和血管紧张素Ⅱ都是较强的缩血管物质。在正常生理情况下，血液中这些物质含量很低，不起显著作用；但在失血时，血液中这些体液物质的

在不同生理状态下，肾血流量受神经、体液因素的调节，使肾血流量与全身的需要相适应。

含量增加，引起入球小动脉与出球小动脉收缩，使肾血流量显著降低。前列腺素是舒张肾血管的物质，能使肾血流量增加。人体在静息情况下肾内产生前列腺素很少，对肾血流量没有调节作用；而在大失血时，肾交感神经紧张性活动增强和血液中血管紧张素Ⅱ增多均可刺激肾内合成前列腺素，从而对抗肾交感神经活动增强与血管紧张素Ⅱ增多的缩血管作用。前列腺素的舒血管作用对防止肾缺血具有重要意义。

（高云芳　盘强文　朴花　姜春玲　梁尚栋

李杨　陈希瑶　刘文冲　殷玥）

第二节　尿生成及其影响因素

尿生成过程是在肾单位进行的，包括 3 个环节：肾小球滤过、肾小管和集合小管的重吸收和分泌作用。因此，尿液主要是肾小球滤液中未被肾小管重吸收的物质及肾小管分泌的物质。神经和激素对尿生成过程有调节作用。

> 尿生成包括三个环节：肾小球滤过、肾小管和集合小管的重吸收和分泌作用。

一、肾小球滤过

肾小球滤过（glomerular filtration）是指当血液流经肾小球毛细血管时，血浆中的水分和小分子溶质透过肾小球滤过膜进入肾小囊囊腔，形成肾小球滤液的过程。

肾小球滤过是从大量的实验事实中得出的结论。主要证据有 3 方面：①从蛙和泥螈（有尾两栖动物）的肾小囊腔抽取的肾小球滤液中，未发现蛋白质；②微量化学分析表明，蛙与泥螈的肾小球滤液与血浆中许多化学成分（如 Na^+、K^+、Cl^-、PO_4^{3-}、葡萄糖、尿素、尿酸、肌酐和 H^+ 等）的浓度都是相等的；③肾小球滤液的量与肾小球毛细血管血压的变化密切相关，表明肾小球毛细血管血压是推动血浆从肾小球滤出的动力。

肾小球滤过决定于两个因素：肾小球滤过膜的通透性和有效滤过压。

（一）肾小球滤过膜的通透性

肾小球滤过膜从里向外具有 3 层结构：①肾小球毛细血管壁的内皮细胞层：其上具有无数小孔，称为窗孔，其直径为 50～100 nm。水、各种溶质及大分子蛋白质可以自由通过窗孔；但窗孔可以阻止血细胞的通过，起到屏障的作用。②肾小球毛细血管的基膜层：由致密的糖蛋白纤维网埋在胶样基质中构成。血浆中较大分子物质，如蛋白质和脂质不能通过基膜。基膜是肾小球滤过的主要屏障。③肾小囊的上皮细胞层：上皮细胞具有足突，足突之间有许多狭窄的腔隙，称为裂隙小孔，其口径约 20 nm。每个裂隙小孔上还覆盖着由糖蛋白组成的小孔膜（称为滤过裂隙膜），也可阻止大分子蛋白质通过，是肾小球滤过膜的附加屏障（图 9-6）。

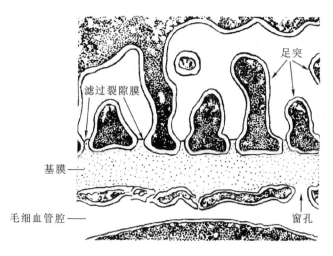

图 9-6　肾小球滤过膜的超微结构

肾小球滤过膜的通透性（permeability of glomerular membrane）具有两个特征：①肾小球滤过膜对分子粒径不同的溶质具有不同的通透性。有效半径小于 1.8 nm（相当于相对分子质量在 10 000 以下）的溶质与水能自由通过滤过膜，有效半径大于 3.6 nm（相当于相对分子质量 70 000 以上）的大分子溶质则完全不能通过滤过膜，有效半径在 1.8 ~ 3.6 nm 的溶质只能部分通过滤过膜。例如，水与葡萄糖的相对分子质量分别为 18 和 180，均能自由地通过滤过膜；清蛋白的相对分子质量为 69 000，几乎不能通过滤过膜。②分子所带电荷不同，也影响滤过膜对溶质的通透性。肾小球内皮细胞的窗孔、基膜内表面及滤过裂隙膜均含有带负电荷的糖蛋白。因此，带正电荷的溶质最易通过，电中性溶质次之，带负电荷的溶质则不易通过滤过膜。

鉴于肾小球滤过膜通透性的上述特征，血浆中水、电解质、葡萄糖、氨基酸、尿素、尿酸等能自由地通过滤过膜，极少量的多肽和相对分子质量较小的蛋白质也可通过滤过膜，相对分子质量大的脂质和蛋白质则完全不能通过。

（二）有效滤过压

有效滤过压（effective filtration pressure）是肾小球滤过作用的动力。肾小球毛细血管血压是促进血浆中溶质与水通过滤过膜进入囊腔的力量，囊腔内滤液的胶体渗透压也是促进滤过液生成的力量；而肾小球毛细血管的血浆胶体渗透压与囊腔内液体压力则是对抗滤过作用的力量。在正常生理状态下，由于囊腔内滤液的胶体渗透压极低，可忽略不计，所以肾小球的有效滤过压可用下式表示：

有效滤过压 = 肾小球毛细血管血压 –（血浆胶体渗透压 + 囊内压）

以猴为例，在入球小动脉端肾小球毛细血管血压为 50 mmHg，在出球端毛细血管血压为 48 mmHg。沿着毛细血管全长的血浆胶体渗透压从 24 mmHg 逐渐上升到 35 mmHg，这是由于肾小球毛细血管滤过大量血浆后，使保留在毛细血管内的血浆蛋白的浓度逐渐升高。囊内压为 13 mmHg，故在入球端毛细血管的有效滤过压为 50 –（24 + 13）= 13 mmHg，而在出球小动脉端毛细血管的有效滤过压为 48 –（35 + 13）= 0 mmHg。

肾小球滤过膜的通透性具有两个特征：分子粒径不同，通透性不同；所带电荷不同，通透性亦不同。滤过膜起选择性过滤器作用。

有效滤过压是肾小球滤过的动力，取决于促滤过力量与抗滤过力量的差值。

（三）肾小球滤过率

肾小球滤过率（glomerular filtration rate，GFR）是指在单位时间（每分钟）内两侧肾生成的超滤液量（即滤过的血浆量）。据测定，体表面积为 $1.73\ m^2$ 的个体，其肾小球滤过率为 125 mL/min。照此计算，每天形成肾小球滤液的总量约为 180 L。通过肾小管时，99% 以上的滤液被重吸收，只有不到 1% 的滤液从尿中排出。

肾小球滤过率与肾血浆流量的比值称为滤过分数（filtration fraction）。在静息情况下，一般成人的肾血浆流量约为 650 mL/min。滤过分数为：

$$滤过分数 = \frac{125\ mL/min}{650\ mL/min} \times 100\% = 19\%$$

在静息情况下，滤过分数约为 19%；但在不同的生理或病理生理情况下，滤过分数会有较大变动。临床上，发生心功能不全时，肾血浆流量明显减少，而肾小球滤过率却变化不大，所以滤过分数增大。急性肾小球肾炎或慢性肾小球肾炎初期的时候，肾血浆流量变化不大，但肾小球滤过率却明显降低，因此滤过分数降低。

（四）影响肾小球滤过率的因素

肾小球滤过率（GFR）决定于肾小球滤过膜的面积（S）、滤过膜的通透性（K）和有效滤过压（P_{Uf}），它们之间的关系可用下式表示：

$$GFR = S \cdot K \cdot P_{Uf} = K_f \cdot P_{Uf}$$

1. 有效滤过压　有效滤过压决定于肾小球毛细血管血压、血浆胶体渗透压和囊内压，三者之中有一种因素改变都会引起滤过压的变动。

（1）肾小球毛细血管的血压　由于自身调节机制的存在，当动脉血压在 80~180 mmHg 范围内变动时，肾小球毛细血管血压维持稳定，因而肾小球滤过率基本保持不变。当动脉血压降低到小于 80 mmHg 时，肾小球毛细血管血压下降，有效滤过压下降，肾小球滤过率降低。若动脉血压进一步降低到 40~50 mmHg 以下，肾灌流不足，肾小球滤过率可降至零，将导致无尿。原发性高血压的晚期，入球小动脉因硬化而缩小，肾小球毛细血管血压明显下降，肾小球滤过率降低，导致无尿。

（2）血浆胶体渗透压　在正常情况下变动不大。当全身血浆蛋白浓度降低时，血浆胶体渗透压降低，有效滤过压升高，肾小球滤过率增加。例如，静脉快速大量注入生理盐水时，可使血浆胶体渗透压降低，有效滤过压增加，肾小球滤过率增加。

（3）囊内压　正常情况下，囊内压比较稳定。当尿路结石、肿瘤压迫引起输尿管堵塞时，可使肾盂内压力显著增加，囊内压也升高，有效滤过压降低，肾小球滤过率降低。某些疾病如溶血过多，血红蛋白堵塞肾小管时，也会使囊内压升高从而影响肾小球滤过率。

2. 肾血流量　肾血流量变化对肾小球滤过率有很大影响。肾小球毛细血管滤过的特征是：随着毛细血管血浆中小分子溶质与水的滤过，保留在毛细血管内的大分子的血浆蛋白浓度将逐渐升高，血浆胶体渗透压逐渐上升。沿着肾小球毛细血管全长，有效滤过压逐渐下降，在到达毛细血管出球小动脉端之前

肾小球滤过率是指单位时间内两侧肾滤过的血浆量。

滤过分数是指肾小球滤过率与肾血浆流量的比值。

有效滤过压增加，肾小球滤过率增加，反之亦然。

沿着肾小球毛细血管全长，随着水分和小分子溶质的滤出，血浆胶体渗透压逐渐上升，因而有效滤过压逐渐下降。

有效滤过压已经降低到零，因此，肾小球滤过仅在入球小动脉的一段进行。当肾血流量增加时，肾小球毛细血管内血浆胶体渗透压升高的速度减慢，具有滤过作用的毛细血管段随之加长，故肾小球滤过率将增大。在肾血流量降低（如严重的缺氧、中毒性休克等病理情况）时，肾小球毛细血管内血浆胶体渗透压上升的速度加快，具有滤过作用的毛细血管段随之缩短，因而肾小球滤过率降低。

3. 滤过膜　从肾小球滤过率的公式可知，肾小球滤过率决定于滤过系数与有效滤过压的乘积。因此，滤过系数的变化对肾小球滤过率具有重要影响。在生理情况下，肾小球滤过膜的面积与通透性都是比较稳定的，所以对肾小球滤过率无明显影响。但当肾病引起滤过膜面积和通透性发生改变时，肾小球滤过率也将发生显著变化。例如，肾小球肾炎引起肾小球损害，可使滤过膜的面积减少，肾小球滤过率下降，尿量减少；肾小球肾炎还引起肾小球滤过膜上带负电荷的糖蛋白减少或消失，滤过膜的通透性增加，致使大量血浆蛋白通过滤过膜进入肾小球的滤液中，从而出现蛋白尿。

滤过膜面积减小，肾小球滤过率下降；滤过膜通透性增加，肾小球滤过率增加。

（五）肾小球滤过率与肾血浆流量的测定

1. 肾小球滤过率的测定

（1）血浆清除率（plasma clearance）　血浆清除率是评价肾对某一物质排泄功能的一个重要指标。血浆清除率（也称肾清除率）是指单位时间内肾排出某一物质总量与血浆中这一物质浓度的比值。在测定肾功能时，不能单纯考虑单位时间内尿液中某一物质的排出量，还应考虑到血浆中该物质的浓度。例如，当该物质在血浆中浓度很高时，虽然肾对该物质的排泄能力很低，但这时肾对该物质的排出量仍是很高的；反之，当某一物质在血浆中浓度很低时，即使肾对该物质的排泄能力很强，但其排出量仍然是很低的。因此，评价肾对某一物质的排泄功能时，不是采用单位时间内肾对某一物质的排泄量，而是采用单位时间内肾对某一物质排出量与血浆中这一物质浓度的比值，这样才能更全面地反映肾对该物质的排泄功能。从理论上讲，血浆清除率相当于在单位时间内肾能够将多少毫升血浆中所含的某物质完全清除出体外。

血浆清除率是指单位时间内肾排出某一物质的总量与血浆中这一物质浓度的比值。

血浆清除率可用菊糖清除率的测定来说明。菊糖（inulin）是一种菊科植物根部所含的多糖，又称菊粉，相对分子质量约5 200，人和动物血液中并没有这种多糖。试验时，以菊糖溶液进行恒速静脉灌流，保持血浆中菊糖浓度的恒定，并定时收集尿液与血液样品，然后测定血浆与尿液中菊糖浓度及单位时间的尿量。如所得的结果是：尿量（V）为1 mL/min，尿中菊糖浓度（U_{In}）为125 mg/100 mL，那么，每分钟从肾排出的菊糖总量为$U_{In} \cdot V$。如果血浆中菊糖浓度（P_{In}）保持在1 mg/100 mL，则按照血浆清除率的定义，菊糖的血浆清除率（C_{In}）可依下式计算而得：

血浆清除率相当于单位时间内肾能够将多少毫升血浆中所含某物质完全清除出体外。

$$C_{In} = \frac{U_{In} \cdot V}{P_{In}} = \frac{125 \text{ mg}/100 \text{ mL} \times 1 \text{ mL/min}}{1 \text{ mg}/100 \text{ mL}} = 125 \text{ mL/min}$$

根据上式可知菊糖的血浆清除率为125 mL/min。这一数值反映了肾对菊糖的排泄功能，即相当于肾每分钟将125 mL血浆中所含的菊糖完全清除出体外。

菊糖的血浆清除率可以代表肾小球滤过率。

（2）血浆清除率与肾小球滤过率 业已证明，血浆中菊糖能自由地经肾小球滤过膜滤过，不被肾小管与集合小管重吸收，也不通过肾小管与集合小管分泌入小管液（图9-7）。同时，血浆中的菊糖经过肾进入尿液时不被破坏、合成与贮存，菊糖对肾及全身其他器官没有毒性反应。因为菊糖具有上述特征，所以菊糖的血浆清除率可以代表肾小球滤过率。

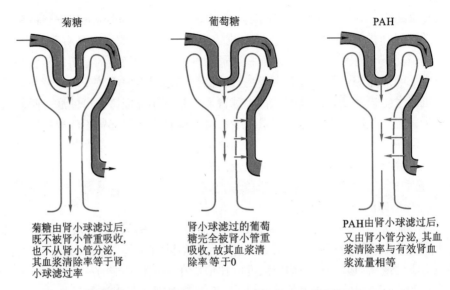

菊糖由肾小球滤过后，既不被肾小管重吸收，也不从肾小管分泌，其血浆清除率等于肾小球滤过率

肾小球滤过的葡萄糖完全被肾小管重吸收，故其血浆清除率等于0

PAH由肾小球滤过后，又由肾小管分泌，其血浆清除率与有效肾血浆流量相等

图9-7 菊糖、葡萄糖和PAH的血浆清除率及其意义

对氨基马尿酸和碘奥酮的血浆清除率可以代表肾血浆流量。

2. 肾血浆流量的测定 生理学家发现，对氨基马尿酸（PAH）和碘奥酮的血浆清除率可以代表肾血浆流量（图9-7）。其实验方法与测定菊糖血浆清除率相同。当以PAH（或碘奥酮）的稀溶液恒定注入静脉时，在其流过肾一周后，就有原注入量的90%通过肾小球滤过与肾小管的分泌作用从尿中排出，尚有10%通过肾的非泌尿部分回到肾静脉。用这种方法测定的肾血浆流量称为有效肾血浆流量。假设测定人体PAH血浆清除率各项实验数据如下：尿量（V）为0.9 mL/min，尿液PAH浓度（U_{PAH}）为1 400 mg/100 mL，血浆PAH浓度（P_{PAH}）为2.12 mg/100 mL，则PAH血浆清除率可按下式计算而得：

$$C_{PAH} = \frac{U_{PAH} \cdot V}{P_{PAH}} = \frac{1\ 400\ \text{mg}/100\ \text{mL} \times 0.9\ \text{mL}/\text{min}}{2.12\ \text{mg}/100\ \text{mL}} = 594.3\ \text{mL}/\text{min}$$

有效肾血浆流量占肾总血浆流量的90%，于是肾血浆流量可用下式计算：

$$\text{肾血浆流量} = \frac{\text{有效肾血浆流量}}{90\%} = \frac{594.3\ \text{mL}/\text{min}}{90\%} = 660.3\ \text{mL}/\text{min}$$

二、肾小管的重吸收和分泌作用

肾动脉血流经肾小球时，约有19%的血浆通过滤过膜进入囊腔形成滤液。滤液流经肾小管和集合小管，最后经输尿管至膀胱。流经肾小管的滤液称为小管液，其中多数溶质全部或部分被肾小管重吸收，也有少数溶质从肾小管细胞分泌到小管液中。

　　肾小管重吸收（tubular reabsorption）是指小管液内的水与溶质通过肾小管上皮细胞的转运而进入管周毛细血管的过程。肾小管重吸收的特点是对小管液中不同的溶质进行选择性地重吸收。

　　肾小管对各种溶质重吸收的机制可分为主动重吸收与被动重吸收两类。主动重吸收是指肾小管上皮细胞将小管液中溶质逆着化学梯度或电位梯度转运到管周组织间液的过程。这种主动转运需要消耗能量。根据主动转运过程能量来源的不同，可分为原发性主动转运和继发性主动转运。原发性主动转运所需要的能量直接来自ATP，如由肾小管基底外侧膜上的钠泵提供。继发性主动转运所需的能量间接来自ATP，肾小管对葡萄糖的重吸收就是继发性主动转运的一个典型的例子。被动重吸收是指小管液中溶质能顺着电化学梯度通过肾小管上皮细胞扩散到管周组织间液，或小管液中水顺着渗透浓度梯度通过肾小管上皮细胞渗透到管周组织间液。被动重吸收无需消耗能量。

　　肾小管分泌（tubular secretion）是指肾小管上皮细胞能将细胞生成的或血液中的某些溶质转运到小管液中。肾小管分泌也可分为主动分泌与被动分泌两种。主动分泌是指肾小管上皮细胞逆着电化学梯度将细胞内或血液中某一物质转运到小管液中，需要消耗能量。被动分泌是指肾小管细胞内或血液中某一溶质顺着电化学梯度通过细胞管腔膜或上皮细胞转到小管液，无需消耗能量。

　　（一）几种电解质和水的重吸收

　　1. 钠的重吸收　在细胞外液中，有90%以上的渗透活性物质是由钠盐组成的，钠的重吸收对细胞外液容积与渗透压梯度的维持具有重要作用。肾小管对钠的重吸收大部分是通过与多种溶质偶联转运的，因此肾小管对钠的重吸收能分别促进 HCO_3^-、Cl^-、PO_4^{3-} 和葡萄糖、氨基酸等溶质的重吸收，而钠重吸收的变化也将对这些溶质的重吸收产生重要影响。

　　正常成人肾小球每分钟 Na^+ 的滤过负荷约为 18.125 mmol，从尿液中排出的 Na^+ 每分钟约为 0.065 mmol，表明99%以上滤过的 Na^+ 被肾小管重吸收，不到1%的 Na^+ 从尿中排出。哺乳类动物肾小管各个节段对 Na^+ 的重吸收率是不同的，60%~70%在近端小管、25%~30%在髓袢升支、10%在远曲小管与集合小管重吸收。

　　Na^+ 的重吸收机制包括小管液 Na^+ 被动扩散进入细胞内和主动转运到管周组织间液两个步骤。Na^+ 在滤液中的浓度和血浆中的浓度基本相等，但肾小管上皮细胞内的 Na^+ 浓度低于小管液，细胞内与小管液相比为负电位，细胞管腔膜对 Na^+ 具有较高的通透性，因而，Na^+ 顺着电化学梯度从小管液进入细胞内。细胞内的 Na^+ 浓度与电位均显著低于管周组织间液，而细胞基底外侧膜对 Na^+ 不通透，但含有丰富的钠泵。当细胞内 Na^+ 浓度轻微升高时，便可激活基底外侧膜上的钠泵，将细胞内的 Na^+ 逆着电化学梯度转运到管周组织间液（图9-8）。

　　肾小管各个节段 Na^+ 的重吸收都是依靠细胞基底外侧膜钠泵的主动转运，但小管液中 Na^+ 通过管腔膜进入细胞内时具有不同的转运方式：①在近端小管，小管液中 Na^+ 通过管腔膜同向转运体（symporter）分别与 HCO_3^-、Cl^-、PO_4^{3-}、葡萄糖、氨基酸等偶联转运进入细胞内；另一方面，小管液中 Na^+ 通

Na^+ 的重吸收是主动重吸收。

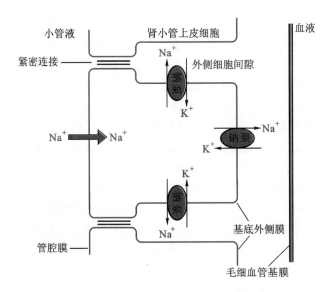

图 9-8 Na⁺ 在近端小管上皮细胞管腔膜与基底外侧膜转运的基本过程

肾小管管腔膜对 Na⁺ 的通透性大，Na⁺ 顺着电化学梯度从小管液进入细胞内；而细胞基底外侧膜对 Na⁺ 不通透，靠钠泵把细胞内的 Na⁺ 泵入管周组织间液。

肾小管各个节段对 Na⁺ 重吸收的主要差异在于：小管液中的 Na⁺ 以不同的被动扩散方式通过管腔膜进入细胞内。

Cl⁻ 在髓袢升支粗段是主动重吸收，其余部位都是被动重吸收。

过管腔膜上反向转运体（antiporter）与 H⁺ 逆向偶联转运，使 Na⁺ 从小管液吸收进入细胞内，而 H⁺ 从细胞内分泌进入小管液。②在髓袢升支粗段的小管液中，Na⁺、K⁺、Cl⁻ 通过管腔膜同向转运体转运到细胞内。③在远曲小管的初段，Na⁺ 通过 Na⁺-Cl⁻ 同向转运体进入细胞内。④在远曲小管与集合小管的小管液中，Na⁺ 通过管腔膜特异性的 Na⁺ 通道扩散进入细胞内（图 9-9）。

近端小管细胞之间紧密连接（tight junction）的通透性较大。当肾小管细胞从小管液主动重吸收 Na⁺ 进入外侧细胞间隙液后，小管液中 Cl⁻ 与 H₂O 也顺着电化学梯度或渗透压梯度被动重吸收到外侧细胞间隙。当外侧细胞间隙液增多时，大部分液体通过肾小管基膜进入管周组织间隙，最后进入管周毛细血管；同时也有一部分水与溶质通过紧密连接回漏到小管腔。如果管周毛细血管血压升高或血浆胶体渗透压降低，将使肾小管外侧细胞间隙液进入毛细血管的速率减慢，于是外侧细胞间隙将膨大，紧密连接变宽，肾小管外侧细胞间隙液通过紧密连接回漏到小管腔的液量将增加，而肾小管重吸收的溶质与水进到管周毛细血管的数量将相应减少。

2. 氯的重吸收 在血浆中 Cl⁻ 是钠盐的主要负离子，能自由地通过肾小球滤过膜进入囊腔。在近端小管、远曲小管与集合小管 Cl⁻ 是被动重吸收的。在近端小管前段，由于管腔膜转运载体的特点，对 Na⁺、HCO₃⁻ 和水的重吸收远远超过对 Cl⁻ 的重吸收，使小管液中 Cl⁻ 的浓度不断升高。到了近端小管后段，由于肾小管细胞与紧密连接对 Cl⁻ 都具有通透性，而外侧细胞间隙液 Cl⁻ 的浓度低于小管液，且电位高于小管液，小管液中 Cl⁻ 顺着电化学梯度通过上皮细胞或紧密连接扩散到外侧细胞间隙。在远曲小管与集合小管 Cl⁻ 被动重吸收机制与近端小管相似。在髓袢升支粗段 Na⁺ 与 Cl⁻ 都是主动重吸收。机制是：小管液中 Na⁺、K⁺、Cl⁻ 通过管腔膜载体进行 Na⁺/K⁺-2Cl⁻ 同向转运进入细胞内，其中细胞内的 Na⁺ 通过基底外侧膜上的钠泵，被转运至管周组织间液；

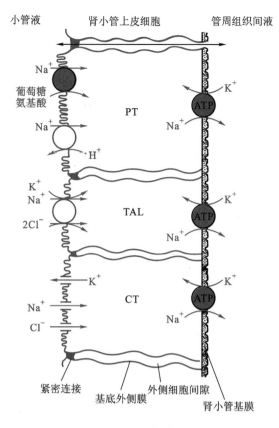

图 9-9　近端小管（PT）、髓袢升支粗段（TAL）和
集合小管（CT）对 Na^+ 的重吸收机制

细胞内的 Cl^- 通过被动转运进入管周组织间液；而从小管液重吸收到细胞内的 K^+，一些通过管腔膜扩散又回到了小管液中，也有一些进入管周组织间液（图 9-10）。

3. 钾的重吸收　血浆中 K^+ 能自由地通过肾小球滤过膜进入囊腔。肾小球滤液流经肾小管各个节段时，67% 的 K^+ 在近端小管重吸收，20% 在髓袢重吸收，只有 13% 移行到远曲小管。而远曲小管与集合小管对 K^+ 的重吸收与 K^+ 的摄入量有关。例如，当 K^+ 的摄入量减少引起机体缺 K^+ 时，远曲小管能继续重吸收滤过 K^+ 的 12%，而只有 1% 的滤过 K^+ 随尿排出。

4. 水的重吸收　水在肾小管各段的重吸收率不同。近端小管对水的重吸收占 65%，髓袢占 15%，远曲小管占 10%，集合小管占 9.3%。其中远曲小管和集合小管对水的重吸收还受到血管升压素的调节，因此尿量也随之发生较大的变化。

（二）有机物的重吸收与排出

1. 葡萄糖的重吸收　正常成人空腹时，血液葡萄糖浓度为 80 mg/dL，肾小球滤过的葡萄糖约为 100 mg/min（80 mg/dL × 0.125 L/min）。滤过的葡萄糖几乎全部在近端小管重吸收，近端小管以后的节段没有重吸收葡萄糖的功能，因此滤液中只有极少量未被重吸收的葡萄糖从尿中排出。当血中葡萄糖浓度升

水的重吸收是被动重吸收，其中远曲小管和集合小管对水的重吸收还受到血管升压素的调节。

在近端小管，葡萄糖几乎全部被重吸收。

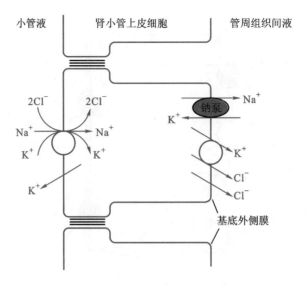

图 9-10 髓袢升支粗段继发性主动重吸收 Cl⁻

高时，近端小管对葡萄糖的重吸收率随着葡萄糖滤过的增加而增加。当血液中葡萄糖浓度达到 200 mg/dL 时，尿中即开始出现葡萄糖，这一血糖浓度称为肾糖阈（renal threshold of glucose）。肾糖阈代表有一部分肾小管对葡萄糖的重吸收已达到饱和。当血液中葡萄糖浓度再进一步升高时，尿糖的排出量也随着血糖的升高而逐渐增加。血浆清除率的实验表明，当血中葡萄糖浓度超过 300 mg/dL 时，尽管肾小球葡萄糖的滤过量与尿中的排泄量均平行地直线上升，但肾小管对葡萄糖的重吸收率达到最大，并一直保持在水平线上（图 9-11）。肾小管重吸收葡萄糖的这一极限值称为肾小管葡萄糖最大转运率［也称为葡萄糖的吸收极限量（tubular transport maximum of glucose，T_{max}）］。在数值上，

> 肾糖阈代表有一部分肾小管对葡萄糖的重吸收已达到饱和。

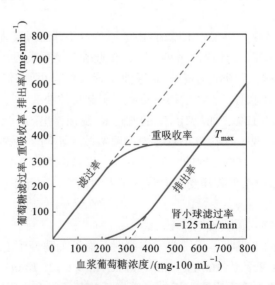

图 9-11 人体肾小管对葡萄糖的重吸收率与血浆葡萄糖浓度的关系

实线为实际测定的结果，虚线为理论数值

T_{max} 等于滤过量与排泄量的差值，T_{max} 表明所有肾小管对葡萄糖的重吸收率均达到饱和。在体表面积为 1.73 m² 的个体，男性的肾小管葡萄糖最大转运率为 375 mg/min，女性为 300 mg/min。肾之所以有葡萄糖的吸收极限量，可能是由于同向转运体数目有限。当所有的同向转运体的结合位点都被结合而达到饱和时，葡萄糖的转运量就无法再增加了。在临床上，糖尿病患者血糖浓度可超过 600 mg/dL，此时患者肾葡萄糖的滤过量远远超过了肾小管葡萄糖最大转运率，于是有大量的葡萄糖从尿中排出，出现糖尿。

在近曲小管，葡萄糖的重吸收与 Na^+ 的重吸收偶联在一起。在兔肾近端小管的微灌流实验中观察到，如果灌流液中去掉葡萄糖等有机溶质，则 Na^+ 的重吸收率降低；如果灌流液中去掉 Na^+，则葡萄糖等有机溶质的重吸收将完全停止，说明葡萄糖的重吸收与 Na^+ 的同向转运密切相关。

近曲小管上皮细胞顶端膜（管腔膜）内具有 Na^+- 葡萄糖同向转运体 2（sodium-glucose cotransporter 2，SGLT-2），能与小管液中 Na^+ 和葡萄糖结合形成复合物，并迅速地将葡萄糖与 Na^+ 转运到细胞内。细胞内 Na^+ 可通过基底外侧膜钠泵转运到管周组织间液。由于细胞内葡萄糖浓度高于管周组织间液，所以细胞内的葡萄糖顺着化学梯度通过基底外侧膜上的葡萄糖转运体（glucose transporter，GLUT）扩散到管周组织间液。在整个葡萄糖的重吸收过程中，由于小管液中葡萄糖浓度比肾小管细胞内低，所以管腔膜载体对葡萄糖转运是逆着化学梯度进行的主动重吸收。载体转运葡萄糖的能量来自 Na^+ 在管腔膜顺着电化学梯度转运所释放出来的能量。而这种管腔膜 Na^+ 电化学梯度的建立来自钠泵，即肾小管细胞基底外侧膜的钠泵不断地将细胞内 Na^+ 主动转运入管周组织间液，以致出现细胞内的 Na^+ 浓度低于小管液中。因此，把近曲小管细胞基底外侧膜钠泵对 Na^+ 的主动转运过程称为原发性主动转运，而把细胞管腔膜上的 Na^+- 葡萄糖转运体对葡萄糖逆浓度差的转运过程称为继发性主动转运。

2. 氨基酸的重吸收 血浆氨基酸能自由地通过滤过膜进入囊腔，并在近曲小管全部重吸收。氨基酸的重吸收机制与葡萄糖的相似，小管液中 Na^+ 与氨基酸通过管腔膜载体偶联转运进入细胞内，细胞内氨基酸通过扩散出细胞，进入外侧细胞间隙。在管腔膜，氨基酸逆着化学梯度转运的能量来自 Na^+ 在管腔膜顺着电化学梯度转运时所释放的能量，所以氨基酸的重吸收机制也是继发性主动转运。

3. 蛋白质的重吸收 血浆中肽类激素、小分子蛋白质和极少量的蛋白质（相对分子质量小于 70 000，如清蛋白）也可以被肾小球滤过。虽然肾小球滤液中蛋白质的浓度只有 40 mg/L，但如不被肾小管重吸收而从尿中排出，则每日尿蛋白量可达 7 200 mg（每日肾小球滤液量 180 L × 滤液蛋白质浓度 40 mg/L）。而在正常生理情况下，肾小球滤液中蛋白质在近端小管完全被重吸收，所以排出的尿液中不含蛋白质。

近端小管重吸收蛋白质的机制与其他溶质不同。小管液中蛋白质被肾小管细胞管腔膜表面的蛋白酶部分降解，然后通过细胞的胞饮作用摄入细胞内。这些胞饮小泡与细胞内溶酶体融合，溶酶体含有各种蛋白酶，分解蛋白质与肽成为氨基酸。细胞内氨基酸通过基底外侧膜扩散出细胞并回到血液。在正常生理

肾小管葡萄糖最大转运率表示所有肾小管对葡萄糖的重吸收率均达到饱和。

葡萄糖是逆浓度梯度重吸收，是继发性主动转运，与 Na^+ 的重吸收相偶联（同向转运）。

氨基酸的重吸收机制与葡萄糖的相似，是继发性主动转运。

在正常生理情况下，肾小球滤液中的蛋白质在近端小管完全被重吸收。

情况下，这一重吸收机制能全部重吸收滤液中的蛋白质，因此不出现蛋白尿。然而这种重吸收机制容易饱和，当肾小球滤过蛋白质的量增加时，未被肾小管重吸收的蛋白质即可在尿中出现。临床上肾病患者因肾小球的滤过屏障受到损害，使肾小球滤过的蛋白质量显著增加，可出现蛋白尿。

4. 尿素的重吸收与排出　血浆尿素能自由地从滤过膜滤过，滤液中有部分尿素被肾小管重吸收，未被重吸收的尿素随尿排出。尿素的重吸收机制是被动重吸收。因此，肾小管对尿素的重吸收受到水的重吸收与肾小管对尿素通透性的影响。当肾小管内水被重吸收使小管液尿素浓度升高时，小管液中尿素顺着化学梯度通过肾小管细胞扩散到管周组织间液。肾对尿素的排泄量与尿量多少有密切关系。当尿量很少时，小管液中有80%的尿素被肾小管重吸收，只有20%从尿中排出。当尿量增大时，小管液中只有40%的尿素被重吸收，其余从尿中排出。在肾对尿的浓缩功能中，尿素具有重要作用。

（三）肾小管的分泌作用

1. K^+ 的分泌　远曲小管与集合小管对 K^+ 的分泌决定于 K^+ 的摄入量。正常饮食（K^+ 的摄入量为 100 mmol/d）时，远曲小管与集合小管出现 K^+ 的分泌；当 K^+ 的摄入量过多时，远曲小管与集合小管 K^+ 的分泌量大幅度增加；低 K^+ 饮食时，K^+ 的分泌量减少。

远曲小管后段和集合小管上皮含有两类细胞，即主细胞和闰细胞。主细胞能分泌 K^+，而闰细胞主要的功能是分泌 H^+。一般来说，K^+ 的分泌与 Na^+ 的重吸收有密切关系。在远曲小管与集合小管的小管液中，Na^+ 通过主细胞管腔膜上的 Na^+ 通道进入细胞，然后由基底外侧膜的钠泵转运至细胞间隙而被重吸收，使管腔内呈负电位（$-40 \sim -10$ mV），这种电位梯度就是 K^+ 从细胞内分泌到管腔的主要动力。

高钾饮食时，血 K^+ 浓度增高，一方面增加肾小管管腔膜对 K^+ 的通透性和基底外侧膜钠泵对 Na^+、K^+ 的逆向转运，提高细胞内的 K^+ 浓度，增加细胞内和小管液之间 K^+ 的浓度梯度，从而促进细胞内的 K^+ 通过管腔膜进入小管液，增加对 K^+ 的分泌；另一方面刺激肾上腺皮质分泌醛固酮，共同促进远曲小管与集合小管的 K^+ 分泌（详见本章第四节）。反之，低钾饮食时，血 K^+ 浓度降低，降低肾对 K^+ 的分泌。由此可见，每日钾摄入量发生变化时，通过血 K^+ 水平和醛固酮分泌的变化对 K^+ 的排出进行调节，使血 K^+ 水平保持相对恒定。

2. H^+ 的分泌　除髓袢细段外，近端小管、远端小管和集合小管的上皮细胞都能分泌 H^+，但近端小管的泌 H^+ 能力最强。H^+ 分泌机制按 H^+ 转运方式不同分为两种：H^+-Na^+ 交换和氢泵的主动转运。

在近端小管，细胞内 CO_2 与 H_2O 在碳酸酐酶（carbonic anhydrase，CA）的催化下形成 H_2CO_3，并进一步解离为 H^+ 与 HCO_3^-。细胞内 H^+ 与小管液 Na^+ 通过上皮细胞管腔膜载体进行逆向偶联转运（图 9-12）。小管液 Na^+ 顺着电化学梯度通过小管管腔膜转运到细胞内，而细胞内 H^+ 则逆着浓度梯度转运到小管液。H^+ 主动转运消耗的能量是由 Na^+ 顺着电化学梯度进入细胞内所释放的势能提供的，其转运机制与 Na^+-葡萄糖偶联转运相似，属于继发性主动转运。在远端小管和集合小管，H^+ 是通过闰细胞管腔膜上的氢泵逆着化学梯度转运

尿素的重吸收是被动重吸收，受水重吸收和肾小管对尿素通透性的影响。

K^+ 的分泌依赖于 Na^+ 主动重吸收后形成的管腔内负电位，分泌方式为 Na^+-K^+ 交换。

在近端小管通过管腔膜上的反向转运体进行 H^+-Na^+ 交换，分泌 H^+。

在远端小管和集合小管，通过氢泵主动分泌 H^+。

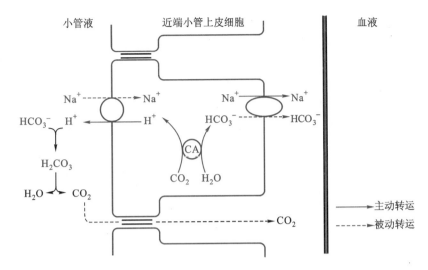

图 9-12 近端小管分泌 H^+ 与小管液 HCO_3^- 发生反应的形式

到小管液的（图 9-13）。氢泵转运要消耗 ATP。从 H_2CO_3 解离出来的 HCO_3^- 与 Na^+ 一起转运入管周的组织间液。

　　肾小管细胞分泌的 H^+ 有两方面重要生理意义：①由于 H^+ 与小管液 HCO_3^- 结合最后生成 CO_2 与 H_2O，H^+ 被排出，有利于肾小管继续分泌 H^+；②小管液中 CO_2 扩散到肾小管细胞形成新的 H_2CO_3，并分解为新的 H^+ 与 HCO_3^-，新 H^+ 分泌到管腔，新 HCO_3^- 被转运到管周组织间液（图 9-12）。由此可见，肾小管上皮细胞每分泌一个 H^+，就有一个新的 HCO_3^- 被"重吸收"回血液中。通过这种机制血浆滤过的 HCO_3^- 几乎全部被肾小管"重吸收"，这对于保存血液 HCO_3^- 的含量，维持血液的酸碱平衡具有重要意义。另外，肾小管分泌的 H^+ 也可与小管液中的 HPO_4^{2-} 起反应产生 $H_2PO_4^-$ 后从尿中排出（图 9-13），从而缓冲小管液 pH 的急剧下降，有利于肾小管 H^+ 的持续分泌。

　　肾小管上皮细胞每分泌一个 H^+，就有一个 HCO_3^- 重吸收入血，对维持血液的酸碱平衡具有重要意义。

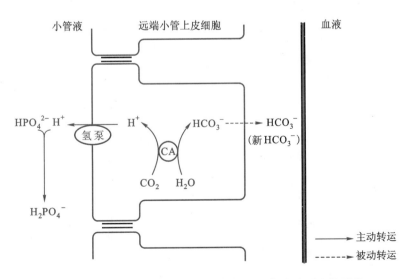

图 9-13 远端小管分泌 H^+ 与小管液 HPO_4^{2-} 发生反应的形式

3. 氨的分泌 近端小管与远端肾单位的上皮细胞均可生成与分泌 NH_3 到小管液。在肾小管上皮细胞的线粒体有丰富的谷氨酰胺酶，对于 NH_3 的生成具有重要作用。

在近端小管的上皮细胞内，一个谷氨酰胺（glutamine）分子代谢，可生成 2 个 NH_4^+ 和 2 个 HCO_3^-（图 9-14）。NH_4^+ 通过上皮细胞顶端的反向转运体（Na^+-NH_4^+ 泵）被主动分泌到小管液中；而 HCO_3^- 则伴随着 Na^+ 的重吸收而被重吸收回血液。

肾小管细胞通过分泌 NH_3，也促进了 H^+ 的排出和 HCO_3^- 的重吸收，对血液酸碱平衡的维持有重要意义。

在集合小管，细胞膜对 NH_3 有较高的通透性，所以 NH_3 很容易通过集合小管的细胞膜扩散到管腔，然后与小管液中的 H^+ 结合形成 NH_4^+，从而降低小管液中 NH_3 浓度，引起更多的 NH_3 从肾小管细胞扩散到小管液。H^+ 与 NH_3 结合形成 NH_4^+ 后，可进一步与 Cl^- 结合形成 NH_4Cl，并随尿排出。因 NH_4Cl 是一种弱酸盐，故可使肾小管持续分泌 H^+。由此可见，NH_3 的分泌与 H^+ 的分泌密切相关（图 9-15）。肾小管细胞分泌 NH_3，不仅由于铵盐的形成促进了排 H^+，也促进了 HCO_3^- 的重吸收，这对于血液酸碱平衡的维持具有重要意义。

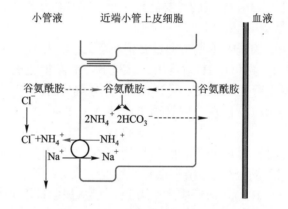

图 9-14 近端小管 NH_4^+ 的产生和分泌

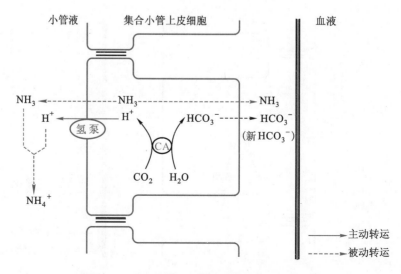

图 9-15 集合小管分泌 H^+ 与小管液 NH_3 的结合

另外，尿液中还存在一些从组织（主要是肾）中脱落的细胞，新近发现还存在尿源性干细胞。尿源性干细胞在再生医学应用中具有极大的潜力。

参考资料9-1
尿源性干细胞：发现、来源及在泌尿系统再生医学中的研究进展

（朴花 姜春玲 高云芳 姚齐颖 梁尚栋 张淑苗 顾晓明 南瑛）

第三节 尿液的浓缩和稀释

肾具有浓缩与稀释尿液的作用。当机体缺水以致细胞外液渗透浓度升高时，肾将排出量少而溶质浓度大的高渗尿（即尿的渗透浓度高于血浆），这是由于肾对尿产生了浓缩作用。肾对尿的浓缩作用有利于保持体内正常的细胞外液量及其渗透浓度。当机体水分过多时（如饮水过多），肾将排出量大而溶质浓度低的低渗尿，是由于肾对尿产生了稀释作用。当肾因疾病而丧失尿浓缩与稀释功能时，尿的渗透浓度与血浆的相等，形成等渗尿。正常人尿的渗透浓度可在 50 ~ 1 200 mmol/L 变动，表明肾对尿液有很强的浓缩和稀释功能，从而维持人体水平衡。

一、尿的浓缩与稀释过程及其机制

（一）尿的浓缩与稀释过程

尿液稀释的过程是由于小管液中的溶质被重吸收而水不被重吸收，尿液浓缩的过程是由于小管液中水被重吸收而溶质仍留在小管液中。影响尿浓缩与稀释过程的主要因素有：①肾髓质高渗梯度，是肾浓缩与稀释尿液的基础；②肾小管各段对水与溶质的通透性及其转运特性不同，是肾髓质高渗梯度形成的条件；③血管升压素调节集合小管对水的重吸收。

1. 肾髓质高渗梯度现象　肾组织间液的渗透浓度水平对于尿的浓缩过程起着关键作用，因为只有当肾小管周围组织间液渗透浓度高于小管液时，水才能从渗透浓度较低的小管液通过肾小管细胞渗透到渗透浓度较高的管周组织间液。哺乳动物肾髓质组织间液呈现高渗梯度现象：①肾皮质部位的组织间液与血浆渗透浓度之比为 1：1，表明肾皮质的组织间液是等渗的；②肾髓质部位的组织间液渗透浓度与血浆渗透浓度之比，则随着髓质逐渐向内层深入而升高。到了肾乳头部的组织间液，其渗透浓度高于血浆渗透浓度 4 倍左右。由此可见肾髓质组织是高渗的，而且越接近乳头部其渗透浓度越高，出现了肾髓质高渗梯度现象。

在肾髓质组织液中，导致高渗的主要渗透物质是 NaCl 和尿素，它们在肾髓质各部分的分布是不均匀的。在肾皮质与髓质连接部的组织间液，其渗透浓度与血浆相同（300 mmol/L），渗透物质主要是 NaCl。随着髓质逐渐向内层深入，其组织间液的渗透浓度进行性升高，在内髓乳头部组织间液渗透浓度约为 1 200 mmol/L（图 9–16）。其渗透浓度的维持有 50% 来自 NaCl，而另外 50% 来自尿素。

肾髓质组织间液呈现高渗梯度，主要的渗透物质是 NaCl 和尿素。

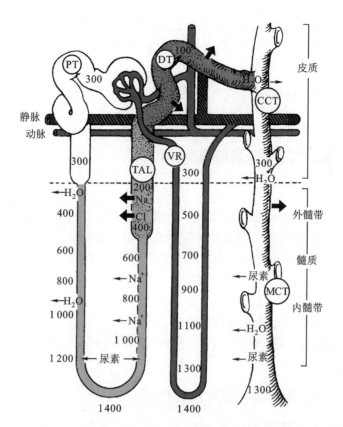

图 9-16 肾髓袢逆流倍增机制与肾髓质高渗梯度形成

PT：近曲小管；DT：远曲小管；VR：直小血管；TAL：髓袢升支粗段；CCT：皮质集合小管；
MCT：髓质集合小管；粗线箭头表示主动转运，细箭头表示被动转运，单位为 mmol/L

2. 尿的稀释过程（肾小管各段对水与溶质的通透性及其转运特性）　尿的浓缩与稀释过程表现为肾小管节段对水与主要渗透物质的重吸收是分离的。例如，当某肾小管节段重吸收水而不（或少）重吸收溶质时，可使小管液逐渐浓缩；当某肾小管节段重吸收溶质而不（或少）重吸收水时，可使小管液逐渐稀释。近端小管对溶质与水是等渗性重吸收，所以尿的浓缩与稀释过程是在近端小管以后的各个肾小管节段进行的，而髓袢、远曲小管与集合小管对 NaCl、尿素与水的通透性与转运都具有不同的特征。以下阐述髓袢、远曲小管和集合小管对溶质与水重吸收的特点。

髓袢降支细段对水高度通透，对 NaCl 与尿素的通透性则很低。

（1）当近端小管的等渗小管液进入髓袢降支细段时，由于降支细段对水具有高度通透性，对 NaCl 与尿素的通透性则很低，同时肾髓质组织间液具有高渗梯度。因此，小管液在髓质降支细段流动过程中，由于水被重吸收使小管液渗透浓度逐渐升高。在肾乳头部的降支细段，当小管液与管周组织间液之间达到渗透平衡后，其渗透浓度可达 1 200 mmol/L。此时，小管液 NaCl 浓度大于管周组织间液，而尿素浓度则低于管周组织间液。

髓袢升支细段对水不通透，对 NaCl 与尿素有通透性。

（2）髓袢升支细段对水不通透，但对 NaCl 与尿素具有通透性。当髓袢顶部小管液流动到升支细段时，由于同一水平小管液 NaCl 浓度高于管周组织间液，而尿素浓度低于管周组织间液，使小管液 NaCl 扩散到管周组织间液，而管周组织间液的尿素则扩散到小管液。又因为升支细段对水不通透，而 NaCl 被重吸收，所以小管液沿着升支细段流动时，小管液 NaCl 浓度逐渐降低而尿素浓度则升高。

（3）髓袢升支粗段对水与尿素均不通透，对 NaCl 通透性低，但有很强的主动重吸收 Na$^+$ 与 Cl$^-$ 的能力（通过管腔膜载体进行 Na$^+$/K$^+$–2Cl$^-$ 同向转运）。因此，小管液经过髓袢升支粗段后，渗透浓度可降低至 150 mmol/L，低于血浆渗透浓度，生理学将这一节段称为稀释段（图 9–16）。

（4）远曲小管与皮质集合小管对尿素不通透，在缺乏血管升压素（VP）时，对水也不通透，但能主动重吸收 NaCl。因此，小管液经过远曲小管与集合小管后，其渗透浓度进一步降低到 100 mmol/L。

（5）当缺乏 VP 时，肾髓质集合小管对水与尿素通透性很低，但能主动重吸收 NaCl，以致排出的尿液含有极低浓度的 NaCl 与尿素，其渗透浓度可降低到 50 mmol/L。

> 髓袢升支粗段有主动重吸收 Na$^+$ 与 Cl$^-$ 的能力。

3. 尿的浓缩过程（血管升压素调节集合小管对水的重吸收） 在肾对尿的浓缩过程中，小管液流过髓袢降支细段、升支细段和粗段的变化与尿稀释过程基本相同，主要差异在集合小管节段。血浆血管升压素浓度升高时，集合小管（在某些哺乳动物也包括远曲小管后段）细胞管腔膜对水的通透性增大。当从远曲小管来的低渗或等渗液流经集合小管时，由于肾髓质组织间液的高渗梯度，小管液中水分将顺着渗透浓度差而渗透到组织间液，使在集合小管中流过的小管液逐渐浓缩。小管液到达乳头部集合小管时，小管液与同一水平髓质组织间液达到渗透平衡。最后排出少量的高渗尿，排出尿液的渗透浓度可达 1 200 mmol/L。

> 尿浓缩与稀释过程的主要差异在集合小管节段，在血管升压素作用下，水分不断被重吸收，小管液逐渐浓缩。

由于髓袢升支粗段、远曲小管、皮质与外髓质集合小管都对尿素不通透，因此，当血浆血管升压素升高引起集合小管对水重吸收增加时，皮质与外髓质集合小管小管液的尿素浓度不断升高。当小管液到达内髓质集合小管时，尿素浓度已达到很高水平。此时血浆血管升压素增加还可提高内髓质集合小管对尿素的通透性，尿素顺着化学梯度通过集合小管壁扩散到内髓质组织间液。在排出浓缩尿的化学成分中，有未被重吸收物质和肾小管与集合小管分泌的物质，其中尿素浓度最高。

> 髓质高渗梯度的形成与髓袢逆流倍增现象有关。

（二）肾髓质高渗梯度形成与维持的机制

1. 肾髓质高渗梯度形成的机制 分为两种机制，一是髓袢的逆流倍增机制，二是肾内尿素循环。

（1）髓袢逆流倍增机制 髓质高渗梯度的形成与髓袢逆流倍增现象具有密切联系。前文已述髓袢是一个逆流管结构，髓袢各个节段对水、NaCl、尿素的通透性与转运都具有不同特点。小管液在降支细段流动过程中，由于水的重吸收使渗透浓度逐渐升高，到髓袢顶部小管液渗透浓度增加约 4 倍。小管液在髓袢升支逆流流动过程中，由于重吸收 NaCl 而不重吸收水，使渗透浓度逐渐降低，到了髓袢升支末端小管液渗透浓度下降到低于血浆渗透浓度。这种小管液在髓袢降支与升支逆流流动过程中出现渗透浓度倍增的现象称为逆流倍

> 髓袢升支重吸收 NaCl 而不吸收水分是外髓质高渗梯度的主要来源，其中升支粗段主动重吸收 NaCl 起重要作用。

增（countercurrent multiplication）。外髓质高渗梯度的形成与髓袢的逆流倍增作用具有密切联系。这是因为髓袢升支重吸收 NaCl 而不重吸收水是髓质组织间液高渗梯度的主要来源，而髓质高渗梯度的形成又为髓袢降支细段水的重吸收与渗透浓度倍增提供条件。在髓袢升支 NaCl 重吸收中以升支粗段起主要作用。这是因为其主动重吸收 Na⁺ 与 Cl⁻ 的数量远大于升支细段对 NaCl 的被动重吸收，所以重吸收的 NaCl 不仅提高外髓组织间液的渗透浓度，也通过髓质直小血管血液的运输作用提高了内髓组织间液的渗透浓度。

肾内尿素循环在内髓质高渗梯度的形成中起重要作用。

（2）肾内尿素循环　在内髓质高渗梯度形成中，肾内尿素循环也起着重要作用。肾内尿素循环的形成有三个因素：①髓袢升支粗段、远曲小管、皮质与外髓集合小管对尿素均不通透；②髓袢升支细段对尿素具有较高通透性；③血浆血管升压素升高，引起整个集合小管对水通透性增加和内髓质集合小管对尿素的通透性增大。在上述三个因素共同作用下，由于集合小管水重吸收和肾内髓集合小管对尿素通透性增高，使内髓集合小管液高浓度尿素通过管壁扩散到内髓组织间液，以提高内髓组织间液尿素浓度，其中一部分尿素又扩散到髓袢升支细段小管液，再经升支粗段、远曲小管、皮质与外髓集合小管回到内髓集合小管，形成肾内尿素循环。肾内尿素循环对于保持内髓质高渗梯度具有重要作用。

直小血管的逆流交换作用维持了髓质的高渗梯度。

2. 直小血管在保持髓质高渗梯度中的作用　肾髓质的血液循环是由直小血管组成的。直小血管有三个重要功能：①对髓质肾小管供应营养物质和氧，并移除代谢终产物；②运输从髓质肾小管、集合小管重吸收到管周组织间液的溶质与水；③通过直小血管的逆流交换作用维持肾髓质的高渗梯度。

直小血管是长而直的毛细血管袢，其升支与降支彼此靠近，对水与溶质均具有高度通透性，因而使降支与升支内的血液同髓质组织间液的水与溶质很容易进行交换。当降支内血液向下流动时，由于血液中溶质浓度低于同一水平髓质组织间液，组织间液中 NaCl 与尿素顺着化学梯度扩散到降支血管中，而血液中水分则顺着渗透梯度渗透到组织间液。其结果将引起降支血液渗透浓度逐渐升高，到达血管袢顶部时，血液渗透浓度与肾乳头组织间液相同（图 9-17）。当血液流到直小血管升支时，由于血液的 NaCl 与尿素等溶质浓度都比同一水平髓质组织间液高，血液中的 NaCl 和尿素将扩散到同一水平的组织间液，而组织间液中水则渗透到血液中。血液在升支内向上流动时由于水的渗入使其渗透浓度逐渐降低，通过髓质直

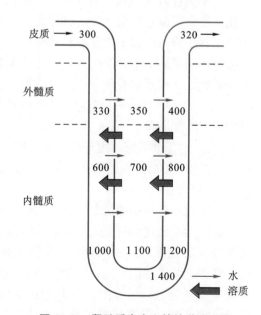

图 9-17　肾髓质直小血管的逆流交换

单位：mmol/L

小血管的逆流交换作用，血液流出直小血管时，仅带走少量的髓质肾小管和集合小管重吸收的溶质与水，从而使髓质的高渗梯度得以保持。

二、影响尿液浓缩和稀释功能的因素

（一）血管升压素对集合小管功能的调控

血管升压素是调控尿液浓缩和稀释功能的重要因素。当血液中血管升压素浓度升高时，可使集合小管对水和尿素的通透性增加，从而促进集合小管对水和尿素的重吸收；另一方面髓质高渗梯度可改变水的重吸收量，进而影响尿的浓缩和稀释。

（二）尿素的浓度

尿素在形成肾髓质组织间液高渗梯度中具有重要的作用。由于尿素是蛋白质代谢的产物，因此一些营养不良的患者由于蛋白质摄入不足，体内尿素生成减少，影响髓质高渗梯度的建立，从而使肾的尿液浓缩功能降低。反之，当老年人肾的尿浓缩功能衰退时，只要髓质的结构和功能正常，就可采取增加膳食中蛋白质含量的办法，增加体内尿素的生成，肾的尿浓缩功能将会得到一定程度的改善。

（三）髓袢的结构和功能

髓袢升支粗段对 Na^+ 和 Cl^- 的主动重吸收是产生髓质高渗梯度的主要因素。因此，凡能影响髓袢升支粗段对 Na^+ 和 Cl^- 主动重吸收的药物，都将影响髓质高渗梯度的形成，从而影响尿的浓缩。如临床上使用的呋塞米与依他尼酸等强效利尿药，通过抑制髓袢升支粗段管腔膜上 Na^+/K^+-2Cl^- 同向转运体的活动，抑制髓袢升支粗段对 Na^+ 和 Cl^- 的主动重吸收，降低髓质的高渗梯度，从而减少集合小管对水的重吸收，产生利尿效应。

（四）直小血管的血流量和血流速度

直小血管的功能是与髓袢相互协调的，参与肾髓质组织间液高渗梯度的维持。肾髓质血流量增加可降低尿液浓缩能力。某些扩血管药物可增加肾髓质血流量，减少肾髓质组织间液中某些溶质的浓度，导致肾髓质组织间液高渗梯度降低，因此，随尿液的浓缩力降低，直小血管血流速度过快或过慢都会降低肾髓质高渗梯度。直小血管血流过快，可从肾髓质组织间液带走较多的溶质，肾髓质组织间液的高渗梯度不易维持；而直小血管血流过慢，如血液黏滞度过高时，则重吸收的水分不能及时被血液带走，也不利于肾髓质高渗梯度的维持，两者均影响尿液的浓缩。

（朴花　姜春玲　高云芳　姚齐颖　张万琴　梁尚栋　李娟　冯娜）

第四节 **尿生成的调节**

尿的生成有赖于肾小球滤过及肾小管、集合小管的重吸收和分泌作用。因

机体对尿生成的调节是通过对尿生成三个环节的调节来实现的。

此，机体对尿生成的调节是通过对上述 3 个环节的调节来实现的。本节主要讨论对肾小管、集合小管的重吸收和分泌作用的调节。肾小管和集合小管功能的调节包括肾内自身调节、神经调节和体液调节。

一、肾内自身调节

肾内自身调节主要包括小管液中溶质的浓度、球管平衡和管球反馈等对尿生成的调节。在此重点讨论小管液中溶质的浓度和球管平衡对尿生成的调节。

（一）小管液中溶质的浓度

小管液中溶质所形成的渗透压，是对抗肾小管重吸收水分的力量。如果小管液中溶质的浓度很高，渗透压很大，就会妨碍肾小管特别是近端小管对水的重吸收，从而使尿量增加；同时，由于小管液中的 Na^+ 被稀释而浓度下降，小管液与细胞内的 Na^+ 浓度差变小，Na^+ 重吸收减少，故 NaCl 排出也会增多。例如，糖尿病患者就是因为小管液中葡萄糖含量增多，肾小管不能将葡萄糖完全重吸收回血液，小管液中渗透压增高，妨碍了水和 NaCl 的重吸收而造成多尿症状。临床上根据这一原理，有时使用能被肾小球滤过但不被肾小管重吸收的物质如甘露醇等，来提高小管液中溶质的浓度，从而达到利尿和消肿的目的。这种利尿方式称为渗透性利尿（osmotic diuresis）。

提高小管液中溶质的浓度而引起尿量增加的现象称为渗透性利尿。

（二）球管平衡

近端小管对溶质和水的重吸收不是固定不变的，而是随肾小球滤过率的变动而发生改变的。当肾小球滤过率增大时，滤液中的 Na^+ 和水的总含量增加，近端小管对 Na^+ 和水的重吸收率也提高；反之，当肾小球滤过率降低时，滤液中的 Na^+ 和水的总含量减少，近端小管对 Na^+ 和水的重吸收率也相应地减少。实验证明，不论肾小球滤过率增大或减小，近端小管是定比重吸收（constant fraction reabsorption）的，即近端小管对 Na^+ 和水的重吸收率始终占肾小球滤过率的 65%～70%（即重吸收百分率为 65%～70%），这种现象称为球管平衡（glomerulotubular balance）。球管平衡的生理意义在于尿中排出的溶质和水不致因肾小球滤过率的增减而发生大幅度的变动。例如，正常情况下，肾小球滤过率为 125 mL/min，近端小管的重吸收率为 87.5 mL/min，占 70%，流到肾小管远端部分的量为 37.5 mL/min。如果肾小球滤过率增加到 150 mL/min，则近端小管的重吸收率变为 105 mL/min，仍占 70%，流到肾小管远端部分的量为 45 mL/min。以上数据表明，此时肾小球滤过率虽然增加了 25 mL/min，但流到肾小管远端部分的量仅增加 7.5 mL/min。而且在这种情况下，远端部分的重吸收也有增加，因此尿量的变化不大。同样，如果肾小球滤过率降低，近端小管的重吸收也随之减少，重吸收率仍占 70%，流到肾小管远端部分的量仅少量减少；而且在这种情况下远端部分的重吸收也减少，因此尿量的变化仍然不大。同理，近端小管对 Na^+ 也是定比重吸收的，即近端小管重吸收量为肾小球滤过量的 65%～70%。根据测算，如果近端小管对 Na^+ 重吸收的总量是固定不变的，肾小球滤过率只要增加 2 mL/min，Na^+ 的排出量就会比原来增加约 2 倍；肾小球滤过率降低 2 mL/min，尿中就不含 Na^+，由此可见球管平衡具有重要生理意义。

定比重吸收的机制与管周毛细血管血压和血浆胶体渗透压的改变有关。例如，在肾血流量不变的前提下，当肾小球滤过率增加时，进入近端小管旁毛细血管的血流量就会减少，血浆蛋白的浓度相对增高，此时毛细血管内血压下降而血浆胶体渗透压升高。在这种情况下，小管旁组织间液就加速进入毛细血管，组织间隙内静水压因之下降，使小管间隙内的 Na^+ 和水加速通过基膜而进入小管旁的组织间隙，导致 Na^+ 和水的重吸收量增加，因此，重吸收仍可达到肾小球滤过率的 65%～70%。当肾小球滤过率降低时，则发生相反的变化，重吸收百分率仍能保持在 65%～70%。此外，球管平衡也有另一方面的表现，即肾小管重吸收功能变化可反过来导致肾小球滤过率发生相应的改变。例如，近曲小管重吸收量减少，将导致小管内压增加，后者又引起肾小囊内压增加，从而使肾小球有效滤过压降低，肾小球滤过率也会随之降低。

球管平衡在某些情况下可能被打乱。例如，渗透性利尿时，肾小球滤过率不受影响，但近端小管重吸收率降低，此时重吸收百分率就会小于65%，尿量和尿中 NaCl 的排出量会明显增多。在充血性心力衰竭时，肾灌注压和肾血流量可明显下降，但由于出球小动脉发生代偿性的收缩，所以肾小球滤过率仍能保持在原有的水平上，因此滤过分数变大。此时近端小管旁毛细血管血压下降，但血浆胶体渗透压增高。如上所述，这将导致 Na^+ 和水的重吸收增加，重吸收百分率增加，将超过70%，导致体内钠盐潴留、细胞外液量增多，因而发生水肿。

二、神经调节和体液调节

（一）肾交感神经

起源于脊髓第12胸段至第2腰段的肾交感传出神经不仅支配入球小动脉、出球小动脉和球旁细胞，也支配近端小管、髓袢升支粗段、远曲小管和集合小管。肾交感神经末梢释放去甲肾上腺素，可以通过3个途径来调节尿生成：①通过激活 α_1 肾上腺素能受体，促进入球小动脉和出球小动脉收缩，但入球小动脉收缩更为显著，因此，会导致肾小球毛细血管的血浆流量减少和肾小球毛细血管血压降低，进而使得肾小球的有效滤过压下降和肾小球滤过率的降低；②通过激活 β 肾上腺素能受体，刺激球旁细胞释放肾素，通过增强肾素－血管紧张素－醛固酮系统的作用，促进醛固酮的分泌，以增加肾小管对 NaCl 和水的重吸收；③通过激活 α_1 肾上腺素能受体，促进近曲小管和髓袢上皮细胞对 Na^+、Cl^- 和水的重吸收。α_1 或 β 肾上腺素能受体拮抗剂可分别阻断这些调节效应。

在循环血量变化时，肾交感神经参与肾钠排出的调节。当循环血量增加时，肾交感神经活动降低，可减少肾小管对钠和水的重吸收，增加排钠量与尿量，从而促进循环血量恢复正常。当循环血量降低时，肾交感神经活动增强，可促进肾小管对钠和水的重吸收，因而减少钠和水的排出，也有利于循环血量恢复正常。

（二）血管升压素

血管升压素（vasopressin，VP）又称抗利尿激素（antidiuretic hormone，ADH），是由9个氨基酸残基组成的小分子肽。血管升压素是由下丘脑视上核与室旁核的神经内分泌细胞合成的，沿下丘脑–垂体束运输到神经垂体，并贮存在神经末梢部位（图9-18）。

血管升压素在肾的主要作用是增强远曲小管和集合小管对水与尿素的通透性，促进水的重吸收与肾内尿素循环。

1. 血管升压素对肾的作用　血管升压素的受体有两型，即 V_1 型和 V_2 型。V_1 型受体分布在血管的平滑肌，V_2 型受体主要分布于远端小管的后段和集合小管的上皮细胞。血管升压素结合 V_2 受体后引起两种作用：一是提高远曲小管和集合小管对水与尿素的通透性（对尿素作用局限在内髓集合小管）；二是增强髓袢升支粗段对 Na^+ 与 Cl^- 的主动重吸收，这是因为血管升压素能增强髓袢升支粗段管腔膜 Na^+/K^+-2Cl^- 同向转运体的转运。以上作用都与尿的浓缩功能有密切关系，表现在血管升压素除了直接作用于远曲小管和集合小管促进水重吸收与尿液浓缩外，还可增加内髓集合小管对尿素的通透性，促进肾内尿素循环，以及增强髓袢升支粗段 Na^+ 与 Cl^- 的主动重吸收，从而通过提高肾髓质高渗梯度来增强远曲小管和集合小管对水的重吸收与尿液浓缩。有的利尿药（如呋塞米）就是通过抑制髓袢升支粗段对 Na^+ 与 Cl^- 的主动重吸收，降低肾髓质高渗梯度，减少远曲小管和集合小管对水的重吸收，从而引起利尿反应。

参考资料9-2
水通道蛋白的发现与研究进展

2. 血管升压素增强集合小管水通透性的机制　当血浆存在血管升压素时，血管升压素与远曲小管和集合小管细胞基底外侧膜上的 V_2 受体结合，激活膜内的腺苷酸环化酶与细胞内蛋白激酶A，从而引起胞内富含水通道蛋白

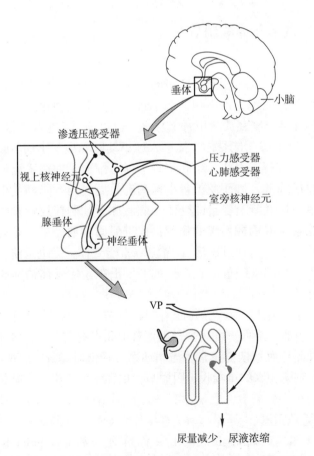

图9-18　下丘脑和神经垂体的神经解剖与VP的合成和释放

（AQP2）的小泡膜嵌入管腔膜，远曲小管和集合小管管腔膜水通道的数量迅速增多，增强远曲小管和集合小管对水的通透性，促进远曲小管和集合小管水的重吸收（图9-19）。当血浆血管升压素缺乏时，管腔膜上的水通道蛋白AQP2可在细胞膜的凹陷处集中，后者形成吞饮小泡进入胞质，使远曲小管和集合小管细胞对水的通透性大幅降低。富含水通道蛋白AQP2的小泡在细胞管腔膜与细胞质之间的快速移动，为血管升压素提供调节远曲小管和集合小管水通透性的快速机制。远曲小管和集合小管细胞的基底外侧膜对水能自由通透，因此，水分子通过管腔膜水通道蛋白进入细胞后，能通过基底外侧膜上的水通道蛋白（AQP3和AQP4）进入管周组织间液，最后进入管周毛细血管。

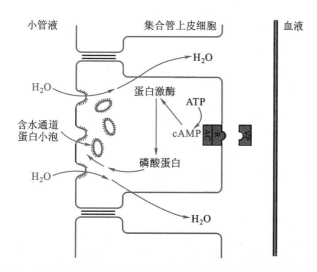

图9-19　血管升压素对集合小管上皮细胞管腔膜水通透性的调节机制

3. 血管升压素分泌的调节　引起血管升压素分泌的主要刺激是血浆渗透浓度升高和循环血量减少。

（1）血浆渗透浓度的变化　大量出汗、严重呕吐或腹泻等情况使机体失水时，血浆渗透浓度升高，引起下丘脑前部渗透压感受器神经元兴奋，然后传导到视上核与室旁核的神经内分泌细胞促进血管升压素合成，再沿着下丘脑-垂体束到达神经垂体，引起血管升压素释放，从而导致尿量减少，尿液浓缩。

下丘脑渗透压感受器对血浆渗透浓度的变化非常敏感。在健康成人，引起血管升压素分泌的血浆渗透浓度阈值接近290 mmol/L。当血浆渗透浓度上升到高于阈值1%（即增加2.9 mmol/L）时，引起血管升压素浓度的增加（平均为1 pg/mL），从而引起尿量显著地减少和尿渗透浓度增加。反之，当血浆渗透浓度下降到低于下丘脑渗透压感受器阈值时，血管升压素的分泌受到抑制，此时可引起尿量增加和尿液稀释。

下丘脑渗透压感受器对血浆渗透浓度的变化非常敏感。通过血管升压素调节尿量的变化。

如当人体一次迅速地饮入1 200 mL清水时，血浆渗透浓度迅速下降，在30~60 min内下降到最低点（图9-20），尿量则在15~30 min内开始增加；而当血浆渗透浓度下降到最低点之后15~30 min，尿量达到高峰。随后尿量减少，2~3 h后尿量和血浆渗透浓度都逐渐恢复正常。这种大量饮用清水引起尿

大量饮用清水引起尿量增多的现象称为水利尿。

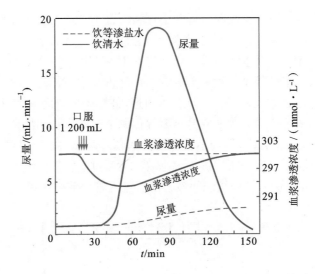

图 9-20　饮清水和等渗盐水后尿量和血浆渗透浓度变化的对比

量增多的现象称为水利尿（water diuresis）。临床上可用水利尿试验来检测肾稀释尿液的能力。试验中还观察到，若饮入等量生理盐水，尿量仅在 30 min 后轻度增加，这是因为胃肠道对生理盐水中的水和盐几乎同时吸收入血，且吸收速度较慢，所以不会迅速引起血浆渗透浓度的明显改变，则排尿量不会出现饮清水后那样明显增多的变化。

引起血管升压素分泌的有效刺激主要是血浆渗透浓度的升高和循环血量的减少。其次是动脉血压的降低等。

（2）循环血量的变化　血量过多时，左心房被扩张，刺激了容量感受器，传入冲动经迷走神经传入中枢，抑制下丘脑－神经垂体系统释放血管升压素，从而引起利尿，排出多余的水分，血量得以恢复正常。反之，当血量降低时，心房容量感受器传入神经冲动减少，引起血管升压素分泌增加，尿量减少，有利于血量恢复正常。但心房容量感受器的敏感性远低于下丘脑渗透压感受器，血量需降低 10% 以上才能引起血管升压素的分泌。此外，动脉血压升高时，刺激压力感受器，可反射性地抑制血管升压素的释放；心房钠尿肽可抑制血管升压素的分泌；而高度的精神紧张、剧烈疼痛、低血糖以及血管紧张素 Ⅱ 则可刺激其分泌。值得指出的是，上述刺激血管升压素合成和释放的因素，同时也可使存在于下丘脑外侧区的渴觉中枢（thirst sensation center）兴奋，导致机体产生渴觉及觅水和饮水欲望。渴觉不会适应，只有通过饮水并补足体内的水分后才能消除。事实上，当饮入的水还在消化道中，尚未吸收入血时，已通过使口咽和消化道内渗透压感受器的传入冲动减少，渴觉便已受到抑制，机体即停止饮水。这种吸收前渴觉抑制，可防止饮水过量，使饮水量严格地适应需要量。渴觉中枢和控制血管升压素分泌的核团在功能上相互联系，共同调节机体的水平衡。

（三）肾素－血管紧张素－醛固酮系统

在循环血量降低时，可以增强肾球旁细胞释放肾素，从而提高血液中血管紧张素 Ⅱ 和醛固酮的水平，把这种系列作用称为肾素－血管紧张素－醛固酮系统（简称 RAA 系统或 RAAS）的作用。

　　循环血量降低刺激肾素分泌的机制有三方面：①循环血量降低时，心房容量感受器与动脉压力感受器传入冲动减少，反射性引起肾交感神经活动增强，其神经递质可通过激活 β 肾上腺素受体，从而使入球小动脉球旁细胞分泌肾素增多；②循环血量降低使肾动脉压下降，可刺激肾入球小动脉牵张感受器，引起球旁细胞肾素释放增多；③循环血量减少和肾动脉压下降可使肾小球滤过的 Na^+、Cl^- 负荷减少，流动到远曲小管致密斑的小管液 Na^+、Cl^- 负荷降低，刺激致密斑并引起入球小动脉球旁细胞释放肾素增多（图 9-21）。通过上述机制促进肾素释放到血液中，作用于血管紧张素原，使之转变为血管紧张素Ⅰ（无活性）。当血液流经肺循环时，血管紧张素Ⅰ受到肺血管内皮细胞表面的血管紧张素转化酶的作用而转变为血管紧张素Ⅱ，再经血液循环直接作用于肾上腺皮质球状带的细胞，促进醛固酮的生成与释放。

参考资料 9-3
COVID-19、
ACE2 与肾

　　在肾素 - 血管紧张素 - 醛固酮系统中，血管紧张素Ⅱ与醛固酮都对肾小管钠重吸收有重要的调节作用：①血管紧张素Ⅱ随生理浓度不同而有不同效应。在最小生理浓度时，即可促进肾近端小管对 Na^+ 重吸收；在中等生理浓度时，血管紧张素Ⅱ可进一步刺激肾上腺皮质合成与释放醛固酮；在较高生理浓度时，又可进一步使全身微动脉收缩和动脉压升高。②醛固酮是肾上腺皮质分泌的重要的盐皮质激素，可促进肾远曲小管与集合小管对 Na^+、水的重吸收和 K^+ 的分泌。醛固酮的作用机制是当其进入远曲小管和集合小管的主细胞后，与胞质内醛固酮受体结合，形成激素 - 受体复合物，再进入细胞核，调节特异性 mRNA 转录，最后合成多种醛固酮诱导蛋白（aldosterone-reduced

醛固酮可促进远曲小管和集合小管对 Na^+ 的重吸收和 K^+ 的分泌。

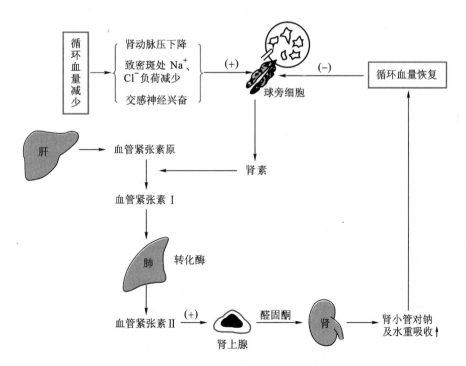

图 9-21　肾素 - 血管紧张素 - 醛固酮系统作用
（+）：刺激作用；（-）：抑制作用

protein)。醛固酮诱导蛋白的作用可能是：①生成管腔膜的 Na^+ 通道蛋白，从而增加管腔膜的 Na^+ 通道数量。②作用于线粒体中合成 ATP 的酶，增加 ATP 的生成，为上皮细胞的钠泵提供更多的能量。③增加基膜钠泵的活性，促进细胞内的 Na^+ 主动转运回血液和 K^+ 进入细胞，提高细胞内的 K^+ 浓度，有利于 K^+ 分泌。此外，由于 Na^+ 的重吸收导致管腔内负电位相对增高，更加促进 K^+ 的分泌和 Cl^- 的重吸收，同时，由于 NaCl 的重吸收增加，也促进小管细胞对水的重吸收。当血液中醛固酮浓度增高时，进入远曲小管与集合小管管液的 Na^+ 几乎全部被重吸收，使尿液中几乎没有 Na^+ 排出。当血液中缺乏醛固酮时，在远曲小管与集合小管的小管液中大约有 2% 的 Na^+ 不被重吸收而从尿中排出。因此，在醛固酮的调节下，机体每日排钠量的变化可少至 0.1 g，多至 30 ~ 40 g。由此可见，醛固酮对肾小管与集合小管 Na^+ 重吸收的调节具有重要作用。

醛固酮的分泌除受到 RAAS 的调节外，还受到血浆 Na^+ 和 K^+ 浓度的调节。当血浆 K^+ 浓度升高或血浆 Na^+ 浓度降低时，可直接刺激醛固酮的分泌，导致"保 Na^+ 排 K^+"作用加强，从而维持血浆 K^+ 和 Na^+ 浓度的平衡；反之，当血浆 K^+ 浓度降低或血浆 Na^+ 浓度升高时，则抑制醛固酮的分泌。其中，醛固酮的分泌对血浆 K^+ 浓度升高较之对血浆 Na^+ 浓度降低的敏感性高得多，例如，血浆 K^+ 浓度仅增加 0.5 ~ 1.0 mmol/L 就能引起醛固酮分泌，而血浆 Na^+ 浓度则需降低较多才能引起同样的效应。

（四）心房钠尿肽

心房钠尿肽具有明显的利尿和排钠作用。

心房钠尿肽（atrial natriuretic peptide，ANP）是由心房肌细胞合成和释放的一类多肽。在人体，它由 28 个氨基酸残基组成，具有明显的利尿和排钠作用。当循环血量增加时，心房容积扩大，心房肌细胞受到牵张而释放心房钠尿肽，引起利尿和利钠作用，促进循环血量的恢复。因此，ANP 也是体内调节水电解质平衡和血容量的一种重要激素。

参考资料 9-4
解读钠尿肽家族

近年来的研究发现，ANP 是通过膜受体而发挥作用的。心房钠尿肽受体分 A 型（ANPR-A）、B 型（ANPR-B）和 C 型（ANPR-C）三种，其中 A 型受体和 B 型受体属于鸟苷酸环化酶偶联受体。动物实验证实，心房钠尿肽 A 型受体分布于肾近端小管细胞顶端和肾小球毛细血管内皮，心房钠尿肽 B 型受体和 C 型受体分布于肾入球小动脉和出球小动脉的平滑肌。ANP 对 A 型受体有高度的亲和力。ANP 的主要作用是促使血管平滑肌舒张和促进肾排钠利尿。

ANP 的排钠利尿效应可能是通过 ANP 激活肾内的受体（如 A 型受体），提高细胞内 cGMP 的水平实现的。ANP 调节肾排钠的机制是：① ANP 直接抑制集合小管对钠的重吸收，使肾排钠量增加；② ANP 抑制肾球旁细胞释放肾素，并抑制肾上腺皮质分泌醛固酮，从而降低血液醛固酮水平，间接抑制肾小管对钠的重吸收，使肾排钠量增加；③ ANP 能舒张肾入球小动脉与出球小动脉，增加肾小球滤过率与钠的滤过负荷，从而使排钠量增加。

当循环血量显著降低时，心房肌细胞受牵张刺激减弱，ANP 释放减少，ANP 的利尿与排钠作用降低，同时肾素 - 血管紧张素 - 醛固酮系统的活性增强，肾小管对钠的重吸收增加，有利于循环血量的恢复。同样，在循环血量增加时，肾素的分泌停止，也相对地增强了 ANP 的排钠与利尿作用，促进循环血量的恢复。

　　综上所述，肾对循环血量的调节包括多种神经体液机制（图 9-22）。当循环血量减少时，肾交感神经活动与肾素 – 血管紧张素 – 醛固酮系统的作用均增强，提高肾小管对 Na^+ 重吸收。在血量严重减少时，血管升压素的大量分泌也可提高肾小管对钠、水的重吸收，从而促进循环血量的恢复。当循环血量增加时，肾交感神经活动降低与 ANP 分泌增加均抑制肾小管对 Na^+ 的重吸收，促进循环血量恢复正常。

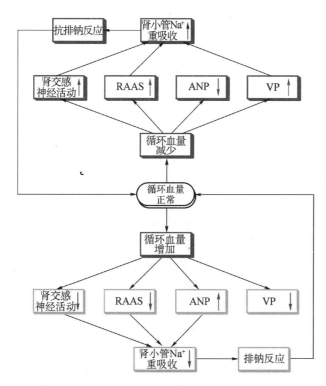

图 9-22　肾对循环血量调节的神经体液机制
RAAS：肾素 – 血管紧张素 – 醛固酮系统；↑：增强；↓：减弱或消除

（盘强文　朴花　姜春玲　姚齐颖　高云芳
梁尚栋　李雪　于军　殷玥　张万琴）

第五节　排尿

　　尿的生成是不断进行的，生成的尿经输尿管进入膀胱，待贮存达到一定量时，兴奋排尿中枢才一次性地将尿排出体外。排尿动作受中枢神经系统的控制。

一、输尿管的功能

输尿管主要由平滑肌组成，起始于肾盂，下行至盆腔，与膀胱连接。输尿管接受交感与副交感神经的传出和传入纤维支配。

当尿液积留在肾盂时，可增加肾盂压力而诱发肾盂出现蠕动波，蠕动波沿着输尿管下行推动尿液进入膀胱。输尿管蠕动波频率因尿量多少而异。当尿量少时，输尿管蠕动波频率为每 2～3 min 一次；当尿量多时，输尿管蠕动波频率增加到每分钟 6 次。

输尿管的末端斜着穿入膀胱底部。当蠕动波到达输尿管下端时，即可引起膀胱输尿管入口的开放。当膀胱接受尿液而膨胀时，因入口处受压而关闭，这样便可阻止膀胱内的尿液反流入输尿管和肾盂。在临床上也可防止膀胱炎症逆行感染输尿管和肾盂。

二、膀胱的排尿活动

（一）膀胱和尿道括约肌的神经支配

膀胱是一个由平滑肌组成的中空器官。膀胱壁的平滑肌称为逼尿肌，主要在排尿时起到排空膀胱的作用。在膀胱与尿道的连接处，平滑肌纤维较多，形成交叉的平滑肌袢，称为尿道内括约肌。它只是起到括约肌的作用，在结构上并没有环状括约肌，在内括约肌外面是由横纹肌构成的尿道外括约肌。

膀胱的逼尿肌和尿道括约肌接受 3 种神经支配（图 9-23），即盆神经、腹下神经和阴部神经。盆神经起源于骶部脊髓，为副交感神经的传出纤维，其传出冲动能引起膀胱逼尿肌收缩和尿道内括约肌舒张，促进排尿。腹下神经发自腰部脊髓，为交感神经的传出纤维，对膀胱逼尿肌无明显作用，但可使尿道内括约肌收缩，有阻止排尿作用。阴部神经（为躯体神经）起自骶部脊髓，其传

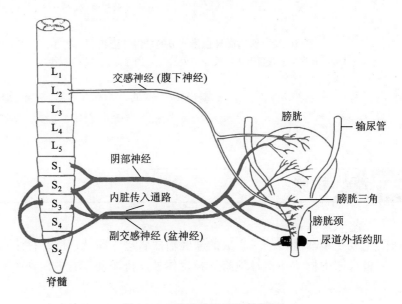

图 9-23 膀胱神经支配示意图

出冲动能引起尿道外括约肌收缩，阻止排尿，这一作用受意识控制。

在以上三种神经中都含有传入纤维：在盆神经中含有传导膀胱充盈感觉的纤维，在腹下神经中含有传导膀胱痛觉的纤维，在阴部神经中含有传导尿道感觉的纤维。

（二）膀胱内压与膀胱容积的关系

人体膀胱内压与膀胱容积关系的实验表明（图9-24）：膀胱内无尿时，膀胱内压力为零；如果此时向膀胱内注入100 mL液体，内压可增至5~10 cmH$_2$O；当注入液体增至300 mL时，膀胱内压基本保持稳定，无明显升高；但当膀胱容积超过400 mL时，膀胱内压可急剧上升。在膀胱充盈过程中，一般从200 mL开始，膀胱在紧张性基础上将出现压力周期性短时升高现象，称为排尿波，系排尿反射所引起，持续数秒至1 min左右即回降。

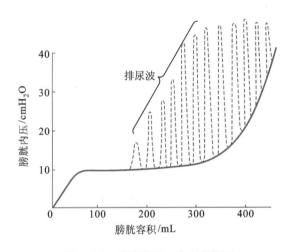

图9-24 膀胱容积-内压曲线图

在正常成人，当膀胱容积增加到100~150 mL时开始引起膀胱充盈感觉。当膀胱贮留150~250 mL尿液时可引起尿意。当膀胱容积增大至350~400 mL时，人体开始出现膀胱扩张的不适感觉，此时膀胱内压力可达到10 cmH$_2$O。当膀胱容积增加到700 mL时，人体可出现胀痛感，并可失去对排尿的控制。膀胱充盈感觉和膀胱胀痛感觉分别是通过盆神经和腹下神经的传入纤维传导的。

（三）排尿反射和高级中枢的控制

排尿是一种通过自主神经与躯体神经进行的复杂反射活动。排尿反射的基本反射中枢在骶段脊髓，并受到脑桥、中脑和大脑皮质的控制。当膀胱内尿量达到一定程度时，膀胱内压骤然上升，刺激膀胱壁牵张感受器发放传入冲动，经盆神经传入到骶部脊髓的初级排尿中枢，后者被兴奋后再经盆神经传出纤维引起膀胱逼尿肌收缩。在膀胱排尿反射的初始阶段，膀胱逼尿肌的收缩力量是很弱的。当逼尿肌发生反射性收缩之后，将再度刺激膀胱壁的牵张感受器，由此导致逼尿肌进一步收缩，如此进行的自我反馈反射活动，使膀胱逼尿肌收缩

排尿反射的基本反射中枢在骶段脊髓，并受到脑桥、中脑和大脑皮质的控制。

力量达到很强的程度，此过程可持续几秒至 1 min 以上。当逼尿肌收缩力量增强产生足够高的膀胱内压时，膀胱颈和尿道内括约肌就开放。当尿液进入尿道时，尿道感受器受到刺激产生传入冲动经盆神经传到脊髓排尿中枢，后者传递抑制性冲动至骶段第 2～4 节前角细胞，使阴部传出神经传出冲动频率降低，引起尿道外括约肌松弛，于是在强大的膀胱内压驱动下尿液排出体外。尿液刺激尿道可反射性加强排尿中枢活动，这是一种正反馈，可以促进排尿反射。男性在排尿末，由于尿道球海绵体肌的节律性收缩，能将尿道中残余的尿液排出。

在脑桥部位有排尿反射易化区，在中脑有排尿反射抑制区。

骶部脊髓的排尿中枢是排尿反射的初级中枢。在整体，初级中枢受脑桥、中脑和大脑皮质的调节。在脑桥部位有排尿反射易化区，但也有一些神经元参与排尿的抑制，在中脑有排尿反射抑制区。动物实验表明：在脑桥上端横切脑干后，动物排尿反射的刺激阈值降低；而在中脑的顶端横切脑干，排尿反射的刺激阈值可保持正常。大脑皮质的调节作用表现在经常发放下行抑制冲动至脊髓排尿中枢以阻止排尿，当膀胱充盈到一定程度时，皮质才因上行感觉冲动的作用，解除其对脊髓初级中枢的抑制而引起排尿动作。大脑皮质也可主动地促进脊髓初级排尿中枢兴奋，引起排尿动作，即使这时膀胱积存尿液不多，排尿动作也可发生。

临床上常见的排尿或贮尿障碍有尿频、尿潴留和尿失禁。尿频是指排尿次数过多，常由膀胱炎症或机械性刺激（如膀胱结石）引起。尿潴留是指膀胱中尿液充盈过多而不能排出，常因腰骶部脊髓受损，使排尿反射的初级中枢活动发生障碍所致。此外，尿液排出受阻也可引起尿潴留。婴儿因大脑皮质尚未发育完全或成人因创伤使脊髓初级排尿中枢与高级脑中枢的神经联系遭到破坏时，失去对排尿的控制，排尿成为简单和不随意的反射活动，称为尿失禁。

（高云芳　朴花　姜春玲　常惠　姚齐颖　梁尚栋　李娟　张万琴）

◆ 复习题 ◆

1. 简述影响肾小球滤过的因素。

2. 葡萄糖在近端小管是如何被重吸收的？其特点是什么？

3. 正常成人快速静脉输入生理盐水 1 000 mL 后，尿量将发生怎样的变化？为什么？

4. 简述影响肾小管转运的因素。

5. 为什么糖尿病患者会出现糖尿和多尿的症状？

6. 简述血管升压素、醛固酮的来源及生理作用。

7. 简述肾素-血管紧张素-醛固酮系统的概念、生理作用及临床意义。

8. 正常成人一次迅速大量地饮用清水、生理盐水 1 000 mL 后，血浆渗透浓度及尿量各将发生怎样的变化？为什么？

9. 因呕吐、腹泻引起机体大量失水时，对尿量有何影响？为什么？

10. 测定血浆清除率有何理论意义？

11. 体循环血压明显降低时，对尿液生成有何影响？

◆ 网上更多 ◆

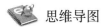 思维导图　　 选择题　　 思考题　　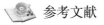 参考文献

第十章

能量代谢和体温

◆ 要点 ◆

1. 机体所需的能量来源于食物中的糖、脂肪和蛋白质。这些能源物质氧化释放的能量，一部分转化成热能，另一部分以化学能的形式储存于ATP中。机体利用ATP分解释放的能量进行各种功能活动。除肌肉活动所做的外功之外，其余的能量最终都转化成热能。在不做外功的条件下，测定单位时间内机体所散发的总热量，就可代表机体的能量代谢。

2. 基础状态下的能量代谢称为基础代谢。基础状态则是人体在清醒、安静时，排除了肌肉活动、精神活动、食物的特殊动力效应和环境温度等影响能量代谢的主要因素时的状态。

3. 体温是指机体深部的平均温度。而体温要保持相对稳定则依靠调控系统对机体产热和散热过程所保持的动态平衡来实现。

4. 调节体温的基本中枢位于下丘脑。温度感受器分为外周和中枢两类。体温调节中枢内可能存在着调定点，视前区–下丘脑前部中的温度敏感神经元可能起着调定点的作用。正常体温调定点约为37℃，

◆ Outline ◆

1. The energy for the body comes from carbohydrates, fats and proteins in food. Part of the energy released by the oxidation of these energy substances is converted into heat, and the other part is stored in the form of chemical energy in ATP. The energy from ATP decomposition can be transferred to perform various functional activities. In addition to the work done by muscle activity, the rest of the energy is eventually converted into heat. Without doing any work, measurement of the total amount of heat radiated from the body per unit time can represent the energy metabolism of the body.

2. Energy metabolism in the basal state is called basal metabolism. The basal state is the state of the human body under the condition of awake and quiet, excluding the main factors affecting energy metabolism such as muscle activity, mental activity, specific dynamic effects of food and environmental temperature.

3. Body temperature is the average temperature of the body core. Temperature balance in the body depends on the dynamic equilibrium between heat gain and heat loss.

4. The basic center that regulates body temperature is located in hypothalamus. Thermoreceptors include both peripheral and central types. It is suggested that the temperature–sensitive neurons in preoptic area–anterior hypothalamus serve as a set–point. The body temperature is normally set around 37℃. The set–point determines the

该调定点的高低决定着体温水平的高低。

level of body temperature.

第一节　能量代谢

新陈代谢是机体生命活动的基本特征之一，包括合成代谢与分解代谢两个方面。分解代谢时伴有能量的释放，而合成代谢时却需要供给能量，因此，在新陈代谢过程中，物质的变化与能量的转移密切相关。通常把物质代谢过程中所伴随着的能量释放、转移、储存和利用，称为能量代谢（energy metabolism）。

一、机体能量的来源和去路

机体所需的能量来源于食物中的糖、脂肪和蛋白质。这些能源物质分子结构中的碳氢键蕴藏着化学能，在氧化过程中碳氢键断裂，生成 CO_2 和 H_2O，同时释放出所蕴藏的化学能。

糖是机体的重要供能物质。中国人所摄取的食物中，糖的比例最大。一般情况下，机体所需能量的 50% ~ 70% 来自食物中的糖，其次为脂肪，很少由蛋白质供能。但在某些特殊情况下，当糖和脂肪供应不足时，如长期不能进食或消耗量极大等情况，将依靠组织蛋白质分解，产生氨基酸来获取能量，以维持必要的生理活动。糖和脂肪在体内充分氧化后生成 CO_2 和 H_2O，而蛋白质分解成氨基酸后，在体内氧化的最终产物是某些含氮的有机物，如尿素、尿酸等，还有 CO_2 和 H_2O。

各种能源物质在体内氧化时所释放的能量，其总量的 50% 以上迅速转化为热能，其余不足 50% 是可以做功的化学能。这部分能量以腺苷三磷酸（ATP）的形式储存在体内，供机体利用。机体细胞利用 ATP 所携带的能量完成各种功能活动，例如，肌肉的收缩与舒张、各种离子和其他一些物质的跨膜主动转运，以及维持膜两侧无机离子的浓度梯度、合成各种细胞组成成分和各种生物活性物质等。总的来看，除骨骼肌运动时所完成的机械外功以外，其余能量在体内完成各种化学功、转运功和机械功后，最终都转变为热能（图10-1）。例如，在血液沿血管流动过程中，心肌收缩所产生的势能（动脉血压）和动能（血液流速）因克服遇到的阻力而转化为热能。

正常人空腹血糖浓度为 3.9 ~ 6.1 mmol/L。血糖浓度的相对稳定对保证组织器官，特别是对大脑的正常生理活动具有重要意义。血糖浓度过低会导致脑功能障碍，甚至出现低血糖昏迷。血糖浓度的相对稳定有赖于机体血糖来源和去路的动态平衡。

机体所需能量的 50% ~ 70% 由糖提供，其次是脂肪。

参考资料 10-1
弗里茨·阿·李普曼

能源物质释放的能量有 50% 转化为热能，其余以自由能形式储存于 ATP 中。除骨骼肌运动时所完成的机械外功以外，其余能量最终也转变为热能。

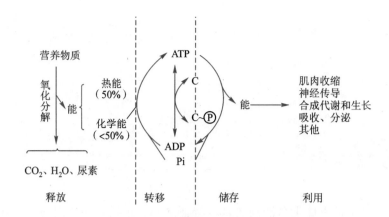

图 10-1 体内能量的释放、转移、储存和利用
Pi：磷酸；C：肌酸；C~℗：磷酸肌酸

二、能量代谢的测定

机体的能量代谢遵循能量守恒定律，即在能量转化过程中，机体所利用的蕴藏于食物中的化学能与最终转化成的热能和所做的外功，按能量来折算是完全相等的。因此，测定机体在一定时间内所消耗的食物，或者测定机体所产生的热量与所做的外功，均可测算出机体的能量代谢率。测定机体在单位时间内散发的总热量通常有两种方法，即直接测热法和间接测热法。

（一）直接测热法

直接测热法是直接测量从人体体表、呼出气、尿液和粪便排出的总热量。如果不做外功，该热量就是机体代谢的全部能量。这种方法测定准确，但设备复杂、操作繁琐，一般只用于实验研究。

（二）间接测热法

间接测热法的原理是利用定比关系，测出一定时间内氧化的糖、脂肪和蛋白质的量，再计算出它们所释放的热量。

1. 间接测热法的原理 在一般化学反应中，反应底物的量与产物的量之间呈一定比例关系。例如，氧化 1 mol 葡萄糖，需要 6 mol O_2，同时产生 6 mol CO_2 和 6 mol H_2O，并释放一定量的热能（ΔH）。下列反应式表明了这种关系：

$$C_6H_{12}O_6 + 6O_2 \rightarrow 6CO_2 + 6H_2O + \Delta H$$

同一种化学反应，只要其反应底物和终产物不变，不论经过哪些中间步骤，也不管反应条件差异多大，这种定比关系是不会改变的。间接测热法的基本原理就是利用定比关系，测出一定时间内机体氧化分解的糖、脂肪和蛋白质的量，再计算出它们所释放出的热量。因此，利用间接测热法测算单位时间内机体的产热量需要首先了解食物的热价、氧热价和呼吸商等概念。

1 g 食物氧化时所释放的热量称为该种食物的热价，其中蛋白质在体内氧化释放的热量比体外燃烧释放的热量少。

（1）食物的热价 1 g 某种食物在体内氧化（或在体外燃烧）时所释放出的热量称为该种食物的热价（thermal equivalent of food），又称卡价，其单位为 kJ。食物的热价分为物理热价和生物热价。前者指食物在体外燃烧时释放的热量，后者指食物在体内经过生物氧化所产生的热量。糖与脂肪的物理热价和生物热价是相等的，而蛋白质的生物热价小于它的物理热价。这是因为蛋白质在体内不能被彻底氧化分解，部分代谢产物以尿素、尿酸和肌酐等形式从尿中排出，还有少量含氮产物从粪便排出。三种营养物质的物理热价和生物热价见表 10-1。

（2）食物的氧热价　某种食物氧化时，消耗 1 L O_2 所产生的热量称为该种食物的氧热价（thermal equivalent of oxygen）。三种营养物质的氧热价见表 10-1。

食物氧化时，每消耗 1 L O_2 所产生的热量称为该种食物的氧热价。

表 10-1　三种营养物质氧化时的数据

营养物质	产热量 / (kJ·g⁻¹)			耗 O_2 量 / (L·g⁻¹)	CO_2 产量 / (L·g⁻¹)	氧热价 / (kJ·L⁻¹)	呼吸商
	物理热价	生物热价	营养学热价*				
糖	17.2	17.0	16.7	0.83	0.83	21.1	1.00
蛋白质	23.4	18.0	16.7	0.95	0.76	18.9	0.80
脂肪	39.8	39.8	37.7	2.03	1.43	19.6	0.71

* 营养学通常采用概数来计算食物的热价。

（3）呼吸商　由于各种食物的氧热价不同，要根据耗 O_2 量来推算机体的产热量，还必须知道各种食物在体内氧化的比例。呼吸商就是用来估计体内各种物质氧化时的比例。一定时间内，机体的 CO_2 产生量与耗 O_2 量的比值称为呼吸商（respiratory quotient，RQ）。

呼吸商指一定时间内，机体呼出 CO_2 量和吸入 O_2 的量之比。

$$RQ = 产生的 CO_2 量（mol）/ 消耗的 O_2 量（mol）$$

由于各种食物的碳、氢、氧含量不同，在体内氧化时的耗 O_2 量和 CO_2 产生量也不同，因此糖、脂肪和蛋白质的呼吸商各不相同。

糖氧化时，其消耗的 O_2 和产生的 CO_2 量相等，故呼吸商为 1。脂肪中氧分子含量较碳分子少，其氧化时需消耗的 O_2 多于 CO_2 产生量，所以呼吸商小于 1，约为 0.71。蛋白质的呼吸商约为 0.8。正常人在摄取混合食物时，呼吸商常在 0.85 左右。

参考资料 10-2
超重与肥胖

通常情况下，体内能量主要来源于糖和脂肪的氧化，蛋白质的因素可忽略不计。为了计算方便，常根据糖和脂肪按不同比例混合时所产生的 CO_2 量与耗 O_2 量计算出相应的呼吸商，这种呼吸商称为非蛋白呼吸商（non-protein respiratory quotient，NPRQ）。根据非蛋白呼吸商，可计算出体内氧化糖和脂肪的相对比例，并计算出非蛋白物质的氧热价。根据不同的非蛋白呼吸商，可查出糖和脂肪氧化的相对比例及氧热价（表 10-2）。

2. 间接测热法的步骤

（1）测定耗 O_2 量和 CO_2 产生量的方法　有开放式测定法和闭合式测定法两种。

1）开放式测定法　开放式测定法是指在机体呼吸空气的条件下，测定耗 O_2 量和 CO_2 产生量的方法。收集并测定机体在一定时间内的呼出气量，分析其中 O_2 和 CO_2 的容积百分比。根据吸入气和呼出气中 O_2 和 CO_2 容积百分比的差值，计算出这段时间内的耗 O_2 量和 CO_2 产生量。开放式测定法适用于运

表 10-2 非蛋白呼吸商和氧热价

非蛋白呼吸商	氧化的比例 /%		氧热价 / (kJ·L⁻¹)
	糖	脂肪	
0.707	0.00	100.0	19.62
0.71	1.10	98.9	19.64
0.72	4.75	95.2	19.69
0.73	8.40	91.6	19.74
0.74	12.0	88.0	19.79
0.75	15.6	84.4	19.84
0.76	19.2	80.8	19.89
0.77	22.8	77.2	19.95
0.78	26.3	73.7	19.99
0.79	29.0	70.1	20.05
0.80	33.4	66.6	20.10
0.81	36.9	63.1	20.15
0.82	40.3	59.7	20.20
0.83	43.8	56.2	20.26
0.84	47.2	52.8	20.31
0.85	50.7	49.3	20.36
0.86	54.1	45.9	20.41
0.87	57.5	42.5	20.46
0.88	60.8	39.2	20.51
0.89	64.2	35.8	20.56
0.90	67.5	32.5	20.61
0.91	70.8	29.2	20.67
0.92	74.1	25.9	20.71
0.93	77.4	22.6	20.77
0.94	80.7	19.3	20.82
0.95	84.0	16.0	20.87
0.96	87.2	12.8	20.93
0.97	90.4	9.58	20.98
0.98	93.6	6.37	21.03
0.99	96.8	3.18	21.08
1.00	100.0	0.0	21.13

动时能量代谢测定。

2）闭合式测定法　闭合式测定法一般使用代谢率测定器，该仪器是一个带描记装置的气量计。测定前将气量计充满 O_2，受试者借呼吸口罩通过带活塞的橡皮管道与气量计相通。呼出气通过钠石灰容器，将其中的 CO_2 吸收掉，其余气体回到气量计中。随着 O_2 的消耗，气量计内的 O_2 量逐渐减少，最后计算出单位时间内的耗 O_2 量。闭合式测定法只能测定耗 O_2 量，不能测定 CO_2 产生量，适合于测定安静状态下的能量代谢。

（2）测定尿氮　尿中排出的含氮物质主要是蛋白质的分解产物。收集机体一段时间的尿，根据尿氮量估算被氧化的蛋白质量。一般 1 g 蛋白质氧化产生 0.16 g 尿氮。因此，1 g 尿氮相当于氧化分解 6.25 g 蛋白质。将测得的尿氮量（g）乘以 6.25，便是该段时间内氧化的蛋白质量（g）。

（3）计算单位时间内的能量代谢　根据上述方法测得耗 O_2 量、CO_2 产生量及尿氮量，就可以计算该段时间内的能量代谢。现以 24 h 的能量代谢为例说明计算方法。

参考资料 10–3
代谢当量

假定某受试者 24 h 的耗 O_2 量为 400 L，CO_2 产生量为 340 L（已换算成标准状态的气体容积），尿氮排出量为 12 g，根据这些数据计算此人 24 h 的能量代谢。具体步骤如下：

1）蛋白质代谢　氧化量 = 12 g × 6.25 = 75 g
产热量 = 18 kJ/g × 75 g = 1 350 kJ
耗氧量 = 0.95 L/g × 75 g = 71.25 L
CO_2 产生量 = 0.76 L/g × 75 g = 57 L

2）非蛋白物质代谢　耗氧量 = 400 L – 71.25 L = 328.75 L
CO_2 产生量 = 340 L – 57 L = 283 L
非蛋白呼吸商 = 283 L ÷ 328.75 L = 0.86

3）根据非蛋白呼吸商对应的氧热价，计算非蛋白物质代谢的产热量　查表 10–2，非蛋白呼吸商为 0.86 时，氧热价为 20.41 kJ/L。所以，非蛋白物质代谢产热量 = 328.75 L × 20.41 kJ/L = 6 709.79 kJ。

4）计算 24 h 产热量　24 h 的产热量为蛋白质代谢的产热量和非蛋白物质代谢的产热量之和，即

24 h 产热量 = 1 350 kJ + 6 709.8 kJ = 8 059.79 kJ

上述间接测热法的计算步骤繁多，而且需测尿氮量，操作不便。在临床和劳动卫生的实际工作中，常采用简化方法。在一般情况下，体内蛋白质用于氧化供能的很少，且氧化不彻底，真正氧化成 CO_2 和 H_2O 的极少。因此，实际测定时可以把蛋白质代谢部分忽略不计，而根据总耗 O_2 量和 CO_2 产生量求出呼吸商（混合呼吸商），按非蛋白呼吸商的氧热价进行计算。例如，在上例中，呼吸商 = 340 L ÷ 400 L = 0.85，呼吸商为 0.85 时氧热价为 20.36 kJ/L，所以，24 h 的产热量 = 20.36 kJ/L × 400 L = 8 144 kJ。此数值与按完整的间接测热法计算所得的数值是非常近似的，误差在 1% ~ 2%。

另一种更简便的测算法认为，受试者一般都吃混合膳食，通常将呼吸商定为 0.82，此时的氧热价是 20.20 kJ/L，因此只要测出一定时间内（通常为

临床测算能量代谢的简便方法是测出一定时间内的耗 O_2 量，再乘以 20.20 kJ/L。

6 min）的耗 O_2 量，再乘以 20.20 kJ/L，就得到该段时间内的产热量。

三、影响能量代谢的因素

影响能量代谢的主要因素有肌肉活动、精神活动、食物的特殊动力效应及环境温度等。

（一）肌肉活动

肌肉活动对能量代谢的影响最为显著。机体任何轻微的活动都会提高能量代谢率。人在运动或劳动时耗氧量显著增加，最多可达安静时的 10~20 倍。能量消耗同劳动或运动强度有密切关系，运动或劳动的强度越大，机体所消耗的能量就越多。劳动强度通常用单位时间内机体的产热量来表示，也就是说，能量代谢率可作为评价劳动强度的指标。表 10-3 为不同活动状态时的能量代谢率。

表 10-3　不同活动状态时的能量代谢率

机体的状态	平均产热量 / ($kJ \cdot m^{-2} \cdot min^{-1}$)
躺卧	2.73
开会	3.40
擦窗户	8.30
洗衣	9.89
扫地	11.37
打排球	17.05
打篮球	24.22
踢足球	24.98

（二）精神活动

人在平静思考问题时，能量代谢受到的影响并不大，产热量增加一般不超过 4%。但精神处于紧张状态，如烦恼、恐惧、情绪激动等时，由于出现无意识的肌紧张增强，交感神经紧张性加强及促进代谢的内分泌激素（如甲状腺素）的释放增多等原因，产热量可显著增加。

（三）食物的特殊动力效应

人在进食后一段时间内，即使在安静状态下，机体的产热量也会比进食前有所增加，该现象从进食后 1 h 左右开始，可持续 7~8 h，这种额外的能量消耗是由进食引起的。食物能使机体产生额外热量的现象称为食物的特殊动力效应（specific dynamic effect）。不同的食物产生的特殊动力效应不同。蛋白质食物特殊动力效应最显著，额外增加的热量可达 30%；糖和脂肪类食物增加的热量分别为 6% 和 4%，混合食物为 10% 左右。食物特殊动力效应产生的机制尚不十分清楚，目前认为，进食后增加的额外热量可能与肝对蛋白质分解产物的处理过程有关。

（四）环境温度

人安静时的能量代谢，在 20～30℃的环境中最稳定。当环境温度低于 20℃时，代谢率开始增加；在 10℃以下时显著增加。环境温度低时代谢率增加，主要是由于寒冷刺激反射性地引起肌紧张增强甚至出现战栗所致。当环境温度超过 30℃时，代谢率又会逐渐增加，这可能与体内化学反应速度加快、发汗功能旺盛，以及呼吸、循环功能增强等因素有关。

四、基础代谢

基础代谢（basal metabolism）是指人体在基础状态下的能量代谢。所谓基础状态是指人体处在清醒而又非常安静，排除肌肉活动、环境温度、食物的特殊动力效应及精神紧张等因素影响时的状态。基础状态应符合以下 4 个条件：①进食后 12～14 h；②清醒，静卧，全身肌肉松弛；③避免精神紧张；④室温保持在 20～25℃。在基础状态下，体内能量的消耗只用于维持一些基本的生命活动，能量代谢比较稳定，所以把基础状态下单位时间内的能量代谢称为基础代谢率（basal metabolic rate，BMR）。BMR 比一般安静时的代谢率低些，但并不是最低的，因为熟睡时的代谢率更低（比安静时低 8%～10%，但做梦时可增高）。

> 基础状态的条件是进食后 12～14 h，清醒，静卧，全身肌肉松弛，避免精神紧张，室温保持在 20～25℃。

基础代谢率是以每小时、每平方米体表面积的产热量表示，其单位是 kJ/（m²·h），人的心输出量、产热量与体表面积大小成正比。无论身材高大或瘦小的人，其每平方米体表面积的产热量都比较接近。实验证明，能量代谢率的高低与体重不成比例关系，而与体表面积成正比。除以体表面积后，在不同个体之间可以进行能量代谢率的比较，能判断不同个体的能量代谢是否正常。体表面积可根据 Stevenson 公式来计算：

体表面积（m²）= 0.006 1 × 身高（cm）+ 0.012 8 × 体重（kg）- 0.152 9

此外，体表面积还可根据图 10-2 直接求出。将受试者的身高和体重两点间连成一直线，此直线与中间的体表面积标尺的交点就是该受试者的体表面积。

通常采用简化法来测定和计算 BMR。采用此方法时，通常将呼吸商定为 0.82，其相对应的氧热价为 20.20 kJ/L。因此，只需测出一定时间内的耗 O₂ 量和体表面积，即可求出 BMR。

BMR 随性别、年龄等不同而有变动。男子的 BMR 平均值比女子高；儿童比成人高；年龄越大，代谢率越低。

我国正常人 BMR 在不同性别和年龄人群的平均值如表 10-4 所示。临床上常采用 BMR 实测值同对应的正常平均值相差的百分率来评价 BMR 水平，相差 10%～15%，属于正常范围，当差数超过 20%时可能是病

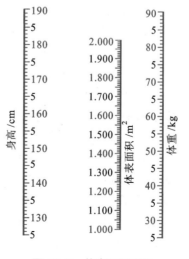

图 10-2　体表面积测定

> 基础代谢率实测值与正常平均值相比，相差 10%～15%属于正常，超过 20%可能是病理性的。

态。因此 BMR 的测定可用来帮助诊断某些疾病，特别是甲状腺疾病。甲状腺功能减退时，BMR 比正常值低 20%~40%；甲状腺功能亢进时，BMR 比正常值高出 25%~80%。因此，BMR 测量是临床诊断甲状腺疾病的辅助指标。

表 10-4 我国正常人的基础代谢率平均值 /（kJ·m^{-2}·h^{-1}）

年龄（岁） 性别	11~15	16~17	18~19	20~30	31~40	41~50	50 以上
男性	195.5	193.4	166.2	157.8	158.6	154.0	149.0
女性	172.5	181.7	154.1	146.5	146.9	142.4	138.6

当人体发热时，BMR 升高。一般情况下，体温每升高 1℃，BMR 将升高 13% 左右。糖尿病、红细胞增多症、白血病及伴有呼吸困难的心脏病等，也伴有 BMR 升高。当机体处于病理性饥饿时，BMR 将降低。其他如肾上腺皮质功能减退、肾病综合征及垂体性肥胖症等，也常伴有 BMR 降低。

（吕春梅　呼海燕　潘际刚　杨永录　周旭　李杨　张海锋　黄彰海）

第二节　体温

人和高等动物能够在环境温度变化的情况下，通过机体的调节活动维持体温的相对恒定，又称为恒温动物（homeothermal animal）。恒温动物的体温保持相对恒定，是正常生命活动的重要保障。

低等动物（如爬行动物、两栖动物）不具备维持体温相对稳定的能力，它们的体温随环境温度的变化而变动，故称为变温动物（poikilothermal animal）。

一、人体正常体温及其变动

（一）人体各部的温度

常以腋窝、口腔和直肠温度代表体温，三处正常值分别为 36.0~37.4℃、36.7~37.7℃及 36.9~37.9℃。

人体各部分的温度并不相等。人体体温可分为体表温度（shell temperature）和体核温度（core temperature），生理学上所讲的体温通常指机体核心部分的平均温度。体核温度相对稳定，各部位差异很小，肝温度最高，约为 38℃。体表温度不稳定，各部位差异很大。由于体核温度特别是血液温度不易测试，所以临床上或研究工作中，常以腋窝、口腔和直肠温度来代表体温。直肠温度正常为 36.9~37.9℃；口腔（舌下）温度比直肠温度略低，为 36.7~37.7℃；腋窝温度最低，为 36.0~37.4℃。直肠温度虽然更接近机体深部的温度，但由于测试不便，应用较少。临床工作中一般测量腋窝温度来代表体温。

（二）体温的生理变动

在正常生理情况下，体温可受多种因素的影响而发生波动，但波动幅度一般不超过1℃。

1. 昼夜变化　随着昼夜节律的变化，体温呈周期性波动。清晨2—6时最低，午后14—18时最高，波动幅度一般不超过1℃。体温的这种昼夜周期性波动称为昼夜节律（circadian rhythm）。实验证明，将一切标志时间或时刻的外在因素（如昼夜明暗周期、环境温度的规律性变化、定时进餐及收音机和钟表等）忽略，此时受试者的体温仍然表现出昼夜节律特性。通常认为下丘脑的视交叉上核可能存在着控制昼夜节律的生物钟（biological clock）。

2. 性别　通常情况下，男性和女性体温略有差异，成年女子体温平均比男子高约0.3℃。女子的体温还随月经周期而变动。女子的基础体温（指早晨醒后起床前测定的体温）在月经期及月经周期的前半期较低，排卵日最低，排卵后升高0.3～0.6℃（图10-3）。测定成年女子的基础体温有助于了解有无排卵和排卵日期。排卵后的体温升高可能与孕激素分泌增加有关。

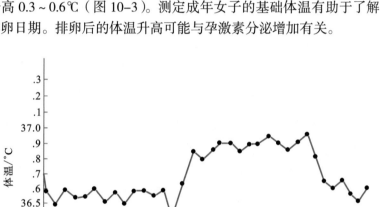

图 10-3　女子的基础体温曲线

3. 年龄　体温与年龄有关。新生儿体温稍高于成年人，老年人体温比成年人低一些。这是因为代谢率随年龄的增加而降低的缘故。新生儿，特别是早产儿的体温调节中枢发育不完善，而老年人的体温调节能力降低，导致他们的体温易受环境影响。因此，对新生儿和老年人应特别加强护理。

4. 肌肉活动　肌肉活动时代谢增强，产热量明显增加，结果导致体温升高。所以，测定体温时，要先让受试者安静一段时间后再进行。测定小儿体温时应避免哭闹。

5. 其他因素　情绪激动、精神紧张、进食、气温变化及麻醉等情况对体温也有影响。在测定体温时，应考虑这些情况。

（三）人体体温的变化范围

正常情况下，人的体温是相对稳定的，当某种原因使体温异常升高或降低时，若超过一定界限将会危及生命。脑组织对温度的变化非常敏感，当脑温超过 42℃时，脑功能将严重受损。因此，发热、中暑等体温异常升高时，应及时用物理降温等方法以防止脑温过度升高。当体温超过 44℃时，可因体内蛋白质发生不可逆性变性而致死。反之，当体温过低时，神经系统功能降低，低于 34℃时可出现意识障碍，低于 30℃时可致神经反射消失，心脏传导系统功能异常，可发生心室颤动。当体温进一步降低至 28℃以下时，则可引起心脏活动停止。

二、机体的产热与散热

恒温动物之所以能维持体温的相对稳定，是由于在体温调节机构的控制下，产热和散热两个过程保持动态平衡的结果。

（一）产热过程

糖、脂肪和蛋白质三大营养物质在体内代谢时释放的能量，除了用于肌肉运动时所作的机械外功以外，其他形式的能量最终都将转变成热能。这些热能用于维持体温，过多的热量将散发出去。

1. 主要产热器官　机体各组织器官在新陈代谢中产生的热量不等，各器官产热情况见表 10-5。

表 10-5　几种组织在安静和活动情况下的产热量百分比

部位	占体重的百分比 /%	产热量 /%	
		安静状态	劳动或运动
脑	2.5	16	1
内脏	34	56	8
肌肉及皮肤	56	18	73 ~ 90
其他	7.5	10	1

安静时主要的产热器官是内脏，劳动或运动时主要的产热器官是肌肉。

由表 10-5 可见，安静状态下主要的产热器官是内脏，占总产热量的 56%；劳动或运动时，主要的产热器官是肌肉，占总产热量的 73%，剧烈运动时甚至达 90%。在各内脏中，肝耗 O_2 量最多，是体内代谢最旺盛的器官，产热也最多，心、肾和肠等次之。

2. 机体的产热形式　当机体处于寒冷环境中时，散热量显著增加，机体便通过战栗产热（shivering thermogenesis）和非战栗产热（non-shivering thermogenesis）来增加产热量以维持体温。战栗是指在寒冷环境中骨骼肌发生不随意的节律性收缩，其特点是屈肌和伸肌同时收缩，因不做外功所以产热量很高。发生战栗时，代谢率可增加 4 ~ 5 倍。实际上，机体在寒冷环境中，在发生战栗之前，通常首先出现战栗前肌紧张（pre-shivering tone），此时代谢率就开始增加，当肌紧张达到某一临界水平时便转变为战栗。非战栗产热又称代谢产热，机体所有的组织器官都能进行代谢产热，但以棕色脂肪组织（brown adipose tissue，BAT）的产热量最大，约占非战栗产热总量的 70%。

3. 产热活动的调节　寒冷刺激时，可使位于下丘脑后部的战栗中枢兴奋，经传出神经作用于脊髓前角的运动神经元，引起战栗，产热量明显增多。此外，寒冷刺激兴奋了交感神经，不仅导致肾上腺髓质系统活动增强，分泌的肾上腺素和去甲肾上腺素增多，促使细胞新陈代谢加强，产热量增多；还能使交感神经末梢释放去甲肾上腺素，与棕色脂肪组织细胞膜上的 β 受体结合，引起细胞内 cAMP 水平升高，活化蛋白激酶，使三酰甘油水解为甘油和脂肪酸，脂肪酸可直接作为氧化的底物而产热，但这类产热维持时间短。机体在寒冷环境中度过几周后，甲状腺分泌大量甲状腺激素，使代谢率增加 20% ~ 30%。甲状腺激素是调节产热活动的最重要的体液因素。此外，肾上腺素、去甲肾上腺素和生长激素等也能增加机体产热。

（二）散热过程

人体的主要散热部位是皮肤，还有小部分热量通过呼吸道、尿、粪向外界散发。在温和气候中，一个从事轻体力劳动的人，每日散热量约为 12 568 kJ。机体的散热方式及其所占的百分比如表 10-6 所示。

表 10-6　机体的散热方式及其所占的比例

散热方式	散热量 /kJ	百分比 /%
辐射、传导、对流	8 799	70.0
皮肤水分蒸发	1 822	14.5
呼吸道水分蒸发	1 445	11.5
加温吸入气	314	2.5
粪、尿	188	1.5
总计	12 568	100.0

机体的主要散热部位是皮肤。外界气温低于体表温度时，大部分热通过皮肤的辐射、传导、对流和蒸发等方式向外界散发。外界温度等于或高于皮肤温度时，前 3 种散热均停止，蒸发成了唯一的散热途径。

1. 散热方式

（1）辐射散热　机体通过热射线的形式将热量传给外界较冷物体的过程，称为辐射散热（radiative heat dissipation）。以此种方式散发的热量在机体安静状态下所占的比例较大，约占总散热量的 60%。辐射散热量取决于皮肤与环境间的温度差及机体的有效辐射面积等因素。

（2）传导散热　机体的热量直接传给与它接触的温度较低的物体的过程，称为传导散热（conductive heat dissipation）。机体深部的热量以传导方式传到机体表层的皮肤，再由皮肤直接传给同它接触的物体，如床或衣服等。但由于这些物体是热的不良导体，所以体热因传导而散失的量不大。另外，人体脂肪也是热的不良导体。肥胖者及女子皮下脂肪较多，所以由深部向体表的传导散热量要少些。水的导热性较大，临床上就是根据这个道理利用冰囊和冰帽等给高热患者降温的。

（3）对流散热　通过气体或液体来交换热量的过程，称为对流散热（convective heat dissipation）。人体周围总是围绕一薄层同皮肤接触的空气，人体的热量传给这一层空气，由于空气不断流动，已被体表加温后的空气移走，体表又与新移过来的较冷的空气进行热量交换。这样，体热就不断地散发到空气中去。通过对流所散失的热量的多少，受风速的影响较大。风速越大，对流散热量越多。衣服覆盖的皮肤表层，不易实现对流，棉、毛纤维间的空气不易流动，因此增加衣着可以保温御寒。

（4）蒸发散热　当水分从身体表面蒸发成水蒸气时，每蒸发 1 g 水可带走 2.43 kJ 热量。身体以蒸发水分的方式散热，称为蒸发散热（evaporative heat dissipation），它是一种十分有效的散热方式。当环境温度等于或高于皮肤温度时，机体通过上述辐射、传导和对流的方式不但不能散热，相反从外界环境吸收热量。此时，蒸发就成了机体唯一的散热方式。患有无汗症的人，在冷环境中的反应与正常人无异，但在热环境中，由于不能借助于汗液蒸发散热，因而较容易中暑。临床上对高热患者采用乙醇擦浴，通过乙醇的蒸发，也可起到降温作用。

蒸发散热可分为不感蒸发（insensible perspiration）和发汗（sweating）两种。不感蒸发是指水分直接透出皮肤和黏膜（主要是呼吸道黏膜）表面，在未聚成明显水滴以前就被蒸发掉的一种散热方式。人即使处于低温环境中这种散热也仍然存在。其中皮肤的水分蒸发又称不显汗，即这种水分蒸发不被觉察，并与汗腺的活动无关。人体 24 h 的不感蒸发量约为 1 000 mL，其中通过皮肤蒸发 600 ~ 800 mL，通过呼吸道蒸发 200 ~ 400 mL。

发汗是指汗腺主动分泌汗液的过程。汗液在蒸发表面上形成可见的汗滴，并可被意识到，故又称可感蒸发。人在安静状态下，当环境温度达到 30℃ 时便开始发汗。如果空气湿度大，而且着衣较多时，气温达 25℃ 便可引起发汗。人在进行劳动或运动时，气温虽在 20℃ 以下，也可出现发汗。汗液的分泌量在不同情况下差异很大。在寒冷或温暖的环境中，无汗液分泌，少量发汗不形成明显的汗滴，不易与不感蒸发相区别，通常计入不感蒸发量。在炎热的气候下，短时间内发汗量可达每小时 1.5 L 以上。出汗是靠汗液在体表蒸发以散发体热。因此，如果汗液流失或被抹去，则不能达到蒸发散热的效果。

汗液中水分占 99% 以上，而固体成分则不到 1%。固体成分中，大部分为 NaCl，也有少量 KCl 和尿素等。刚从汗腺细胞分泌出来的汗液与血浆是等渗的，但在流经汗腺管腔时，在醛固酮的作用下，汗液中 Na$^+$ 和 Cl$^-$ 被重吸收，因此最后排出的汗液是低渗的。当机体大量发汗而脱水时，由于汗液是低渗的，因而机体失水比失盐更加严重，从而导致高渗性脱水。因此，在短时间内大量出汗时应注意在补充水分的同时补充 NaCl，否则易引起水和电解质平衡紊乱，甚至导致神经系统和骨骼肌组织的兴奋性改变而发生热痉挛。

2. 散热活动的调节　当环境温度变化时，机体通过体温调节中枢改变散热器官的活动，以调节机体的散热能力。

（1）皮肤循环的调节　皮肤血流量决定着皮肤温度。机体通过交感神经控制皮肤血管的口径，改变皮肤的血流量而改变皮肤的温度，影响皮肤的辐射、传导和对流的散热量。在寒冷环境中，交感神经紧张性增强，皮肤血管收缩，动静脉吻合支关闭，皮肤血流量减少，皮肤温度降低，散热量减少。在炎热环境中，交感神经紧张性降低，皮肤血管舒张，动静脉吻合支开放，皮肤血

寒冷环境中，皮肤血管收缩，血流量减少，散热量减少；炎热环境中，皮肤血管舒张，血流量增加，散热量增加。

流量增加，于是有较多的热量由机体深部带到体表，使皮肤温度升高，散热量增加。

（2）发汗的调节 人体的汗腺分为大汗腺和小汗腺两种。大汗腺数量少，局限于腋窝和外阴部等处，与体温调节无关。小汗腺分布于全身皮肤，但其分布密度因部位而异。通常所说的汗腺是指小汗腺而言。

发汗是一种反射性活动。在中枢神经系统中，上至大脑皮质，下至脊髓，都存在发汗中枢，但其基本中枢在下丘脑。人体汗腺主要接受交感胆碱能纤维支配，所以乙酰胆碱可促进发汗，而阿托品可阻断发汗。手、足和前额等处的汗腺也有一些是受肾上腺素能纤维支配的。所以，温热刺激或精神紧张都能引起发汗，分别称为温热性发汗和精神性发汗。前者见于全身各处，主要参与体温调节；后者主要发生在手掌、足跖和前额等部位，与体温调节关系不大。这两种形式的发汗并不是截然分开的，常以混合形式出现。

三、体温调节

在环境温度或机体功能活动变化时，体温能维持在一个相对稳定的水平，这是由于机体具有完善而精确的体温调节机制。人体体温的调节方式有两种，即行为性体温调节和自主性体温调节，两者相互配合，共同调节机体的产热和散热活动以保持体热平衡，使体温维持相对稳定。

（一）行为性体温调节

机体（包括变温动物）在不同环境中采取的姿势和发生的行为，特别是人类为了保温或降温所采取的措施（如增减衣着等）称为行为性体温调节（behavioral thermoregulation）。对人来说，行为性体温调节是有意识地调节体热平衡的活动过程。例如，人在严寒中如果衣着不暖，则在发生肌肉战栗的同时，还会有意识地采取拱肩缩背的姿势和踏步或跑步等御寒行为。特别是在极端环境温度中，人类和其他恒温动物主要依赖行为性体温调节维持体温恒定，因为自主性体温调节防止体温过高或过低的功能是有限的。

（二）自主性体温调节

自主性体温调节（autonomic thermoregulation）是由体温调节系统来完成的。机体通过启动发汗、战栗及增减皮肤的血流量等生理调节反应，使体温维持在一个相对稳定的水平。如图 10-4 所示，下丘脑体温调节中枢属于控制系统，它发出的传出信息控制产热器官如肝、骨骼肌，以及散热器官如皮肤、汗腺等受控系统的活动，使体温维持在一个相对稳定的水平。而体温总是会因为内外环境变化，如肌肉活动、代谢率、气温、湿度、风速等因素的变化而受到干扰，通过温度感受器（皮肤和深部温度感受器）将干扰信息反馈至体温调节中枢，经过中枢的整合，再调整受控系统的活动，可建立起在当时条件下的体热平衡，使体温保持相对稳定。

1. 温度感受器 根据存在部位，将温度感受器分为外周温度感受器和中枢温度感受器两类，前者为游离神经末梢，后者是神经元。

（1）外周温度感受器 此种感受器存在于全身皮肤、某些黏膜和腹腔内脏等处。根据对温度感受范围的不同，可分为热感受器和冷感受器，在皮肤中呈

温度感受器分外周和中枢两类。前者分布在皮肤、黏膜和腹腔内脏等处；后者分布在脊髓、脑干网状结构和下丘脑等部位，分为热敏神经元和冷敏神经元。

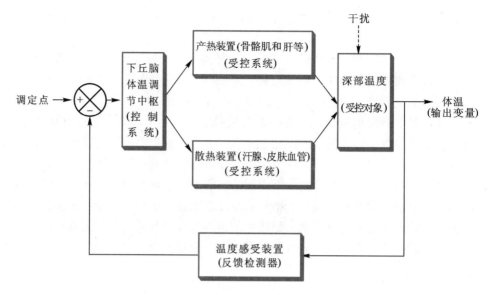

图 10-4　体温调节的自动控制系统

点状分布，且冷感受器数量远多于热感受器，即皮肤对冷刺激更为敏感。当皮肤温度升高时，热感受器兴奋；而当皮肤温度下降时，则冷感受器兴奋。传入冲动频率在一定范围内能灵敏地反映温度的变化。如在记录大鼠阴囊温度感受器发放冲动时发现，热感受器在 43℃时发放冲动频率最高，而冷感受器则在 28℃时发放冲动频率最高。当皮肤温度偏离这两个温度值时，两种感受器发放冲动的频率都逐渐下降。在人体，一般在皮肤温度约 30℃时引起冷觉，而皮肤温度约为 35℃时开始引起热觉。

（2）中枢温度感受器　中枢温度感受器是指存在于中枢神经系统内对温度变化敏感的神经元。它们分布在脊髓、脑干网状结构和下丘脑。其中有些神经元在局部组织温度升高时放电频率增加，称为热敏神经元（warm-sensitive neuron）；另外有些神经元则在局部组织温度降低时放电频率增加，称为冷敏神经元（cold-sensitive neuron）（图 10-5）。动物实验表明，在视前区 - 下丘脑前部（preoptic-anterior hypothalamic area，PO/AHA），热敏神经元居多；而在

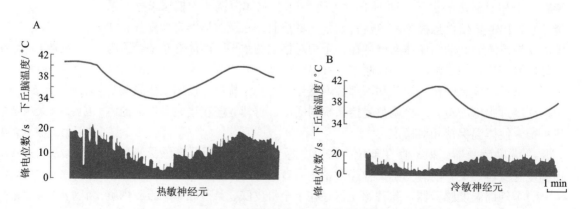

图 10-5　视前区 - 下丘脑前部的温度敏感神经元的放电活动

脑干网状结构和下丘脑的弓状核中，以冷敏神经元较多见。实验证明，局部脑组织温度变动 $0.1℃$，这两种神经元的放电频率就会发生改变，而且无适应现象。

瞬时受体电位（transient receptor potential，TRP）家族的部分成员具有接受温度刺激的功能，如 TRPV1 和 TRPV2 感受伤害性高温刺激，与产生痛觉有关，TRPV3、TRPV4、TRPM2、TRPM4 和 TRPM5 感受温和热刺激，而 TRPM8 和 ANKTM1 则感受冷（凉）刺激。最新研究发现，TRPC4 在下丘脑也参与体温的调节。这类非选择性阳离子通道蛋白，在皮肤、感觉神经末梢和中枢神经系统等多种组织中广泛分布，通过调节细胞内的 Ca^{2+}、Na^+ 浓度及膜电位而发挥作用。这些通道蛋白中有的还能接受其他的理化因素刺激，如渗透压、H^+ 浓度、辣椒素和薄荷醇等。

参考资料 10-4
温度感受相关的
TRP 蛋白质家族

PO/AHA 中的某些温度敏感神经元除能感受局部脑温的变化外，还能对下丘脑以外的部位，如中脑、延髓、脊髓及皮肤和内脏等处传入的温度变化的信息发生反应，这说明来自中枢和外周的温度信息可会聚于这类神经元。此外，这类神经元能直接对致热物质、5-羟色胺、去甲肾上腺素和某些肽类物质发生反应，并导致体温的改变。

2. 体温调节中枢　早在 20 世纪 30 年代，已从多种恒温动物脑的分段切除实验中观察到，切除大脑皮质及部分皮质下结构后，只要保持下丘脑及其以下的神经结构完整，动物仍能保持体温的相对稳定。如进一步破坏下丘脑，则动物体温不能维持相对稳定。后来，又对恒温动物的下丘脑各部位进行电刺激或局部破坏，结果发现，刺激下丘脑前部时，可使皮肤血管舒张、汗腺分泌增加，从而使散热加强；而破坏该部位后，则动物的散热反应消失，体温升高。刺激下丘脑后部时，可引起动物交感神经活动增加，皮肤血管收缩并产生战栗，从而使产热加强。这说明下丘脑是体温调节的基本中枢。PO/AHA 中的某些神经元不仅感受局部的温度变化，还能对中脑、延脑、脊髓及皮肤、内脏等处的温度变化发生反应。破坏 PO/AHA 区后，与体温调节有关的散热和产热反应明显减弱或消失。所以，认为 PO/AHA 节的中枢整合中占有非常重要的地位。目前认为热敏神经元主导调节机体产热和散热过程，当热敏神经元活动增加时，提高散热反应；而热敏神经元活动降低时，则散热减少，产热增多。

调节体温的基本中枢位于下丘脑。参与体温调节的各级中枢组成一个分层次的体温调节的整合机构，PO/AHA 是中枢整合机构的中心。

通常所说的下丘脑是体温调节的基本中枢，主要是指自主性体温调节。近年来研究发现，行为性体温调节中枢主要位于大脑岛叶、扣带回、躯体感觉区、眶额叶、杏仁核及下丘脑背内侧区。

3. 体温调节的调定点学说　为了阐明正常体温维持相对恒定的原理，生理学上用体温调定点学说加以解释。这个学说认为在下丘脑的体温调节中枢内存在着类似于恒温箱温度调节器的结构，PO/AHA 神经元的活动设定了一个调定点（set point，即规定的温度值）。调定点是指机体设定的温度数值，正常人一般为 $37℃$ 左右。PO/AHA 部位的体温调节中枢就是按照这个设定温度来调节体温的。

体温调节中枢内可能存在着调定点，PO/AHA 中的温度敏感神经元可能起着调定点的作用。调定点所规定的温度值的高低决定着体温水平的高低。

实验证明，PO/AHA 的热敏神经元就起着这个调定点的作用。热敏神经元对温度的感受有一定的阈值（37℃），这个阈值就称为体温的调定点。当中枢的温度超过或低于这个阈值时，分别启动散热或产热过程。也就是说，当体温与调定点的水平一致时，机体的产热与散热取得平衡；当中枢的局部温度稍高于调定点的水平时，中枢的调节活动立即使产热活动减弱，散热活动加强；反之，当中枢的局部温度稍低于调定点水平时，产热活动加强，散热活动减弱，直到体温回到调定点水平。根据这个学说，致热原引起的发热，是由于它作用于热敏神经元使其兴奋性降低或阈值升高所致，也就是说调定点明显上移；而退热药（如阿司匹林）的退热作用，则可能是由于它阻断了致热原对热敏神经元的效应，从而使升高的调定点重新下移至正常水平的结果。

这里需要指出的是，体温调定点学说是 Hammel（1965 年）提出的，由于是一个抽象而不能直接测量的参考温度，只能就现存的体核温度与体温调节反应时的动向去推测体温调定点的现状。所以，体温调定点学说对某些原因引起的体温变化不能给以令人满意的解释，例如，体温的昼夜节律波动、心理性的体温升高，乃至运动时的高体温，是不是属于体温调定点已被重新调定（resetting）了呢？这些问题使人们认识到，把不少生理产热现象解释为由于体温调定点改变，是需要慎重考虑的问题。

4. 自主性体温调节的基本过程　机体在寒冷或炎热的环境中，体温可发生波动，但一定时间内可维持在 36.0～37.4℃。当机体处于寒冷环境中时，产热和散热平衡被打破，体温降低。此时，外周和中枢温度感受器兴奋，通过 PO/AHA 的整合作用，机体出现战栗和代谢产热增强，以增加机体产热；皮肤血管收缩、皮肤血流量减少，以减少体热从皮肤丢失。同时，汗腺活动受到抑制。反之，环境温度增高时，机体向外散发的热量减少，体温升高，通过外周和中枢温度感受器将信号传至体温调节中枢，通过 PO/AHA 的活动，使皮肤血管舒张，皮肤血流量增加，机体散热增加；同时机体代谢减弱，产热减少。同时，发汗中枢兴奋，机体出现发汗，通过汗液散发大量体热。应当指出的是，当环境温度达到或超过皮肤温度时，人体只能依靠发汗方式散发体热，以维持体热平衡和体温的相对稳定。

总之，通过体温调节机构的控制作用，机体的产热和散热活动能始终保持动态平衡，使体温维持相对稳定。

（呼海燕　吕春梅　潘际刚　杨永录　王旭东
刘玲　周旭　殷玥　黄彰海）

◆ 复习题 ◆

1. 简述间接测热法的基本原理。
2. 简述影响能量代谢的因素。
3. 何谓基础代谢？如何进行基础代谢的测定？
4. 体温的生理变动表现在哪些方面？
5. 人体有哪些散热途径？皮肤的散热方式有哪些？各有何特点？

6. 机体产热和散热的调节方式有哪些？如何调节？试以体温调定点学说解释体温调节机制。

◆ 网上更多 ◆

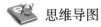 思维导图　　 选择题　　 思考题　　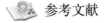 参考文献

第十一章

内 分 泌

◆ 要点 ◆

1. 激素是由内分泌腺或内分泌细胞产生的特殊的高效生物活性物质，对生理功能起重要的调节作用，影响靶细胞的功能或物质代谢的强度与速度，起"信使"作用。激素作用有明显的特异性，激素间可相互影响，有的相互增强，有的相互拮抗。

2. 激素的作用方式有远距分泌（经血液循环，运送至远距离的靶细胞发挥作用）、旁分泌（通过组织液扩散至邻近细胞发挥效应）、自分泌（分泌的激素又返回作用于该内分泌细胞本身）和神经内分泌（神经细胞分泌的激素运送至末梢释放）。

3. 激素作用机制有第二信使学说和基因表达学说。含氮激素与膜受体结合后，活化的受体与 G 蛋白的 α 亚基结合，进而激活或抑制效应器酶（如 AC），使第二信使（cAMP、cGMP、IP$_3$、DG 和 Ca^{2+} 等）生成增多或减少，进而激活或抑制 PKA 或 PKC 等蛋白激酶发挥作用。基因表达学说是类固醇激素和甲状腺激素发挥效应的方式，通过和胞质受体或核受体结合，调控 DNA 的转录或基因表达。

◆ Outline ◆

1. Hormones are special efficient chemicals secreted by endocrine glands or cells. They are responsible for many physiological functions. Hormones act on their target cells in regulation of their performance and mechanism as "messengers". Hormones interact with their target cells synergistically or antagonistically.

2. Hormones exert its roles in the following ways, long-distance secretion (transported to distant target cells through blood circulation), paracrine (diffused to adjacent cells through tissue fluid), autocrine (secreted hormones return to the endocrine cells themselves), and neurocrine (hormones secreted by neurons are transported to the axon and released into blood circulation).

3. There are two hypotheses about mechanisms underlying hormone action. In "second messenger hypothesis", nitrogenous hormones bind to membrane receptors, which initiates a sequence of reactions: activated receptors couple with α subunit of G proteins either activates or inhibits the enzyme (such as AC) to increase or decrease cAMP level. cAMP, along with cGMP, IP$_3$, DG, Ca^{2+}, acts as a second messenger. These second messengers then activate protein kinase such as PKA, PKC or PKG and so on, which produce the corresponding actions. "Gene expression hypothesis" depicts the way the steroid hormones act, by which the

4. 垂体分为腺垂体和神经垂体，腺垂体主要分泌 GH、PRL、TSH、ACTH、FSH 和 LH 6 种激素，它们控制着外周靶腺或调节组织细胞的生理功能，因此垂体被称为"内分泌的王国"。下丘脑通过垂体门脉系统与腺垂体发生联系。下丘脑神经内分泌小细胞分泌的调节激素通过垂体门脉系统到达腺垂体，控制腺垂体激素的分泌。下丘脑调节激素主要有 GHRH、SS、PRF、PIF、TRH、CRH、GnRH 7 种激素。神经垂体主要分泌血管升压素和催产素，两种激素都是由下丘脑的神经内分泌大细胞合成的，沿神经轴突运输到神经垂体，在神经垂体储存和释放。血管升压素的主要生理功能为促进肾中水的重吸收，因此又称为抗利尿激素，血管升压素浓度较高时还可以收缩血管。催产素的主要功能为收缩子宫和乳腺导管。

5. 甲状腺激素具有促进新陈代谢、调节生长发育及提高中枢神经系统兴奋性等作用。甲状腺功能的调节主要依靠下丘脑 - 腺垂体 - 甲状腺轴，其次还依赖自身调节。下丘脑释放的 TRH 促使腺垂体分泌 TSH，TSH 再促进甲状腺释放 T_3 和 T_4，T_3、T_4 对腺垂体 TSH 的分泌有负反馈作用。

6. 甲状旁腺激素的主要作用是

steroid hormones bind to cytosolic receptors or nucleus receptors to regulate and control gene expression.

4. The pituitary gland consists of adenohypophysis and neurohypophysis. The adenohypophysis secretes 6 hormones such as growth hormone, prolactin, thyrotropin, adrenocorticotropin, follicle stimulating hormone, luteinizing hormone. These hormones control the physiological functions of peripheral endocrine glands or tissues. Therefore the pituitary is regarded as "the master gland". The adenohypophysis makes contact with the hypothalamus through hypophyseal portal system and its function is regulated by the hypothalamic parvocellular hormones. These hormones include growth hormone releasing hormone, growth hormone inhibitory hormone, prolactin releasing factor, prolactin release inhibiting factor, corticotropin releasing hormone and gonadotropin releasing hormone. The hormones secreted by the hypothalamus are carried in the blood of the portal vessels to the anterior pituitary and regulate the release of anterior pituitary hormones. The neurohypophysis mainly secrets vasopressin and oxytocin. These two hormones are synthesized by hypothalamic magnocellular system and are stored and secreted by the neurohypophysis. Promoting the reabsorption of water by kidneys is the main physiological function of vasopressin. Therefore vasopressin is also called antidiuretic hormone. At high concentration, vasopressin also contracts blood vessel and increases blood pressure. Oxytocin contracts myometrium and mammary duct and is involved in birth and milk ejection.

5. Thyroid hormones have effects on metabolism, growth, and central nervous system. The two main regulators of thyroid function are the hypothalamic-pituitary-thyroid axis (HPT axis) and autoregulation by iodine itself. In the HPT axis, TRH released by the hypothalamus stimulates the adenohypophysis to secrete TSH, and TSH in turn to promotes thyroid to release T_3 and T_4. T_3 and T_4 also regulate production of TRH and TSH by negative feedback .

6. Parathyroid hormone (PTH) acts on bones and

维持血钙浓度的恒定，其作用的靶器官是骨骼和肾，其他调节钙代谢的激素还有1,25-二羟维生素D_3和降钙素。

7. 肾上腺包括肾上腺皮质和肾上腺髓质。肾上腺皮质主要分泌糖皮质激素和盐皮质激素，肾上腺髓质主要分泌肾上腺素（E）和去甲肾上腺素（NE）。糖皮质激素的主要生理作用是促进肝糖原异生和抑制组织细胞对葡萄糖的利用，促进脂肪酸的氧化和脂肪再分布，促进肝外组织蛋白质的分解，抑制蛋白质的合成等，是促进分解代谢的激素，在抵抗有害刺激中有重要作用。糖皮质激素的分泌受 ACTH 和 CRH 的控制，而糖皮质激素对腺垂体 ACTH 的分泌和下丘脑 CRH 的分泌均有负反馈作用，ACTH 对 CRH 的分泌也有负反馈调节作用。盐皮质激素为调节水电解质平衡的重要激素，它主要作用于肾，促进远曲小管和集合小管重吸收 Na^+ 和排出 K^+，起保钠、保水和排钾作用。盐皮质激素的分泌主要受 RAAS 和血钠、血钾水平的调节。肾上腺髓质的分泌主要受交感神经节前纤维的调节。

8. 胰岛素的主要作用是促进合成代谢，降低血糖水平。调节胰岛素分泌的最重要因素是血糖浓度。

kidneys to maintain constant blood calcium level. Other calcium metabolism regulators are the 1,25-(OH)$_2$-D$_3$ and calcitonin.

7. Each adrenal gland is composed of two separate functional entities: the adrenal cortex and the adrenal medulla. The major hormones of cortex are glucocorticoids and mineralocorticoids. The major hormones of medulla are epinephrine and norepinephrine, or adrenaline and noradrenaline. Glucocorticoids promote gluconeogenesis and inhibit the uptake of glucose in non-neural tissue, they promote oxygenation of fatty acid and redistribution of fat, and they promote decomposition of proteins and inhibit their synthesis in tissues other than liver, thus they are hormones of promoting catabolism and play an important role in resisting deleterious stimulation. The secretion of glucocorticoids is regulated by ACTH and CRH. Glucocorticoids exhibit negative feedback on adenohypophysis and hypothalamus. Meanwhile, the secretion of CRH is also negatively regulated by ACTH. Mineralocorticoids are crucial hormones responsible for the reabsorption of sodium, water and excretion of potassium by the kidneys. The secretion of mineralocorticoids is regulated by the renin-angiotensin-aldosterone system, as well as plasma sodium and potassium levels. The epinephrine and norepinephrine secreted by adrenal medulla are regulated by preganglionic sympathetic nerve.

8. The main functions of insulin are to promote synthetic metabolism and to decrease blood glucose level. Its secretion is regulated primarily by blood glucose level.

内分泌系统与神经系统构成了机体两大生物信息传递系统。它们在功能上紧密联系、密切配合，共同实现对机体各种生理过程的调节，维持机体内环境的相对稳定。

早在 19 世纪，人们对有关"内分泌作用"的现象就有所认识。1849 年，

Berthold 首先证明，给阉割的公鸡体内移植睾丸组织可防止阉鸡鸡冠的萎缩。1902 年，英国生理学家 Bayliss 与 Starling 通过实验发现，当用盐酸刺激去神经小肠时可以引起胰液分泌，并且从盐酸浸泡过的小肠中提取了一种化学物质——促胰液素（secretin），之后首次提出机体内除神经调节外，还存在另一种化学信息的调节方式。1905 年，Starling 把这类化学物质命名为激素（hormone）。激素是指由内分泌细胞产生的具有高效生物活性的物质。它经血流运输到机体特定的器官、组织和细胞而发挥作用。由于激素直接释放入血，不同于通过固定管道腺体的外分泌，因此称为内分泌（endocrine）。激素作用的特定部位称为靶器官、靶组织和靶细胞。内分泌系统是分散在体内各个部位的内分泌腺体和细胞的总称。人体主要的内分泌腺包括垂体、甲状腺、甲状旁腺、松果体、胸腺、肾上腺、胰岛和性腺。散在于组织器官中的内分泌细胞比较广泛，如消化道黏膜、心、肾、肺、皮肤、胎盘等部位均存在各种各样的具有内分泌功能的细胞。此外，在中枢神经系统内，特别是下丘脑存在兼有内分泌功能的神经细胞。随着内分泌学研究技术的发展，对激素的性质、作用及传递方式的认识逐渐深入。现在认为，机体许多器官、组织都有内分泌的功能，故有胃肠内分泌、心脏内分泌、肾内分泌和神经内分泌之称。

激素由内分泌腺和内分泌细胞分泌后，大多数激素经血液运输向远隔部位的靶组织递送信息，完成长距细胞通讯（long-distance cell communication），也称远距分泌（telecrine）。激素不仅充当"远程信使"，还可通过旁分泌（paracrine）、自分泌（autocrine）甚至胞内分泌（intracrine）和腔分泌（solinocrine）等短距细胞通讯（local-distance cell communication）方式递送信息。另外，下丘脑有许多具有内分泌功能的神经细胞，这类细胞既能产生和传导神经冲动，又能合成和释放激素，故称神经内分泌细胞，它们产生的激素称为神经激素（neurohormone）。神经激素可沿神经细胞轴突借轴质流动运送至末梢而释放入血液循环，称为神经内分泌（neurocrine）。

激素参与机体各种生理过程的调节，其主要作用归纳为以下几方面：①通过调节蛋白质、糖、脂肪及水电解质代谢，维持机体内环境的稳定；②促进细胞的分裂与分化，确保各组织、器官的正常生长、发育及成熟；③参与中枢神经系统和自主神经系统的发育和活动，影响学习、记忆及行为等脑高级功能；④促进生殖器官的发育与成熟，调节生殖活动。但是，内分泌系统不是独立于神经系统之外的单独调节系统。许多内分泌腺体都直接或间接地受神经系统的调节，因此，内分泌系统是在神经系统主导之下发挥作用的。近年来，出现了一门新的边缘学科——神经内分泌学，它正在蓬勃发展，将对神经生理学与内分泌学等有关学科产生巨大影响。

激素是由内分泌腺或内分泌细胞分泌的高效生物活性物质，它是传递信息的化学信号物质，经血液或组织液发挥其调节作用。

参考资料 11-1
内分泌学专家
刘士豪教授

大多数激素经血液运输到远距离的靶组织发挥作用，有些激素不经血液运输，通过旁分泌、自分泌或神经内分泌的形式发挥作用。

第一节 概述

一、激素作用的一般特性

激素虽然种类繁多，作用复杂，但它们在对靶组织发挥作用的过程中，具有某些共同的特点。

（一）激素的信息传递作用

激素参与细胞的功能活动主要是增强或减弱细胞内新陈代谢的理化过程，并不提供任何营养和能量，仅将信息传递给靶细胞，调节其固有的生理生化反应，因此，激素是一种生理调节剂。

（二）激素作用的相对特异性

激素随血流遍布全身，与体内各种组织细胞有广泛的接触，但一种激素只特异性地对其靶细胞有作用。各种靶细胞之所以能识别特异的激素信息，是因为靶细胞的细胞膜表面或胞质内存在着能与该激素发生特异性结合的受体。

（三）激素的高效生物放大作用

激素在血液中的浓度很低，一般都在 ng/100 mL，甚至 pg/100 mL 数量级。这样微小的数量之所以能产生显著的生物效应是由于激素信号逐级放大的结果，例如，在下丘脑－垂体－肾上腺皮质系统中，0.1 μg 促肾上腺皮质激素释放激素能促使腺垂体释放 1 μg 的促肾上腺皮质激素（ACTH），而 1 μg ACTH 又能促使肾上腺皮质产生 40 μg 糖皮质激素，这些数量的糖皮质激素可刺激肝产生 5.6 mg 糖原，即放大了 56 000 倍。这说明为什么低浓度激素能引起显著的生理效应。

（四）激素间的相互作用

不同的激素虽然有不同的生理效应，但其作用并不是孤立的，而是相互联系、相互影响的。激素间的相互作用有以下几种形式：

1. 协同作用　不同激素对同一生理效应有协同作用，达到增强效应的结果，例如，生长激素、甲状腺激素、肾上腺素、胰高血糖素和皮质醇都能升高血糖，它们在生糖效应上有协同作用。

2. 拮抗作用　不同激素对某一生理效应发挥相反作用。例如，上述激素的升血糖效应与胰岛素的降血糖效应相拮抗，甲状旁腺激素的升血钙效应与降钙素的降血钙效应相拮抗。

3. 允许作用　有些激素本身并不能对某个靶器官直接产生某种生理效应，然而它的存在却是其他激素引起生理效应的必需条件。例如，皮质醇对血管平滑肌并无直接收缩作用，但当它缺乏或不足时，去甲肾上腺素的缩血管效应就难以发挥。这种作用称为"允许作用"。

4. 竞争作用　化学结构上类似的激素能竞争同一受体的结合位点。通常是其中一种激素浓度虽低，但对受体是高亲和性结合，而另一种激素浓度虽高，但对受体是低亲和性结合，如果两者在一起就会产生竞争受体的作用。例如，醛固酮是一种强盐皮质激素，在低浓度时就有作用；孕酮对醛固酮受体有低亲和性结合能力，因此，当孕酮以低浓度存在时，有弱盐皮质激素效应；当以高浓度存在时，可与醛固酮竞争同一受体，从而减弱醛固酮的效应。

（五）激素分泌的周期性

正常生理情况下，激素是定时分泌的，并出现周期性变化，称为生物节律，可分日节律、月节律、季节律和年节律。例如，妇女的促性腺激素和雌激素分泌就是一种月节律。这种周期性分泌活动与其他刺激无关，是一种内在的由生物钟决定的分泌活动，有利于机体更好地适应环境的变化。激素分泌节律性的正常与否也可作为临床诊断的依据。

二、激素的分类

激素可按其来源、功能及化学性质分类。按其化学性质可分为两大类（表 11-1）。

表 11-1　激素分类

化学性质	中文名	英文名	缩写	主要来源
含氮激素 肽、蛋白质类	释放激素	releasing hormones		下丘脑
	血管升压素（抗利尿激素）	vasopressin（antidiuretic hormone）	VP（ADH）	下丘脑、神经垂体
	催产素	oxytocin	OXT	下丘脑、神经垂体
	促肾上腺皮质（激）素	adrenocorticotropin	ACTH	腺垂体、脑
	生长激素（躯体刺激素）	growth hormone（somatotropin）	GH（STH）	腺垂体
	催乳素	prolactin	PRL	腺垂体
	促黑（素细胞）激素	melanophore-stimulating-hormone	MSH	垂体
	降钙素	calcitonin（thyrocalcitonin）		甲状腺 C 细胞
	甲状旁腺激素	parathyroid hormone		甲状旁腺
	胰高血糖素	glucagon		胰岛 A 细胞
	胰岛素	insulin		胰岛 B 细胞
	促胰液素	secretin		消化道
	缩胆囊素	cholecystokinin	CCK	消化道、脑
	促胃液素	gastrin		消化道、脑
	卵泡抑制素	follicostatin		卵泡颗粒细胞
	促卵泡激素（卵泡刺激素）	follicle-stimulating hormone	FSH	腺垂体

续表

化学性质	中文名	英文名	缩写	主要来源
含 肽、 氮 蛋白 激 质类 素	黄体生成素（间质 细胞刺激激素）	luteinizing hormone （interstitial cell stimulating hormone）	LH	腺垂体
	抑制素	inhibin		睾丸支持细胞
	促甲状腺（激）素	thyrotropic hormone	TSH	腺垂体
	绒毛膜促性腺激素	chorionic gonadotrophin	CG	胎盘
	促脂解素	lipotropin	LPH	腺垂体
	内啡肽	endorphin		腺垂体、脑
	脑啡肽	enkephalin		腺垂体、脑
	神经降压素	neurotensin		下丘脑
	P 物质	substance P		脑、消化道
	肾素	renin		肾、脑
	血管紧张素 I	angiotensin I	Ang I	血
	血管紧张素 II	angiotensin II	Ang II	血
	胸腺素	thymosin		胸腺
	激肽	kinin		肾、胰、唾液腺
	心房钠尿肽	atrial natriuretic peptide	ANP	心房肌
	松弛素	relaxin		胎盘
	胰岛素样生长因子 （生长调节肽）	insulin-like growth factors（somatomedin）	IGF	肝
胺类	去甲肾上腺素	norepinephrine （noradrenaline）	NE （NA）	神经、肾上腺髓质
	肾上腺素	epinephrine （adrenaline）	E（A）	肾上腺髓质
	甲状腺素	thyroxine	T_4	甲状腺
	三碘甲腺原氨酸	3,5,3′, 5-triiodothyronine	T_3	甲状腺、外周组织 $T_4 \rightarrow T_3$
	逆三碘甲腺原氨酸	3,3′,5′, 3′-triiodothyronine	r-T_3	外 周 组 织 $T_4 \rightarrow r\text{-}T_3$
	褪黑激素	melatonin	MLT	松果体
类固醇 （甾体） 激素	糖皮质激素	glucocorticoid hormone，cortisol		肾上腺皮质
	醛固酮	aldosterone		肾上腺皮质
	睾酮	testosterone	T	睾丸间质及胎盘

续表

化学性质	中文名	英文名	缩写	主要来源
类固醇（甾体）激素	雌二醇	estradiol	E_2	男：睾丸 女：卵泡、黄体、胎盘
	孕酮	progesterone	P	黄体细胞、胎盘
固醇类激素	胆钙化醇（维生素 D_3）等	cholecalciferol		肾

（一）含氮激素

1. 肽和蛋白质类激素　主要有下丘脑调节激素、神经垂体激素、腺垂体激素、降钙素及胃肠激素等。

2. 胺类激素　包括肾上腺素、去甲肾上腺素和甲状腺激素等。

（二）类固醇（甾体）激素

该类激素是由肾上腺皮质和性腺分泌的激素，如皮质醇、醛固酮、雌激素、孕激素及雄激素等。另外，胆固醇的衍生物——1，25- 二羟维生素 D_3 也被作为类固醇激素看待。

此外，前列腺素广泛存在于许多组织之中，由花生四烯酸转化而成，主要在组织局部释放和发挥作用，因此前列腺素可看做一组局部激素。

三、激素作用的机制

（一）含氮激素的作用机制——第二信使学说

含氮激素相对分子质量较大，为水溶性物质，不能通过细胞膜进入靶细胞内，而是首先与细胞膜上的特异受体结合发挥作用。由于激素将所携带的信息传递到细胞，故称做第一信使。当激素与膜受体结合后，经转导系统改变细胞内 cAMP、Ca^{2+}、IP_3 及 cGMP 等第二信使的浓度。

1. 膜受体 -cAMP 模式　许多激素以 cAMP 为第二信使。cAMP 第二信使学说的主要内容是：当激素作为第一信使与靶细胞上的特异受体结合后，激活了膜上的腺苷酸环化酶（AC），在 Mg^{2+} 存在的条件下，AC 使 ATP 转化为 cAMP。cAMP 作为第二信使激活细胞的蛋白激酶（蛋白激酶 A，PKA）系统，最后使蛋白磷酸化，从而引起细胞特有的生理反应，如腺细胞分泌、肌细胞收缩、神经细胞兴奋及各种酶促反应等。在磷酸二酯酶的催化下，cAMP 降解为 5′-AMP 而失活。在细胞内一系列的连锁反应中，效应逐级放大，形成一个效能极高的生物放大系统。1 分子的胰高血糖素使 1 分子的 AC 激活后，可激活 1 000 个磷酸化酶分子。这就是激素高效性能的原因所在（图 11-1）。

第二信使学说提出后受到广泛的重视，不仅被许多学者证实，并且大大推动了激素作用原理在分子水平上的研究，使这一学说在以下两方面得到长足发展。

（1）受体的可调性　激素是一种变构性配体，而受体亦是变构性配体，它

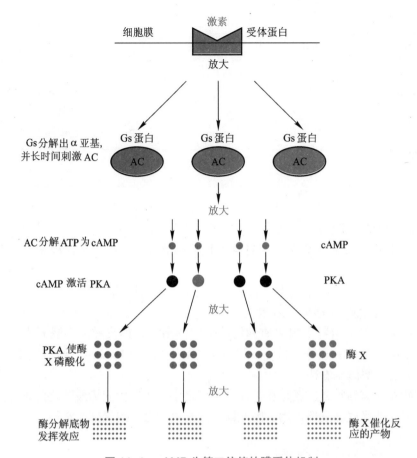

图 11-1 cAMP 为第二信使的膜受体机制

们可相互诱导而改变本身的构型以适应对方的构型，这是激素与相应受体发生特异性结合的基础。激素的类似物也可因诱导而与受体结合（诱导契合），这是受体类似物与拮抗剂作用的理论基础。

现在知道，激素与受体的亲和力及受体的数目都是可变的。凡使激素与受体亲和力降低，可利用的受体数目减少者，称下调；反之，使两者亲和力增加，受体数目增多者，为上调。在临床上，长期用异丙肾上腺素治疗支气管哮喘所致的疗效下降就是由于 β 受体的下调所致。

激素受体、G 蛋白和 AC 是参与激素信号转导的 3 种重要膜蛋白。

（2）G 蛋白（GTP 结合蛋白、鸟苷酸调节蛋白）　在以 cAMP 为第二信使的激素调节系统中，有 3 种膜蛋白成分参与激素信号的转导，它们是激素受体、G 蛋白和 AC。当受体与其相应的激素结合成复合物时，通过 G 蛋白的转导作用，即可改变膜内侧 AC 的活性，从而改变 cAMP 的含量。

G 蛋白种类很多，与 AC 系统有关的 G 蛋白有两种：兴奋型 G 蛋白（Gs）和抑制型 G 蛋白（Gi）。所有的 G 蛋白都是三聚体，其亚基分别是 α、β、γ。Gs 与 Gi 的 β 和 γ 亚基相同，α 亚基则有区别。Gs 与 Gi 的 α 亚基上有与 GTP、GDP 及受体结合的位点，并具有潜在的 GTP 酶活性。而 β、γ 亚基对 α 亚基具有抑制作用。G 蛋白的活性由 GTP 调节。在无激素存在时，两种 G 蛋白都以 αβγ 三聚体形式存在，而且其 α 亚基都结合 1 分子 GDP，这时 G 蛋白无活性。

当激素与受体形成复合物时，并在 Mg^{2+} 的作用下，GTP 取代 GDP 与 α 亚基相连。G 蛋白解聚释放出 βγ 二聚体，所生成的 Gsα–GTP 可与 AC 结合并使其活化；而 Gi 解聚可抑制 AC。当激素与受体解聚后，α 亚基显示 GTP 酶活性，水解 GTP 生成 GDP，α 亚基构象改变并与 β、γ 亚基重新聚合为无活性的三聚体 G 蛋白。

2. 膜受体 – 磷脂酰肌醇代谢模式　有学说认为：激素与特异的膜受体结合后，经 G 蛋白的转导可激活磷脂酶 C，活化的磷脂酶 C 可催化膜上的一种脂蛋白——磷脂酰肌醇（PIP_2）分解为肌醇三磷酸（IP_3）和二酰甘油（DG）。IP_3 迅速使细胞内钙库——内质网释放 Ca^{2+}，Ca^{2+} 经 Ca^{2+} 通道流入细胞内，进一步提高细胞质内 Ca^{2+} 的浓度。增加的 Ca^{2+} 与细胞内的一种调节性亚基——钙调蛋白（CaM）结合成复合物。Ca^{2+}–CaM 复合物为一种蛋白激酶，催化多种蛋白质和酶的磷酸化，从而激发细胞产生不同的生理效应。DG 的作用是激活蛋白激酶 C（PKC），PKC 的激活依赖于 Ca^{2+} 的存在，激活的 PKC 与 PKA 一样，可使多种蛋白质发生磷酸化，进而调节细胞的功能。

> 激素和 G 蛋白偶联受体结合，进而激活磷脂酶 C，催化 PIP_2，分解为 IP_3 和 DG 两个第二信使，分别通过 Ca^{2+} 和 PKC 途径，实现对细胞功能的调节。

（二）类固醇激素的作用机制——基因表达学说

类固醇激素分子较小，相对分子质量仅 300 左右，且呈脂溶性，因此，可通过扩散或载体转运通过细胞膜进入靶细胞。在细胞内经过两个步骤影响基因表达而发挥作用。第一步是激素进入细胞后，先与胞质受体结合形成复合物。第二步是激素 – 受体复合物进入细胞核后结合于染色质的非组蛋白的特异位点上，启动或抑制该部位的 DNA 转录过程，进而促进或抑制 mRNA 的形成，结果是诱导或减少某种蛋白质（主要是酶）的合成，实现其生理效应。每一个类固醇激素 – 受体复合物能够诱导大量的 mRNA 产生，每一个 mRNA 又导致大量的蛋白质合成，因此一个激素分子可生成几千个蛋白质分子，从而实现激素的放大效应。图 11-2 显示了糖皮质激素的作用机制，其中甲状腺激素和性腺激素可不经胞质受体而直接与核受体结合产生效应。

> 类固醇激素进入细胞后，与胞质受体结合形成复合物，然后进入核内，与核内受体结合形成复合物，进而启动或抑制 DNA 的转录过程。

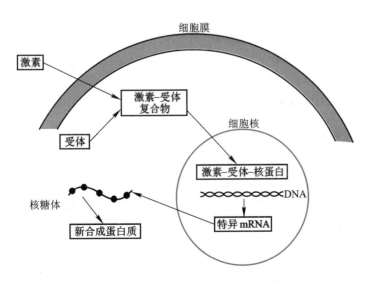

图 11-2　类固醇激素（糖皮质激素）作用原理

近年来，由于基因工程技术的发展和应用，不少类固醇激素受体的一级结构已经清楚。有报道指出，类固醇激素受体的结构分激素结合区、DNA 结合区、转录活化区三部分。DNA 结合区位于受体分子的中央，而激素结合区和转录活化区则分别位于羧基端及氨基端。在受体与激素结合之前，DNA 结合区氨基酸序列呈"环"状，其结合能力被掩盖，与核中 DNA 的亲和力不高。一旦激素与受体结合，受体构象改变，解除了"掩盖"，使 DNA 结合区充分暴露，与 DNA 结合以发挥作用。新近的资料还表明，在 DNA 结合区附近可能还有一个小区，含有特殊的氨基酸序列，它起着介导激素 – 受体复合物与染色质中特定部位相结合，发挥"核定位"的作用。

类固醇激素作用于靶细胞后，一般在数分钟内即可使 mRNA 和 rRNA 合成增加。关键性的 mRNA 再翻译成特殊的诱导蛋白，后者再进一步发挥调控作用。例如，雌二醇作用于子宫 30 ~ 45 min 后，就合成特异的诱导蛋白，后者活化 RNA 聚合酶，使细胞核内各种 RNA 合成加速，进而加速各种蛋白质合成，导致子宫肥大和代谢增强。

激素作用原理是个复杂的问题，其中许多机制尚需进一步研究和探讨。

四、激素的合成、释放与代谢

（一）激素的合成与贮存

蛋白质、肽类激素的合成与一般蛋白质的合成步骤基本一致。经转录、翻译等过程，在核糖体上先形成多肽链，称为前激素原，然后经过内质网蛋白水解酶裂解成较小分子的激素原，后者经高尔基体包裹形成分泌囊泡，在这一过程中，激素原被分解为激素及其他肽。当内分泌细胞受刺激释放这些囊泡内容物时，激素与这些肽通过胞吐作用一起被释放出来。在某些情况下，后者也可发挥激素的作用。内分泌细胞的分泌囊泡释放肽类激素的直接刺激是胞质 Ca^{2+} 浓度升高。胞质 Ca^{2+} 来自细胞外液或内质网。当外界刺激引起细胞膜兴奋时，细胞膜上的电压依赖性 Ca^{2+} 通道开放，Ca^{2+} 进入细胞内。

胺类与类固醇激素的合成主要通过一系列酶促反应，作用于酪氨酸与胆固醇而形成。由于类固醇激素是高度脂溶性的，它们在细胞内合成后可通过简单的扩散作用出胞进入血液。

正常情况下，激素的贮存量一般很少，在应急时机体加速激素的合成和贮存。但甲状腺激素例外，它与甲状腺球蛋白结合，并大量贮存于甲状腺腺泡腔的胶质中，可供机体使用 2 ~ 3 个月。

（二）激素的释放

激素的释放具有周期性，还呈现阶段性，即大多数激素的释放是在短时间内突然发生的，在两次突发之间很少或不释放激素。因此，血浆中激素的浓度在短时间内迅速波动。激素的作用是否能合理地发挥，关键在于机体接受适当信息后激素是否及时释放，以及能否及时停止释放。影响激素释放的因素很多，这里不一一介绍。

（三）激素的运输与代谢

激素运输的形式多样。经血液运输的激素一部分与特殊的血浆蛋白结合，另一部分以游离状态在血中运输。结合型激素无活性，它必须转变为游离型才具有生理作用。结合型激素可看作是激素在血液中的临时贮存库，在经过肝时降解缓慢，因此可延长激素的寿命。

　　激素作用的有效期长短不一。短的不到 1 s，长的可达若干天。所以一般采用半衰期，即激素的浓度减少至最大浓度的一半时所需要的时间来衡量激素的有效期。大多数激素的半衰期为几十分钟，只有甲状腺激素达数天。激素的清除主要由组织摄取，在肝与肾被灭活，然后随尿与粪排出。

（迟素敏　张海锋　裴建明　倪鑫　冯娜　孙刚）

第二节　下丘脑－垂体的内分泌功能

　　下丘脑与垂体在形态和功能上的联系非常密切，下丘脑的视上核与室旁核神经元的轴突延伸终止于神经垂体，将其合成的血管升压素和催产素经轴质运输至神经垂体储存和释放；下丘脑与腺垂体之间通过垂体门脉系统发生功能联系，下丘脑一些神经内分泌细胞所分泌的激素须经过垂体门脉系统到达腺垂体，控制腺垂体激素的分泌（图 11-3）。

> 下丘脑通过垂体门脉系统与腺垂体间接联系，而神经垂体与下丘脑有直接神经联系。

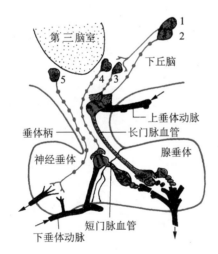

图 11-3　下丘脑－垂体系统
1 和 2：脑内控制下丘脑神经内分泌细胞的神经元；
3 和 4：控制腺垂体激素分泌的下丘脑神经内分泌小细胞；
5：下丘脑的神经内分泌大细胞

一、下丘脑的内分泌功能

（一）下丘脑的神经内分泌细胞
下丘脑存在两种神经内分泌细胞：神经内分泌大细胞和神经内分泌小细

胞。神经内分泌大细胞主要位于视上核和室旁核，它们合成神经垂体激素——血管升压素（又称抗利尿激素）和催产素；神经内分泌小细胞位于弓状核、室旁核、视前区等核团，合成和分泌可控制腺垂体功能的激素（下丘脑调节激素）。神经内分泌小细胞的末梢终止于正中隆起，轴突的末梢与垂体门脉系统的第一级毛细血管相接触，可将合成的激素释放入门脉系统，进而进入腺垂体调节其分泌功能。因此，垂体门脉系统是一个独特的神经血液接触面，是神经系统调节内分泌系统的纽带。

（二）下丘脑调节激素（因子）

下丘脑可分泌 7 种调节腺垂体激素分泌的激素（因子）。

下丘脑可分泌 7 种调节腺垂体激素分泌的激素，它们分别为生长激素释放激素、生长激素释放抑制激素（又称生长抑素）、催乳素释放因子、催乳素释放抑制因子、促甲状腺激素释放激素、促肾上腺皮质激素释放激素、促性腺激素释放激素，它们的主要功能是分别控制 6 种腺垂体激素的分泌（表 11-2）。下丘脑还分泌两种调节垂体中间叶黑素细胞刺激素分泌的激素，它们分别为黑素细胞刺激素释放因子和黑素细胞刺激素释放抑制因子。

表 11-2　下丘脑分泌的调节激素和相应的垂体激素和靶腺激素

下丘脑调节激素	垂体激素	靶腺激素
生长激素释放激素 growth hormone releasing hormone，GHRH	生长激素 growth hormone，GH	
生长激素释放抑制激素（生长抑素） somatostatin，SS	生长激素	
催乳素释放因子 prolactin releasing factor，PRF	催乳素 prolactin，PRL	
催乳素释放抑制因子 prolactin release inhibiting factor，PIF	催乳素	
促甲状腺激素释放激素 thyrotropin releasing hormone，TRH	促甲状腺激素 thyroid stimulating hormone，TSH	甲状腺激素 thyroid hormones
促肾上腺皮质激素释放激素 corticotropin releasing hormone，CRH	促肾上腺皮质激素 adrenocorticotropic hormone，ACTH	糖皮质激素 glucocorticoids
促性腺激素释放激素 gonadotropin releasing hormone，GnRH	促卵泡激素 follicle stimulating hormone，FSH	性激素 sex hormones
	黄体生成素 luteinizing hormone，LH	

1. 生长激素释放激素（GHRH）　GHRH 为 44 个氨基酸组成的多肽。分泌 GHRH 的神经元位于弓状核和腹内侧核。GHRH 呈脉冲式释放，从而导致

GH 也呈脉冲式释放。GHRH 与腺垂体生长激素细胞上的 GHRH 受体结合后，促使细胞内 cAMP 和 Ca^{2+} 增加，促进 GH 的分泌。

2. 生长抑素（SS） SS 是从 116 个氨基酸的大分子多肽裂解而来的十四肽，其分泌神经元主要分布于室周核与弓状核，它既抑制垂体 GH 的基础分泌，也能抑制多种刺激引起的 GH 分泌。SS 的抑制作用特异性不高，对腺垂体其他激素分泌也有不同程度的抑制作用。

3. 催乳素释放因子（PRF）和催乳素释放抑制因子（PIF） 这两种激素的化学结构尚不十分清楚。目前认为 PRF 为多肽，PIF 可能就是多巴胺。虽然下丘脑对催乳素的分泌有抑制和促进两种作用，但平时以抑制作用为主。

4. 促甲状腺激素释放激素（TRH） TRH 是由 3 个氨基酸组成的多肽。TRH 神经元集中见于下丘脑中间基底部。TRH 也呈脉冲式释放。TRH 与腺垂体 TSH 细胞上的受体结合后，通过增加细胞内的 Ca^{2+} 而引起 TSH 的释放。

5. 促肾上腺皮质激素释放激素（CRH） CRH 为含有 41 个氨基酸的多肽，其分泌神经元主要分布于室旁核。CRH 的分泌呈昼夜节律，这种节律来源于下丘脑的视交叉上核（suprachiasmatic nuclei，SCN）。CRH 与腺垂体的促肾上腺皮质激素细胞膜上 CRH 受体结合，使细胞内 cAMP 水平升高，促进 ACTH 的合成和释放。

6. 促性腺激素释放激素（GnRH） GnRH 为十肽激素，主要分布于下丘脑的视前区、弓状核和结节区。GnRH 也呈脉冲式释放，促进腺垂体促卵泡激素和黄体生成素的合成和释放。

（三）下丘脑激素分泌的调节

大多数下丘脑调节激素的分泌活动受到神经调节和激素的反馈调节这两种机制的控制。下丘脑可接受外周神经和感觉传入神经的信息，如机体在受到应激刺激时，可通过神经机制而使下丘脑 CRH 分泌增加，后者通过促进垂体 ACTH 的释放，而使肾上腺分泌糖皮质激素。许多神经递质如多巴胺、去甲肾上腺素、5-羟色胺等都可调节下丘脑调节激素的分泌。

激素对下丘脑调节激素的合成和分泌多是以负反馈的形式进行调节的。腺垂体激素中，除了生长激素和催乳素的作用广泛、没有明确靶腺外，促甲状腺激素、促肾上腺皮质激素、促卵泡激素、黄体生成素都有明确的靶腺，形成下丘脑 – 垂体 – 靶腺轴，如下丘脑 – 垂体 – 甲状腺轴、下丘脑 – 垂体 – 肾上腺皮质轴、下丘脑 – 垂体 – 性腺轴。这些靶腺激素的分泌受下丘脑和垂体激素的控制，而靶腺分泌的激素又可以反馈作用于下丘脑或垂体，调节下丘脑和垂体相关激素的合成和分泌，维持激素分泌的平衡和内环境的稳定。

激素多以负反馈的形式调节下丘脑相应激素的合成和分泌。

二、垂体

垂体（hypophysis，pituitary gland）位于蝶鞍构成的垂体窝中，分为腺垂体（adenohypophysis）和神经垂体（neurohypophysis）两个部分。腺垂体主要包括垂体前叶（anterior lobe）和垂体中间叶（intermediate lobe），神经垂体则由垂体后叶和漏斗所组成，漏斗与下丘脑相连。在胚胎发育上，腺垂体来源于口腔憩室，与脑没有直接的神经联系；而神经垂体被认为是下丘脑向外突出的衍生物。

（一）腺垂体激素

垂体前叶存在 5 种内分泌细胞，主要分泌 6 种与生长、发育、代谢、生殖等有关的激素：生长激素细胞（somatotroph）分泌生长激素，催乳素细胞（lactotroph）分泌催乳素，促甲状腺激素细胞（thyrotroph）分泌促甲状腺激素，促性腺激素细胞（gonadotroph）分泌黄体生成素和促卵泡激素，促肾上腺皮质激素细胞（corticotroph）分泌促肾上腺皮质激素。动物垂体中间叶存在黑素细胞刺激素细胞（melanotroph），分泌黑素细胞刺激素，人类垂体中间叶基本退化。

生长激素的主要作用是促生长和代谢。其促生长作用部分是由 IGF 介导的。

1. 生长激素（GH）　人生长激素是含 191 个氨基酸的蛋白质，相对分子质量为 22 000。不同种属的 GH 结构差异较大，灵长类以下动物的 GH 对人无效。GH 在体内的作用广泛，主要促进生长和调节代谢。

人 GH 的化学结构与人催乳素近似，它们的受体都属于造血因子类受体，因此两者作用有所交叉。GH 具有两个与受体结合的位点，当 GH 与一个受体结合后，就会吸引另外一个受体与之结合，形成同源二聚体。这时受体的细胞内部分就可募集一种具有酪氨酸蛋白激酶活性的可溶性信号转导分子（如 JAK 等），经由多种信号分子（如 STATs）引起生物效应并激活其蛋白激酶活性，磷酸化细胞内的蛋白质，产生生物作用。

（1）生长激素的作用

参考资料 11-2
生长激素的发现

1）促生长作用　GH 对几乎所有组织和器官的生长都有促进作用，特别是骨骼、肌肉和内脏器官。人幼年时，骨骺尚未融合，如果 GH 分泌过多，则生长过度，四肢尤为突出，称巨人症（gigantism）；如果 GH 分泌过少，则生长迟缓，身材矮小，但智力正常，称为侏儒症（dwarfism）。成人骨骺闭合后，如果 GH 分泌过多，只能促进扁骨及短骨生长、变粗，所以患者表现为手大脚大、鼻宽、下颌突出，称为肢端肥大症（acromegaly）。

GH 的促生长作用是由于其促进骨、软骨、肌肉和其他组织细胞分裂与增殖及细胞蛋白质合成增加。GH 可诱导肝产生胰岛素样生长因子（insulin-like growth factor，IGF），以往认为 GH 的促生长作用是通过 IGF 间接实现的，因此，IGF 又称为生长调节肽（somatomedin）。目前认为，GH 和 IGF 在对生长的调节方面具有相辅相成的作用。如 GH 刺激骨骺板的前软骨细胞或生发细胞分化成软骨细胞，IGF 促进软骨细胞增殖、分化为骨细胞。

2）促代谢作用　GH 促进氨基酸进入细胞，加速 DNA 和 RNA 的合成，促进蛋白质的合成；促进脂肪的分解和氧化，提供能量；GH 还可促进肝葡萄糖的释放和抑制肌肉对葡萄糖的利用，从而升高血糖水平。

（2）生长激素分泌的调节

1）下丘脑激素　腺垂体 GH 的分泌受 GHRH 和 SS 的双重调控。GHRH 促进 GH 的分泌，SS 抑制 GH 的分泌。一般认为 GHRH 是 GH 的经常性调节者，而 SS 只在应激等导致 GH 分泌过多时才发挥作用。

2）胰岛素样生长因子　GH 的促生长作用是通过诱导肝合成 IGF 间接实现的。肝合成的 IGF-1 可以反馈抑制下丘脑 GHRH 的分泌，促进 SS 的分泌，导致垂体生长激素的分泌减少。

3）代谢产物 血浆氨基酸水平升高和葡萄糖水平降低都促进 GH 的释放。血浆非酯化脂肪酸水平的升高则抑制 GH 的释放。

4）睡眠 垂体 GH 在慢波睡眠时相分泌增加，在快波睡眠时相分泌减少，因此，慢波睡眠有利于生长和体力恢复。

此外，运动、应激、雄激素和雌激素等均能促进 GH 的释放，性激素对 GH 分泌的影响可能是青春期生长较快的原因之一。

2. 催乳素（PRL） PRL 是由垂体催乳素细胞分泌的含 199 个氨基酸的蛋白质，PRL 的结构、受体与 GH 类似，两者作用有所交叉。因此 PRL 的作用同样非常广泛，但主要作用为泌乳作用及调节性腺功能。

（1）催乳素的作用

1）泌乳作用 雌激素、孕激素、糖皮质激素和 PRL 等都参与女性青春期乳腺的发育，但以雌激素、孕激素的作用为主，前者促进乳腺导管的发育，后者促进乳腺小叶的发育，但这时尚不能产生乳汁。妊娠时，PRL、雌激素和孕激素分泌增加，它们共同作用使乳腺进一步增生。虽然雌激素与 PRL 协同作用使乳腺增生，但雌激素却拮抗 PRL 的泌乳作用，因此只有在分娩后雌激素水平下降时，PRL 才具有始动和维持泌乳的作用。

2）对性腺的影响 在女性，PRL 与垂体的黄体生成素协同促进卵巢黄体的生成，并使其维持分泌孕激素。高浓度的 PRL 通过抑制下丘脑 GnRH 的分泌，导致腺垂体促卵泡激素和黄体生成素的分泌减少，使排卵受到抑制。由于哺乳可以促进 PRL 的分泌，因此延长哺乳时间可以作为避孕的手段。闭经溢乳综合征患者因为 PRL 分泌增多和雌激素分泌减少，导致持续溢乳和闭经。在男性，PRL 促进前列腺和精囊的生长，加强黄体生成素促进睾丸合成睾酮的作用。

（2）催乳素分泌的调节

1）下丘脑激素 垂体 PRL 的分泌受到下丘脑 PRF 和 PIF 的双重调节。

2）吸吮乳头 婴儿吸吮乳头的刺激引起的神经冲动传至下丘脑，使 PRF 释放增加，PIF 释放减少，导致腺垂体 PRL 分泌增加。

3）应激 应激促进垂体 PRL、GH 和促肾上腺皮质激素的分泌，这 3 种激素为垂体释放的三大应激激素。

3. 促肾上腺皮质激素（ACTH） ACTH 是垂体促肾上腺皮质激素细胞分泌的含有 39 个氨基酸的多肽，它和 β- 促脂解素（β-lipotropin）、β- 内啡肽（β-endorphin）、γ- 黑素细胞刺激素（γ-melanocyte stimulating hormone，γ-MSH）、α- 黑素细胞刺激素（α-melanocyte stimulating hormone，α-MSH）来源于同一个前体——阿黑皮素原（proopiomelanocortin，POMC）。POMC 在腺垂体主要加工分解为 ACTH 和少量 β- 内啡肽、α-MSH（图 11-4）。ACTH 的主要作用为促进肾上腺皮质糖皮质激素的分泌和肾上腺皮质束状带和网状带的增生，介导其作用的第二信使为 cAMP。

垂体 ACTH 的分泌呈一定的昼夜节律，此节律受下丘脑 CRH 的控制。除了 CRH 外，室旁核神经内分泌小细胞分泌的血管升压素（VP）也经垂体门脉血液到达腺垂体，与促肾上腺皮质细胞上 V_{1b} 受体结合，通过第二信使 IP_3 和

催乳素在结构、受体上与生长激素相似。两者的作用有交叉。

催乳素具有泌乳作用，并与其他激素协同调节性腺的功能。

POMC 在不同组织的加工不同，在垂体前叶为 ACTH，在垂体中间叶为 MSH。

CRH 和 VP 都是下丘脑分泌的调节腺垂体 ACTH 分泌的激素。

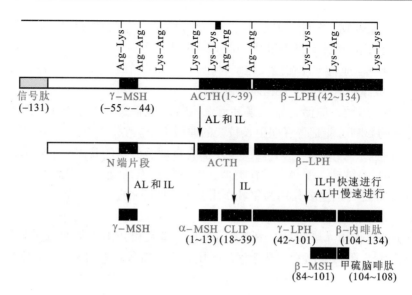

图 11-4 POMC 在垂体前叶和垂体中间叶的加工

括号内数码为氨基酸顺序，习惯上从 ACTH 片段算起，向 C 端数为正数，

向 N 端数为负数。AL：垂体前叶；IL：垂体中间叶

Ca^{2+} 促进腺垂体 ACTH 的合成和分泌。腺垂体 ACTH 的分泌还受糖皮质激素的负反馈调节，当血液糖皮质激素水平升高时，糖皮质激素抑制腺垂体 ACTH 和下丘脑 CRH 的分泌。

4. 促甲状腺激素（TSH） TSH 是由腺垂体促甲状腺细胞分泌的糖蛋白，由 α 和 β 两个亚基组成，α 和 β 亚基分别有 89 和 118 个氨基酸残基。TSH 的主要作用为促进甲状腺合成和分泌甲状腺激素，介导其作用的第二信使为 cAMP 和 IP_3/Ca^{2+}。TSH 长期刺激甲状腺可使甲状腺细胞核酸和蛋白质合成增加，导致甲状腺细胞增生、腺体增大。

腺垂体 TSH 的分泌受下丘脑分泌的 TRH 和甲状腺激素的调节。当血液甲状腺激素浓度升高时，甲状腺激素呈负反馈性抑制垂体 TSH 的分泌，甲状腺激素是否对下丘脑 TRH 的分泌具有负反馈调节作用目前尚难定论。

5. 促卵泡激素（FSH）和黄体生成素（LH） FSH 和 LH 统称为促性腺激素，两者都是由垂体促性腺细胞分泌的，靶腺为卵巢和睾丸。FSH 和 LH 与 TSH 都属于糖蛋白激素家族，也由 α 和 β 两个亚基组成，它们的 α 亚基结构一样，但 β 亚基结构不同，因此这些激素的生物活性取决于 β 亚基。FSH 和 LH 的 α 亚基由 115 个氨基酸构成。在女性，FSH 主要促进卵泡的生长、发育，并与 LH 协同促使卵泡分泌雌激素。LH 的主要作用为促进卵巢排卵和黄体生成，并使之分泌雌激素和孕激素。在男性，FSH 和 LH 分别起到促进精子成熟和睾丸间质细胞分泌雄激素的作用。

> 雌激素浓度不同对下丘脑 GnRH 的分泌具有双重作用。

垂体 FSH 和 LH 的分泌受下丘脑 GnRH 和性激素的调节。GnRH 对 LH 和 FSH 分泌都有促进作用。性激素一般为负反馈调节垂体促性腺激素和下丘脑 GnRH 的分泌，但持续高浓度的雌激素可以正反馈作用于下丘脑，促进下丘脑 GnRH 的分泌，继而导致 LH 的分泌增加，引起卵巢排卵。

（二）垂体中间叶激素

垂体中间叶也合成 POMC，但中间叶 POMC 主要分解为 α- 黑素细胞刺激素（α-MSH）、中间叶 ACTH 样肽（corticotropin-like intermediate lobe peptide，CLIP）、β- 促脂解素和 β- 内啡肽等（图 11-4）。黑素细胞刺激素的主要功能为促进皮肤黑素细胞合成黑色素，使肤色变黑。ACTH 的 4～10 位氨基酸残基与 α-MSH 的 7 个氨基酸残基相同，因此，ACTH 具有一定的 α-MSH 样作用。垂体中间叶 α-MSH 的分泌也受到下丘脑可能存在的黑素细胞刺激素释放因子和黑素细胞刺激素释放抑制因子的调节。

参考资料 11-3
垂体中间叶激素
和促生长疗法
相关研究进展

（三）神经垂体激素

神经垂体主要分泌两种激素，分别为血管升压素和催产素，这两种激素实际上是由下丘脑室旁核和视上核的神经内分泌大细胞合成的，这些大细胞的轴突终止于神经垂体，并将合成的激素经轴质运输至神经垂体进行储存和释放。VP 和 OT 的化学结构均为九肽。神经垂体的分泌颗粒中除了 VP 和 OT 外，还有神经垂体激素运载蛋白（neurophysin）。当室旁核和视上核神经元兴奋时，神经冲动到达位于神经垂体的神经末梢，引起 Ca^{2+} 内流，激素与运载蛋白释放入血。

1. 血管升压素（vasopressin，VP）　血管升压素又称抗利尿激素（antidiuretic hormone，ADH），VP 与其受体结合后发挥作用。它的受体属于 G 蛋白偶联受体，有 3 个亚型：V_{1a}、V_{1b} 和 V_2 受体，V_{1a}、V_{1b} 受体分别存在于血管平滑肌和腺垂体，V_2 受体存在于肾。

（1）抗利尿作用　VP 作用于肾集合小管和远曲小管的 V_2 受体，通过第二信使 cAMP 促进水通道由胞质向细胞膜转移，促进肾对水的重吸收。缺乏血管升压素将导致尿崩症，患者因肾丧失大量的水分而大量饮水。

（2）缩血管作用　大剂量的 VP 可以作用于血管平滑肌的 V_{1a} 受体，通过第二信使 IP_3/DG 介导缩血管作用，升高血压。VP 的缩血管作用一般只发生在体液大量丧失或失血导致的 VP 水平急剧升高情况下，因此不属于血管升压素的生理性作用。

（3）释放 ACTH 作用　下丘脑室旁核有一些合成 VP 的神经内分泌小细胞，它们合成的 VP 通过垂体门脉系统到达腺垂体，通过 V_{1b} 受体和第二信使 IP_3/Ca^{2+} 促进腺垂体 ACTH 的释放。

调节 VP 分泌的主要因素为血浆渗透压和血容量。大量发汗、严重呕吐或腹泻导致的血浆渗透压升高，失血导致的血容量减少，都可以促进血管升压素的合成和分泌。

血管升压素的
主要生理作用为抗
利尿，大剂量时有
缩血管作用。

2. 催产素（oxytocin，OT）　催产素受体也属于 G 蛋白偶联受体超家族，第二信使为 IP_3/DG。子宫和乳腺是催产素作用的两个主要靶器官。

（1）收缩子宫作用　催产素对非妊娠子宫作用较弱，而对妊娠子宫作用较强。子宫平滑肌存在催产素受体，妊娠晚期子宫平滑肌上的催产素受体表达进一步增加。雌激素可增加子宫对催产素的敏感性。分娩开始后，胎儿对产道的压迫引起神经 - 体液反射，促进神经垂体分泌催产素，使子宫进一步收缩。在男性，催产素收缩输精管，促进精液向尿道的转运。

（2）射乳作用 婴儿吸吮乳头的神经刺激，引起强烈的神经-体液反射，使催产素的合成、分泌增加。催产素收缩乳腺导管肌上皮，使乳汁排出，以上反射称为射乳反射。此反射很容易建立条件反射，当母亲听到孩子啼哭或情感刺激都可以导致催产素分泌和射乳。射乳反射还可促进垂体 PRL 的分泌，这样在排乳的同时，乳汁合成也增加。射乳反射抑制下丘脑 GnRH 的分泌，从而使垂体 FSH 和 LH 的分泌减少，导致哺乳期妇女停经。

（朱晓燕　盛慧　倪鑫　张海锋　裴建明

迟素敏　刘亚莉　郭海涛　孙刚）

第三节　甲状腺

甲状腺（thyroid gland）位于气管上端的两侧，呈椭圆形。人体甲状腺分左、右两叶，两叶之间以峡部相连，形成盾甲状，故得名甲状腺。甲状腺是人体内最大的内分泌腺，平均质量为 20~25 g。甲状腺由多数直径为 150~300 μm 的腺泡（也称滤泡）组成，腺泡是合成甲状腺激素的部位。泡壁为一层立方形上皮细胞，泡腔内充满上皮细胞分泌的胶质，主要成分为甲状腺球蛋白。腺泡上皮细胞是甲状腺激素合成与释放的部位，而腺泡腔的胶质是激素的贮存库。当腺泡细胞分泌活动旺盛时，上皮细胞为柱形，泡腔容积变小，胶质减少；反之，当分泌活动减弱时，细胞扁平，泡腔容积增大，胶质增多。在甲状腺腺泡之间和腺泡上皮细胞之间有滤泡旁细胞，又称 C 细胞，分泌降钙素，降钙素是调节钙代谢的激素。甲状腺的血液供应十分丰富，其血流量可高达 4~6 mL/（g·min）。

一、甲状腺激素的化学组成与合成代谢

（一）甲状腺激素的化学组成

甲状腺激素是酪氨酸的碘化物，包括 T_4、T_3 和 rT_3，血中 T_4 浓度高于 T_3，但 T_3 的效应强于 T_4。

甲状腺激素（thyroid hormones）是酪氨酸的碘衍生物，其化学结构式见图 11-5，特点是分子中含有碘原子。甲状腺激素包括四碘甲腺原氨酸（3,5,3′,5′-tetraiodothyronine，T_4）和三碘甲腺原氨酸（3,5,3′-triiodothyronine，T_3）。另外，甲状腺也可合成极少量的逆三碘甲腺原氨酸（3,3′,5′-T_3/reverse T_3，rT_3），它不具有甲状腺激素的生物活性。

T_4 与 T_3 都具有生物活性。T_4 在外周组织中可转化为 T_3，T_3 的活性较强。在甲状腺激素作用的细胞核受体上，既存在 T_3 结合位点，也有 T_4 结合位点，但 T_3 与其结合位点的亲和力比 T_4 高 10 倍。

（二）甲状腺激素的合成

甲状腺球蛋白（thyroglobulin，TG）和碘是甲状腺激素合成的原料。它们在甲状腺球蛋白的酪氨酸残基上发生碘化，并合成甲状腺激素。甲状腺球蛋白是一种相对分子质量为 670 000 的糖蛋白，含 5 496 个氨基酸，由甲状腺腺

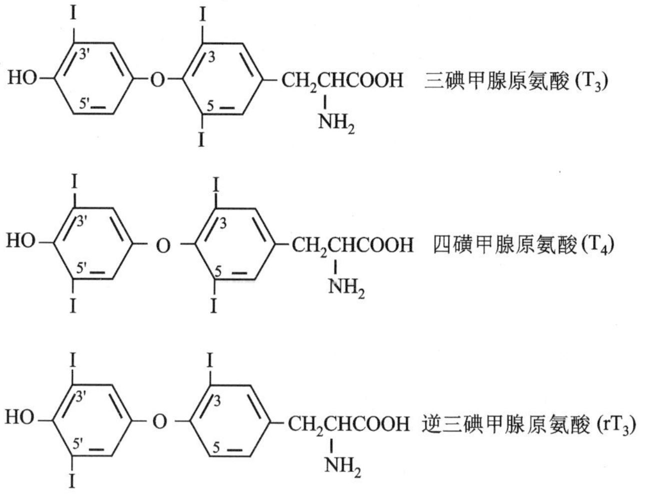

图 11-5　甲状腺激素的化学结构

泡上皮细胞内的核糖体合成，再释放入泡腔贮存，每个 TG 分子上有 140 个酪氨酸残基，其中 10% 可与碘结合。碘是从食物中获取的，人每天摄取 100 ~ 200 μg 碘，其中约有 30% 进入甲状腺。甲状腺含碘总量为 8 mg，占全身碘量的 90%。因此，甲状腺与碘代谢的关系极为密切。胎儿甲状腺在胚胎期 11 ~ 12 周开始有合成甲状腺激素的能力。由于母体的甲状腺激素进入胎儿体内的量很少，所以到 13 ~ 14 周时，在胎儿腺垂体分泌的促甲状腺激素（TSH）的刺激下，甲状腺合成和分泌甲状腺激素。胎儿自身分泌的甲状腺激素对脑的发育起着关键作用。

　　甲状腺滤泡上皮细胞合成甲状腺激素的过程可分为以下步骤：腺泡聚碘、I 的活化、酪氨酸碘化与碘化酪氨酸的缩合（甲状腺激素的合成）（图 11-6）。

　　1. 腺泡聚碘　碘在肠内被吸收，以离子形式存在于血液中，浓度为 250 μg/L，而甲状腺滤泡上皮细胞内 I 的浓度比血液高 20 ~ 25 倍，因此，I 从血液转运进入甲状腺上皮细胞是逆电化学梯度而进行的主动转运过程。该过程是在位于甲状腺上皮细胞基底侧膜上的钠 - 碘同向转运体（sodium-iodide symporter，NIS）的帮助下，依赖 Na^+-K^+-ATP 酶活动提供的能量来完成的。用毒毛花苷 G 抑制 ATP 酶，则聚碘作用发生障碍。有些离子，如高氯酸根离子（ClO_4^-）、硫氰酸根离子（SCN^-）、硝酸根离子（NO_3^-）等可与 I 竞争 NIS，抑制甲状腺的聚碘作用。摘除垂体也可降低聚碘能力，而给予促甲状腺激素（TSH）则促进聚碘。临床上常用放射性核素（^{131}I）示踪法，观察甲状腺对放射性碘的摄取能力，并据此来判断甲状腺的功能状态。甲状腺功能亢进时，其摄取碘的能力增强；功能减退时则相反。

　　2. I 的活化　摄入腺泡上皮细胞的 I，在 H_2O_2 存在的情况下，被甲状腺过氧化酶（thyroperoxidase，TPO）活化成为有机碘 I_2 或者 I^+。活化的部位位于腺泡上皮细胞顶端质膜微绒毛与腺泡腔交界处。I 的活化是碘得以取代酪氨酸残基上氢原子的先决条件。如果 TPO 生成障碍或者先天缺乏，I 不能活化，则甲

甲状腺激素合成包括腺泡聚碘、I 的活化、酪氨酸碘化和碘化酪氨酸的缩合。

碘离子以主动
转运的方式进入腺
细胞。

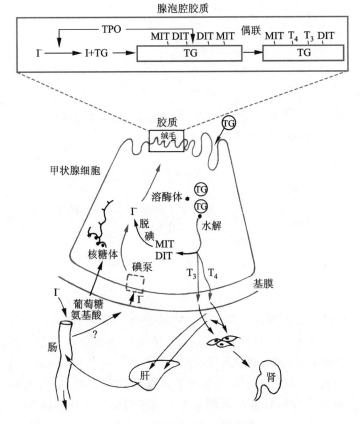

图 11-6　甲状腺激素的合成

状腺激素的合成障碍，引起甲状腺功能减退。

在甲状腺球蛋
白分子上进行酪氨
酸碘化并缩合形成
甲状腺激素。

　　3. 酪氨酸碘化与碘化酪氨酸的缩合（甲状腺激素的合成）　酪氨酸残基上的氢原子被碘原子取代的过程称为碘化。这一过程发生在甲状腺腺泡上皮细胞微绒毛与腺泡腔交界处。放射自显影证明，注入放射性碘几分钟后，即可在甲状腺腺泡上皮细胞微绒毛与腺泡腔交界处，发现含有多种碘化的甲状腺球蛋白。被活化的碘与甲状腺球蛋白分子上的酪氨酸残基结合，生成一碘酪氨酸残基（MIT）和二碘酪氨酸残基（DIT）。随即，2 个分子的 DIT 缩合生成四碘甲腺原氨酸（T_4），1 个分子的 MIT 与 1 个分子的 DIT 缩合形成三碘甲腺原氨酸（T_3），还能合成极少量的 rT_3。

　　上述酪氨酸的碘化和碘化酪氨酸的缩合作用，都是在甲状腺球蛋白的分子上进行的，所以甲状腺球蛋白的分子既含有酪氨酸、MIT 和 DIT，也含有 T_4 及 T_3。在一个甲状腺球蛋白分子上，T_4 与 T_3 之比为 20：1，这种比值常受碘含量的影响。当甲状腺内碘化活动增强时，DIT 增多，T_4 含量也相应增加；在缺碘时，MIT 增多，则 T_3 含量明显增加。

　　在甲状腺激素的合成过程中，TPO 起着关键性作用。它可以促使碘活化、酪氨酸残基碘化及碘化酪氨酸的缩合等。TPO 由腺上皮细胞的核糖体生成，是一种含铁的蛋白质，相对分子质量为 60 000～100 000，在腺上皮细胞顶缘的微绒毛处分布最多。实验证明，TPO 的活性受 TSH 的调控，大鼠摘除垂体 48 h 后，TPO 活性消失，注入 TSH 后 TPO 活性再现。抗甲状腺药硫脲类和咪唑类药物可抑制 TPO 及其作用，从而抑制甲状腺激素的合成，可用于治疗甲状腺功能亢进症。

（三）甲状腺激素的贮存、释放、运输与代谢

1. 贮存　在甲状腺球蛋白上合成的甲状腺激素，以胶质的形式贮存于腺泡腔内。甲状腺激素的贮存有两个特点：一是贮存于细胞外（腺泡腔内）；二是贮存的量很大，可供机体利用 2~3 个月之久，所以应用抗甲状腺药时，用药时间需要较长才能奏效。一般 T_4 的贮存量是 T_3 的 10~15 倍。

2. 释放　当血液中 T_4、T_3 含量降低或需求量增大时，甲状腺受到 TSH 刺激后，腺细胞通过胞饮作用将贮存于腺泡中的甲状腺球蛋白摄入细胞内。吞入的甲状腺球蛋白随即与溶酶体融合而形成吞噬体，并在溶酶体蛋白水解酶的作用下，释放 T_4、T_3 和 MIT、DIT。MIT 和 DIT 很快受脱碘酶作用而脱碘，脱下来的碘大部分贮存在甲状腺内，供重新利用合成激素。小部分从腺泡上皮细胞释出，进入血液。T_4 和 T_3 可迅速进入血液。已经脱掉 T_4、T_3、MIT 和 DIT 的甲状腺球蛋白，则被溶酶体中的蛋白水解酶所水解。由于甲状腺球蛋白分子上的 T_4 数量远远超过 T_3，因此甲状腺分泌的激素主要是 T_4，占总量的 90% 以上，T_3 的分泌量较少，但 T_3 的生物活性比 T_4 约强 5 倍。

3. 运输　T_4 与 T_3 在血液中以两种形式运输，一种是与血浆蛋白结合，另一种则呈游离状态，两者之间可互相转化，维持动态平衡。只有游离的甲状腺激素可被细胞摄取而发挥生物活性，但在血液中含量甚少。结合型的甲状腺激素是没有生物活性的。能与甲状腺激素结合的血浆蛋白有三种：甲状腺激素结合球蛋白（thyroxine-binding globulin，TBG）、甲状腺激素结合前清蛋白（thyroxine-binding prealbumin，TBPA）和清蛋白。它们可与 T_4 和 T_3 发生不同程度的结合。血液中 T_4 有 99.8% 是与血浆蛋白结合的，T_4 与 TBG 有较强的亲和力，约占 T_4 总结合量的 60%，30% 与 TBPA 结合，其余 10% 与清蛋白结合。T_3 与各种蛋白的亲和力小得多，主要与 TBG 结合，但只有 T_4 结合量的 3%，所以，T_3 主要以游离形式存在。正常成人血清 T_4 浓度为 51~142 nmol/L，T_3 浓度为 1.2~3.4 nmol/L。

4. 代谢　血浆 T_4 的半衰期为 7 天，T_3 的半衰期为 1.5 天。T_4 与 T_3 约有 80% 都是通过脱碘途径而进行降解代谢的，余下的 20% 经胆汁排入小肠，最终由粪便排出（可以是游离的激素，也可以是葡糖醛酸、硫酸结合物形式）。T_4 在外周组织脱碘酶（5'- 脱碘酶或 5- 脱碘酶）的作用下，变为 T_3（占 45%）与 rT_3（占 55%）。血液中的 T_3 有 75% 来自 T_4，其余来自甲状腺；rT_3 绝大部分是由 T_4 脱碘而来，仅极少量由甲状腺分泌。T_3 或 rT_3 可再经脱碘变成二碘、一碘及不含碘的甲状腺原氨酸。另外，还有少量的 T_4 与 T_3 在肝和肾组织脱去氨基和羧基，分别形成四碘甲状腺醋酸与三碘甲状腺醋酸，并随尿排出体外。

二、甲状腺激素的生物学作用

甲状腺激素作用的特点是范围广，几乎遍及全身各组织、器官，作用迟缓

而又持久。甲状腺激素主要是调节新陈代谢，促进物质与能量代谢，促进生长和发育过程。甲状腺激素除了与核受体结合，影响转录过程外，在核糖体、线粒体及细胞膜上也发现了它的结合位点，可能对转录后的过程、线粒体的生物氧化作用及膜的转运功能均有影响，所以甲状腺激素的作用机制十分复杂。

（一）对生长发育的作用

甲状腺激素具有促进生长发育与组织分化的作用。尤其是对中枢神经的发育影响最大。T_3、T_4 诱导某些神经生长因子的合成，促进神经元树突与轴突的形成、髓鞘与胶质细胞的生长。胚胎期间 T_3、T_4 还能促进神经元分裂。因此胚胎期间及幼儿甲状腺激素缺乏会导致神经系统发育障碍，且往往是不可逆的。甲状腺激素对长骨的生长也有重要促进作用。婴幼儿缺乏甲状腺激素除出现一般的甲状腺功能减退的表现外，还突出表现为智力发育迟缓、长骨生长停滞、牙齿发育不全等，称呆小病（cretinism）。

预防呆小病应从妊娠期开始，积极治疗各种成人甲状腺功能减退，杜绝地方性甲状腺肿的发生。出生后如发现有甲状腺功能减退的表现，应尽快补充甲状腺激素，最好在出生后 3 个月内补给甲状腺激素，过迟难以奏效。另外，甲状腺激素对体细胞分化亦有重要影响。有人发现，切除甲状腺的蝌蚪发育成巨大蝌蚪而不能变态成蛙，补充甲状腺激素则促使其发育成蛙。

（二）对机体代谢的影响

1. 能量代谢　甲状腺激素最显著的作用之一是它能加速体内绝大多数细胞的氧化速率和增加产热量。有人估计，1 mg T_4 可使组织产热增加，提高基础代谢率28%。给动物注射甲状腺激素后，需要经过一段较长的潜伏期才能出现生热作用，T_4 为 24~48 h，而 T_3 为 18~36 h，T_3 的生热作用比 T_4 强3~5倍，但持续时间较短。

受甲状腺激素影响的器官主要有肝、心、肾、骨骼肌、胰、唾液腺、表皮和腺垂体等，成年动物脑组织的氧化代谢受其影响较小，性腺、肺、脾和胃平滑肌受影响也较小。甲状腺激素增加氧化代谢的原因与 Na^+-K^+-ATP 酶活性有关。给动物注射甲状腺激素后，心、肝、肾和骨骼肌等组织出现产热效应时，Na^+-K^+-ATP 酶活性明显升高，如用毒毛花苷 G（哇巴因）抑制此酶活性，则甲状腺激素的产热效应可完全被消除。又如，甲状腺功能减退的大鼠，血中甲状腺激素含量下降，其肾组织细胞膜 Na^+-K^+-ATP 酶活性也减弱，若给予 T_4，该酶的活性可恢复甚至增强。另外，甲状腺激素也能促进脂肪酸氧化，产生大量的热能。当甲状腺功能亢进时，产热量增加，基础代谢率升高25%~80%，患者喜凉怕热，极易出汗；而甲状腺功能减退时，产热量减少，基础代谢率降低20%~40%，患者喜热恶寒，两种情况均不能适应环境温度的变化。

2. 蛋白质、糖和脂肪代谢

（1）蛋白质代谢　生理剂量的 T_4 或 T_3 能促进蛋白质的合成代谢，使肌肉、肝与肾的蛋白质合成明显增加，细胞数量增多，体积增大，尿氮减少，表现为正氮平衡。而大剂量的甲状腺激素及甲状腺功能亢进时，则加速蛋白质分解，特别是促进骨骼肌蛋白质分解，使肌酐含量降低，肌肉收缩无力，尿酸含量增加，呈负氮平衡，并可促进骨的蛋白质分解，从而导致血钙升高和骨质疏

甲状腺激素提高基础代谢率，增加产热量，其产热作用与钠泵的活性有关。

甲状腺激素对三大营养物质的代谢既有促进作用又有分解作用。剂量大时主要是分解作用，小剂量促进蛋白质和糖原的合成。

松，尿钙的排出量增加。若甲状腺功能减退，则出现蛋白质合成减少，肌肉收缩无力，但组织间的黏蛋白增多，可结合大量的正离子和水分子，引起黏液性水肿（myxedema）。

（2）糖代谢　甲状腺激素促进小肠黏膜对糖的吸收，同时促进糖的分解代谢，加速脂肪、肌肉等外周组织对葡萄糖的摄取和利用，因而有降低血糖的作用；另外，在胰岛素存在的条件下，小剂量甲状腺激素促进糖原合成，而大剂量甲状腺激素则促进糖原分解，同时能增强肾上腺素、胰高血糖素、皮质醇和生长激素的生糖作用，因此，大剂量甲状腺激素有升高血糖的趋势。

（3）脂肪代谢　甲状腺激素促进脂肪酸氧化，增强胰高血糖素对脂肪的分解和脂肪酸的氧化。T_4 与 T_3 虽可促进胆固醇的合成，但更明显的作用是通过肝加速胆固醇的降解。因而，甲状腺功能亢进症患者血中胆固醇含量低于正常，功能减退时则血中胆固醇含量高于正常。

（三）对各器官系统的作用

1. 神经系统　甲状腺激素不但影响中枢神经系统的发育，对已分化成熟的成年人神经系统也有作用，主要表现为兴奋中枢神经系统。甲状腺功能亢进时，患者易激动，自控力差，喜怒失常，烦躁不安，注意力不易集中，睡眠不好且多梦幻，以及肌肉纤颤等。相反，甲状腺功能减退时，兴奋性降低，出现记忆力减退，说话和行动迟缓，表情淡漠无情，终日思睡。甲状腺激素也能兴奋交感神经系统，其作用机制还不十分清楚。

> 甲状腺激素提高中枢神经系统兴奋性，使心率加快，心缩力增强。

2. 心血管系统　甲状腺激素使心率增快、心肌收缩力增强、心输出量及心肌耗氧量增加。甲状腺功能亢进患者会出现心动过速，心肌可因过度耗竭而致心力衰竭，称为甲状腺功能亢进性心脏病。离体培养的心肌细胞实验表明，甲状腺激素可直接作用于心肌，T_3 能增加心肌细胞膜上 β 受体的数量，增强肾上腺素刺激心肌细胞内 cAMP 的生成。甲状腺激素促进心肌细胞肌质网释放 Ca^{2+}，从而激活与心肌收缩有关的蛋白质，增强收缩力。

3. 其他　甲状腺激素可增加消化道的运动和消化腺的分泌。因此，甲状腺功能亢进时，常有食欲亢进、大便次数增多，甚至腹泻。

三、甲状腺功能的调节

甲状腺功能主要受下丘脑与垂体的调节。下丘脑、垂体、甲状腺 3 个水平紧密联系，组成的调节系统为下丘脑 - 腺垂体 - 甲状腺轴。此外，甲状腺还可进行一定程度的自身调节。

（一）下丘脑 - 腺垂体 - 甲状腺轴

1. 促甲状腺激素（thyroid stimulating hormone，TSH）的作用　TSH 是调节甲状腺功能的主要激素。它是腺垂体分泌的一种糖蛋白，相对分子质量为 28 000，由 α 和 β 两个亚基组成。α 亚基有 96 个氨基酸残基，其氨基酸顺序与 LH、FSH 和 hCG 的 α 亚基相似；β 亚基有 110 个氨基酸残基，其氨基酸顺序与以上 3 种激素的 β 亚基完全不同。TSH 的生物活性主要决定于 β 亚基，但水解下来的单独 β 亚基只有微弱的活性，β 亚基只有与 α 亚基结合形成完整的分子后才能显出全部活性。血清中 TSH 浓度为 2 ~ 11 mU/L，半衰期约 60 min。

> 下丘脑 - 腺垂体 - 甲状腺轴是甲状腺功能调节的主要方式。

TSH 呈脉冲式释放，每 2~4 h 出现一次波动，并有日周期变化，血中 TSH 浓度清晨高而午后低。

TSH 促进甲状腺激素的合成和释放。其作用包括：①促进甲状腺球蛋白的水解，释放 T_4 与 T_3；②增强碘的摄取和浓缩；③加强甲状腺激素合成过程中腺泡上皮细胞的葡萄糖氧化，经己糖氧化旁路，提供甲状腺过氧化酶作用所需要的还原型烟酰胺腺嘌呤二核苷酸磷酸（NADPH）；④长期作用可刺激甲状腺腺细胞增生，腺体增大。这是由于 TSH 刺激腺泡上皮细胞核酸与蛋白质合成增强的结果。实验表明，切除垂体之后，血中 TSH 迅速消失，甲状腺发生萎缩，甲状腺激素分泌明显减少。TSH 是唯一已知的甲状腺生理刺激物。在甲状腺腺泡上皮细胞膜上存在 TSH 受体，它是含有 750 个氨基酸残基的膜蛋白，相对分子质量为 85 000。TSH 与其受体结合后，通过 G 蛋白激活腺苷酸环化酶，使 cAMP 生成增多，进而促进甲状腺激素的释放与合成。TSH 还可通过磷脂酰肌醇系统刺激甲状腺激素的释放与合成。有些甲状腺功能亢进症患者，血中可出现一些免疫球蛋白，其中有人类刺激甲状腺免疫球蛋白（human thyroid-stimulating immunoglobulin，HTSI），其化学结构与 TSH 相似，可与 TSH 竞争甲状腺腺细胞膜上的受体而刺激甲状腺，这可能是引起甲状腺功能亢进的原因之一。

2. 促甲状腺激素释放激素（thyrotropic-releasing hormone，TRH）的作用 从猪和羊的下丘脑提取了能够引起腺垂体释放 TSH 的激素，就是 TRH，现在已能够进行人工合成。实验显示，当将 TRH 由静脉注射入动物机体时，可增加腺垂体 TSH 的分泌量，表明腺垂体 TSH 的分泌受下丘脑 TRH 的控制。TSH 分泌增加，导致 T_4 和 T_3 的分泌量增加。TRH 由下丘脑分泌，经垂体门脉系统运送至腺垂体，作用于腺垂体 TSH 细胞膜上的特异性受体，促进 TSH 的合成和释放。另外，下丘脑还合成和释放的生长抑素抑制腺垂体分泌 TSH。对 TSH 的分泌有抑制作用的还有糖皮质激素，而雌激素则可增强腺垂体对 TRH 的反应。

3. T_4、T_3 的反馈调节 循环血液中游离 T_4、T_3 作用于腺垂体促甲状腺激素细胞，反馈调节血中甲状腺激素的浓度。当血中 T_4、T_3 浓度升高时，T_4、T_3 与促甲状腺激素细胞核内特异受体结合，一方面诱导某种抑制性蛋白质的合成，使 TSH 的合成与释放减少；另一方面抑制 TRH 受体的合成，使细胞膜 TRH 受体数量减少，TRH 的作用减弱。由于这两方面的作用，腺垂体 TSH 的合成、释放减少，从而使甲状腺活动减弱，血中 T_4、T_3 浓度保持相对恒定（图 11-7）。T_4 与 T_3 比较，T_3 对腺垂体的分泌 TSH 的抑制作用较强，血中 T_4 与 T_3 对腺垂体的这种反馈抑制作用与 TRH 对腺垂体的刺激作用，相互拮抗，相互影响，对腺垂体 TSH 的分泌起着决定性作用。另外，当血中甲状腺激素浓度升高时，也可以直接抑制下丘脑 TRH 前体原基因的转录，从而抑制 TRH 的合成。

下丘脑-腺垂体-甲状腺轴形成于胚胎 12~16 周。由于甲状腺激素、TSH 不能穿过胎盘，因此胎儿甲状腺活动不受母体影响而依赖于自身的下丘脑-腺垂体-甲状腺轴。下丘脑-腺垂体-甲状腺轴决定了血中甲状腺激素

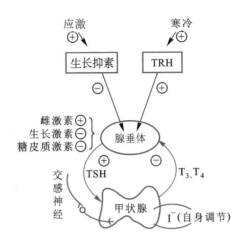

图 11-7　下丘脑 – 腺垂体 – 甲状腺轴

水平，使其浓度保持相对恒定。该控制系统中任何一个环节异常，都将导致甲状腺功能紊乱。TSH 是这一控制系统的控制因子，测定血中 TSH 水平对甲状腺功能异常的病因诊断有一定意义。由甲状腺本身病变或缺碘而导致的甲状腺功能减退症患者，血中 TSH 水平远高于正常值；而下丘脑、腺垂体病变所致的甲状腺功能减退症则相反。

（二）甲状腺的自身调节

甲状腺本身具有适应碘的供应变化而调节自身对碘的摄取及合成甲状腺激素的能力；在缺乏 TSH 或 TSH 浓度不变的情况下，这种调节仍能发生，称为自身调节。大量摄入碘可暂时抑制甲状腺激素的释放。当血中碘浓度开始增加时，T_4 与 T_3 的合成有所增加，但碘量超过一定限度后，T_4 与 T_3 的合成在维持一段高水平之后，旋即明显下降。当血碘浓度超过 1 mmol/L 时，甲状腺摄碘能力开始下降，若血碘浓度达到 10 mmol/L，甲状腺聚碘作用完全消失，即过量的碘可产生抗甲状腺聚碘效应，称为 Wolff-Chaikoff 效应，其机制尚不十分清楚。此时，如果再持续加大碘量，则抑制 T_4 与 T_3 合成的现象就会消失，甲状腺激素的合成再次增加，出现对高碘的适应。相反，当摄碘量不足（< 60 μg/d）时，甲状腺将出现碘转运机制增强，并加强甲状腺激素的合成以进行代偿。长期严重缺碘（< 20 μg/d）则会因代偿不全而导致甲状腺功能减退。地方性甲状腺肿就是由于碘摄入不足，甲状腺发生代偿性增生所致。

另外，荧光与电镜观察证明，交感神经直接支配甲状腺腺泡。电刺激一侧交感神经，可使该侧甲状腺激素合成增加；相反，副交感神经对甲状腺激素的分泌则是抑制性的。由此说明，自主神经对甲状腺活动也有影响。此外，肾上腺皮质激素、性激素、生长激素及某些脑肠肽等内分泌因子也对甲状腺功能具有一定调节作用。

（龚凤英　郭筱楠　迟素敏　裴建明　倪鑫　周洁　张淑苗　郭海涛）

摄入碘量多抑制甲状腺激素释放，摄入碘量少则代偿性甲状腺激素合成增多，长期缺碘发生地方性甲状腺肿。

第四节 调节钙、磷代谢的激素

血浆中的钙离子水平与肌肉收缩、兴奋、腺体的分泌及骨代谢的平衡等生理功能密切相关。参与钙、磷代谢调节的激素主要有 3 种，即甲状旁腺激素（parathyroid hormone，PTH）、1,25- 二羟维生素 D_3（1,25-dihydroxyvitamin D_3）和降钙素（calcitonin，CT），这些激素在环境和机体需求（如孕期）发生变化时，作用于骨、肾和肠道，从而控制血浆中钙和磷的水平（表 11-3）。

表 11-3 钙磷平衡的内分泌调节

激素	对小肠的作用	对肾的作用	对骨的作用	相关的疾病
甲状旁腺激素	无直接作用	促进钙重吸收，抑制磷重吸收	促进溶骨作用，动员骨钙、磷入血	过多可致肾结石、囊性纤维性骨炎
维生素 D_3	促进钙、磷吸收	促进钙和磷的重吸收	促进溶骨作用，动员骨钙、磷入血	缺乏可致骨软化、骨质疏松（成人）和佝偻病（儿童）
降钙素	无作用	抑制钙和磷的重吸收	促进成骨作用和钙、磷沉积	无

一、甲状旁腺激素

PTH 是甲状旁腺主细胞分泌的含有 84 个氨基酸的直链肽，相对分子质量为 9 500，其生物活性决定于 N 端的第 1~34 个氨基酸残基。在甲状旁腺主细胞内先合成一个含有 115 个氨基酸的前甲状旁腺激素原（prepro-PTH），以后脱掉 N 端 25 肽，生成 90 肽的甲状旁腺激素原（pro-PTH），再脱去 6 个氨基酸，变成 PTH。正常人血浆 PTH 浓度为 10~50 ng/L，半衰期为 20~30 min，主要在肝内水解灭活，其代谢产物经肾排出。

（一）生物学作用

PTH 的作用主要是升高血钙和降低血磷，是调节血钙和血磷水平最重要的激素。将动物的甲状旁腺摘除后，血钙浓度逐渐降低，而血磷含量则逐渐升高。在人类，由于外科切除甲状腺时不慎误将甲状旁腺摘除或损伤，可引起严重低血钙性抽搐，如不及时治疗，可因喉部肌肉痉挛而窒息死亡。可见，PTH 对生命活动是非常重要的。体内 PTH 过多，则出现高血钙、低血磷并可导致肾结石。

PTH 升高血钙和降低血磷的作用，是由于动员骨钙入血，并影响肾小管对钙、磷的吸收。此外，PTH 的另一重要作用就是促进 1,25- 二羟维生素 D_3 的生成，后者进一步调节钙、磷代谢。PTH 在靶器官的作用几乎都是通过 cAMP 第二信使系统而实现的。

1. 对骨的作用　PTH 可直接或间接作用于各种骨细胞，调节骨转换，既促进骨形成，又促进骨吸收，其最终效应取决于 PTH 作用的方式和剂量。大剂量、持续性应用 PTH 主要使破骨细胞活动增强，促进骨吸收和骨基质溶解，动员骨钙、磷入血，使血钙浓度升高，最终导致骨量减少，骨质疏松。小剂量、间歇性应用 PTH 则主要表现为成骨细胞活动增强，促进骨形成，骨量增加。PTH 经其受体作用于成骨细胞，可促进成骨细胞释放 IGF-1 等生长因子，使前成骨细胞继续分化为成骨细胞，并抑制成骨细胞凋亡。目前已有临床研究采用这种给药方法治疗女性骨质疏松，并能使骨量显著增加，骨强度增强。骨组织对 PTH 的反应速度有快速效应和延迟效应两个时相。快速效应是促进骨细胞的钙转移，注射 PTH 后，在 1 h 内即可测出血钙浓度升高。骨组织对 PTH 的延迟效应在 12~14 h 后出现，通常在几天甚至几周后达到高峰。

2. 对肾的作用　PTH 促进肾远曲小管、集合小管对钙的重吸收，使尿钙减少，血钙升高；同时还抑制近曲小管对磷的重吸收，增加尿磷排出，降低血磷。PTH 影响肾小管重吸收的效应几分钟即可完成，而且可长期维持作用。

PTH 对肾的另一重要作用是激活 1-α- 羟化酶，使 25- 羟维生素 D_3（25-$OH-D_3$）转变为生物活性最强的 1,25- 二羟维生素 D_3 [1,25-$(OH)_2-D_3$]，后者可促进小肠对钙和磷的吸收。因此，PTH 对小肠钙吸收的作用是间接的。

（二）甲状旁腺激素分泌的调节

1. 血钙水平的作用　PTH 的分泌主要受血浆钙浓度变化的调节。血浆钙浓度轻微下降，就可使甲状旁腺分泌 PTH 迅速增加。通过动员骨钙入血，增强肾小管重吸收钙，使血钙浓度迅速回升。相反，血钙浓度升高时，PTH 分泌减少。长时间的高血钙，可使甲状旁腺发生萎缩；而持续的低血钙，则可使甲状旁腺增生。

2. 其他因素的作用　血磷升高可使血钙降低而刺激 PTH 的分泌，降钙素的大量释放也有促进 PTH 分泌的作用，而生长抑素等则抑制 PTH 的分泌。儿茶酚胺与甲状旁腺主细胞膜的 β 受体结合，通过 cAMP 介导，促进 PTH 分泌。血 Mg^{2+} 浓度降低时，可间接抑制 PTH 的分泌。

二、1,25- 二羟维生素 D_3

维生素 D_3（vitamin D_3，$VitD_3$）是胆固醇的衍生物，也称胆钙化醇（cholecalciferol），目前认为它也是一种类固醇激素。

（一）1,25- 二羟维生素 D_3 的生成和调节

体内的维生素 D_3 主要由皮肤中 7- 脱氢胆固醇经日光中的紫外线照射转化而来，也可由动物性食物中获取。以上两种方式获得的维生素 D_3 无生物活性，它首先需在肝内 25- 羟化酶的作用下形成 25- 羟维生素 D_3，然后在肾近端小管 1α- 羟化酶的作用下生成 1,25- 二羟维生素 D_3，后者为调节钙磷代谢的主要活性形式。血浆中 1,25- 二羟维生素 D_3 的含量为 100 pmol/L，半衰期为 12~15 h。

1,25- 二羟维生素 D_3 的生成受 PTH、血钙和血磷及生长激素、催乳素等因素的影响。

（二）1,25-二羟维生素 D_3 的生物学作用

1,25-二羟维生素 D_3 与靶细胞内的核受体结合，通过影响基因表达而发挥作用，其作用的靶器官主要是小肠、骨和肾。1,25-二羟维生素 D_3 除了通过核受体的基因组机制发挥作用外，也能经快速的非基因组机制产生生物效应。

1. 对小肠的作用　促进小肠黏膜上皮细胞对钙的吸收，这是由于 1,25-二羟维生素 D_3 进入小肠黏膜细胞内，与细胞核特异性受体结合，促进 DNA 的转录过程，生成一种与钙有高亲和力的钙结合蛋白（calcium-binding protein），参与钙的转运而促进钙的吸收。同时，也促进小肠黏膜细胞对磷的吸收，结果使血钙和血磷都增加。

2. 对骨的作用　对动员骨钙入血和钙在骨中的沉积均有作用，1,25-二羟维生素 D_3 可通过增加成熟破骨细胞的数量，增强骨的溶解，使骨钙、骨磷入血；同时还促进成骨细胞合成并分泌骨钙素，直接刺激成骨作用，促进骨盐沉积和骨的钙化，但总的效应使血钙浓度升高。此外，1,25-二羟维生素 D_3 能增强 PTH 的骨溶解作用，在缺乏 1,25-二羟维生素 D_3 时，PTH 的作用明显减弱。维生素 D 缺乏对骨代谢可产生显著影响，例如，儿童缺乏维生素 D 可患佝偻病，而成人缺乏维生素 D 则易发生骨软化症和骨质疏松症。

3. 对肾的作用　促进肾小管对钙、磷的重吸收，减少排泄，此作用在维持细胞外钙、磷浓度中较弱。

三、降钙素

降钙素（calcitonin，CT）是甲状腺的滤泡旁细胞（或称 C 细胞）分泌的含有 1 个二硫键的 32 肽，相对分子质量为 3 400。正常人血清中降钙素浓度为 10~20 ng/L，血浆半衰期小于 1 h，主要在肾降解并排出。在人的血液中还存在一种与 CT 来自同一基因的肽，称为降钙素基因相关肽（calcitonin gene-related peptide，CGRP），由 37 个氨基酸构成，分布于神经和心血管系统，参与心血管活动的调节。

（一）降钙素的生物学作用

和 PTH 相反，降钙素的作用主要是降低血钙和血磷，其主要靶器官是骨，对肾也有一定的作用。

1. 对骨的作用　抑制破骨细胞活动，减弱溶骨过程，这一反应发生很快，在给降钙素后 1 h 左右，出现成骨细胞活动增强，溶骨过程减弱，增强成骨过程，使骨组织释放的钙、磷减少，钙、磷沉积增加，因而血钙与血磷含量下降。

在成人体内，降钙素对血钙的调节作用较小，因为降钙素引起的血钙浓度下降，可强烈地刺激 PTH 释放，PTH 的作用超过降钙素的效应。另外，成人破骨细胞的活动每天只能向细胞外液提供 0.8 g 钙，因此，抑制破骨细胞的活动对血钙的影响是很小的。然而，儿童骨的更新速度很快，破骨细胞的活动每天可向细胞外液提供 5 g 以上的钙，相当于细胞外液总钙量的 5~10 倍，因此，降钙素对儿童血钙的调节则十分明显。在某些破骨活动加速的疾病状态

下，降钙素对骨质的溶解也有很强的抑制作用。

2. 对肾的作用　抑制肾小管对钙、磷、钠及氯的重吸收，使这些离子从尿中排出增多。

（二）降钙素分泌的调节

降钙素的分泌主要受血钙浓度的调节。当血钙浓度升高时，降钙素的分泌亦随之增加。降钙素与PTH对血钙的作用相反，共同调节血钙浓度的相对稳定。比较降钙素与PTH对血钙的调节作用，有两个主要的差别：①降钙素分泌启动较快，在1 h内即可达到高峰，而PTH分泌则需几个小时；②降钙素只对血钙水平产生短期调节作用，其作用很快被PTH作用部分或全部抵消，后者对血钙浓度发挥长期调节作用。进食可以刺激降钙素分泌，由于降钙素作用快速而短暂，所以对降低高钙饮食引起血钙浓度升高具有重要作用。

（龚凤英　郭筱楠　迟素敏　朱肖星　周洁　孟华　朱锦宇　吕顺艳）

第五节　肾上腺皮质

肾上腺位于肾的上方，由肾上腺皮质（adrenal cortex）和肾上腺髓质（adrenal medulla）组成，它们在结构和功能上各不相同。肾上腺皮质来源于胚胎中胚层，占整个肾上腺的72%；肾上腺髓质来源于胚胎外胚层，占整个肾上腺的28%。肾上腺皮质分泌对维持生命至关重要的盐皮质激素和糖皮质激素。

一、肾上腺皮质激素

肾上腺皮质由外向内可以分为球状带、束状带和网状带，分别占皮质的15%、50%和7%（图11-8）。由于各区带细胞所含的酶系不同，合成的肾上腺皮质激素也不相同。球状带细胞分泌盐皮质激素，束状带主要分泌糖皮质激素，网状带分泌少量的性激素。

（一）盐皮质激素

肾上腺皮质分泌的盐皮质激素（mineralocorticoids）主要为醛固酮（aldosterone）和去氧皮质酮（desoxy-corticosterone），去氧皮质酮的盐皮质激素作用只有醛固酮作用的3%。

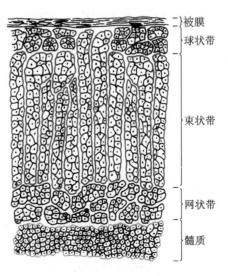

被膜
球状带
束状带
网状带
髓质

图11-8　肾上腺结构

肾上腺皮质主要分泌糖皮质激素和盐皮质激素，而胎儿肾上腺皮质主要分泌雄激素。

（二）糖皮质激素

肾上腺皮质分泌的糖皮质激素（glucocorticoids）主要有皮质醇［也称为氢化可的松（hydrocortisone）］和皮质酮（corticosterone）。皮质醇主要由束状带分泌，皮质酮则在肾上腺皮质的三条带都有合成。不同种属动物肾上腺皮质分泌的糖皮质激素种类比例不一，人类、猴、羊、猫等以皮质醇为主，鸟类、啮齿动物以皮质酮为主，而狗则分泌等量的皮质醇和皮质酮。

（三）性激素

肾上腺皮质网状带分泌的性激素（sex hormones）主要为脱氢表雄酮（dehydroepiandrosterone，DHEA）和雄烯二酮（androstenedione）。肾上腺皮质分泌的性激素的量很少，而且脱氢表雄酮和雄烯二酮的雄激素作用只有睾酮的20%，因此正常情况下在男性作用不大，但当肾上腺增生或发生肿瘤时，肾上腺分泌的雄激素可以导致女性男性化或男孩青春期提前出现。在女性，肾上腺皮质产生的性激素可促进骨盆的发育、阴毛的生长、青春期身体的成长，以及成人性欲的维持。在男女两性，肾上腺雄激素在青春期前1~2年分泌增多，称为肾上腺（皮质）功能出现。肾上腺分泌的雄烯二酮可以在血液循环中进一步转化为雌二醇（estradiol），是男性和绝经后妇女雌激素的重要来源。胎儿肾上腺的结构不同于成年人，其皮质主要为胎儿带，分泌大量的DHEA提供给胎盘作为雌激素合成的前体。

二、肾上腺皮质激素的合成、转运和代谢

肾上腺皮质激素属于类固醇激素，其分子中都有17个碳原子组成的环戊烷多氢菲的结构。糖皮质激素和盐皮质激素含有21个碳原子，因此又称为C21激素；雄激素含有19个碳原子，因此称为C19激素；雌激素含有18个碳原子，因此称为C18激素（图11-9）。胆固醇是肾上腺皮质激素合成的前体，主要来源于血液的低密度脂蛋白，少量由乙酸合成。胆固醇在皮质细胞的细胞色素P450侧链裂解酶（P450scc）的作用下先转变为孕烯醇酮，然后在脱氢酶、羟化酶和醛固酮合酶的作用下转变为各种皮质激素，包括醛固酮、皮质醇和雄激素。

糖皮质激素在血液中主要以结合形式存在，而盐皮质激素主要以游离形式存在。

皮质醇进入血液后，75%~80%与血中的皮质类固醇结合球蛋白（corticosteroid-binding globulin，CBG）或称为皮质激素运载蛋白（transcortin）结合，少量与清蛋白结合，游离的皮质醇只占5%~10%，只有游离的糖皮质激素具有生物活性。皮质酮虽然也与CBG结合，但结合的量较皮质醇为少。醛固酮与血浆清蛋白及CBG的结合能力很弱，主要以游离状态存在。CBG是由肝合成的，相对分子质量为52 000，血浆中CBG浓度为30~50 mg/L。CBG与糖皮质激素的结合具有饱和性，每100 mL血浆CBG最多能结合20 μg皮质醇。雌激素促进肝合成CBG，因此妊娠时尽管血浆糖皮质激素浓度较高，但游离糖皮质激素的水平并不平行升高，所以一般无糖皮质激素过多的症状。

皮质醇在血浆中的半衰期为70 min，醛固酮为20 min，皮质激素与转运蛋白的结合可以延缓皮质激素的降解。皮质醇主要在肝内降解失活，其降解产物中约70%为17-羟类固醇化合物，从尿液中排泄。另有约10%以原型从胆汁

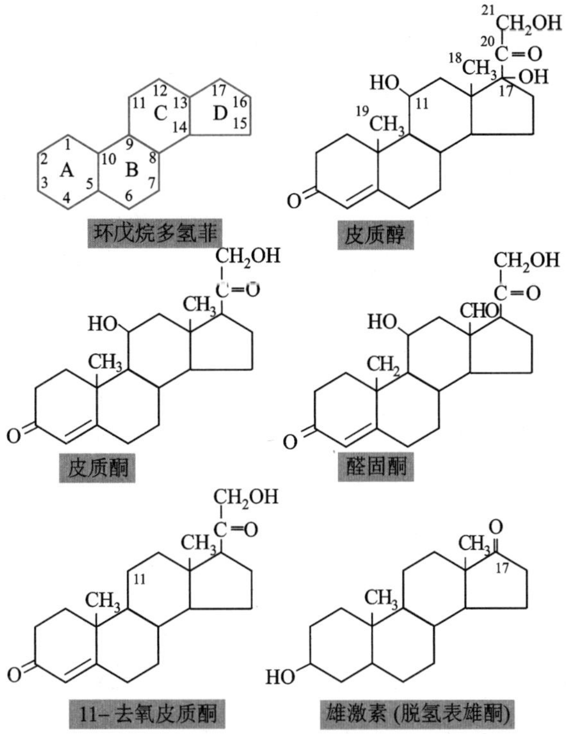

图 11-9　几种重要的皮质激素的化学结构

分泌排泄，少量从尿中排泄。测定 24 h 尿游离皮质醇的含量可以反映皮质醇的分泌水平。醛固酮的代谢途径与皮质醇相似。

肝和其他组织还存在糖皮质激素的转化酶——11β- 羟类固醇脱氢酶（11β-hydroxysteroid dehydrogenase，11β-HSD）。体内有两种 11β-HSD 亚型，11β-HSD1 主要为还原酶，它可以将无活性的可的松（cortisone）和 11- 脱氢皮质酮（11-dehydrocorticosterone）分别转化为有活性的氢化可的松和皮质酮；11β-HSD2 主要为氧化酶，它可以将氢化可的松或皮质酮分别转化为无活性的可的松和 11- 脱氢皮质酮。因此，11β-HSD1 可以使组织中活性糖皮质激素水平增加，加强糖皮质激素的作用；而 11β-HSD2 则通过降解糖皮质激素削弱其作用。

糖皮质激素的活性除了受 CBG 的调节外，还受 11β-HSD 的调节。

三、肾上腺皮质激素的生物学作用

动物实验发现，摘除双侧肾上腺后，动物将不能存活，若只切除肾上腺的髓质，动物可以存活较长时间，说明肾上腺皮质分泌的激素是维持生命所必需的。动物死亡的原因主要有两个方面：①由于缺乏盐皮质激素，机体水盐代谢紊乱，循环血量严重不足，导致血压降低和致命性休克。②由于缺乏糖皮质激素，机体水、糖、蛋白质和脂肪代谢发生严重紊乱，机体应激反应降低，轻微刺激将导致机体功能衰竭和死亡。

糖皮质激素和盐皮质激素都是脂溶性的类固醇激素，它们很容易通过细胞

糖皮质激素和盐皮质激素受体均属于细胞核受体超家族。

膜进入细胞内，与胞质受体结合，形成激素 – 受体复合物，后者进入细胞核内，与特异的 DNA 位点结合，调节靶基因的转录和翻译，产生相应的基因组效应。肾上腺皮质激素也可与靶细胞膜中的受体结合，通过第二信使产生快速的非基因组效应。

（一）盐皮质激素

盐皮质激素以醛固酮为主，其主要作用是调节机体水电解质代谢。醛固酮的靶器官包括肾、唾液腺、汗腺和胃肠道外分泌腺等，其中以肾尤为重要。醛固酮通过远曲小管和集合小管的盐皮质激素受体（MR），促进肾小管上皮细胞管腔面细胞膜钠离子通道蛋白的表达和基底外侧膜 Na^+–K^+–ATP 酶的表达，使水伴随着钠离子的重吸收增加，钾离子重吸收减少。因此，盐皮质激素的作用可概括为"保钠、保水、排钾"。

醛固酮分泌过多，如原发性醛固酮增多症，可致机体钠、水潴留，引起高血钠、低血钾、碱中毒，甚至发生顽固性高血压；相反，醛固酮分泌过低则可使钠、水排出过多，出现低血钠、高血钾、酸中毒和低血压。

（二）糖皮质激素

机体多数组织存在糖皮质激素受体，因此糖皮质激素的作用非常广泛，在物质代谢、免疫反应和应激反应中起着非常重要的作用。

1. 对物质代谢的影响（图 11-10）

（1）糖 糖皮质激素促进肝糖异生和糖原的合成。同时具有抗胰岛素样作用，抑制组织对葡萄糖的利用，但心脏和脑组织除外。这样在应激条件下可以保证心脑组织对葡萄糖的需要。因此，糖皮质激素缺乏将导致低血糖，过多则可升高血糖，尿糖呈阳性，称为肾上腺糖尿病。

（2）脂肪 糖皮质激素促进脂肪的水解，增强脂肪酸在肝内的氧化过程，有利于糖异生。库欣综合征（Cushing syndrome）患者由于糖皮质激素分泌过多，导致体内脂肪重新分布，面部、颈部、躯干和腹部脂肪沉积增多，而四肢脂肪减少，形成满月脸、水牛背、四肢消瘦、向心性肥胖等库欣综合征的体征。

（3）蛋白质 糖皮质激素促进肝外组织，特别是肌肉组织蛋白质的分解，以提供氨基酸给肝作为糖异生的原料。糖皮质激素还能抑制表皮细胞分裂和 DNA 合成，减少皮肤结缔组织的胶原合成。因此糖皮质激素过多时，患者常表现出肌肉组织萎缩、骨质疏松、皮肤菲薄、皮肤紫纹等体征。

2. 对血细胞的影响 糖皮质激素通过增强骨髓的造血功能，增加红细胞、血小板数目，通过促进附着血管

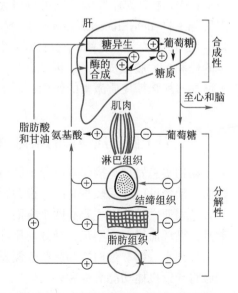

图 11-10 糖皮质激素对物质代谢的影响

壁的中性粒细胞进入血液循环增加中性粒细胞的数目。当糖皮质激素增多时，患者红细胞增多，加上皮肤菲薄，常有多血质外貌。所以肾上腺皮质功能亢进患者易患红细胞增多症，而功能减退者会出现贫血。

糖皮质激素通过抑制淋巴细胞的有丝分裂和促进淋巴细胞的凋亡，减少淋巴细胞的数目，使淋巴结和胸腺发生萎缩，所以长期应用糖皮质激素，能导致免疫功能降低，易患严重感染，有时使某些本来不会致死的感染如结核病复燃，甚至致死；相反，糖皮质激素的这种作用有利于对抗器官移植时出现的免疫性排斥反应。糖皮质激素通过增加肺和脾对嗜酸性粒细胞的潴留，减少血液中嗜酸粒细胞的数目。糖皮质激素还减少血液中嗜碱性粒细胞的数目。

3. 抗炎症和抗过敏　糖皮质激素通过增强白细胞溶酶体膜的稳定性，减少溶酶体蛋白水解酶进入组织液，减轻对组织的损伤和炎症局部的渗出。糖皮质激素还抑制结缔组织中成纤维细胞的增生，从而减轻炎症的增生性反应。

糖皮质激素抑制浆细胞抗体的生成和组织中组胺的生成而具有抗过敏作用。

4. 对胃黏膜屏障的影响　糖皮质激素促进胃酸和胃蛋白酶的分泌，因此大剂量使用糖皮质激素或长时间应激可能诱发胃溃疡，胃溃疡患者应慎用糖皮质激素。

5. 对水电解质代谢的作用　由于糖皮质激素与MR可交叉结合，因此具有一定的保钠、保水和排钾作用。此外，糖皮质激素具有抑制血管升压素的分泌、增加肾小球滤过率的作用。肾小管功能低下时，血管升压素分泌增加，肾小球滤过率降低，水排泄非常缓慢，严重时将发生水中毒。

6. 允许作用　一些激素只有在少量糖皮质激素存在的条件下才产生某些作用，而糖皮质激素本身并不具有这些作用，糖皮质激素的这种作用称为允许作用（permissive action）。胰高血糖素和儿茶酚胺类只有糖皮质激素存在时才能够影响能量代谢。糖皮质激素还加强儿茶酚胺类促脂肪水解、舒张支气管和收缩血管等作用。

糖皮质激素对维持正常血压是必需的，这是由于糖皮质激素能增加心肌和血管平滑肌上儿茶酚胺的受体数量、调节受体介导的细胞内信号传递过程、抑制血管舒张激素前列腺素的合成和降低毛细血管的通透性等。因此，糖皮质激素分泌不足的患者，在发生应激反应时容易出现低血压性休克。

7. 应激作用　当机体遭受到来自内、外环境和社会、心理等因素一定程度的伤害性刺激时，如创伤、手术、感染、缺氧、中毒、疼痛、寒冷、强烈精神刺激、精神紧张等，腺垂体即刻释放大量促肾上腺皮质激素（ACTH），促进糖皮质激素快速大量分泌，引起机体发生非特异性的适应反应，称为应激反应（stress reaction）。机体应激反应的机制十分复杂，除ACTH、糖皮质激素水平明显增高外，儿茶酚胺、催乳素、生长激素、血管升压素、β-内啡肽、胰高血糖素和醛固酮等激素也明显增加。此外，交感神经系统的活动也增强。一定程度的应激反应有利于机体在整体功能全面动员的基础上，提高机体对有害刺激的耐受能力，减轻各种不良反应，但是强烈或持久的应激刺激将引起机体过强的应激反应，对机体造成伤害，甚至导致应激性疾病，如严重创伤、大面积烧伤、大手术等可引起应激性溃疡。在应激反应中，机体分泌的糖皮质激素通过以下几种机制增强机体的适应力和抵抗力：①减少缓激肽、前列腺素和蛋白水解酶的产生。②维持血糖水平以供脑和心脏糖的利用。③对儿茶酚胺的允许作用使心肌收缩力加强，血压升高。

糖皮质激素的作用广泛而复杂。除上述主要作用外，糖皮质激素尚能促进胎儿肺泡发育及肺泡表面活性物质的生成，防止新生儿呼吸窘迫综合征的发生；糖皮质激素还可维持中枢神经系统的正常兴奋性，改变行为和认知能力，影响胎儿和新生儿的脑发育；过量使用糖皮质激素还可以引起失眠、情绪激动或压抑、记忆力减退、骨量减少和骨质疏松等症状和表现。药理剂量（大剂量）的糖皮质激素还能抑制炎症反应和免疫反应，因而具有抗炎、抗过敏、抗免疫排斥和抗休克等作用。

四、肾上腺皮质激素分泌的调节

（一）盐皮质激素

醛固酮的分泌主要受肾素 – 血管紧张素系统（renin-angiotensin system）和钾离子的调节。正常情况下，ACTH 对醛固酮的分泌并无调节作用，只有当血液 ACTH 浓度异常升高时才对醛固酮的分泌有一定的促进作用。

1. 肾素 – 血管紧张素　肾动脉压下降和肾血流量减少时，肾素的分泌量增加，肾素将肝合成的血管紧张素原转化为血管紧张素 I，血管紧张素 I 在肺部血管紧张素转化酶（ACE）的作用下转化为有活性的血管紧张素 II。血管紧张素 II 通过第二信使 IP_3/DAG 促进肾上腺皮质球状带细胞醛固酮的合成和分泌。心房钠尿肽通过抑制肾素的分泌抑制血管紧张素的转化。

2. 血钠和血钾　血钠降低和血钾升高都促进醛固酮的分泌，但肾上腺皮质对血钾更为敏感，血钾升高使细胞除极，电压依赖性钙离子通道开放，导致醛固酮合成增加。一般生理性的血钠变化不足以引起醛固酮分泌的变化。

（二）糖皮质激素

糖皮质激素的基础分泌和应激性分泌均在腺垂体 ACTH 的严密调控之下，ACTH 的分泌则受下丘脑分泌的促肾上腺皮质激素释放激素（CRH）的调节和糖皮质激素的反馈调节。

1. ACTH　ACTH 为腺垂体分泌的 39 肽，来自阿黑皮素原（proopiomelano-cortin, POMC），不同种属 ACTH 结构中第 1 ~ 23 位氨基酸残基序列相同，为生物活性的基本结构。第 24 ~ 39 位氨基酸残基的序列变异较大，主要起稳定结构和延缓降解的作用。POMC 降解产物除了 ACTH 外，还有 β 黑素细胞刺激素（β-MSH）；ACTH 本身还可以进一步降解为 α-MSH。因此，肾上腺皮质功能减退时，伴随 ACTH 分泌代偿性增加，MSH 的分泌也增加，患者皮肤出现色素沉着。

肾上腺皮质存在与腺苷酸环化酶偶联的 ACTH 受体，ACTH 不但刺激糖皮质激素的分泌，也刺激束状带与网状带细胞的增生。垂体切除后，糖皮质激素在数分钟内减少到很低的水平，在一天内肾上腺皮质出现明显萎缩。注射 ACTH 可使肾上腺肥厚，糖皮质激素在数分钟内分泌增加数倍。大剂量的

盐皮质激素的分泌主要受血管紧张素 II 的调节，糖皮质激素的分泌则主要受垂体激素 ACTH 的调节。

ACTH 也促进醛固酮的分泌。正常情况下垂体中贮存的 ACTH 很少，它在血浆中的浓度为 1 ~ 50 ng/L，半衰期约为 10 min。

2. ACTH 分泌的调控　垂体 ACTH 的分泌受下丘脑分泌的 CRH、血管升压素和肾上腺分泌的糖皮质激素的调控。CRH 和血管升压素是由下丘脑室旁核神经内分泌小细胞分泌的促垂体激素，分别通过腺垂体的 $CRH-R_1$ 受体和血管升压素 V_{1b} 受体促进腺垂体 ACTH 的分泌。当机体受到应激刺激时，下丘脑 CRH 神经元分泌增强，刺激腺垂体 ACTH 分泌，最后引起肾上腺皮质激素的大量分泌，以提高机体对伤害性刺激的耐受能力。

血液糖皮质激素可以反馈作用于下丘脑和垂体，抑制下丘脑 CRH 和垂体 ACTH 的分泌，以维持肾上腺糖皮质激素分泌的平衡。但垂体细胞存在 CBG，使糖皮质激素对垂体的负反馈受到限制。因此，天然糖皮质激素主要反馈作用于下丘脑，抑制 CRH 的分泌。血脑屏障的内皮细胞膜存在一种 mdrla P- 糖蛋白，可以阻挡人工合成的糖皮质激素进入脑内，因此对下丘脑无反馈作用。但人工合成的糖皮质激素不与 CBG 结合，可以作用于血脑屏障之外的垂体，抑制 ACTH 的分泌。另外，ACTH 对 CRH 的分泌及 CRH 对 CRH 本身的分泌也有负反馈调节作用（图 11–11）。

CRH 和血管升压素都促进垂体 ACTH 的分泌。

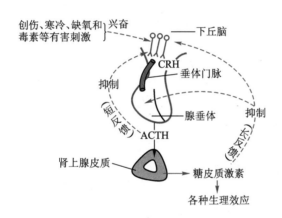

图 11–11　糖皮质激素分泌的调节

当应用外源性糖皮质激素时，由于 ACTH 的反馈性分泌减少，患者往往出现肾上腺皮质萎缩，停药时应逐渐减量，使肾上腺皮质逐渐恢复功能，或用药期间间断给予 ACTH，以防止肾上腺皮质萎缩。

3. 糖皮质激素分泌的昼夜节律　受下丘脑视交叉上核生物钟的控制，下丘脑 CRH 呈昼夜节律性释放，垂体 ACTH 和肾上腺糖皮质激素的分泌也呈现相应的节律性。凌晨醒来前血液中糖皮质激素的浓度最高，午夜时血液中糖皮质激素的浓度最低。早晨 4—10 点肾上腺分泌的糖皮质激素量占每日糖皮质激素分泌量的 75%。ACTH 的昼夜节律性分泌不受糖皮质激素的反馈调节，在肾上腺皮质功能减退和切除肾上腺的大鼠，ACTH 的分泌节律依然存在。

测定血浆糖皮质激素浓度时应当注意其昼夜节律变化。

（龚凤英　郭筱楠　迟素敏　裴建明　孙刚　周洁　李雪　袁铭　陈迈）

第六节 肾上腺髓质

肾上腺髓质细胞在功能上相当于无轴突的交感神经节后神经元。

肾上腺髓质来源于胚胎外胚层，占整个肾上腺的28%。在发生和功能上相当于交感神经的节后神经元，只是没有神经轴突，但仍然接受交感神经节前纤维的支配，分泌肾上腺素和去甲肾上腺素进入血液，因此属于内分泌细胞。由于这些细胞内的颗粒呈嗜铬反应，故称为嗜铬细胞。

一、肾上腺髓质激素

血液肾上腺素主要来源于肾上腺髓质。

肾上腺髓质嗜铬细胞分泌儿茶酚胺（catecholamine）类激素，主要以肾上腺素（epinephrine or adrenaline）和去甲肾上腺素（norepinephrine or noradrenaline）为主，另外还有少量的多巴胺（dopamine）。肾上腺素、去甲肾上腺素和多巴胺结构中都有一个儿茶酚基（邻苯二酚基），因此属于儿茶酚胺类。髓质中分泌肾上腺素和去甲肾上腺素细胞的比例为9∶1，这些细胞肾上腺素和去甲肾上腺素分泌量的比例为4∶1。它们都来源于酪氨酸，酪氨酸首先在羟化酶的作用下生成多巴，多巴在脱羧酶的作用下生成多巴胺，多巴胺进一步在β-羟化酶的作用下生成去甲肾上腺素，后者在苯基乙醇胺-*N*-甲基转移酶（phenylethanolamine-*N*-methyltransferase，PNMT）的作用下甲基化为肾上腺素（图11-12）。肾上腺髓质和交感神经节后纤维的去甲肾上腺素合成过程一致，不同的是嗜铬细胞存在大量的PNMT，可使去甲肾上腺素甲基化为肾上腺素。肾上腺素与去甲肾上腺素合成后均储存在嗜铬细胞囊泡内，前者占80%，后者占20%。由于PNMT只存在于肾上腺和脑组织，因此其他组织的肾上腺素是由血液摄取而来的，血液中肾上腺素主要来自肾上腺髓质，而血液中去甲肾上腺素则来自肾上腺髓质和肾上腺素能神经纤维末梢。

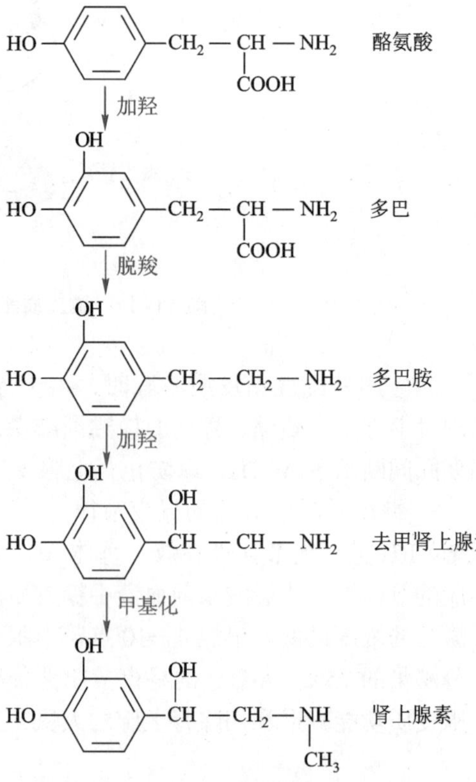

图11-12　肾上腺髓质激素的合成途径

儿茶酚胺通过单胺氧化酶（monoamine oxidase，MAO）与儿茶酚-*O*-甲基转移酶（catechol-*O*-methyltransferase，COMT）的作

用转化为香草基扁桃酸（vanillylmandelic acid，VMA）而灭活。

二、肾上腺素和去甲肾上腺素的生物学作用

肾上腺素受体有 α 和 β 两型，α 受体通过磷脂酰肌醇或 cAMP 系统发挥作用，β 受体通过 cAMP 发挥作用。α 受体可分为 α_1 和 α_2 亚型，α_1 受体存在于血管平滑肌，α_2 受体分布于突触前膜、小肠平滑肌等组织，受体激活后引起去甲肾上腺素释放减少、小肠舒张等作用。β 受体分为 β_1、β_2、β_3 和 β_4 亚型，β_1 受体存在于心肌，介导对心肌的正性变力和正性变时作用；β_2 受体存在于气管和血管平滑肌，介导对气管和血管平滑肌的舒张作用；β_3 受体存在于脂肪组织，促进脂肪分解；β_4 受体存在于心肌，介导对心肌的正性变力作用。肾上腺素对 α、β_1、β_2 受体都有较强的亲和力，而对 β_4 受体的亲和力较低。

> 去甲肾上腺素和肾上腺素的作用取决于组织以何种肾上腺素受体为主。

（一）心血管作用

去甲肾上腺素通过 β_1 受体增强离体心脏的收缩力和加快心率，通过 α_1 受体使血管收缩。在整体动物，给予去甲肾上腺素引起血压升高，血压升高引起压力反射，导致心率减慢，并超过其本身的正性变时效应，结果心输出量减少。肾上腺素通过 β_1 受体增强心脏的收缩力和加快心率，通过 β_2 受体扩张骨骼肌和肝的血管，此扩张血管作用超过了肾上腺素对其他部位的缩血管作用，因此总的外周阻力下降。

> 可利用去甲肾上腺素的缩血管作用升高休克时的血压，利用肾上腺素的加强心脏收缩作用治疗心搏骤停。

（二）代谢作用

去甲肾上腺素和肾上腺素均可以促进肝糖原分解、脂肪分解和氧化。去甲肾上腺素和肾上腺素还使能量代谢增强。糖皮质激素对儿茶酚胺的代谢作用具有允许作用。

（三）应急作用

交感神经的兴奋作用和肾上腺素、去甲肾上腺素的激素作用难以区分。应急对两者都有激活作用，交感神经释放的去甲肾上腺素和肾上腺髓质释放的儿茶酚胺类激素使中枢处于一种警觉状态，同时肺通气增加、心脏收缩力加强、心率加快、全身血液重新分配，以确保心、脑、肝和骨骼肌的血液供应，促进糖原和脂肪分解以提供能量等，这一切有利于机体应对应急情况。

（四）肾上腺髓质在交感神经系统中的作用

机体某些组织器官直接接受交感神经支配，同时还间接接受肾上腺髓质激素的作用。正常情况下，以交感神经活动为主，髓质激素几乎无作用；但当交感神经被破坏时，肾上腺素和去甲肾上腺素仍通过血液运输到组织器官发挥作用。另外，机体无交感神经支配的组织器官，主要靠肾上腺素增强细胞的代谢。

三、肾上腺髓质激素分泌的调节

（一）神经调节

肾上腺髓质受交感神经节前纤维的支配，交感神经节前纤维释放的乙酰胆碱通过 N 型受体促进儿茶酚胺的合成和分泌。

（二）糖皮质激素和 ACTH

糖皮质激素诱导多巴胺羟化酶和 PNMT，促进儿茶酚胺的合成。肾上腺皮质的血液流经髓质后才进入体循环，这一解剖特点有利于糖皮质激素对髓质儿茶酚胺合成的调节。ACTH 可以直接或间接（通过引起糖皮质激素分泌）促进髓质儿茶酚胺的合成。

（三）自身调节

当髓质细胞内多巴胺或去甲肾上腺素达到一定量的时候，它们负反馈抑制酪氨酸羟化酶的活性；同样，肾上腺素合成增多时，也负反馈抑制 PNMT 的活性，从而抑制儿茶酚胺的合成。

（盛慧　张海锋　迟素敏　裴建明　孙刚　李金玲　李雪　袁铭　周洁）

第七节　胰岛

胰腺既是外分泌腺又是内分泌腺，99% 的胰腺细胞聚集成腺泡，分泌内含消化酶的胰液，通过管道系统流入肠道；在腺泡之间分布有 100 万～200 万个小的内分泌组织，即胰岛。哺乳动物和人类的胰岛具有重要的内分泌与代谢调节功能。胰岛的内分泌细胞按形态及其所分泌的激素，主要分为 A（α）细胞、B（β）细胞、D（δ）细胞及 PP 细胞。A 细胞占全部胰岛细胞的 15%～20%，分布在胰岛的周边，分泌胰高血糖素（glucagon）；B 细胞占胰岛细胞的 60%～70%，主要分布在胰岛中央，分泌胰岛素（insulin）；D 细胞占胰岛细胞的 5%～10%，分泌生长抑素（somatostatin）；PP 细胞约占胰岛细胞的 1%，分泌胰多肽（pancreatic polypeptide），后两种细胞散在分布于整个胰岛（图 11-13）。

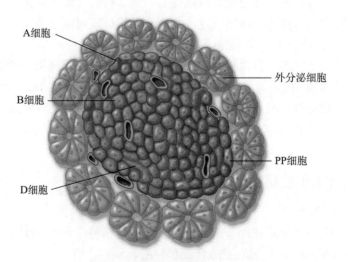

图 11-13　胰岛的细胞种类及其分布

一、胰岛素

胰岛素由 B 细胞分泌，是由 51 个氨基酸组成的小分子蛋白质，相对分子质量约为 5 733。胰岛素分子包括 2 条多肽链，分别为含 21 个氨基酸的 A 链和 30 个氨基酸的 B 链，A、B 链之间有两处二硫链相连，借以稳定其空间结构及生物活性。

B 细胞首先在内质网合成一条大分子单链多肽——前胰岛素原（prepro-insulin），然后除去 N 端含 24 个氨基酸的信号肽成为胰岛素原（proinsulin）。在高尔基体内，胰岛素原被进一步加工，经酶水解成为胰岛素及 C 肽（C-peptide），成熟的胰岛素贮存在分泌颗粒中。C 肽无胰岛素活性，但它的合成与胰岛素同步，并且以相等数量分子分泌进入血液，因此，临床或科研上通过测定血清中 C 肽的含量间接反映 B 细胞分泌胰岛素的能力。

胰岛素于 1920 年由加拿大外科医生弗雷德里克·班廷发现，现已能够人工合成。1965 年，我国生化学家首先用化学方法人工合成了具有全生物活性的结晶牛胰岛素，成为人类历史上第一次人工合成生命物质的创举。现在多采用基因工程的方法人工合成胰岛素。

> 参考资料 11-4
> 胰岛素的发现
> 参考资料 11-5
> 向诺贝尔奖委员会推荐我国人工合成牛胰岛素成果的历史

（一）胰岛素的生物学作用

胰岛素分泌入血后可到达全身各个器官，特别是肝、肾、脑、肌肉和脂肪等代谢较为活跃的组织，发挥生物学作用。胰岛素可降血糖，同时可促进糖原、脂肪、蛋白质合成。另外，胰岛素还具有抑制细胞凋亡和炎症、刺激特异性基因转录和细胞生长及促进伤口愈合等作用。

1. 胰岛素对代谢的调节

（1）对糖代谢的调节　胰岛素促进细胞对葡萄糖的摄取和利用，促进肝和肌肉糖原的合成及贮存，抑制糖异生，促进葡萄糖转化为脂肪酸，并贮存于脂肪中。上述作用使血糖水平下降。

胰岛素是体内唯一降低血糖浓度的激素，一旦某种原因引起胰岛素缺乏或其作用相对不足，葡萄糖的转运和代谢将发生障碍。由于没有代偿机制，血糖浓度将升高，如超过肾糖阈，尿中将出现葡萄糖。空腹血糖≥7.0 mmol/L 和（或）餐后 2 h 血糖≥11.1 mmol/L 时，即可诊断为糖尿病。

（2）对脂肪代谢的调节　胰岛素促进脂肪合成，抑制脂肪分解。胰岛素促进肝细胞合成脂肪酸并将其转运到脂肪细胞贮存。胰岛素作用于脂肪细胞，促进葡萄糖向细胞内转运，使其转化为脂肪酸和 α- 磷酸甘油，两者进一步生成三酰甘油，贮存于脂肪细胞中。胰岛素通过抑制脂肪细胞脂肪酶的活性可减少脂肪的分解。

胰岛素缺乏时，脂肪分解增强，大量脂肪酸在肝细胞内氧化生成乙酰辅酶 A，过量的乙酰辅酶 A 不能进入三羧酸循环，转而产生大量酮体，导致酮血症和酸中毒。

（3）对蛋白质代谢的调节　胰岛素可促进蛋白质的合成，抑制蛋白质分解及由氨基酸异生葡萄糖。胰岛素有促进机体生长的作用，这与其增强蛋白质合成作用直接相关。

> 糖尿病是以高血糖和尿中含糖为特征的内分泌疾病。有两种类型，一是胰岛素依赖型，为 B 细胞受损，胰岛素分泌减少所致；二是非胰岛素依赖型（更常见），是因为组织对胰岛素作用的敏感性降低。

2. 胰岛素的作用机制 胰岛素的作用是通过靶细胞膜上的胰岛素受体（insulin receptor）介导的。胰岛素受体是存在于细胞膜上的蛋白质，是一种受体型酪氨酸激酶（receptor tyrosine kinase）。该受体分子是由 2 个 α 亚基和 2 个 β 亚基组成的四聚体，亚基之间以二硫键连接。其中整个 α 亚基和部分 β 亚基（N 端）在细胞膜外，能与胰岛素特异结合，而细胞内的 C 端 β 亚基为蛋白激酶的结构。胰岛素与 α 亚基结合后，使 β 亚基磷酸化，激活受体的催化活性，使细胞内相关蛋白磷酸化，后者进一步介导细胞内信号传递过程，以实现胰岛素对细胞代谢等的调节。

葡萄糖不能自由通过细胞膜脂双层结构进入细胞，细胞摄入葡萄糖需借助细胞膜上的葡萄糖转运体（glucose transporters，GLUT）才能得以实现。不同细胞为适应不同功能，可表达不同类型的葡萄糖转运体。其中肌肉和脂肪细胞表达同一种转运体 GLUT4。胰岛素促进 GLUT4 从细胞质向细胞膜转位（translocation），引起转运体数量增多，增强细胞对葡萄糖的摄取（图 11-14）。

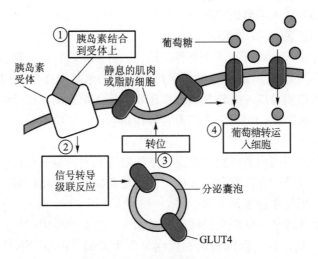

图 11-14 胰岛素的作用机制

（二）胰岛素分泌的调节

1. 血糖的作用 血糖水平是胰岛素分泌调节中最重要的因素。空腹时，血糖浓度较低（正常约 5 mmol/L），胰岛素分泌维持在基础水平。进食后，血糖浓度升高，胰岛素分泌明显增加，增强细胞对葡萄糖的摄取和利用，从而降低血糖浓度；当血糖降低到正常空腹水平时，胰岛素分泌亦恢复到基础水平。血糖（葡萄糖）直接作用于胰岛 B 细胞促进胰岛素分泌（图 11-15）。

血糖持续升高，致使胰岛素分泌增多的过程大致可分为两个峰。首先在细胞外葡萄糖升高后 5 min 内，胰岛素释放迅速增加，可达基础水平的 10 倍以上，其主要来源为邻近 B 细胞膜的成熟分泌颗粒（囊泡）内的胰岛素。由于该类分泌颗粒数量有限，故持续分泌 5 ~ 10 min 后便减少 50%。第一峰伴随细胞内 Ca^{2+} 的升高（从 10^{-7} mol/L 升高到 10^{-5} mol/L），Ca^{2+} 刺激胰岛素分泌，葡

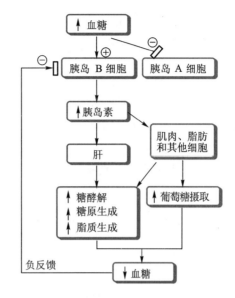

萄糖、胰高血糖素和胃肠激素可刺激胰岛素第一峰的分泌。若血糖维持在高水平，胰岛素分泌随即出现第二次增多，第二峰出现在 10 min 后，可持续 1 h。此高峰是在葡萄糖的作用下，B 细胞动员新合成的及远离细胞膜的胰岛素分泌颗粒，转运至细胞膜并释放到细胞外。葡萄糖和氨基酸可刺激胰岛素第二峰的分泌。细胞外葡萄糖升高还刺激 B 细胞增加胰岛素合成；长期的高血糖还可刺激 B 细胞的增生。

图 11-15 血糖对胰岛素分泌的调控机制

葡萄糖刺激 B 细胞分泌胰岛素，是由葡萄糖在 B 细胞内代谢的产物介导的，目前普遍认为是 ATP。细胞外葡萄糖浓度升高，进入 B 细胞内，经糖酵解及氧化磷酸化而生成 ATP。ATP 特异性抑制细胞膜上的 ATP 敏感钾通道（K_{ATP} 通道），导致细胞膜除极，进而激活电压依赖的 Ca^{2+} 通道，Ca^{2+} 内流增多。通过与神经末梢递质释放类似的机制，介导胰岛素分泌颗粒同细胞膜融合，从而分泌胰岛素至细胞外。

2. 氨基酸和脂肪酸的作用　一些氨基酸（如亮氨酸）在 B 细胞内代谢，可刺激胰岛素的分泌。氨基酸刺激胰岛素的分泌与葡萄糖的刺激有协同作用。在血糖浓度较低时，血液中氨基酸浓度增加，只能对胰岛素的分泌有轻微的刺激作用，但如果血糖同时升高，氨基酸的刺激作用大大增强。血液中游离脂肪酸和酮体大量增加时，也可促进胰岛素的分泌。

3. 激素的作用　很多激素对胰岛素分泌有直接的刺激作用，如胃肠激素中的胃泌素、促胰液素、缩胆囊素、血管活性肠肽、胰高血糖素样肽 -1（glucagon-like peptide-1）和抑胃肽等。这些激素的刺激作用有赖于细胞外葡萄糖的存在。实验研究表明，其中只有抑胃肽（gastric inhibitory polypeptide，GIP）或称为葡萄糖依赖的促胰岛素多肽（glucose-dependent insulinotropic peptide）能在生理浓度下促进胰岛素的分泌。GIP 由十二指肠和空肠黏膜上皮细胞分泌，食物中的葡萄糖刺激 GIP 分泌，在葡萄糖存在的情况下增强胰岛 B 细胞的分泌。氨基酸、脂肪酸和酸化小肠（酸性食糜）也可促进 GIP 的释放。生长激素、糖皮质激素、甲状腺激素和胰高血糖素等通过升高血糖浓度间接刺激胰岛素的分泌，因此长期大剂量应用这些激素，有可能发生 B 细胞衰竭而导致糖尿病。胰高血糖素也能直接刺激胰岛素的分泌。抑制胰岛素分泌的激素有肾上腺素和降钙素基因相关肽（CGRP）等，胰岛内其他细胞分泌的生长抑素和胰抑释素（pancreastatin）等可通过旁分泌作用而影响胰岛素的分泌。

4. 神经调节　胰岛受副交感神经（迷走神经）和交感神经支配。刺激迷走神经，通过释放乙酰胆碱作用于 M 受体，直接促进胰岛素的分泌；迷走神经兴奋还可通过刺激胃肠激素的释放，间接调节胰岛素的分泌。交感神经兴奋时，去甲肾上腺素释放，作用于 B 细胞上的 α_2 受体，抑制胰岛素的分泌。

二、胰高血糖素

人胰高血糖素是由 29 个氨基酸组成的直链多肽，相对分子质量为 3 485，也是由一个大分子前体裂解而来。胰高血糖素由胰岛 A 细胞分泌，其靶细胞主要为肝细胞。

（一）胰高血糖素的主要作用

与胰岛素的作用相反，胰高血糖素是一种促进分解代谢的激素。胰高血糖素具有很强的促糖原分解和糖异生的作用，可使血糖明显升高，1 mol/L 的胰高血糖素可使 3×10^6 mol/L 的葡萄糖从糖原中分解出来。胰高血糖素通过 cAMP-PK（protein kinase，蛋白激酶）系统，激活肝细胞糖原磷酸化酶，加速糖原分解。该激素还加速氨基酸进入肝细胞，并激活糖异生过程有关的酶系，加强糖异生。胰高血糖素还可激活脂肪酶，促进脂肪分解，同时又能加强脂肪酸氧化，使酮体生成增多。胰高血糖素的上述代谢效应在切除肝或阻断肝血流后消失，表明其作用部位在肝。

在胰岛内，胰高血糖素可通过旁分泌及内分泌方式促进胰岛素和生长抑素的分泌。药理剂量的胰高血糖素可通过增加细胞内 cAMP 的含量增强心肌收缩力。

（二）胰高血糖素分泌的调节

影响胰高血糖素分泌的因素很多，其中血糖浓度是最重要的因素。血糖降低时，胰高血糖素分泌增加；血糖升高时，胰高血糖素分泌减少。氨基酸的作用与葡萄糖的作用相反，能促进胰高血糖素的分泌。蛋白餐或静脉注入各种氨基酸均能使胰高血糖素分泌增多。血中氨基酸增多一方面促进胰岛素的释放，可使血糖降低；另一方面刺激胰高血糖素释放，可防止血糖下降而导致低血糖，具有一定的生理意义。

胰岛素可通过降低血糖而间接地刺激胰高血糖素的分泌，在胰岛局部，B 细胞分泌的胰岛素和 D 细胞分泌的生长抑素可直接作用于邻近的 A 细胞，抑制胰高血糖素的分泌。

三、生长抑素

胰岛激素之间除了通过调节血糖水平间接相互影响外，胰岛内不同细胞分泌的激素可通过旁分泌途径在局部直接作用于其他类型的细胞，对其分泌功能起调节作用。D 细胞分泌的生长抑素和下丘脑中的生长抑素相同，通过抑制胰岛素和胰高血糖素的分泌帮助调节血糖水平，此外还降低胃肠道吸收营养物质的能力。

四、胰多肽

胰多肽主要作用是抑制生长抑素分泌，抑制胆囊收缩和胰腺消化酶的分泌。含脂肪的饮食、饥饿、运动和急性低血糖都可刺激该激素分泌，而生长抑素和高血糖则对其分泌起抑制作用。

（张海锋　朱晓燕　倪鑫　周洁　张庆红　迟素敏　赵超）

第八节　其他器官和组织分泌的激素

　　除内分泌腺分泌的激素外，其他一些器官也有内分泌功能，下丘脑、胃肠道、心脏、肺及肾中的内分泌细胞分泌的激素已在有关章节中叙述。这里介绍一些有内分泌作用或类似内分泌作用的物质。

一、褪黑激素

（一）褪黑激素的合成

　　褪黑激素由松果体分泌。人的松果体从 7~10 岁时就开始退化并逐渐钙化。松果体细胞是由神经细胞演变而来的，在高等脊椎动物和人类，它还保留分泌功能，它分泌的激素主要有褪黑激素（melatonin）和肽类激素。褪黑激素的化学结构为 N-乙酰-5-甲羟色胺，在松果体内的羟化酶、脱羧酶、乙酰转移酶及甲基转移酶的作用下，由色氨酸转化而成。对爬行动物的研究表明，褪黑激素可使皮肤黑色素细胞中的黑色激素颗粒聚集，从而使皮肤褪色，故命名为褪黑激素。

（二）褪黑激素分泌的调节

　　褪黑激素的分泌具有明显的昼夜节律变化，白天分泌减少，而黑夜分泌增加。实验表明，在持续光照下，大鼠松果体质量变轻，细胞变小，合成褪黑激素的酶系活性明显降低，因而褪黑激素合成减少。反之，致盲大鼠或大鼠持续处于黑暗环境中，使松果体合成褪黑激素的酶系活性增强，褪黑激素的合成也随之增加。摘除动物的眼球或切断支配松果体的交感神经，则褪黑激素分泌的昼夜节律不再出现，说明夜光暗度对松果体活动的影响与视觉及交感神经有关。刺激交感神经可使松果体活动增强，而 β 肾上腺素受体阻断剂可阻断交感神经对松果体的刺激作用。如毁损视交叉上核，褪黑激素的昼夜节律性分泌消失，所以视交叉上核被认为是控制褪黑激素分泌的昼夜节律中枢。在黑暗条件下，视交叉上核即发出冲动传到颈上交感神经节，其节后纤维末梢释放 NE，与松果体细胞膜上的 β 肾上腺素受体结合，激活腺苷酸环化酶，通过 cAMP-PK 系统，增强褪黑激素合成酶系的活性，从而使褪黑激素合成增加；在光刺激下，视网膜的传入冲动可抑制交感神经的活动，使褪黑激素合成减少。

（三）褪黑激素的生物学作用

　　1. 调整生物节律　生物节律是机体适应环境的周期性变化。在人和哺乳动物，生物钟的功能是由位于下丘脑的视交叉上核（SCN）来执行的，松果体是它的一个效应器。SCN 上又有褪黑激素受体，褪黑激素作为一种内源性受时因子或同步因子，直接作用于 SCN 的受体，调节生物节律，使生物节律与环境节律同步化或更多生物节律之间彼此同步。

2. 对生殖系统的影响 实验证明，切除幼年动物的松果体，会出现性早熟，性腺质量增加，功能活动增强现象。褪黑激素使性腺（睾丸、卵巢）及附属器官（前列腺、精囊、子宫）的质量减轻；抑制动物的动情反应；使脑垂体质量减轻，血清 FSH 和 LH 浓度降低；降低下丘脑促性腺激素释放激素的含量，对性腺发育起抑制作用。

3. 抗自由基损伤和延缓衰老 褪黑激素不仅有抑制自由基的产生、清除自由基的作用，还有调节机体的免疫功能和抗衰老作用。

4. 影响神经内分泌功能 褪黑激素通过影响下丘脑 – 垂体 – 肾上腺轴、下丘脑 – 垂体 – 性腺轴、下丘脑 – 垂体 – 甲状腺轴等，直接或间接调节各种内分泌组织的功能。

二、前列腺素

前列腺素（prostaglandin，PG）是广泛存在于动物和人体内的一组重要的组织激素。

（一）前列腺素的合成与代谢

前列腺素是一类具有 20 个碳原子的不饱和脂肪酸的衍生物，它们的前体是花生四烯酸。根据其分子结构的不同，可把 PG 分为 A、B、D、E、F、H 和 I 等类型。不同类型的 PG 具有不同的功能。细胞膜上的磷脂在磷脂酶 A_2 的作用下，生成 PG 的前体花生四烯酸。花生四烯酸在环氧化酶的催化下，形成不稳定的环内过氧化物 PGG_2，随后转变为 PGH_2，PGH_2 在异构酶或还原酶的作用下，分别形成 PGE_2 或 $PGF_{2\alpha}$。PGG_2 与 PGH_2 又可在前列腺素合成酶的作用下，转化为前列环素（PGI_2），在血栓烷合成酶的作用下生成血栓烷 A_2（TXA_2）（图 11–16）。另外，花生四烯酸在脂肪氧化酶的作用下，形成 5- 氢过氧酸，进而被代谢生成白三烯。

PG 在体内代谢极快，除 PGI_2 外，经过肺和肝时被迅速降解灭活，在血浆中的半衰期为 $1 \sim 2$ min。一般认为，PG 往往在组织局部产生和释放，并对局部功能进行调节。

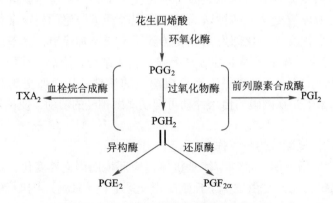

图 11–16 体内主要前列腺素的合成途径

（二）前列腺素的生物学效应

PG 的生物学作用广泛而复杂，几乎对机体各个系统的功能活动均有影响。例如，由血小板产生的 TXA_2，能使血小板聚集，还能使血管收缩。相反，由血管内膜产生 PHG_2，能抑制血小板聚集，并有舒张血管的作用。PGE_2 有明显的抑制胃酸分泌的作用，它可能是胃液分泌的负反馈调节物。PGE_2 可增加肾血流量，促进排钠利尿。此外，PG 对体温调节、神经系统及内分泌与生殖功能均有影响。

三、瘦素

瘦素（leptin）是肥胖基因（obesity gene）编码的蛋白质。它是由 146 个氨基酸组成的肽，相对分子质量为 16 000。瘦素主要由体内的白色脂肪组织合成和分泌，棕色脂肪组织、胎盘等也可合成少量的瘦素。瘦素的分泌具有昼夜节律性，午夜和清晨最高，午后最低。另外，瘦素也有性别差异，表现为雌性血清水平比雄性高。瘦素是通过瘦素受体介导发挥作用的。

（一）瘦素的生物学效应

瘦素能降低体重，主要是通过 3 条途径实现的。第一，减少摄食。通过作用于下丘脑的瘦素受体，抑制食欲，减少摄食。神经肽 Y（NPY）由下丘脑弓状核神经元产生，是目前所知最强的食物摄入诱导剂之一。瘦素可减少下丘脑 NPY 的表达，抑制其分泌。第二，促进能量代谢。瘦素通过作用于下丘脑自身受体，增强交感神经系统的活动，促进外周去甲肾上腺素的释放，从而增加能耗。第三，促进脂肪代谢。直接作用于脂肪细胞，抑制脂肪的合成，降低脂肪的贮存并促进其分解。此外，瘦素还具有调节其他激素分泌、维持正常生殖功能及增强免疫和促进血管增生等作用。如高浓度瘦素对胰岛素分泌有抑制作用，低浓度时则有促进作用。瘦素尚能通过间接或直接的途径抑制糖皮质激素的分泌。

（二）瘦素分泌的调节

瘦素的表达和分泌受多种因素的影响，主要包括营养调节和内分泌调节。体内的脂肪贮存量是瘦素分泌的基本因素，瘦素的分泌可反映体内贮存脂肪量的多少，禁食时，血清瘦素浓度降低，进食时增加，体内脂肪增加时可刺激瘦素的分泌。在内分泌激素中，胰岛素和肾上腺素都能促进脂肪细胞合成和分泌瘦素。

四、脂联素

脂联素（adiponectin）是脂肪细胞分泌的一种新型蛋白质，含 244 个氨基酸。目前发现，脂肪细胞产生的内源性脂联素经翻译后修饰为 8 种异构体，其中 6 种为糖基化异构体。虽然脂联素仅由脂肪细胞分泌，但肥胖者血浆中脂联素水平却降低，另外，糖尿病和冠状动脉疾病患者其水平也低于正常。人血浆脂联素水平没有明显的昼夜节律，也不受进餐的影响。

（一）脂联素的生物学效应

脂联素与胰岛素敏感性密切相关。研究发现，高脂饮食的糖尿病小鼠脂联

参考资料 11-6
脂肪的内分泌功能

参考资料 11-7
骨骼肌的内分泌功能

素的 mRNA 表达和血浆水平均降低，而胰岛素增敏剂处理可增加其 mRNA 的表达及血浆水平，并改善高血糖和高胰岛素血症。应用脂联素可部分逆转病鼠的胰岛素抵抗状态。此外，脂联素增强骨骼肌细胞的氧化和能量代谢，降低三酰甘油的含量，从而改善胰岛素敏感性。脂联素除参与调节机体糖脂代谢，增加胰岛素敏感性外，还可抑制血管平滑肌的增生，抑制机体的炎症和免疫反应，有抗动脉粥样硬化的作用。

（二）脂联素分泌的调节

脂联素的表达和分泌受到参与调节机体物质代谢的有关激素的影响。如胰岛素对脂联素起时间、剂量依赖性的抑制作用。异丙肾上腺素抑制脂联素的表达，其机制是通过 Gs 蛋白及 PKA 途径。

（张海锋　朱肖星　周洁　孟华　李寰　李雪　李红梅）

◆ 复习题 ◆

1. 主要内分泌腺体所分泌的激素有哪些？其化学本质是什么？
2. 说明含氮激素和类固醇激素的作用机制。
3. 试述下丘脑和腺垂体、神经垂体在结构和功能间的联系。
4. 下丘脑分泌哪些激素控制腺垂体的分泌？
5. 腺垂体分泌的激素有哪些？其主要生理功能是什么？
6. 神经垂体分泌哪些激素？各有何作用？
7. 什么叫射乳反射？其反射途径如何？
8. 血管升压素（抗利尿激素）的主要作用是由何受体介导的？其机制如何？
9. 甲状腺激素合成、贮存、释放及转运过程是如何进行的？
10. 甲状腺激素有何作用？调节甲状腺功能的机制是什么？
11. 说明盐皮质激素和糖皮质激素的作用及机制。
12. 糖皮质激素、盐皮质激素和肾上腺髓质激素的分泌是如何调节的？
13. 库欣综合征的主要临床症状是什么？其生理机制如何？
14. 调节钙、磷代谢的激素有哪些？它们分别是如何调节钙、磷代谢的？

◆ 网上更多 ◆

 选择题　　 思考题　　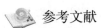 参考文献

第十二章

生　殖

◆ 要点 ◆

1. 睾丸的主要功能是生成精子和分泌雄激素（主要为睾酮）。睾酮的主要作用为促进睾丸的生精作用，维持男性第二性征及促进代谢等。

2. 卵巢的主要功能是产生卵子和分泌雌激素和孕激素。雌激素主要作用为促进卵泡的发育和卵子的成熟、维持女性第二性征、促进生殖器官（卵巢、子宫、输卵管、阴道）的发育、使子宫内膜增生等；孕激素（孕酮）的作用需要雌激素的协同，表现为促进子宫内膜呈现分泌期变化，维持子宫安静状态，保证受精卵着床和维持妊娠。血中雌激素在低浓度时，对下丘脑和腺垂体的负反馈抑制作用减弱；随着卵泡发育，血中雌激素逐渐增多，形成第一次高峰并刺激下丘脑分泌促性腺激素释放激素（GnRH），后者促进腺垂体分泌黄体生成素（LH），到 LH 高峰时诱发排卵。卵子排出后残余组织转化成黄体，后者能够分泌孕酮以维持妊娠。如卵子未受精，黄体自行退化，则开始新的月经周期。月经周期是女性生殖功能的特征性表现，受下丘脑－腺垂体－卵巢轴功能的调节。

◆ Outline ◆

1. The testes produce sperms and male sex hormones. Androgen stimulates spermatogenesis, maintains the male secondary sex characteristics as well as the anabolic effects.

2. The main functions of ovaries are oogenesis and hormone production（mainly estrogen and progesterone）. Estrogen promotes the development of follicles and the maturation of ovum, maintains female secondary sex characteristics and promotes endometrial proliferation. Progesterone is involved in female menstrual cycle, embryogenesis and maintenances of pregnancy. If estrogen level in blood is low, its negative feedback at the hypothalamus and the adenohypophysis level is decreased. Then, estrogen production is increased with development of the follicles and the estrogen level in blood peaks at the middle stage of menstrual cycle. At this stage, the very high concentration of estrogen appears to generate a positive feedback effect, leading to the hypothalamus to secret gonadotropin releasing hormone（GnRH）and generate LH surge. This LH surge stimulates ovulation. After ovulation, the remains of the follicle become corpus luteums, which secrete estrogen and progesterone to maintain pregnancy. If the ovum is not fertilized, the corpus luteum will regress and a new menstrual cycle begins. The menstrual cycle is the characteristics of female reproductive functions, and is controlled by hypo-thalamus–adenohypophysis–ovary axis.

3. 卵子一般在输卵管壶腹部受精，然后运送至子宫，最后植入子宫内膜。此过程需要受精卵与子宫的相互作用。滋养层细胞与子宫基质共同组成胎盘，此后由胎盘取代卵巢黄体分泌大量肽类及类固醇激素，以维持妊娠。母体妊娠期一般为280天，胎儿成熟后分娩。

3. Fertilization of ovum occurs in the position of ampulla of uterine tube, and then it becomes a blastocyst and eventually is implanted in the endometria. The interaction between the embryo and the uterus is essential for implantation. The trophoblastic cells and the matrix jointly contribute to the formation of the placenta, which replaces the corpora luteum to secrete a lot of peptide and steroid hormones for maintaining pregnancy. The gestational period is commonly about 280 days, and the fetus will be expelled after maturation.

生物体生长发育成熟后，能够产生与自己相似的子代个体的功能称为生殖（reproduction），它是维持生物绵延和种系繁殖的重要生命活动。高等动物的生殖是通过两性生殖器官的活动而实现的。因此，生殖过程包括生殖细胞（卵子和精子）发生、受精、胚泡着床、胚胎发育和分娩等重要环节。

第一节　男性生殖

男性主性器官为睾丸，附属性器官包括附睾、输精管、精囊、前列腺、射精管、尿道、尿道球腺和阴茎等。睾丸具有产生精子和分泌雄激素的双重功能。

一、睾丸的功能

睾丸的功能为生精和分泌雄激素。

睾丸主要由生精小管（又称曲细精管）和间质所组成，分别占睾丸体积的80%和20%。生精小管是精子的生成部位，生精小管的管壁由支持细胞和生精细胞组成，生精细胞发育成熟成为精子，支持细胞为精子生成提供营养和支持。支持细胞呈单层排列，从生精小管基底直达腔面。在近基底部支持细胞之间存在紧密连接，将生精小管分为近基膜和近管腔两部分，形成功能性血–睾屏障。血–睾屏障的建立与精子发生和生精小管液的产生密切相关。而不同发育阶段的精子细胞呈多层排列，镶嵌于支持细胞之间。睾丸间质中的间质细胞（interstitial cell，Leydig cell）分泌雄激素。

（一）睾丸的生精作用

精子的生成具有规律性。

精原细胞是产生精子的干细胞，从青春期开始，精原细胞在增殖过程中形成两种精原细胞，一种为A型精原细胞，仍作为干细胞；另一种分化成B型精原细胞，进而形成减数分裂的前体细胞——细线前期精母细胞（即原始精母细胞），这些细胞离开基膜，并越过血–睾屏障，进行第一次减数分裂形成次

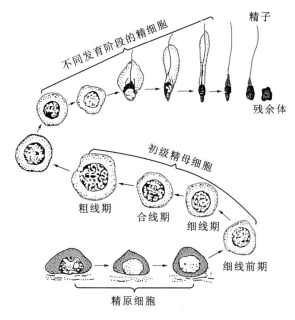

图 12-1　精子发生的过程

级精母细胞，后者又经过第二次减数分裂形成精细胞。精细胞经过一系列的形态变化后，形成成熟的精子并释放到管腔（图 12-1）。一个精原细胞全程发育经历 7 次分裂，可产生近百个精子，约需 2 个半月。

支持细胞（又称为 Sertoli 细胞）为各级生精细胞提供营养并起到保护与支持的作用，维持生精细胞分化和发育所需微环境的相对稳定。相邻支持细胞形成的紧密连接构成血 – 睾屏障，可防止生精细胞的抗原物质进入血液循环而引起免疫反应。

新生的精子功能尚未成熟，而是要被运送至附睾内进一步成熟，并获得运动和受精能力。精子与附睾、精囊和前列腺分泌物混合形成精液。正常人每次射出精液为 3 ~ 6 mL，每毫升精液中含有 2 千万到 4 亿个精子，少于 2 千万精子则不易使卵子受精。

精子生成需要在适宜的温度下才能正常进行。一般来说，阴囊内温度较腹腔内温度低 1.5 ~ 2℃，是精子生成的最适温度。在胚胎发育期间，由于某种原因睾丸不降入阴囊内而停留在腹腔内或腹股沟内，称为隐睾症，可导致生精障碍。另外，疾病、环境污染、辐射、吸烟、酗酒等因素也能抑制生精。

（二）睾丸的内分泌功能

睾丸间质细胞（又称为 Leydig 细胞）可合成和分泌睾酮、双氢睾酮和雄烯二酮 3 种雄激素，均为 C19 类固醇激素。支持细胞分泌糖蛋白激素——抑制素、激活素和雄激素结合蛋白（ABP）。

1. 雄激素　睾丸中合成和分泌最多的是睾酮（testosterone），生物活性最强的是双氢睾酮。在间质细胞的线粒体内，胆固醇经羟化、侧链裂解，形成孕烯醇酮，再经羟化和去侧链，生成睾酮。睾酮可在靶器官（如附睾、前列腺）被 5α- 还原酶作用转变为双氢睾酮。睾酮亦可在芳香化酶作用下转变为雌二醇。

正常成年男性每天分泌 4～9 mg 睾酮，血液中 97%～99% 的睾酮与血浆蛋白结合，只有 1%～3% 的睾酮是游离的。睾酮主要在肝灭活，以 17- 羟类固醇代谢产物形式排出体外。

睾酮的生理作用：①维持生精功能。睾酮自间质细胞分泌后进入生精小管，直接或者转变为双氢睾酮而与生精细胞上的受体结合，促进精子的生成。②刺激生殖器官的生长、发育与成熟。③促进男性第二性征的出现及维持正常的性欲。④促进合成代谢，特别是肌肉和生殖器官的蛋白质合成。促进骨骼生长与钙磷沉积、骨骺闭合。

2. 抑制素（inhibin） 抑制素是睾丸支持细胞分泌的一种糖蛋白激素，对腺垂体的 FSH 分泌有很强的抑制作用。

3. 激活素 激活素由支持细胞分泌，与抑制素结构相似但作用相反，可促进 FSH 分泌。

4. 雄激素结合蛋白（androgen binding protein，ABP） ABP 是由支持细胞产生的一种对睾酮和双氢睾酮亲和性很强的蛋白质，通过与雄激素结合，提高生精小管局部雄激素浓度，从而促进生精。ABP 生成受 FSH 调控。

二、睾丸功能的调节

睾丸功能受下丘脑 – 腺垂体的调控，而下丘脑 – 腺垂体的分泌活动又受到睾丸激素的负反馈调节，从而构成下丘脑 – 腺垂体 – 睾丸轴的反馈调节环路。

腺垂体促性腺激素细胞合成和分泌的 FSH 和 LH 与靶细胞受体结合后，通过 cAMP- 蛋白激酶 A 通路参与精子发生过程的调节。FSH 启动精子发生，调控精原细胞的分化与增值；LH 促进间质细胞合成和分泌睾酮，以维持精子发生的过程。

LH 促进睾酮分泌，血中睾酮达到一定浓度后，它又可反馈性地作用于下丘脑和腺垂体，抑制 GnRH 和 LH 的分泌，从而使血中睾酮浓度稳定在一定水平。FSH 作用于支持细胞产生的抑制素对腺垂体的 FSH 分泌亦有负反馈调节作用。正是通过下丘脑、腺垂体和睾丸之间的相互作用使得睾丸的生精和内分泌功能能够维持在适当的水平。此外，睾丸支持细胞与间质细胞之间，支持细胞与管周的肌样细胞之间还能以旁分泌的方式进行局部调节。

（盛慧 朱辉 朱晓燕 倪鑫 温海霞 王云雅

倪江 金宏波 韩晓彬 刘以训）

女性生殖包括卵巢的功能、妊娠和分娩等生理功能。女性生殖系统的主性器官是卵巢，此外，还有输卵管、子宫、阴道和外阴等附属性器官。

一、卵巢的功能

卵巢由外周皮质和中央髓质组成。生育年龄卵巢的皮质较厚，占卵巢的 1/3 ~ 1/2，由不同发育阶段的卵泡和间质细胞所组成；髓质由富含弹性纤维的疏松结缔组织构成，内含血管和淋巴等。卵巢的主要功能是产生卵子和分泌激素。

> 卵巢的主要功能是产生卵子和分泌激素。

（一）生卵作用

卵巢的生卵功能是指卵原细胞发育成能够受精的卵子的过程，这一过程称为卵子发生（oogenesis）。卵泡中的卵原细胞要经过原始卵泡、初级卵泡、次级卵泡发育成为成熟卵泡，最终，卵子从卵巢中排出。

1. 卵泡的发育过程　卵泡的发育是从原始卵泡开始的。在胎龄 20 周时，人的卵巢约有 700 万个原始卵泡，出生时减少至 200 万个，青春期后进一步减少至 30 万 ~ 40 万个原始卵泡。女性一生中排出 400 ~ 500 个成熟卵子。因此，99.9% 原始卵泡皆退化。绝经时，卵母细胞大部分耗竭。

原始卵泡中的卵原细胞，在胚胎 3 ~ 7 个月时开始进行第一次减数分裂，并停止于减数分裂的双线期，成为初级卵母细胞，直到青春期前不再生长发育。自青春期起，在每个月经周期的 FSH 作用下，原始卵泡开始生长发育，一些初级卵母细胞进一步发育，完成第一次减数分裂，形成次级卵母细胞和第一极体，原始卵泡便发育成初级卵泡。随后卵泡细胞周围的颗粒细胞由单层转变成多层，卵母细胞逐渐变大，其周围形成透明带，与颗粒细胞间出现卵泡液。卵泡周围基膜外的间质细胞分化成内膜细胞，从而发育成为次级卵泡。少量的次级卵泡继续发育，颗粒细胞进一步增生，卵泡腔扩大，出现卵丘和放射冠，进而形成成熟卵泡。次级卵母细胞形成后，随即开始第二次减数分裂，并停止于分裂中期（M Ⅱ），此时卵细胞才具备受精能力，直到排卵后受精时，分裂中期的卵细胞受精子激活使第二次成熟分裂完成，并排出第二极体，形成含有 23 条染色体的成熟卵子。如果受精成功，精卵原核融合形成新的个体。

> 卵子在卵泡中发育。卵泡经原始卵泡、初级卵泡、次级卵泡发育成为成熟卵泡，最终，卵子从卵巢中排出。

自青春期起，一般每月有 15 ~ 20 个初级卵泡开始生长发育，成为次级卵泡。次级卵泡可分为 8 级，但通常只有 1 ~ 2 个卵泡发育为 8 级次级卵泡，这个卵泡为"优势卵泡"，可排卵，而其余的卵泡均在不同阶段退化、闭锁。卵泡的发育是一个连续、漫长的过程。人类的原始卵泡发育成为初级卵泡的时间可达 9 个月以上，一个初级卵泡发育成成熟卵泡又需 85 天，卵母细胞伴随卵泡发育而发育成熟。

2. 排卵　成熟卵泡逐渐向卵巢表面突出，卵泡壁破裂，出现排卵孔，并最终导致卵子——次级卵母细胞及包围它的透明带和放射冠一起，随卵泡液从卵巢排出，此过程称为排卵。

女性的生殖周期又称为月经周期（menstrual cycle）。

（二）卵巢的内分泌功能

卵巢主要分泌雌激素和孕激素。

卵巢主要分泌雌激素和孕激素两种类固醇激素。雌激素主要为雌二醇（estradiol，E_2），孕激素主要为孕酮（progesterone）。另外，卵巢还分泌少量雄激素。排卵前雌激素由卵泡分泌，排卵后黄体既分泌雌激素，也分泌孕激素。雌激素的合成是由卵巢的颗粒细胞和内膜细胞共同参与完成的，内膜细胞在 LH 作用下，以胆固醇为原料经孕酮合成雄激素；颗粒细胞在 FSH 作用下，芳香化酶的活性增强，将由内膜细胞弥散而来的雄激素转变为雌激素（图 12-2）。颗粒细胞产生的孕酮也可被内膜细胞所利用，作为底物转化为雄激素，这再次说明了卵巢雌激素的合成是颗粒细胞和内膜细胞两种细胞相互作用的结果。

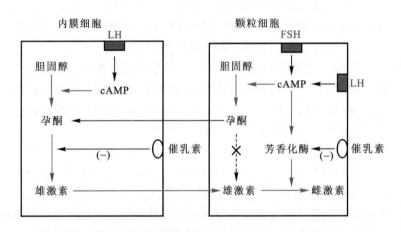

图 12-2　内膜细胞和颗粒细胞间的相互作用

血中约 70% 的雌二醇与性激素结合球蛋白结合，25% 与血浆蛋白结合，其余为游离型。孕酮约有 48% 与性激素结合球蛋白结合，50% 与血浆蛋白结合，其余为游离型。雌二醇和孕酮都主要在肝降解，雌三醇是雌二醇的主要代谢产物，孕二酮是孕酮的主要代谢产物。这些代谢产物与葡糖醛酸或硫酸结合，随尿、粪排出体外。

雌激素的主要作用是促进生殖器官的生长发育和第二性征的出现，促进物质代谢，雌激素与 FSH 协同促进卵泡的发育。

1. 雌激素的作用　雌激素的主要作用是促进生卵，刺激附属性器官的发育与生长，刺激女性第二性征的出现。此外，雌激素对机体代谢和全身多器官系统也有调节作用。

（1）对生殖器官的作用　雌激素与 FSH 协同促进卵泡的发育和优势卵泡的形成，诱导排卵前 LH 峰的出现，进而促进排卵；促进子宫发育，使子宫内膜处于增生期阶段。促使子宫颈腺分泌大量稀薄的黏液，利于精子穿行。在分娩前，增强子宫平滑肌对催产素的敏感性；使阴道黏膜上皮细胞分化，由深部基层细胞转化为表面细胞而发生角化。雌激素还可使阴道黏膜上皮细胞内糖原增加，糖原分解使阴道环境保持酸性，从而增强阴道抵抗细菌的能力；促进输卵管上皮细胞增生，增强输卵管的分泌与收缩，有利于卵子与精子的运动。

（2）对女性第二性征的作用　雌激素刺激乳腺导管和结缔组织的增生，促进乳房发育；使毛发和脂肪分布呈女性特征，骨盆宽大，臀部肥厚，音调较高。

（3）对代谢的影响　雌激素促进蛋白质合成，从而促进生长发育；刺激成骨细胞活动，抑制破骨细胞活动，加速骨骼的生长，促进钙盐沉积及骨骺软骨的愈合；降低血浆胆固醇与 β 脂蛋白含量。

（4）对多器官组织的作用　雌激素对骨骼、心血管系统、神经系统等多器官组织也有重要的调节作用。

2. 孕激素的作用　一般来说，孕激素是在雌激素作用的基础上产生效应，主要作用于子宫，使其适应胚泡着床和维持妊娠。

（1）对子宫的作用　在雌激素的协同作用下，孕激素使子宫内膜由增生期向分泌期转变，子宫内膜细胞体积增大，分泌腺由直变弯，分泌含糖原的黏液，以利于胚泡着床。孕激素降低子宫平滑肌的兴奋性，并使子宫肌对催产素的敏感性降低，从而维持妊娠。

（2）对乳腺的作用　孕激素促进乳腺腺泡发育，为分娩后泌乳做准备。

（3）产热作用　孕激素可使排卵后的基础体温升高 0.5℃ 左右，并在黄体期一直维持在此水平。女性的基础体温随月经周期而发生变动，在排卵前先出现短暂降低，而在排卵后升高，并一直持续到下次月经开始。临床上常将这一基础体温的双相变化作为判断排卵的标志之一。

> 孕激素是在雌激素作用的基础上产生效应，使子宫有利于孕卵着床，维持妊娠。

二、卵巢周期性活动的调节

（一）卵巢周期与月经周期

女性自青春期开始，下丘脑 GnRH 神经元发育成熟，GnRH 的分泌增加，FSH 和 LH 分泌随之增加，卵巢功能开始活跃，呈现周期性变化，表现为卵泡的生长发育、排卵和黄体形成，每月一次，周而复始，称为卵巢周期。根据卵巢结构形态和功能的变化，卵巢周期可分为卵泡期、排卵期和黄体期。

在卵巢周期性激素分泌的影响下，子宫内膜发生周期性剥落，产生阴道流血现象，称为月经。月经开始于青春期（13~15 岁），表现出明显的周期性，即约 1 个月出现一次月经，称为月经周期或子宫周期（uterine cycle）。正常月经周期，按子宫内膜周期性变化分为三期：月经期（menstrual phase）、增生期（proliferative phase）和分泌期（secretory phase）。成年女性月经周期平均约为 28 天，每次月经持续 3~5 天。

> 掌握月经周期的概念。

（二）卵巢周期性活动的调节

青春期后，下丘脑-腺垂体-卵巢轴发育健全，其活动调控卵巢的周期性变化。

1. 卵泡期　在卵泡发育的不同阶段，调节因素不同。由原始卵泡发育到初级卵泡的早期，不受腺垂体促性腺激素的控制，其发育取决于卵泡本身的内在因素。初级卵泡发育晚期，颗粒细胞出现 FSH 受体，而内膜细胞出现 LH

> 下丘脑-腺垂体-卵巢轴活动调控卵巢的周期性变化。

受体。到了次级卵泡，FSH 在雌激素的协同作用下，诱导颗粒细胞出现 LH 受体，随着卵泡发育成熟，内膜细胞上的 LH 受体及颗粒细胞上的 FSH 受体与 LH 受体不断增加，以接受腺垂体促性腺激素的调节。

卵泡期可分为卵泡早期（月经周期第 1~5 天）和卵泡晚期（月经周期第 6~14 天）。卵泡早期是前一个月经周期的黄体期的延续。卵泡期开始时，血中雌激素和孕激素的水平均较低，由于子宫内膜缺乏性激素的支持，引起子宫内膜的功能层失去营养而剥落、出血，经阴道流出，进入月经期。其后，由于血中雌、孕激素水平较低，对腺垂体 FSH 和 LH 的负反馈抑制作用较弱，因而血中 FSH 水平逐渐升高，随后 LH 水平也有所升高。FSH 作用于颗粒细胞，提高细胞内芳香化酶的活性，生成更多的雌激素。雌激素可促进颗粒细胞表达更多的 FSH 和雌激素受体，增加其对 FSH 和 LH 的敏感性。通过这种内分泌、旁分泌和自分泌的调节机制，使得"优势卵泡"以指数速度发育，也使血中雌激素的水平迅速升高，这时 FSH 水平有所下降，这是因为增加的雌激素和颗粒细胞分泌的抑制素可抑制腺垂体促性腺激素的分泌，特别是抑制素对 FSH 的分泌有选择性的抑制作用。由于雌激素可增加内膜细胞 LH 受体的数量和促进内膜细胞的增生，产生更多的雄激素，提供了更多雌激素生成的前体，从而使雌激素生成增多。在卵泡晚期，卵泡逐渐成熟，雌激素分泌进一步增多，子宫内膜在雌激素的作用下，内膜增厚，腺体增多并变长，此期称为增生期。血中的雌激素进一步升高，并在排卵前达到高峰，称为雌激素第一峰。此时，雌激素可增强下丘脑 GnRH 的分泌，后者促进腺垂体 FSH 和 LH 的释放，以 LH 分泌增加更为明显，形成 LH 峰（图 12-3）。实验证明，预先用抗雌激素血清处理动物，则 LH 峰不再出现，说明 LH 峰是由排卵前雌激素高峰所诱导出现的。雌激素这种促进 LH 大量分泌的作用，称为雌激素的正反馈效应。

2. 排卵期　LH 峰是触发排卵（ovulation）的关键因素，当血中 LH 水平达到顶峰 12 h 后优势卵泡排卵。在 LH 峰出现之前，卵母细胞已基本发育成熟，由于包围卵母细胞的颗粒细胞所分泌的卵母细胞成熟抑制因子（oocyte maturation inhibitor，OMI）的存在，使卵母细胞发育停止于第一次成熟分裂的双线期。大量的 LH 可抑制 OMI 的作用，使卵母细胞得以恢复完成第一次减数分裂，排出第一极体，成为次极卵母细胞，此时卵母细胞最终成熟。成熟的卵泡向卵巢表面凸出，在 LH 及孕酮的配合下，加之 FSH 的作用，卵泡中的多种水解酶的活性增强，卵泡壁破裂。LH 又可使卵泡分泌前列腺素，后者可使卵泡壁肌样细胞收缩，发育成熟的卵细胞与附着它的透明带、放射冠从破裂的卵泡壁排出。排出的卵子被输卵管伞捕获，并送入输卵管。

3. 黄体期　排卵后，残留的卵泡壁塌陷，卵泡膜和血管也随之陷入，由颗粒细胞和内膜细胞逐渐发育成一个体积较大而又富有血管的内分泌腺细胞团，呈黄色，故称为黄体（corpus luteum）。在 LH 作用下，黄体细胞分泌大量的孕激素和雌激素，使血中的孕酮和雌激素含量明显升高，对于雌激素来说，这是在月经周期中的第二次升高，称为雌激素的第二峰，但幅度小于发生在卵泡期的第一次升高。由于孕激素和雌激素的负反馈作用，下丘脑 GnRH 与腺垂体 FSH 和 LH 的分泌减少。

卵泡期早期，雌激素水平较低时，对垂体促性腺激素的分泌呈负反馈的调节。

卵泡期晚期，雌激素水平较高时对下丘脑、腺垂体呈正反馈调节。

LH 峰是触发排卵的关键因素。

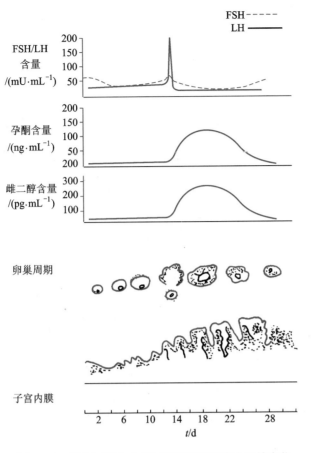

FSH -----
LH ———

图 12-3 月经周期血中腺垂体和卵巢激素水平的变化

在黄体期，子宫内膜在雌激素和孕酮作用下进入分泌期，内膜细胞体积增大，腺管由直变弯，分泌含糖原的黏液。若未受孕，黄体失去腺垂体促性腺激素的支持，在 2 周内退化，血中的孕激素和雌激素水平明显下降，子宫内膜失去以上激素的支持，发生内膜脱落，阴道流血，称月经。由于雌激素和孕激素分泌减少，使腺垂体促性腺激素分泌又开始增加，进入新一轮周期。如果卵细胞受精，在受精后 10 天左右胎盘开始分泌人绒毛膜促性腺激素，在其作用下，黄体继续发育并行使其内分泌功能。

正常情况下月经周期为 28 天左右，排卵发生在月经周期的第 14 天左右，也就是 LH 分泌的高峰期。

（朱辉 盛慧 倪江 朱晓燕 倪鑫 王云雅
温海霞 刘以训 金宏波 韩晓彬）

第三节　妊娠

妊娠（pregnancy）是胚胎和胎儿在母体内发育成长的过程，包括受精、着床、妊娠的维持、胎儿的生长及分娩。卵子受精是妊娠的开始，胎儿及其附属物由母体排出是妊娠的终止。人类的妊娠全过程平均约 280 天。

一、受精

人的精子与卵子在输卵管壶腹部相遇，精子穿入卵细胞，两者发生融合的过程称为受精（fertilization），一般在排卵后 12 h 内完成，整个受精过程不超过 24 h。射入阴道的精子需经过子宫颈、子宫腔、输卵管峡部才能到达受精部位，绝大部分精子被阴道内的酶杀伤失去活力，而存活的精子又要遇到子宫颈黏液的堵截。但在卵巢排卵期，由于雌激素的作用，宫颈黏液稀薄，为精子的穿行提供了有利的条件。精液中前列腺素的刺激使子宫收缩，收缩后出现的松弛使宫腔内形成负压，将精子吸入宫腔，进入输卵管。精子进入输卵管后，其运行主要受输卵管蠕动的影响，输卵管的蠕动是由子宫向输卵管方向进行，推动精子由输卵管峡部向壶腹部运动。一次射精虽能排出数以亿计的精子，但最后到达受精部位的只有少数精子，精子在女性生殖道内的受精能力能保持 24~48 h。

人类和大多数哺乳动物的精子必须在雌性生殖道内停留一段时间才能获得使卵子受精的能力，这个过程称为精子获能（capacitation of sperm）。获能后的精子与卵子在壶腹部相遇后，顶体外膜与精子头部的细胞膜首先融合，继之破裂，形成许多小孔，释放出多种蛋白酶（透明质酸酶、通透酶、顶体素等），以溶解卵子外围的放射冠及透明带，使精子得以穿行，这一过程称为顶体反应（acrosome reaction）。一个精子穿入放射冠和透明带后，卵子即产生一种抑制顶体酶的物质，封锁放射冠，使其他精子不能进入。精子进入卵细胞后，立即激发卵母细胞完成第二次减数分裂，排出第二极体。进入卵细胞的精子，其尾部迅速退化，细胞核膨大形成雄性原核，随即与雌性原核融合，形成一个具有 23 对染色体的受精卵（图 12-4）。

受精卵在输卵管的蠕动和纤毛的作用下，运行至子宫。在运行的过程中同时进行细胞分裂，经胚球和桑葚胚阶段，约在受精第 4 天发育为胚泡（blastocyst）。

二、着床

胚泡与子宫内膜相互作用而植入子宫内膜的过程称为着床（implantation）。一般认为着床开始于受精后的第 6~7 天，至第 11~12 天完成。胚泡着床部位多见于子宫底部或子宫体后壁。如着床发生在子宫以外的部位，称为异位妊娠（宫外孕），最常见于输卵管。胚泡的植入包括定位、黏着和穿透三个阶段。植

参考资料 12-2
试管婴儿之父
——罗伯特·
爱德华兹

胚泡与子宫内膜的同步发育和相互配合是胚泡植入成功的关键。

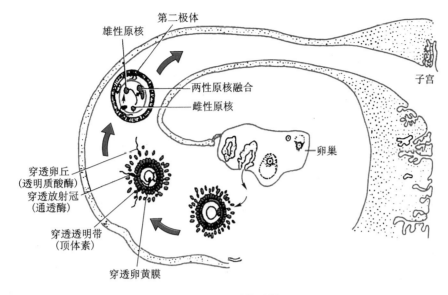

图 12-4　受精过程

入成功的关键在于胚泡与子宫内膜的同步发育和相互配合。胚泡接触子宫内膜时，后者能识别胚泡。

在着床的过程中，胚泡不断发出信息，使母体能识别妊娠发生的相应变化。胚泡分泌多种激素和化学物质，如绒毛膜促性腺激素，使卵巢黄体成为妊娠黄体，继续分泌妊娠需要的孕激素和雌激素。近年来发现，在受精后 24 h，受精卵可产生早孕因子，它可抑制母体对胚泡的排斥反应，具有保护胚泡的作用，继续维持胚泡的生长发育。

三、妊娠的维持及激素调节

妊娠的维持依赖于下丘脑、腺垂体、卵巢和胎盘分泌的各种激素的相互配合，尤其与孕激素的作用密切相关。卵巢黄体分泌大量孕激素、雌激素，为妊娠做准备。受精后第 6 天左右，胚泡的滋养层细胞开始分泌绒毛膜促性腺激素，以后逐渐增多，继续分泌雌激素和孕激素，以维持妊娠的需要。胎盘形成后，成为妊娠期间重要的内分泌器官，分泌大量蛋白质激素、肽类激素和类固醇激素。

妊娠的维持有赖于下丘脑、腺垂体、卵巢和胎盘分泌的各种激素的相互配合。

1. 人绒毛膜促性腺激素（human chorionic gonadotropin，hCG） hcG 是由胎盘绒毛组织的合体滋养层细胞分泌的糖蛋白激素。妊娠第 6~8 天，在母体的血或尿中可测到 hCG，常用来作为诊断早期妊娠的准确指标。hCG 的化学结构、免疫特性和生物学功能都类似 LH。在妊娠的第 8~10 周，hCG 的分泌达到高峰，此后浓度下降。hCG 的作用就是在妊娠期前 3 个月刺激卵巢黄体转变为妊娠黄体，维持妊娠黄体的生存及分泌孕激素和雌激素。妊娠黄体的寿命只有 10 周左右，以后便发生退缩，与此同时胎盘开始分泌孕激素与雌激素，逐渐接替了妊娠黄体的作用。

2. 人绒毛膜生长激素（human chorionic somatomammotropin，hCS） 从妊

娠第 4 周开始，胎盘合体滋养层细胞分泌 hCS。其化学结构类似生长激素，可调节母体与胎儿的糖、脂肪与蛋白质的代谢，促进胎儿生长。

3. 雌激素　胎盘分泌的雌激素主要为雌三醇。由母体和胎儿肾上腺皮质分泌的脱氢异雄酮硫酸盐先在胎儿肝中羟化，形成 16 α- 羟脱氢异雄酮硫酸盐，然后随血液进入胎盘，在胎盘内脱去硫酸基，成为 16 α- 羟脱氢异雄酮，再经芳香化酶的作用，转化为雌三醇。由此可见，雌三醇的生成需胎儿、胎盘的共同参与。孕妇血中雌三醇含量如突然降低，往往预示胎儿危险或发生宫内死亡。

4. 孕激素　胎盘从第 6 周开始分泌，至妊娠第 10 周以后，由胎盘代替卵巢继续分泌孕酮，母体血中孕酮浓度随着孕期的增长而逐渐上升，直至妊娠末期达高峰。

母体激素的变化可能与分娩启动有关。妊娠期内大量孕酮的存在，能够维持子宫处于相对安静的状态。随着妊娠接近晚期，雌激素的升高使孕酮阻断子宫肌肉收缩的作用减弱、消失，并可能诱发胎盘和子宫大量合成前列腺素，刺激子宫收缩。在分娩过程中，子宫的收缩将胎儿压向子宫颈而使后者扩张，反射性地引起母体神经垂体大量释放催产素，催产素又加强子宫的收缩，将胎儿更为有力地压向子宫颈，使子宫颈更为扩张，这种正反馈使母体血中的催产素水平不断升高，直到分娩结束。另外，妊娠黄体、胎盘及子宫蜕膜都可分泌松弛素，其主要作用是松弛产妇的骨盆韧带及子宫颈，有助于分娩。除上述激素外，儿茶酚胺类、肾上腺皮质激素等也参与分娩。

妊娠后期，胎盘分泌的大量雌激素、孕激素和人胎盘催乳素（human placental lactogen，hPL），在腺垂体释放的催乳素及生长激素协同下，乳腺管及乳腺泡增生，为分娩后泌乳做好准备。但妊娠期，高水平的雌激素也抑制了催乳素的泌乳作用，分娩后此种抑制解除。分娩后婴儿吸吮乳头反射性地促进腺垂体分泌催乳素和神经垂体分泌催产素，催乳素有泌乳作用，使乳腺泡分泌乳汁，而催产素有排乳作用，使乳腺泡外的肌上皮细胞收缩，使乳汁排出。

（朱辉　盛慧　倪江　朱晓燕　倪鑫　温海霞　金宏波　刘以训　韩晓彬）

◆ 复习题 ◆

1. 简述睾丸的内分泌功能及其调节。
2. 简述卵巢的功能、分泌的激素及其作用。
3. 试述 LH 峰的发生及其作用。
4. 为何测定尿或血中 hCG 可作为诊断早期妊娠的重要指标？

◆ 网上更多 ◆

 选择题　 思考题　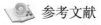 参考文献

主要参考文献

［1］裴建明，朱妙章．大学生理学．5 版．北京：高等教育出版社，2017.

［2］王庭槐．生理学（8 年制）．3 版．北京：人民卫生出版社，2015.

［3］王庭槐．生理学．9 版．北京：人民卫生出版社，2018.

［4］李国彰．生理学（案例版）．2 版．北京：科学出版社，2016.

［5］管又飞，朱进霞，罗自强．医学生理学．4 版．北京：北京大学医学出版社，2018.

［6］胡志安，王莎莉．生理学．北京：科学出版社，2017.

［7］孙庆伟．医学生理学．2 版．北京：人民卫生出版社，2013.

［8］闫剑群．生理学（双语教学用）．北京：人民卫生出版社，2020.

［9］李文忠，蒋淑君，韩丽华．生理学．武汉：华中科技大学出版社，2014.

［10］于远望．生理学基础．新世纪第二版．北京：中国中医药出版社，2021.

［11］朱娟霞，舒安利．生理学．2 版，世界图书出版公司，2022.

［12］赵铁建，朱大诚．生理学．新世纪第五版．北京：中国中医药出版社，2021.

［13］丁文龙，王海杰．系统解剖学（8 年制）．3 版．北京：人民卫生出版社，2015.

［14］韩济生．神经科学．4 版．北京：北京大学医学出版社，2022.

［15］唐四元．生理学．5 版．北京：人民卫生出版社，2022

［16］朱进霞．医学生理学．北京：高等教育出版社，2015.

［17］裴建明．心血管生理学基础与临床．3 版．北京：高等教育出版社，2020.

［18］宋德懋．奈特绘涂生理学．北京：北京大学医学出版社，2022.

［19］杨增明，孙青原，夏国良．生殖生物学．2 版．北京：科学出版社，2019.

［20］Toy E C，Weisbrodt N．生理学案例 51 例．2 版（原版影印）．北京：北京大学医学出版社，2014.

［21］Guyton A C．Hall J E．Textbook of Medical Physiology．14th ed．New York：Elsevier science publishers，2020.

［22］Pocock G，Richards CD，Richards DA．Human Physiology．5th ed．New York：Oxford University Press，2018.

［23］Sherwood L．Human Physiology：From Cells to systems．9th ed．Belmont：Cengage Learning，2018.